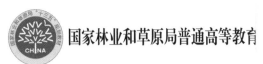

国家林业和草原局普通高等教育

食品营养与健康科学

刘学波　车会莲　主编

中国林业出版社

内 容 简 介

食品营养与健康科学课程的教学主要在有食品科学和医学专业的院校。本书共 11 章，包括营养素的性质、生理功能、消化、吸收与代谢以及需要量和膳食参考摄入量，个体与人群的营养评价及健康状况，不同食物的营养成分等理论基础，以及其在农业生产、食品工业、医药卫生及社会经济发展中的广泛应用。本书内容详略得当，体系简洁，结构合理。鉴于本书涉及的学科领域较广，在编写过程中广泛吸纳了相关行业专家的智慧，并导入了一定的研究与应用案例，助于学生理解。

本书既介绍了食品营养与健康科学的基础知识，又介绍了相关领域的最新研究进展及目前的研究热点，是一本理论和实践紧密联系的教材，可作为食品科学与工程、食品质量与安全专业的教材，也可供相关领域工作人员参考使用。

图书在版编目（CIP）数据

食品营养与健康科学 / 刘学波，车会莲主编. —北京：中国林业出版社，2022.4

国家林业和草原局普通高等教育"十三五"规划教材

ISBN 978-7-5219-1583-9

Ⅰ. ①食… Ⅱ. ①刘… ②车… Ⅲ. ①食品营养-关系-健康-高等学校-教材 Ⅳ. ①R151.4

中国版本图书馆 CIP 数据核字（2022）第 031755 号

课件

中国林业出版社·教育分社

策划、责任编辑：高红岩　　　　责任校对：苏　梅

电　话：（010）83143554　　　　传　真：（010）83143516

出版发行　中国林业出版社（100009　北京市西城区刘海胡同 7 号）
　　　　　E-mail：jiaocaipublic@163.com　电话：（010）83143500
　　　　　http://www.forestry.gov.cn/lycb.html
印　刷　北京中科印刷有限公司
版　次　2022 年 4 月第 1 版
印　次　2022 年 4 月第 1 次印刷
开　本　787mm×1092mm　1/16
印　张　19.5
字　数　490 千字　　　**数字资源：300 千字**
定　价　56.00 元

《食品营养与健康科学》编写人员

主　编　刘学波　车会莲

副主编　孙崇德　李春保　孙　娜　肖春霞

编　者（按姓氏拼音排序）

车会莲（中国农业大学）

丁　龙（西北农林科技大学）

郭明璋（北京工商大学）

韩诗雯（中国农业大学）

姜松松（扬州大学）

姜瞻梅（东北农业大学）

兰　莹（西北农林科技大学）

李春保（南京农业大学）

刘学波（西北农林科技大学）

刘志刚（西北农林科技大学）

孙　娜（大连工业大学）

孙崇德（浙江大学）

石嘉怿（南京财经大学）

王　凌（华中农业大学）

王　岳（浙江大学）

肖春霞（西北农林科技大学）

徐勇将（江南大学）

周　催（首都医科大学）

前　言

　　营养是人类维持生命、生长发育和健康的重要物质基础，国民营养事关国民素质提高和经济社会发展。近年来，我国人民生活水平不断提高，营养供给能力显著增强，国民营养健康状况明显改善。但仍存在居民营养不足与过剩并存、营养相关疾病多发、营养健康生活方式尚未普及等问题，成为影响国民健康的重要因素。

　　中共中央、国务院印发的《"健康中国2030"规划纲要》指出，推进健康中国建设，以提高人民健康水平为核心，要引导人民的合理膳食，深入开展食物营养功能评价研究，加快转变营养健康领域的发展方式，全方位、全周期维护和保障人民健康。对于大众来说，应"吃什么、如何吃、吃多少"才能更好地保证机体健康，保证机体正常的生长、发育、繁殖以及其他各项机体活动和劳动，已经成为人们重点关注的问题，因此，普及食品营养与健康科学相关基础知识，了解食品营养与疾病的关系，合理膳食与健康的联系，对于提高人们的健康意识和健康水平有着重要意义。为了响应国家相关政策，更好地对食品营养与健康的相关知识进行系统性梳理，完善各类食品营养及其与健康的研究体系，从而完善学科教学、普及营养观念，由西北农林科技大学刘学波教授和中国农业大学车会莲教授牵头，与食品领域各专家共同编写了本书，以期为大众的合理膳食提供科学系统的指导。

　　本书基于当前国内外食品营养与健康领域的最新资料和研究成果，紧随时代的发展内容不断更新，注重实际应用环节，融入最新的营养保健知识，尤其是对于特殊食品营养价值的探讨，使其具有科学性、先进性。全书涉及知识甚广，包括营养素的性质、生理功能、消化、吸收与代谢以及需要量和膳食参考摄入量，个体与人群的营养评价及健康状况，不同食物的营养成分等理论基础以及它在农业生产、食品工业、医药卫生及社会经济发展中的广泛应用等。

　　由于编者水平有限，本书的部分内容仍存在不足之处，希望广大读者在使用本书过程中对不足之处提出修改意见，以便本书在普及食品营养与健康科学知识中发挥更大作用。对此，编者致以深切谢意。

编　者

2021 年 11 月

目 录

第1章 绪 论

1.1 食品营养学的基本概念和分支学科

食品：根据我国 1982 年通过的《中华人民共和国食品卫生法》的规定，食品是指各种供人食用或者饮用的成品和原料，以及按照传统既是食品又是药品的物品，但是不包括以治疗为目的的物品。

营养：从字义上讲，"营"的含义是"经营""谋求"，"养"的含义是"养生"或"养身"。因此，"营养"是指机体从外界摄取食物后，经过体内消化、吸收和利用其中的营养素，以维持生长发育、组织代谢和更新等生命活动需要的过程。

营养学是研究人体营养规律以及改善措施的科学，即研究食物中对人体有益的成分及人体摄取和利用这些成分以维持、促进健康的规律和机制，并在此基础上采取具体的、宏观的和社会性的措施，改善人类健康、提高生命质量的一门科学。

随着营养科学的发展，出现了许多营养学分支学科，例如：

基础营养学：主要研究人体在不同生理状态和特殊环境条件下的营养过程及对营养素的需要。

临床(医学)营养学：主要研究营养与疾病的关系，人体在病理条件下对营养素的需要及满足这种需要的措施。通过这些措施，提高机体免疫力，促进身体康复。

食品营养学：研究食物营养与人体健康关系的一门科学，随着生物化学、生理学、化学、农学以及食品科学等学科的发展而兴起，并且通过医学家、营养学家和食品科学家等共同的努力而创立的，具体研究食物、营养在人体内的作用机制，以及提高食品营养价值的方法和工程技术。通俗地讲，是研究"吃"的学科，人们应"吃什么？如何吃？吃多少？"才能更好地保证机体健康，保证机体正常的生长、发育、繁殖以及其他各种机体活动。

运动营养学：主要研究运动员的营养需要，利用营养因素来提高运动能力，促进体力恢复和预防疾病的一门科学，是营养学在体育实践中的应用。

分子营养学：主要应用分子生物学技术和方法，从分子水平上研究营养学的一个新领域，也是营养科学研究的一个层面。研究内容主要有营养与基因表达、营养与遗传、营养与基因组的稳定性等。

营养免疫学：是一门探索营养与免疫系统之间关系的科学。它主要研究食物中的营养成分，如功能性蛋白、多糖、多酚类化合物等，以及它们如何影响免疫系统和机体抵抗感染与疾病的能力。

1.2 食品营养学发展简史与研究进展

1.2.1 食品营养学发展简史

1.2.1.1 我国食品营养学发展简史

我国的食品营养学起源甚早，历史悠久，是我国饮食文化中的重要部分。早在三千多年前，我国的古籍中就有与营养相关的记载。西周时期，《周礼·天官》一书中将食医列至疾医、疡医、兽医之首，说明当时朝廷就已经对饮食治疗十分重视。春秋战国时期出现的我国最早的医学典籍《黄帝内经》，为我国传统营养学的发展奠定了基础。其中"五谷为养、五果为助、五畜为益、五菜为充，气味合而服之，以补精益气"的论述，可能是世界上对全面膳食的最早记载。东汉时期的《神农本草经》，是中医四大经典著作之一，其中记载了许多具有药用价值的食物，如山药、大枣、百合、菊花等，是"药食同源"思想的源泉。唐代孟诜撰写的《食疗本草》记述了二百余条食疗处方，药物来源广泛，方法丰富实用，是一部内容全面的传统营养学和食疗专著。元代忽思慧等撰写的营养学专著《饮膳正要》十分注重饮食的性味和滋补作用，详细地记载了各种饮食禁忌、药膳和食疗处方。明代李时珍的《本草纲目》是当时本草的总集，其中介绍了多种食物及食疗方法。清代章杏云的《调疾饮食辨》、王孟英的《随息居饮食谱》对食疗养生也各有记载。

经过不断探索，我国的营养学逐渐形成了一个较为完善的体系。前人对饮食规律的总结为后来现代营养学的发展奠定了基础。20世纪以来，随着科学技术的不断进步，我国的营养学事业蓬勃发展。从1913年开始，国内的营养学家就开始了食品成分分析和营养状况调查的工作。此后的十几年里，我国的营养学教育和研究不断发展，与营养相关专业逐步开设。1924年，北京协和医学院首先成立生物化学系，食品化学和营养化学成为当时生化研究的重点内容。1927年，《中国生理学杂志》问世，开始刊载营养学论文，同期发表营养学论文的杂志还有《中华医学杂志》《中国化学会会志》《营养专报》等。1939年，中华医学会提出了我国第一个营养素供给量建议。1941年中央卫生实验院召开了全国第一次营养学大会。1945年，万昕、郑集等营养学家创立了中国营养学会。

新中国成立之后，我国于1952年出版了第一版《食品成分表》，1956年《中国营养学报》创刊，为我国在食品营养学方面的研究奠定了基础。中华人民共和国成立初期阶段，结合我国经济建设和国防建设的需要，我国营养学的科研重心转移到了解决重大营养健康问题上。1959年，我国进行了第一次全国居民营养与健康状况调查，发现了人群中常见的脚气病、营养不良水肿、癞皮病等因营养素缺乏引起的疾病，并提供有效治疗方案。与此同时，军事医学研究所等还根据部队营养状况调查结果先后于1957、1965、1974年制定了陆、空、海军的营养需要量标准。1962年，全国营养大会正式提出"我国的膳食营养素需要量推荐标准"，并于1981、1988年进行了两次修订。

改革开放以后，经济快速发展，生活水平大幅度提高，人们对饮食质量的要求也日益增加，我国的营养学事业也因此踏上高速发展之路。1982—2002年，我国共进行了3次全国营养调查。中国营养学会于1989年发布了我国第一版《中国居民膳食指南》。1992年中国预防医学科学院营养与食品卫生研究所出版了《食物成分表》。1997年发布了第二版《中国居民膳食指南》和《中国居民平衡膳食宝塔》。2000年公布了我国第一部《中国居民膳食营养素参考摄入量》。2001 年国务院办公厅发布了《中国食物与营养发展纲要（2001—2010 年）》。2003 年中国科学院在上海市成立了中国科学院营养科学研究所，旨在为促进国民健康做出具有科学理论指导意义的成果。2005 年以来，由于生物化学的飞速发展，生物技术在营养学方面的应用成为研究热点，基因组学、转录组学、蛋白质组学和代谢组学等技术在营养学中广泛应用。

近年来，由于我国基本国情的变化，食品与国民营养健康成为令人更加关注的议题，为食品营养学发展提供了强大的推动力。2007 年，中国营养学会结合我国居民的膳食消费和营养状况，在 1997 版的基础上进行多次修订，形成了《中国居民膳食指南（2007）》。2013 年中国营养学会出版了修订版《中国居民膳食营养素参考摄入量（2013）》。2016 年，中国营养学会针对两岁以上的所有健康人群制定了《中国居民膳食指南（2016）》。2016 版指南更加通俗易懂，为广大居民形成科学的饮食习惯提供指导。同年，中国营养学会还在第八届四次常务理事会上确定每年的 5 月第三周为"全民营养周"，至今已成功举办六届。与此同时，国家对于特殊人群的营养学研究也十分重视。2016 年 5 月，中央军委后勤保障部批准了《军人营养素供给量》。2017 年国家卫生和计划生育委员会发布了国家卫生行业标准《高温作业人员膳食指导》（WS/T 577—2017）。这些标准为特殊人群提供营养保障，以达到提高其对各种特殊环境与特殊作业因素适应能力的目的。

为了预防疾病发生，提高居民的营养健康水平，国家卫生健康委员会于 2019 年制定了《健康中国行动（2019—2030 年）》，同时，国务院成立健康中国行动推进委员会，负责统筹推进该战略的实施。2022 年 4 月 26 日，中国营养学会时隔 6 年正式发布《中国居民膳食指南（2022）》。

1.2.1.2 国外食品营养学发展简史

国外食品营养学起源比我国晚约 700 年。公元前 400 年，希腊医学家希波克拉底（Hippocrates）就提出"以食物为药，饮食是首选的医疗方式"的观点。

1785 年法国发生的"化学革命"，标志着现代营养学的开端。物理、化学等基础学科的发展促进了营养学的研究。化学定量分析方法的建立为新元素的发现创造了条件。1783 年法国化学家 Antoine-Laurent de Lavoisier 发现了氢和氧，并证明了呼吸和燃烧都是氧化作用。1785 年法国化学家 Berthollet 发现了动物分解产生的气体——氨气及其化学组成。此外，许多参与法国"化学革命"的化学家对新陈代谢也产生了极大的兴趣。法国化学家 Antoine-Laurent de Lavoisier 与法国数学家 Pierre-Simon Laplace 合作，用热量计测量了豚鼠产生的热量和二氧化碳量，说明了呼吸是一种燃烧过程。1789 年，法国化学家 Armand Seguin 测定了动物呼吸中氧的消耗和二氧化碳的产出。这些进展都为热量计算、食物热值测定及代谢研究奠定了基础。

1824 年英国医学家 William Prout 在胃液中鉴定出游离盐酸，1833 年德国生理学家 Theodor Schwann 鉴定出胃蛋白酶。1833 年，美国生理学家 William Beaumont 发表了有关胃消化的一系列研究结果，为后期现代营养学的发展奠定了基础。

1806 年，法国化学家 Nicolas-Louis Vauquelin 发现了第一种氨基酸，1838 年荷兰科学家 Gerrit Jan Mulder 提出蛋白质的概念，发现蛋白质是生命的物质基础。随后，脂肪、碳水化合物和常量矿物元素等逐渐被发现。从 19 世纪中叶至 20 世纪 30 年代，有机营养学蓬勃发展，这一阶段的研究就主要集中在各大营养素及能量利用率上。1860 年，德国生理学家 Carl von Voit 研究了人和动物体内的气体交换和能量代谢，创建了氮平衡学说。1894 年，德国生理学家 Max Rubner 确定了蛋白质、脂肪和碳水化合物的能量系数。德国科学家 W. C. Rose 于 1935 年发现了最后一种天然存在的氨基酸——苏氨酸，1942 年提出人体必需的 8 种氨基酸。

与此同时，19~20 世纪还见证了许多维生素和矿物质的发现与分离，它们的发现起源于科学家们对营养缺乏相关疾病的研究，如脚气病、坏血病、佝偻病、贫血、甲状腺肿等。1886 年，荷兰细菌学家 Christian Eijkman 在探究脚气病发病病因时发现米糠中的少量营养物质可以治疗该病。后来在 1926 年，这种物质被分离出来，命名为硫胺素，随后在 1936 年被确定为维生素 B_1，这是人类历史上第一次发现维生素，为营养学研究掀开了崭新的一页。

1928 年美国营养学会成立，营养学被正式确定为一门学科，得到了全面稳定的发展。由于第二次世界大战的爆发，粮食短缺问题和营养缺陷疾病成为人们普遍关心的问题。科学家们更加专注于微量营养素在营养缺陷疾病中的作用以及营养素缺乏疾病的预防上。国际上对于公共营养问题也愈发关注，国际联盟、英国医学协会和美国政府委托营养学家们制订新的最低饮食要求。于是 1943 年美国第一次提出推荐膳食营养供给量(recommended dietary allowance，RDA)的概念，为能量和蛋白质、钙、磷、铁等营养素的摄入提供科学依据，也为后续的营养研究和相关政策的建立奠定了基础。到 20 世纪中叶，公共营养学得到了很大的发展，尤其在人群营养与健康状况调查、膳食结构的调整、营养素供给量标准的制定、营养缺陷疾病的预防、营养学教育和营养立法等方面有诸多突破。1997 年第十六届国际营养大会上"公共营养"一词的正式确立，标志着公共营养发展的成熟。

第二次世界大战结束以后，经济恢复发展，人们的营养素缺乏问题大幅度下降，与此同时，糖类、脂肪过量摄入引发的慢性病问题逐渐被发现，与饮食相关的慢性疾病的控制与预防成为营养学的研究热点。1953 年美国科学家 Ancel Keys 发现动物脂肪消耗量与人类动脉粥样硬化病发病率呈现正相关。随后又有研究表明高胆固醇血症也与动脉粥样硬化病的发病有关。1977 年美国参议院委员会关于美国饮食目标的报告中建议民众低脂肪、低胆固醇饮食。1992 年美国农业部公布了膳食指南金字塔图表，1997 年美国在 RDA 的基础上又提出了营养素参考摄入量(dietary reference intakes，DRIs)。

1985 年，美国 Artemis P. Simopoulos 博士在"海洋食物与健康"会议上首次提出分子营养学的概念，标志着食品营养学的研究进入分子时代。在分子层面上探究营养素与基因的相互作用及其对机体健康影响的规律和机制，对预防营养相关疾病和促进人类健康具有重要现实意义。

21 世纪以来，新世纪的营养学面临着新的机遇与挑战。随着经济与科技的高速发展，人口显著增长，人类慢性疾病发病率增高，由于气候的变化，世界某些地区的粮食产量受到严重影响，贫困和饥饿问题进一步加剧。2005 年，国际营养科学联盟和世界卫生政策论坛发表了"吉森宣言"，将营养学从生物学科扩展为一门包含社会和环境的综合性的新营养学科。新营养学不仅研究食物系统、食品、饮品及其所含营养素和其他组分之间的相互作用，还研究这些物质和与之相关的生物、社会和环境系统之间的相互联系、相互作用，旨在解决人类营养和健康问题的同时能达到可持续发展的目的。

近年来，国际营养学者们一直致力于营养科学领域的发展。由国际营养科学联合会

(IUNS) 主办的国际营养学大会自 1946 年开始每四年举办一次，供学者们相互交流营养学领域最新的研究进展。2009 年的主题是"人人享有营养安全"；2013 年的主题是"通过营养融合文化"；2017 年的主题是"从科学到营养保障"；2021 年的主题为"营养的力量：为了一百亿人的微笑"。除此之外，2019 年世界卫生组织出版了《基本营养行动：纳入全生命周期的重要举措》，以帮助各国将营养干预措施融入国家卫生政策、战略和计划。2020年，美国农业部和卫生与公众服务部发布了《2020—2025 年美国人膳食指南》，这些都为未来营养学的持续发展贡献了力量。

1.2.2 食品营养学研究进展

食品营养学的研究范围较广，所涉及的领域较多，通常包括营养素的性质、生理功能、消化、吸收与代谢以及需要量和膳食参考摄入量，个体与人群的营养评价及健康状况，不同食物的营养成分等理论基础以及它在农业生产、食品工业、医药卫生及社会经济发展中的广泛应用等。

1.2.2.1 居民膳食营养素供给量和膳食指南

营养不良包括营养素摄入不足、微量营养素缺乏和摄入过量，影响到全球数百万人，对妇女、儿童和其他弱势群体的影响尤为严重。目前，全球 21.3% 的 5 岁以下儿童发育不良，全球 41.7% 的人患有贫血，29.0% 的人缺乏维生素 A，54.3% 的女性超重或肥胖，30%~40% 的女性贫血。此外，据估计，17.0% 的世界人口有缺锌的风险，12.0% 的国家存在碘摄入量不足的情况。尽管针对营养不良开展的干预措施取得了显著进展，但全球范围内儿童和孕产妇死亡率仍然很高。

营养素不仅具有预防营养缺乏病的作用，还有预防慢性疾病和延缓衰老的作用。营养素要发挥这些新功能，通常都需要摄入比推荐供给量 (RDA) 更高的量。因此，营养素新功能的发现对传统的 RDA 提出挑战。由于这些因素，由美国学者首先提出"每日参考摄入量"(reference daily intake，RDI) 的新概念，是在 RDA 的基础上，增加适宜摄入量 (adequate intake，AI) 和可耐受最高摄入量 (upper limit，UL)。中国营养学会已于 2000 年修订我国在 1988 年制定的 RDA，提出适合我国国情的 DRIs。2014 年 6 月中国营养学会发布了2013 版《中国居民膳食营养素参考摄入量》，膳食营养素参考摄入量由原来的 4 个增加为7 个，新增概念 3 个，分别是宏量营养素可接受范围 (acceptable macronutrient distribution ranges，AMDR)、一些微量营养素预防非传染性慢性病的建议摄入量 (propose intakes for preventing non-communicable chronic diseases，PI-NCD) 和其他膳食成分的特定建议值 (specific proposed levels，SPL)。

为了指导民众进行合理的食物选择和搭配，世界上多数国家都先后制定了适合自身国情的膳食指南。瑞典于 1968 年首先提出膳食指南，这也是世界上的第一个膳食指南。美国于 1977 年正式提出自己的膳食指南，至 1992 年前后修改过 7 次，1995 年版把过去的定性描述改为定量描述。其他发达国家也相继于 20 世纪 70~80 年代各自提出本国的膳食指南。之后，发展中国家也相继制定了符合本国国情的膳食指南。我国营养学会于 1989 年针对国情提出了《中国居民膳食指南》；1997 年 4 月修改后制定了《中国居民膳食指南》及其说明，在措辞方面进行了修正，使其意思更加清楚、明确，更具有可操作性；之后又对其进行了修改完善，并于 2007 年、2016 年和 2022 年三次修订后发布，它对普及营养知识,指导居民合理饮食具有重要意义。优化膳食结构、进行食物强化、发展营养素补充剂、开展营养教育等都已成为改善居民营养状况的有效手段。未来膳食营养素推荐量的精准化和膳食指南的进一步细化与完善等领域仍然是食品营养学研究和工作的重点。

1.2.2.2 营养素与疾病

从19世纪中叶开始,人们逐渐认识到蛋白质、脂肪、碳水化合物、矿物质对人体健康的重要性,并将其列为人体营养素。之后陆续发现的维生素,以及对不同维生素的生理作用、缺乏症及临床治疗等研究,推动了现代营养学的发展。对微量元素的大量研究始于20世纪30年代,1931年发现人类的斑釉牙与饮水中氟含量过多有关。此后40年间,陆续发现铜、锰、硒、锌、钼等多种人体所必需的微量元素,并得以确认。

越来越多的研究表明,一些重要慢性病(癌症、心脑血管病、糖尿病等)与膳食营养关系十分密切,膳食营养因素是这些疾病的重要成因或者是预防和治疗这些疾病的重要手段。例如,高盐可引起高血压;蔬菜和水果对多种癌症有预防作用;叶酸、维生素 B_6 和维生素 B_{12}、同型半胱氨酸与冠心病有重要关系等。另外,一些研究表明癌症、高血压、冠心病、糖尿病乃至骨质疏松症等疾病的发生和发展都与一些共同的膳食因素有关,尤其是营养不平衡而导致的肥胖,是大多数慢性病的共同危险因素。所以,世界卫生组织(WHO)积极呼吁在社区中推进以改善膳食和适当体力活动为主的干预策略来防治多种慢性病。

到2050年,世界在维持90亿人的健康方面将面临前所未有的挑战。根据美国疾病控制和预防中心的国家慢性病预防和健康促进中心的数据,美国每年约90%的医疗保健支出用于患有慢性和精神疾病的人。世界上许多国家也有类似的统计数据。治疗慢性病已经成为一种严重的世界性经济和社会负担,因此疾病预防应该得到更高的重视。毫无疑问,在近年来人类预期寿命急剧增加的情况下,健康的生活方式和良好的营养是缓解各种慢性病痛苦的最佳手段。许多世界著名的研究机构,如美国癌症研究所指出,多摄入各种蔬菜、水果、全谷类、豆类和其他植物性食物有助于降低患癌症和慢性病的风险。还有学者提出整体营养可以控制甚至逆转疾病的发展,这意味着癌症和许多其他慢性病可以通过营养干预来预防。

1.2.2.3 分子营养学

随着基因技术和分子生物学与营养学的快速融合,以研究营养与基因表达、营养与遗传、营养与基因组的稳定性等为目标的分子营养学将成为营养学发展的一个重要方向。目前的研究表明,硒可通过调节 GSH-Px 酶的 mRNA 水平来调整其基因的表达;n-3 多不饱和脂肪酸通过控制编码酶生产的关键基因的表达,对同型半胱氨酸代谢的相关酶进行调节,如胱硫醚 γ-裂解酶、亚甲基四氢叶酸还原酶、蛋氨酸腺苷转移酶等;此外,叶酸、维生素 B_{12}、维生素 B_6 与出生缺陷及心血管疾病病因关联的研究,已深入到分子生物学水平。微量营养素、天然抗氧化成分在体内的抗氧化作用及其机制的研究、共轭亚油酸生理作用等也是当前研究的热点课题。

1.2.2.4 精准营养

在过去几十年里,人类在营养与健康领域取得了显著进展。然而,与营养有关的健康问题仍不断增加。世界卫生组织的统计数据显示,1975年以来,肥胖人口几乎增长2倍,高血压患者几乎增长1倍。1980年以来,糖尿病患者几乎增长3倍。由于这些疾病的多因素性质，很难确定其确切的病因。健康饮食指南建议的证据往往来自流行病学研究或大型临床研究，在这些研究中，以向居民提供营养建议为目的，制定了平均界限值。然而，这样的宏观研究虽然实用，却不能考虑营养生物效应的个体化差异。即使相同的饮食干预，不同个体的餐后血糖、对盐的生理反应、咖啡因代谢、维生素代谢以及可能的其他方面，都可能会出现差异。这种差异可能与性别、种族、遗传、代谢特征、环境、微生物组成等因素有关。因此，提出精准营养的概念。

精确营养可在3个层次进行：①传统营养，遵循由年龄、性别和社会决定因素划分人群的一般准则；②个性化营养，考虑受试者当前营养状况的表型信息（如生化和代谢情况，人体测量和体育活动）；③基因型导向的营养，考虑到常见或罕见的基因变异，这些变异决定了对某些营养计划的不同响应。现代营养基因组学时代开始以来，利用基因型信息定制个性化饮食建议一直是精准营养的一个主要目标。已有研究证实个性化营养建议的益处，如预防疾病和降低医疗保健成本。此外，一项随机对照试验表明，基于基因型的个性化饮食建议比一般的饮食建议更容易被理解，并且更能提高营养计划的可执行性。

虽然精准营养在概念上很吸引人，但试验需要处理大量不同类型的数据，这在过去是不可能完成的。然而，大数据分析、云计算、人工智能和机器学习的发展大大提高了精准营养的可行性。目前应用机器学习可获取的常规数据包括能量摄入、每日活动量、血糖和睡眠跟踪等。随着机器数据提取与处理的新方法的开发，更多的参考数据将会更容易获取。

1.2.2.5 营养强化

现代食品营养学，除研究食物中营养素和非营养素的结构、性质、生理功能等内容外，还研究了各类食物的营养价值、各营养成分在食品加工贮藏中的变化及防止损失的措施和食品的营养强化以及食品新资源的开发等。在这其中，尤其是食品的营养强化备受营养界的重视。1941年年底，美国食品药品监督管理局（FDA）提出了第一个强化面粉的标准，此后强化食品层出不穷。目前，美国约有92%以上的早餐谷物类食物属于营养强化食品范畴。日本的强化食品种类繁多，分别适用于普通人、病人和一些特殊人群食用，并有严格的标准。欧洲各国在20世纪50年代，先后对食品强化建立了政府的监督、管理体制。有些国家还对某些主食品强制添加一定的营养素，如英国规定面粉中至少应加入维生素 B_1（2.4 mg/kg）和烟酸（16.5 mg/kg），人造奶油中必须添加维生素 A 和维生素 D 等。

1.2.2.6 新型非营养素物质

近年来，食物中非营养素生物活性成分成为研究热点。搜索 Science Direct 数据库，可以发现 1998—2021 年发表的相关文章数量呈上升趋势，这表明对功能成分的科学兴趣持续增长。2016 年 Wiley 和 Science Direct 数据库搜索显示相关研究论文分别是 210 226 篇和 382 852 篇。

这些研究中，最受到重视的有茶叶中的茶多酚、茶色素，大蒜中的含硫化物，蔬菜中的胡萝卜素及异硫氰酸盐，大豆中的异黄酮，荷叶中的生物碱和荷叶黄酮，蔬菜和水果中的酚酸类，魔芋中的甘露聚糖等。此外，还有某些药食两用食品及保健食品原料（如人参皂苷、决明子多糖、异荭草素等）。这些不同理化性质和生物功能的成分大多数具有不同强度的抗氧化、抗肿瘤、抗衰老、改善炎症和免疫调节等功能。

《中国居民膳食营养素参考摄入量（2013）》的一个亮点就是加入了"植物化合物对人体

的作用"部分，提出了中国成人其他膳食成分特定建议值，包括膳食纤维、番茄红素、叶黄素、大豆异黄酮、花色苷等。

1.2.2.7 功能性食品

"功能食品"一词最早出现在 1984 年的日本。日本政府将一种新的产品类别"特定健康用途食品"（foods of special health use，FOSHU）定义为"含有具有健康功能的成分并被官方批准对人体有生理功能的食品"，并制定了专门的立法框架。21 世纪，功能性食品的研究规模大幅度增长，极大地扩张了功能性食品的全球市场，其规模在 2018 年为 1 620 亿美元，预计到 2025 年将达到 2 800 亿美元，年增长率约为 8% 。

尽管许多食物成分的活性得到证实，但大多数研究只涉及这些提取物的单个或部分体内外功能，缺乏临床试验的证实。因此，如果将添加了一定浓度活性化合物的食品就认为是功能食品，则缺乏科学严谨性。例如，多酚类化合物在体外试验中表现出较好的功能活性，但由于生物利用度有限，使它们在体内的临床应用受到限制。如果没有进行体内试验，没有明确该生物活性化合物的生物利用度，就不能证实该食物的确切功能特性。因此，应加强多学科间的协作，促进食品营养学的深度发展。

1.2.2.8 肠道微生物与健康

肠道微生物指寄居在人类肠道内微生物群落的总称，包括细菌、古细菌和单细胞真核生物等，与肠道环境共同构成了一个巨大而复杂的生态系统。肠道微生物正在成为一个新的代谢器官，具备代谢、免疫和内分泌的功能，并与机体的其他器官相互作用。目前有许多研究证实，肠道微生物与代谢性疾病、心血管疾病、消化系统疾病、癌症、免疫系统疾病以及中枢神经系统疾病具有一定相关性。

饮食不平衡和有害食物成分是对人类健康产生威胁的公认风险因素。现代加工食品和成分可以显著改变肠道微生物群的组成和功能。研究人员发现，宿主-微生物群共生性的破坏是不平衡饮食或加工食品引起相关人类疾病的关键机制。在过去的 20 年里，人们投入大量的工作研究营养成分-宿主-微生物群的相互作用，这些相互作用已经共存数千年，与人类健康息息相关。在不同的人类疾病中，通常涉及特定的微生物来源的代谢物类别。例如，石胆酸等次级胆汁酸通过激活肠道 FXR 信号通路，改善脂代谢紊乱；熊去氧胆酸可以修复肠壁完整性；琥珀酸通过作用于肠道糖异生（IGN）途径关键酶果糖-1,6-二磷酸酶（FBPase），激活肠道糖异生，从而调节食欲，促进肝脏糖原合成，改善宿主糖代谢紊乱。此外，除了营养与代谢耦合外，微生物群落还被认为是复杂动物表型（包括行为和神经表型）的调节因子，甚至可能会导致宿主新兴表型的产生。

近十几年来，越来越多的研究开始关注肠道菌群对脑功能的影响。已有研究表明，肠道菌群可以通过肠-脑轴的 3 条途径（免疫、神经内分泌和迷走神经途径）形成肠道菌群-肠-脑轴，参与调控脑发育、应激反应、焦虑、抑郁、认知功能等中枢神经系统活动，对脑功能和行为产生重要的影响。肠道菌群失调很可能是多发性硬化症、精神分裂、慢性疲劳综合征、阿尔兹海默症和帕金森症等疾病发生的重要原因。

1.2.2.9 新型营养食品加工技术研究

由于食品加工技术的发展，加工食品在居民日常饮食中的比重也越来越大。食品加工技术在给人们生活带来方便的同时，也使食品的营养成分发生了不同程度的变化。许多加工过程中食品质地和风味的改变、营养素及活性物质的保存、食品安全问题等越来越受到食品科学、营养学和预防医学等领域的关注。

在过去的几十年里，新兴食品技术开始从传统加工方法向更温和、非热模式转变。在开发可食用胶体递送系统以保存宏量营养物质、微量营养物质和其他功能成分方面的研究激增。例如，2019 年 Web of Science 输入"食品"和"递送系统"搜索显示，2000 年只有 44 篇报道和 378 次引用，而 2018 年则有 776 篇报道和 24 709 次引用。这一领域的研究人员正为各类物质开发递送系统，包括生物活性脂质、矿物质、维生素、防腐剂、颜色、香料和营养制品以增强其功能特性。

3D 食品打印技术是一种在不需要模具的情况下，根据计算机中的图形数据生成食物形状的新兴食品加工技术。其集成了数字化技术和食品加工技术等多种技术，具有个性化、营养、安全、形状多样等优点，能够根据配方和营养成分的不同对食品营养组分进行优化，方便快捷制造出可满足不同人群需求的健康食品(如低糖、低盐和高维生素等)，丰富食品种类，改善食品品质。虽然 3D 打印技术已经在食品加工行业中得到了初步的应用，但仍然存在诸多限制性因素，如材料限制、设备限制、成本限制、安全性限制等，技术仍待进一步的成熟。

此外，脉冲电场处理技术在新兴技术领域也占有一定的重要地位。该技术通过靶向作用于细胞膜，实现在较低温度下的较高灭菌率，能够最大限度保留食品营养。

1.2.2.10　新营养食物来源

我们在 21 世纪面临的主要挑战之一是需要用越来越有限的自然资源养活不断增长的人口。即使在今天，据估计，世界上大约有 1/9 的人营养不良。为了解决人类在未来几年将面临的不可避免的食物危机问题，科学家们对新的食物来源和替代营养素展开研究。许多食物资源，如微生物蛋白质、藻类、食用昆虫等，已被科学家建议作为替代品。

微生物作为一种生物材料，与其他生物体一样，由蛋白质、碳水化合物和油脂等有机化合物组成。将人类不能用作食品的产品作为培养基，产生大量微生物，继而从微生物中获取蛋白质，是替代蛋白质的最佳来源。大多数可食性昆虫营养物质均衡，富含蛋白质、脂类、碳水化合物、维生素和钙、铁、锌等矿物质，也是未来最佳的食物来源。研究显示，某些食用昆虫如蝉蛹、蝉等含有大量多糖，可改善人体免疫功能。某些食用昆虫是预防心血管疾病所需的多不饱和脂肪酸的主要来源，如粉虱中含有的 ω-3 和 ω-6 不饱和脂肪酸含量与太平洋鲭鱼中的含量相当，而且远超牛和猪中的含量。此外，从巨型海带等超大多细胞生物到微藻一类的微观单细胞生物，这些千差万别的藻类，在分子组成方面都是营养完整的食物。但它们要纳入主流食品生产，仍需进一步深入研究，包括发展农业规模化生产、利用传统育种和基因工程技术对生物体进行基因改造，以提高藻类营养含量，优化产量，改善感官特性，使藻类更符合人类的味觉需求。

1.3　食品营养学的研究任务和发展趋势

1.3.1　食品营养学的研究任务

营养学主要研究食物营养、人体营养及公共营养 3 个方面的内容。食物营养主要研究各类食物的营养价值，食品加工、运输和保藏等过程对食物营养价值的影响，以及食物新资源的研究开发和利用。人体营养主要研究营养素与人体之间的相互作用。近年来，针对营养素摄入不平衡导致的营养相关疾病开展的分子营养学基础研究已成为人体营养的重要研究内容。此外，特殊生理条件、特殊环境条件下人群和病人的营养需求也是人体营养的重要组成部分。公共营养是基于人群营养状况，有针对性地提出解决营养问题的措施，它阐述人群或社区的营养问题，以及造成和决定这些营养问题的因素，具有实践性、宏观性、社会性和多学科性等特点。公共营养主要包括以下研究内容：膳食营养素参考摄入量；膳食结构与膳食指南；营养调查与评价；营养监测；营养教育；食物营养规划与营养改善；社区营养；饮食行为与营养；食物与营养的政策与法规等。

1.3.2　食品营养学发展趋势

1.3.2.1　膳食调控、肠道微生态与健康关系研究

系统解析不同人种、不同性别、不同膳食模式下的肠道微生物组成和结构特征，分析不同肠道微生物结构对不同膳食成分的代谢及利用差异；结合肠道微生物转录组及代谢组学信息，分析肠道微生物对宿主特定生理功能的调控机制，探究肠道微生态与代谢疾病的相互关联；利用膳食因子调节肠道微生态及肠道代谢环境，调节机体特定生理及代谢过程，寻找通过调节膳食以改善机体健康状态的途径；探究肠道微生态对于神经系统退行性疾病、肝脏代谢疾病等的相互关联；结合脑与肝转录组及代谢组学信息，建立肠道微生态与肝、脑之间的联系；寻找肠道微生态与肝、脑相关的代谢标志物，富集、分离、纯培养可能参与肠-肝-脑轴的肠道微生物；结合益生菌组学分析及功能机制解析，优化优良益生菌的挖掘与功能评价技术；开展益生菌代谢工程研究，深入探究加工条件与环境因子与益生菌互作机制等。

1.3.2.2　食品功能因子高效载运与高活性保持研究

针对食品功能因子在制备、应用、贮藏、摄食过程中稳定性差、释放、吸收效率低而影响功效发挥的关键共性问题，从食品功能因子的理化特性及靶向作用位点出发，突破类胡萝卜素、植物多酚等不同单体、空间异构体生物活性评价与控制，提高其生物效价；构建多不饱和脂肪酸、天然抗氧化剂等食品功能因子的高效载运体系，实现其体外稳态化和体内高效、靶向释放；突破益生元、益生菌在胃肠道上段的稳定性和下段的高效释放等关键技术。

1.3.2.3　健康食品营养、功能与安全评价研究

针对不同人群和个体，基于新发现的生物分子、新生物途径和疾病的关联，或通过基因组学、转录组学、蛋白组学、代谢组学和肠道菌群高通量测序等技术，寻找高效生物标志物，用于评价特定营养素和功能成分机体释放、贮备、转化和生理调节作用；探究用于准确评价新生物标志物的高通量、敏感检测技术；建立新型体内和体外模型，高效、准确评价营养素与食物活性成分功能的方法。

1.3.2.4　传统食品功能化制造关键技术研究

针对发酵食品、烘焙食品、果蔬食品、畜产食品等典型大宗传统食品，开展适用于传统食品的功能性素材筛选技术研究，探究传统食品加工技术条件对功能因子稳定性与生物可及性的影响规律及机制，探索生物活性的保持技术；研究功能因子在传统食品加工中的动态变化，提高其生物利用率，增强保健功能和产品稳定性。研究完整的功能因子体内靶向递送技术，建立功能化传统食品加工工艺和工程技术，进行产品营养性与安全性评价；

研发出具有缓解视疲劳、减肥、调控糖脂代谢、缓解化学性肝损伤等作用的功能性传统食品，制定产品标准，进行工业化成套技术的研究，实现工业化生产，建立大型产业化示范生产线。

1.3.2.5 膳食功能因子作用机制及机体需求研究

利用现代分子营养组学、代谢组学、基因组学、现代分子生物学、细胞生物学等技术手段解析脂肪酸、蛋白质及肽、功能糖、类黄酮、多酚、萜等膳食功能因子的健康作用机理；开展研究功能因子在不同生理/病理状态下机体健康需求的剂量范围与效应标准；研究功能因子功能学评价技术。从生理学、遗传学、分子生物学及细胞学等不同角度研究明确功能因子的功能阈值、构效关系和量效关系。

第2章　消化、吸收与转运

为了正常进行新陈代谢、维持人类生命活动，机体需要通过饮食从外界摄入各种营养物质。饮食中的营养素绝大多数不能够被直接吸收和利用，而是通过消化作用将其分解为结构较为简单的小分子物质，再通过吸收进入循环系统从而被机体所利用，以满足正常生命活动的需要。本章重点介绍消化系统的结构与功能和营养素的吸收过程，通过强调结构与功能相适应这一生物学基本观点，引导学生从科学的角度进行思考与辨析，培养学生的科学素养。

【本章学习目的与要求】
- 掌握消化系统的解剖结构和功能；
- 掌握不同营养素的消化、吸收与转运过程；
- 了解血液循环系统和淋巴循环系统的功能。

2.1　消　化

2.1.1　消化系统的解剖结构

消化系统在人体内承担着将食物消化分解成较小成分并吸收的任务。食物中大多数营养物质需要经过消化吸收后，才能供体内细胞利用。人体从口腔摄入食物，经过口腔的咀嚼，食管的运送，胃与小肠的消化，最终在小肠里吸收利用食物中对身体有用的营养物质，并将食物残渣以粪便的形式排出体外。整个过程是一个机械消化+化学消化的过程。

消化系统的解剖结构如图2-1所示。消化系统由消化道和消化腺两部分组成。消化道由口腔、咽、食管、胃、肠道构成；消化腺包含唾液腺、胃腺、胰、肝和肠腺等。它们组成了人体内一个完整的消化系统，具有消化和吸收食物的功能。

2.1.1.1　消化道

（1）口腔（oral cavity）

口腔是人体消化系统的起始部位，以牙齿、舌、硬腭和软腭为界，包含腮腺、下颌下腺、舌下腺、唇腺、颊腺等口腔腺。口腔能将食物物理分解成更小的颗粒并使其湿润，以便于吞咽和沿食管向下运动。食物从口腔进入，牙齿通过咀嚼运动使食物变成小块状。舌起搅拌的作用，舌的表面和侧缘有味蕾细胞，是感受味觉的主要器官。口腔腺分泌出大量的唾液，唾液能够溶解食物，并使食物形成食团，便于吞咽。食团经唇、颊、腭及舌的共同作用推送至咽喉下部。

（2）咽（pharynx）

咽介于口腔和食管之间，其下端通过喉与气管和食管相连，分为鼻咽、口咽、喉咽3个部分。其中口咽和喉咽是消化道和呼吸道的共同通道。在消化系统中，咽的主要功能是下吞食物，使食物从口腔转入食管。食团进入食管后，在食团的机械刺激下，位于食团上端的平滑肌收缩，推动食团向下移动，而位于食团下方的平滑肌舒张，这一过程的重复能

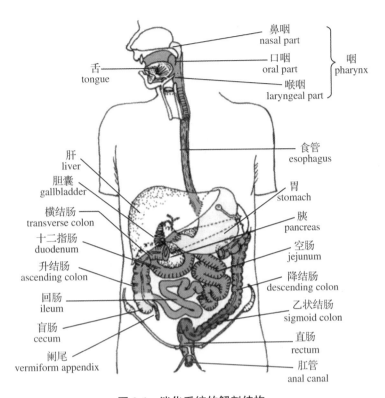

图 2-1 消化系统的解剖结构

(来源:《人体解剖学》第四版,科学出版社,顾晓松主编)

够便于食团的通过。咀嚼过程完成时,食团进入食管。

(3)食管(esophagus)

食管是上接咽部,下与胃的贲门相连的一条细长管道,是饮食入胃的通道。食管的入口是会厌,由会厌软骨被覆黏膜形成,呈片状或叶状。吞咽时食物刺激咽部感受器,反射性地使软腭上升,咽后壁向前突出,从而封闭了鼻咽通道,不便于食物进入鼻腔;同时声带内收,喉头升高,并向前紧贴会厌软骨,封住咽喉通道,使呼吸暂停,从而防止食物进入气管。食管分泌的黏液有助于食物的蠕动,使其向下进入到胃中。食物在食管内移动的速度,以流体最快,糊状食物较慢,固体最慢。水在食管中只需 1 s 便到达食管下端。人在卧位情况下,食团也能因蠕动入胃,但移动较慢。食管下括约肌能够防止胃内容物反流入食管中。

(4)胃(stomach)

胃位于膈下,是消化道中最膨大的部分,上端通过贲门与食管连接,下端通过幽门与十二指肠连接。胃承担暂时贮存食物和消化食物的任务:胃可以贮存一定量的食物,使人产生饱腹感;并且胃也可以通过机械性消化和化学性消化,使食物初步消化,形成食糜。

①机械性消化 通过肌肉活动,将大块的食物细小化,在消化液与食物充分混合后,推动食团或食糜下移,从口腔推移到肛门,这种消化过程称为机械性消化。

②化学性消化 消化腺所分泌的消化液能将复杂的营养物质分解为可以吸收的简单的化合物,这种消化过程称为化学性消化。

胃黏膜也具有吸收乙醇等物质的功能。除此之外，胃也在激素分泌等方面起到重要作用，详见本章2.4。

（5）小肠（small intestine）

小肠是消化吸收食物的主要部位，主要由3部分构成：十二指肠、空肠、回肠（图2-2）。十二指肠位于腹腔的后上部，全长25 cm。它的上部（又称球部）连接胃幽门，是溃疡的好发部位。肝脏分泌的胆汁和胰腺分泌的胰液通过胆总管和胰腺管在十二指肠上的开口，排泄到十二指肠内以消化食物。空肠连接十二指肠，占小肠全长的2/5，位于腹腔的左上部。回肠位于右下腹，占小肠全长的3/5，空肠和回肠之间没有明显的分界线。小肠无法消化吸收的食物残渣则会进入大肠。

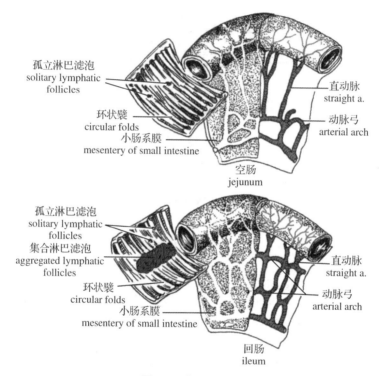

图 2-2　空肠和回肠

（来源：《人体解剖学》第四版，科学出版社，顾晓松主编）

（6）大肠（large intestine）

大肠为消化道的下段，成人大肠全长约1.5 m，起自回肠，包括盲肠、升结肠、横结肠、降结肠、乙状结肠和直肠6部分。全程形似方框，围绕在空肠、回肠的周围。大肠的主要功能是进一步吸收水分、电解质和其他物质（如氨、胆汁酸等），为消化后的食物残渣提供临时贮存场所，形成粪便并排出体外。同时大肠还有一定的分泌功能，如杯状细胞分泌黏液中的黏液蛋白，能保护黏膜和润滑粪便，使粪便易于下行，保护肠壁防止机械损伤，免遭细菌侵蚀。大肠内有许多细菌，能够进一步分解食物，利用大肠的内容物合成人体必需的某些维生素，如硫胺素、核黄素及叶酸等B族维生素和维生素K。

2.1.1.2 消化腺

（1）胰腺（pancreas）

胰脏由外分泌腺和内分泌腺组成，是最重要的消化腺之一。胰腺每天能产生约 1.5 L 的胰液，胰液中含有碳酸氢钠，可以中和来自胃的酸性食糜，从而保护小肠免受酸的损害。胰液中也含有消化酶，包括胰淀粉酶、胰脂肪酶、几种蛋白酶。胰脏承担着分解消化蛋白质、糖类和脂类的功能。

（2）肝脏（liver）

肝脏是人体中最大的腺体。肝脏能够分泌胆汁，有助于脂肪的消化和吸收。胆汁能够将大脂肪球分解成微团，也就是悬浮在水样食糜中的微小脂肪滴。肝脏每天分泌 500～1 000 mL 的胆汁，胆汁被浓缩并贮存在胆囊中。

（3）唾液腺（parotid gland）

唾液腺的解剖图如图 2-3 所示，大唾液腺包括腮腺、颌下腺、舌下腺各一对。腮腺是三者中最大的腺体，其主要作用是分泌唾液，帮助消化食物。唾液是无色、无味的液体，正常人每天分泌约 1.5 L 唾液，唾液的作用如下：

①唾液有助于食物吞咽　唾液中含有润滑食团的黏液，便于吞咽食物。

②唾液能够起到杀菌作用　唾液中含有能够起到杀菌作用的溶菌酶。

③唾液能够起到消化作用　唾液中含有可以分解淀粉的淀粉酶。

④唾液能够参与人体水平衡的调节　体内缺水时，唾液分泌减少，进而促使人喝水。

⑤唾液还具有清洁口腔的功能　唾液可以溶解和冲洗口腔内的食物残渣和异物，进而起到清洁口腔的作用。

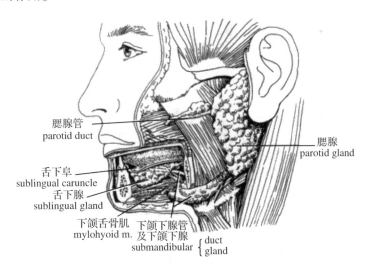

图 2-3　唾液腺

（来源：《人体解剖学》第四版，科学出版社，顾晓松主编）

（4）胃腺（gastric gland）

胃腺处于胃黏膜上皮凹陷处，能够分泌胃液，胃每天分泌大约 2 L 的胃液以帮助食物在胃内进行消化。胃液中含有盐酸、胃蛋白酶原和胃脂肪酶。胃液经由黏膜表面许多的小凹陷处进入胃腔，维持胃内 pH 值稳定，当看到、闻到、品尝甚至想到食物时，胃液就会释放出来。

2.1.2 口腔的消化过程

大多数食物在从口腔摄入时开始消化。人体内的消化过程是从口腔开始的，食物在口腔内停留的时间很短，一般在 15~20 s。人通过咀嚼使食物撕裂成小块来增大食物和唾液接触的表面积，食物因为唾液的湿润而变得易于咀嚼。口腔通过咀嚼，舌头把食物压在硬腭上，使食物与唾液充分的混合，形成食团。食团形成以后通过吞咽从口腔移动到食管。

吞咽是一种复杂的反射性动作，能将唾液或摄入的物质从口腔输送到胃中。整个吞咽过程是自发进行的。吞咽过程可以分为 4 个阶段：口腔准备期(preparatory phase)、口腔期(oral phase)、咽期(pharyngeal phase)、食管期(esophageal phase)。口腔准备期和口腔期是自发进行的过程，咽期和食管期是非自发进行的过程。正常情况下，吞咽的口腔期持续 0.7~1.2 s，而咽期持续约 0.6 s。当食物被吞咽时，会厌在喉部关闭。食物团落在会厌上，食管放松并打开。这些非自发的反应能够确保吞咽的食团在食管蠕动和重力的帮助下，沿着食管向下移动，最后进入胃中。

2.1.3 胃的消化过程

胃消化功能的 4 个关键组成部分包括：贮库的功能、酸分泌、酶分泌及其在胃肠动力中的作用。胃的贮存容量能够允许它在显著增加容积的同时，内部压力仅略微增加。酸分泌是抵御入侵病原体的一种非常重要的非免疫防御，也是脊椎动物所拥有的一种重要机制。同时胃也是一个重要的内分泌器官，能够产生包括生长素和瘦素等一系列对肠道和非肠道生理都起着重要作用的肽激素。除了贮库功能之外，胃还可以作为"泵"发挥重要的运动作用，该功能是由胃体的远端 2/3、胃窦和幽门所提供的。胃酸的产生是胃对消化过程独特的贡献和核心组成部分。

食团从食管进入胃，胃就像一个蓄水池，允许大量的食物间歇地摄入。胃独特的肌肉结构和特殊胃细胞分泌的多种物质使得胃的工作效率非常高。胃的肌肉活动就像一个搅拌器，将食物与胃分泌物混合形成食糜，通过胃窦和幽门的协调作用慢慢释放到小肠中。胃酸中浸泡着贮存在胃里的食团，以促进消化。

2.1.3.1 胃的运动

（1）胃的容受性扩张

胃的容受性扩张是胃特有的运动，当咀嚼和吞咽食物时，咽、食管处的感受器会受到刺激，产生反射进而引起胃底和胃体的平滑肌舒张，这个过程会使胃的容积增大，为胃接受食团做准备。当胃中充满食物时，胃中的机械感受器被刺激，引发迷走神经的传入和传出通路反射，导致容受性扩张。这个过程可以贮存食物，从而延缓食物向十二指肠的传递，直到食物被适当分解。

（2）胃的紧张性收缩

胃被食物充满后，胃开始紧张性收缩，这是一个时间较长，较为缓慢的过程。胃的紧张性收缩逐渐加强，使胃腔内具有一定的压力。这个过程有利于胃液与食团的充分混合，也有助于推动食物向十二指肠移动。

（3）胃的蠕动

食物与消化分泌物混合，通过蠕动沿着胃肠道推进。在这一过程中胃承担着胃泵的功能。胃的形态如图 2-4 所示，胃的蠕动可以细分为 3 个阶段：推进、排空、混合阶段；反推阶段；研磨阶段。当蠕动波在近端胃窦移动时，先前收缩的远端胃窦放松，使得食糜推进到远端胃窦（推进阶段）。当蠕动波在胃窦中部移动时，幽门打开，十二指肠收缩受到抑制，因此，少量的胃食糜通过幽门进入十二指肠。在排空和混合阶段，蠕动波相对远离幽门，这意味着食团被蠕动波轻轻推入而不是被压力强制进入近端十二指肠球部，这个过程会产生筛分效应。部分食糜流过蠕动波的中央开口，逆行进入松弛的近端腔。这是排空阶段与混合阶段相联系的方式。蠕动过程的生理意义是使食物与胃液充分的混合，将食物以最适合小肠消化吸收的速度运送至小肠。

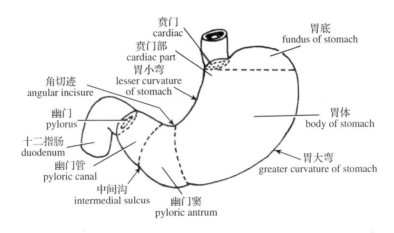

图 2-4　胃的形态

（来源：《人体解剖学》第四版，科学出版社，顾晓松主编）

2.1.3.2　胃液

当人看到、闻到、品尝甚至想到食物时，胃液就会释放出来。这些分泌物包括来自壁细胞分泌的盐酸（胃酸）以及胃蛋白酶。

（1）胃酸

胃酸是胃液最主要的成分之一。胃产生的胃酸很重要，具有以下几个功能：①胃酸最主要的功能是负责消化，胃酸可以刺激胃，让机体产生饥饿感，进而刺激食欲；②胃酸的本质是盐酸，能使摄入的蛋白质丧失生物活性，如某些植物和动物激素，可以防止它们影响人体功能；③胃酸能够溶解膳食矿物质（如钙），使其更容易被吸收；④胃酸能将胃蛋白酶原转化为具有活性的胃蛋白酶以消化蛋白质；⑤可以刺激胆汁和胰蛋白酶的分泌；⑥胃酸可以协助消化蛋白质，将蛋白质消化成小分子物质，促进小肠的吸收与利用。

（2）胃蛋白酶

胃蛋白酶是一种在胃黏膜主细胞中特异性产生的消化酶，其前体是胃蛋白酶原。胃酸能够刺激胃蛋白酶原释放，并转变成具有活性的胃蛋白酶，后者可将食物中的蛋白质切割成多肽进而起到消化的作用。当胃蛋白酶随着食物进入小肠时，由于 pH 值的升高，胃蛋白酶迅速失活。

2.1.4　肠道的消化过程

2.1.4.1　小肠的消化过程

小肠是食物消化和吸收的主要场所。小肠本质上是一个酶生物反应器，在小肠中，食物大分子被蛋白酶和肽酶、糖酶和脂肪酶的水解反应分解，低分子质量水解产物扩散出来，被转运到循环系统。

2.1.4.2　小肠的运动

食物在胃肠道推进的过程中，蠕动最频繁的部位就是小肠，每4~5 s发生一次。小肠经历分节运动和紧张性收缩使肠内容物来回移动，将小肠内容物分解并与消化液充分混合。小肠的运动是肠神经系统、外源性神经、调节肽和肠平滑肌之间密切相互作用的结果。

2.1.4.3　小肠内的消化液

（1）胰液

胰腺每天产生大约1.5 L的胰液。胰液是一种无色的碱性液体，是碳酸氢钠和酶的混合物。这些消化酶被输送到小肠，用于水解复杂的营养物质。碳酸氢钠中和来自胃的酸性食糜，将pH值提高到中性，为消化酶提供有利的环境，同时也能保护小肠免受酸的损害。胰液中的消化酶主要包括：

①胰蛋白酶　胰腺是消化系统中消化摄入蛋白质的蛋白酶的主要来源。胰凝乳蛋白酶原是胰腺分泌物中第二丰富的丝氨酸蛋白酶，约占总胰液蛋白的9%。糜蛋白酶是一种内肽酶，能够水解具有芳香侧链的氨基酸上的肽，包括苯丙氨酸、酪氨酸和色氨酸。弹性蛋白酶是胰液中第三大类丝氨酸内肽酶，能够消化含有丙氨酸、甘氨酸和丝氨酸残基的肽。弹性蛋白是一种高度不溶的胞外蛋白，赋予许多组织弹性。

②胰淀粉酶　胰腺分泌物中5%~6%的总蛋白是α-淀粉酶。体外研究表明，淀粉酶是人类胰液中唯一的糖苷酶。因此，它对膳食淀粉的消化至关重要。

③胰脂肪酶　胰腺产生各种脂肪酶，负责饮食中大多数脂肪的消化。胰腺分泌的酶中最受关注的是胰腺甘油三酯脂肪酶。

（2）胆汁

胆汁是一种含有胆固醇的黄绿色液体，有助于脂肪的消化和吸收。胆汁乳化脂肪，能将大脂肪球分解成微团，即悬浮在水样食糜中的微小脂肪滴。肝脏每天分泌500~1 000 mL的胆汁。胆汁被浓缩并贮存在胆囊中，供消化时使用。释放到十二指肠的胆汁在回肠被重新吸收，并返回肝脏。在一餐中，胆汁循环2次以上。这种胆汁循环系统称为肠肝循环。少量的胆汁不能被重新吸收，而是通过粪便排出体外，排出体外的部分就是胆固醇。

（3）肠液

小肠每天分泌大约1.5 L肠液。肠液主要成分是黏液、酶和激素。小肠中产生的酶，也称为刷状缘酶，负责大量营养物质的化学消化。肠液通常会完成消化的最后几个步骤，将营养物质分解为能够被机体吸收的小分子物质。

2.1.4.4 三大营养素在小肠中的消化过程

（1）碳水化合物在小肠的消化

碳水化合物的消化主要是在小肠中进行。绝大多数的淀粉水解过程都发生在肠腔内，肠腔中的主要水解酶是来自胰液的 α-淀粉酶，与唾液淀粉酶类似，作用于 α-1,4-糖苷键并进一步将淀粉分解成较小的亚基。消化结果可使淀粉变成麦芽糖、麦芽三糖、异麦芽糖等。双糖在十二指肠和空肠不能被完全吸收，会被存在于黏膜刷状边缘的 α-糊精酶、糖淀粉酶、麦芽糖酶、蔗糖酶及乳糖酶进一步水解成为葡萄糖及少量的果糖和半乳糖，生成的这些单糖分子均可被小肠黏膜上皮细胞吸收。

（2）蛋白质在小肠的消化

小肠是消化蛋白质的主要场所。胃中的蛋白质消化产物和一部分未被消化的蛋白质进入小肠后，在小肠内胰腺和肠黏膜细胞分泌的多种蛋白水解酶和肽酶的协同作用下，将蛋白质分解为氨基酸。胰腺分泌的蛋白酶统称胰酶，分为内肽酶和外肽酶两类。内肽酶包括胰蛋白酶、糜蛋白酶和弹性蛋白酶等，水解肽链内部的一些肽键；外肽酶主要有羧基肽酶 A 和羧基肽酶 B，水解肽链末端肽键。蛋白质在胰酶的作用下，分解为氨基酸和寡肽。其中，胰酶在最初分泌时均以无活性的酶原形式存在，进入十二指肠后被肠激酶（存在于小肠液中的激活胰蛋白酶原的特异性酶）激活。肠激酶激活胰蛋白酶原转变为胰蛋白酶后，有活性的胰蛋白酶既可以对自身产生微弱激活作用，又可以依次激活糜蛋白酶原、弹性蛋白酶原和羧基肽酶原。氨基肽酶和二肽酶则存在于肠黏膜细胞纹状缘和胞液中。氨基肽酶可将寡肽从氨基末端逐个水解，生成氨基酸以及二肽，二肽酶催化二肽水解生成两分子氨基酸。总之，食物蛋白在胃肠道各种消化酶的协同作用下，大部分被完全水解，消除了食物蛋白质的免疫原性，使机体可以对其安全、充分地吸收利用。胰腺还会分泌碳酸氢盐，将 pH 值提高到中性，为这些消化酶提供有利的环境。

（3）脂类在小肠的消化

脂类的消化过程较慢，取决于胰脂肪酶和肝脏合成并由胆囊分泌的胆汁酸。脂肪进入十二指肠，除了刺激胆囊的收缩外，还会引起胆囊收缩素的分泌以及胰脂肪酶、辅脂肪酶、磷脂酶（特别是磷脂酶 A_2）的释放。通过小肠蠕动，由胆汁中胆汁酸盐使食物脂类乳化为直径为 $0.5\sim1.0~\mu m$ 的小液滴，使不溶于水的脂类分散，增加消化酶对脂质的接触面积，加速脂肪消化过程。脂类经过小肠内消化后生成甘油、脂肪酸、胆固醇及溶血磷脂等，由不同途径吸收。

2.1.4.5 大肠的消化过程

食物在小肠完成消化和吸收后，通常只剩下水、一些矿物质和未消化的膳食纤维和淀粉等，这些物质被运输到大肠。大肠有 3 个主要功能：容纳保持胃肠道健康的肠道微生物群；吸收水和电解质，如钠和钾；形成并排出粪便。

2.1.4.6 肠道菌群

肠道菌群对人体正常发育和健康至关重要，这些微生物大多数存在于大肠中。人体的肠道与肠道菌群是共生的关系，人体的肠道为肠道菌群提供了生长的场所，其营养来源于未消化的食物和被清除的黏液，同时肠道菌群确保了肠道的正常组织和免疫发育。肠道菌群的作用详见本章 2.4。

2.2 吸　收

消化和吸收是两个不同的概念，消化是将食物的大分子物质通过机械性或者化学性的过程，分解为可吸收的小分子物质的过程；而吸收则是将这些小分子物质转运进入血和淋巴的过程。小肠的营养物质吸收效率是最高的，食物通过口腔和食管时基本不被吸收，胃中可以吸收乙醇和少量的水，大肠主要吸收水、无机盐和部分未被小肠吸收的养分。

2.2.1　小肠的解剖结构

小肠是最主要的吸收部位，负责吸收绝大多数的营养物质，大肠则吸收水和部分矿物质。小肠盘绕在腹部的胃下方。小肠分为 3 部分：十二指肠，长约 25 cm；空肠，长约 122 cm；回肠，长约 152 cm。小肠内部有圆形褶皱、绒毛和微绒毛，这种特殊结构会大大增加小肠的表面积，从而有助于提高消化和吸收的效率。圆形褶皱可以减慢食糜流动的速率，让食糜与消化液充分混合，绒毛主要由吸收细胞和杯状细胞构成。

小肠的吸收细胞起源于位于绒毛底部的隐窝（开口的凹陷）。吸收细胞从隐窝迁移到绒毛。随着它们的迁移，吸收细胞成熟，吸收能力增强。当它们到达绒毛顶端时，它们已经被消化酶部分破坏，并脱落到内腔中。吸收细胞每 2~5 d 更换一次。在营养缺乏或半营养状态下，小肠的消化能力和健康状况会迅速恶化。这是因为更换频繁的细胞，如吸收细胞，依赖于持续的营养供应。这些营养物质是由饮食提供的，回收的分解细胞也会提供部分营养物质。

2.2.2　肠道的吸收过程

小肠对营养物质的吸收作用主要依靠以下方式进行：

①自由扩散　当小肠腔内营养物的浓度高于吸收细胞内的浓度时，浓度差异即浓度梯度形成，迫使营养物进入吸收细胞。小分子脂溶性物质、水和一些矿物质通过自由扩散被吸收。

②促进（协助或易化）扩散　内腔中的营养物浓度高于吸收细胞中的浓度，不足以将一些营养物转移到吸收细胞中。它们需要载体蛋白将它们从内腔转运到吸收细胞中。例如，果糖通过促进扩散来吸收。

③主动转运　除了需要一种载体蛋白外，有些营养素还需要消耗能量（ATP）来吸收。细胞将营养物质集中在细胞膜的两侧，氨基酸和一些糖（如葡萄糖）会被主动吸收。

④内吞作用（吞噬作用/胞饮作用）　内吞作用的本质也是主动吸收，吸收细胞吞噬化合物（在吞噬作用中）或液体（在胞饮作用中）。吸收细胞在其细胞膜上形成内陷，吞噬颗粒或液体形成囊泡。囊泡最终从细胞膜上脱离，并被带进细胞。

2.2.3　营养素的吸收

2.2.3.1　碳水化合物的吸收

食物中的碳水化合物一般为大分子，机体不能直接吸收利用，双糖只有少部分可以直接被吸收。单糖的吸收是通过小肠上皮细胞的刷缘膜进入细胞中的，这是一个主动运输的过程，刷缘膜上的钠离子电化学梯度是主要驱动力，需要消耗能量。果糖通过促进扩散方式进入肠绒毛细胞后转化为葡萄糖，再进入小肠壁的毛细血管，并通过肝门静脉运输到肝脏，一部分合成糖原在肝中贮存，另一部分由肝静脉进入人体循环，运送到全身各个器官，之后进入糖酵解过程，供全身组织利用。在吸收过程中也可能有少量单糖经淋巴系统而进入循环。钠葡萄糖共转运载体驱动着葡萄糖和半乳糖在肠道中的转运，能够驱动葡萄糖和半乳糖从肠腔向上转运到肠细胞。

2.2.3.2 蛋白质的吸收

食物进入胃后，胃黏膜分泌胃泌素，刺激胃腺的壁细胞和主细胞，壁细胞分泌盐酸，主细胞分泌胃蛋白酶原。胃酸将胃蛋白酶原激活为胃蛋白酶。胃蛋白酶在芳香族氨基酸上切割肽键，产生中间蛋白部分、肽和氨基酸的混合物。然后它们被输送到十二指肠，在十二指肠胰腺酶原被黏膜肠激酶激活，并进一步将这些产物分解成氨基酸、二肽和三肽。二肽和三肽可以进入肠细胞，然后被细胞质肽酶水解，随后释放氨基酸，再由肠黏膜上皮细胞吸收进入机体。被吸收的氨基酸通过肠黏膜细胞进入肝门静脉，被运输到肝脏和其他组织器官，进一步被人体利用。与碳水化合物的吸收不同，氨基酸也能以单体、二肽或三肽的形式被吸收。

2.2.3.3 脂类的吸收

脂类的吸收主要发生在十二指肠和空肠。除短链和中链脂肪酸外，脂肪分解产生的单甘酯和长链脂肪酸与磷脂、胆固醇和脂溶性维生素一起，与胆盐形成混合胆盐微胶粒。胆盐微胶粒随后被转移到肠细胞中，长链脂肪酸和单甘酯被重新酯化成甘油三酯，然后形成表面被极性磷脂单层(还包含载脂蛋白和游离胆固醇)包围的脂蛋白颗粒(乳糜微粒)。随后，乳糜微粒通过胸导管进入肠淋巴管，最后进入外周循环。而当脂质进入外周循环，其他载脂蛋白(包括载脂蛋白 A I，载脂蛋白 AIV，载脂蛋白 A II，载脂蛋白 C 和载脂蛋白 E 等)参与脂质的运输、稳定脂蛋白结构以及引导脂蛋白与细胞表面受体结合等。中链脂肪酸被肠细胞吸收而不被水解，可以被直接运输到门静脉入肝。

2.2.3.4 水的吸收

水的吸收部位是小肠和大肠，小肠承担着主要的吸收功能。小肠管腔内表皮是由一层上层细胞构成的，水能够通过渗透的方式进入血液，成为血浆的一部分，并随着血液运输到全身，而多余的水分则通过肾脏方式排出体外。

小肠通过渗透的方式吸收水分，小肠吸收其他营养物质过程中形成渗透压，完成水分的吸收。此外，小肠收缩过程中肠腔内压力增高也会使水分以过滤的方式被吸收。

2.2.3.5 无机盐的吸收

(1) 钠离子(Na^+)

在机体 Na^+ 保持稳态的情况下，小肠每天通过主动转运吸收的 Na^+ 约为 $25 \sim 35$ g。上皮细胞内的 Na^+ 浓度远远低于周围液体。在小肠黏膜上皮细胞的微绒毛上存在着多种 Na^+ 载体和通道，肠腔中的 Na^+ 借助这些载体和通道顺电化学梯度扩散进入上皮细胞，再通过主动转运的方式进入血液循环。

(2) 钙离子(Ca^{2+})

肠道吸收的钙量取决于 Ca^{2+} 的消耗量、在小肠和大肠各部分的停留时间以及可用于吸

收的可溶性 Ca^{2+} 的量。后者主要由肠道各部位的 pH 值决定。钙的主要米源是乳制品，约占膳食钙摄入量的 75%，剩下的 25% 来自谷物、豆类和蔬菜。膳食乳糖已被证明能进一步增强钙的吸收。而蔬菜和膳食纤维中的植酸和草酸盐与钙结合，会干扰其吸收。

（3）铁离子（Fe^{3+}）

人体内没有排泄铁的机制，因此铁的吸收是控制体内铁含量的主要方式。饮食中存在的大部分铁是不溶性铁（Fe^{3+}），Fe^{3+} 被还原酶或饮食中的抗坏血酸还原成可吸收的亚铁（Fe^{2+}）形式，才能被人体吸收。植酸盐、草酸盐等会与 Fe^{3+} 形成不溶性盐而影响铁的吸收。

（4）镁离子（Mg^{2+}）

在人体内，Mg^{2+} 主要在空肠和回肠吸收，包含被动和主动转运过程。Mg^{2+} 的转运由浓度梯度和溶剂拖曳效应驱动。跨细胞 Mg^{2+} 吸收次于被动运输和由 TRPM6 和 TRPM7[①] 通道激酶作为载体转运的主动运输，Mg^{2+} 通过上皮细胞的顶端膜进行转运。溶剂拖曳（solvent drag）是指当水分子通过渗透被重吸收时，有些溶质可随水分子一起被转运。

2.2.3.6　维生素的吸收

（1）脂溶性维生素

食物中的维生素 A 以维生素 A 原的形式存在，这些形式大多需要代谢转化。肠道吸收维生素 A 的过程取决于其饮食形式。摄入维生素 A 原后，视黄醇酯会释放出来。类胡萝卜素向视黄醇的转化发生在肠道细胞中。维生素 A 原主要来自动物制品，如肝脏、鱼肝油、乳制品、肾脏和鸡蛋。由于维生素 A 是一种脂溶性维生素，视黄醇酯和视黄醇在与其他脂质结合之前，必须通过卵磷脂、乙酰转移酶和棕榈酸进行再酯化，形成乳糜微粒后通过淋巴管进入循环，水解和贮存在肝星状细胞内，肝星状细胞是体内贮存视黄醛衍生物的首要部位，维生素 A 主要以视黄醇酯的形式存在。视黄醇结合蛋白将维生素 A 从肝脏运送到外周。血浆中 95% 的视黄醇与视黄醇结合蛋白结合，其余 5% 作为脂蛋白中的视黄醇酯。

（2）水溶性维生素

水溶性维生素参与许多代谢过程，对人体的正常生长和发育至关重要。机体无法合成这类维生素以满足代谢过程，因此必须依赖外源性摄入。

①维生素 B_1　也叫硫胺素，广泛存在于膳食中，如全谷物、坚果和干豆类。硫胺素的吸收由两种硫胺素转运蛋白（THTR1 和 THTR2）控制，这两种转运蛋白在整个胃肠道中表达。硫胺素缺乏的主要原因与膳食摄入不足和过量饮酒有关。

②维生素 C　人体不能合成维生素 C，这一营养素的缺乏会导致坏血病。富含维生素 C 的食物主要有柑橘类水果、番茄、哈密瓜和草莓等。维生素 C 的肠道转运在刷状缘膜进行，通过载体介导的钠离子依赖机制进行。机体有两种已知的钠离子依赖性载体：维生素 C 转运蛋白 1（SVCT1）和维生素 C 转运蛋白 2（SVCT2）。

2.3　营养素的转运

小肠吸收的营养物质进入人体的循环系统运送到全身：水溶性的营养物质会输送到血液循环系统中，脂溶性的营养物质会输送到淋巴循环系统中。到达小肠的血液为细胞提供

---

① TRPM6 为瞬时受体电位 M6，TRPM7 为瞬时受体电位 M7。

氧气和营养，并从食物中吸收营养，营养丰富的静脉血离开小肠，通过门静脉到达肝脏。在小肠附近，淋巴管吸收脂肪。淋巴液最终会回到血液中。当血液到达肾脏时，代谢废物、一些过量的营养物质和水通过尿液排出体外，肾小管分泌重吸收后的血液返回循环。

2.3.1　血液循环系统

血液循环系统是循环系统中最重要的系统，它的主要功能是承担体内的物质运输和能量获取。

2.3.1.1　血液循环的物质运输功能

营养物质通过消化吸收溶解进入血液，通过血液循环运输到各个器官，为人体器官的活动提供能量，因此血液循环系统对于人体是至关重要的，它是保证机体正常生命活动的基础。

2.3.1.2　血液循环系统能量的传递和获取

血液循环系统主要包括肺循环和体循环两部分。血液循环系统的过程如图 2-5 所示。

肺循环的过程：缺氧静脉血到达右心室后从心脏右侧泵入肺部，血液经过肺部毛细血管时，释放二氧化碳并吸收氧气，血液由静脉血变成动脉血。动脉血经过肺静脉进入左心。

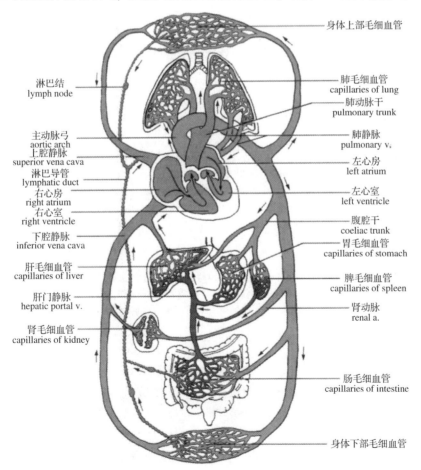

图 2-5　血液循环系统

（来源：《人体解剖学》第四版，科学出版社，顾晓松主编）

体循环的过程：左心室的充氧血液从左心室到主动脉、大动脉、小动脉经毛细血管与静脉系统回到右心房。肺循环与体循环是相互连接的，从左心室进入动脉的血液既含有丰富的氧也含有丰富的营养物质，经毛细血管将动脉血输送给全身各器官与组织，以满足其需要，使其正常的机能活动得以维持。

2.3.2　淋巴循环系统

淋巴系统包含淋巴液，淋巴液在类似于静脉的淋巴管中流经全身。与血液不同，淋巴液不是通过血管输送的。相反，它随着肌肉收缩并挤压淋巴管时缓慢流动。淋巴液通常是清澈的液体状，但离开小肠时由于含有脂肪，呈乳白色状态。乳糜管将营养物质输送到连接胸导管的淋巴管中，胸导管从腹部延伸到颈部，在左锁骨下静脉的大静脉处与血流相连。淋巴液进入血液后，原本由淋巴系统吸收的营养物质就被输送到心血管系统的身体组织中。

淋巴系统具有过滤作用和免疫功能。淋巴系统最主要的作用是过滤人体血液中的代谢废物。细胞摄入营养物质和氧气产能的同时，也会产生一定的代谢废物，最初这些物质会被吸收到静脉中，但这个过程中并不能吸收所有的废物。因此，淋巴系统会吸收剩余的代谢废物，并代替静脉将其运走，完成净化后，淋巴液再一次回流至静脉。淋巴系统具有免疫功能，能制造白细胞和抗体，滤出病原体。脾脏是最大的淋巴器官，能够过滤血液，将衰老的红细胞除去，并能起到贮备血液的作用。

2.3.3　单糖的转运

单糖的主要转运部位是小肠黏膜细胞(图 2-6)。单糖在小肠腔的跨膜运输过程中，先被小肠绒毛上皮细胞吸收，然后通过基底膜-侧膜顺浓度转运至细胞间隙，最后通过毛细血管进入血液。葡萄糖转运蛋白是主要的对单糖进行被动转运的转运蛋白，能够运输不同的糖。其中，葡萄糖和半乳糖均通过主动转运经钠/葡萄糖协同转运蛋白 1(SGLT1)吸收，并由葡萄糖转运蛋白 2(GLUT2)转运到血液。与葡萄糖和半乳糖不同，果糖通过葡萄糖转运蛋白 5(GLUT5)转运到小肠上皮细胞，然后通过 GLUT2 到血液。被机体吸收后的糖有 3

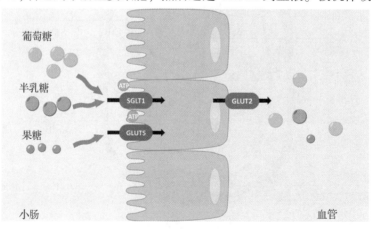

图 2-6　单糖的转运机制

个基本去向：①进入血液被直接利用；②暂时地以糖原的方式贮存；③转变成脂肪。一般情况下，糖除了作为热能使用外，大部分转变为脂肪。

2.3.4　寡肽和氨基酸的转运

食物蛋白在胃肠道消化水解产生的寡肽主要通过肽转运体1(PepT1)转运蛋白与氢离子共转运，从而被吸收到小肠上皮细胞中，是食物中蛋白质水解产物中寡肽的主要吸收模式。进入肠上皮细胞后，大量吸收的二肽和三肽被细胞质肽酶消化成氨基酸，并从细胞输出到血液中，部分小肽也可以完整进入血液(图2-7)。

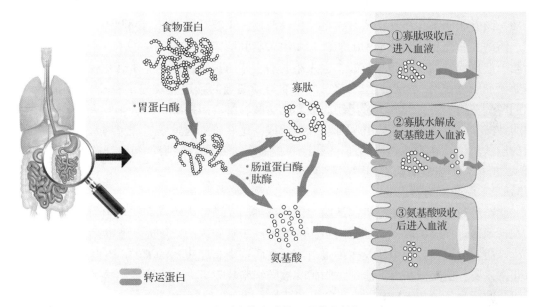

图 2-7　蛋白质在体内消化、吸收和转运示意

蛋白质水解产生的氨基酸在小肠黏膜细胞中的吸收是一个耗能耗氧的主动运输过程。该过程由肠黏膜细胞上的需钠氨基酸载体来完成，该载体是一种受 Na⁺ 调节的膜蛋白，不同氨基酸的吸收由不同载体来完成。由肠壁吸收的氨基酸，一部分发生分解释放能量，其余绝大部分随血液循环运往外周组织参与组织蛋白质的更新。转运氨基酸的载体蛋白有多种类型，现认为至少有4种类型的载体蛋白：

① 中性氨基酸载体　主要转运含有不带电荷的 R 基团的氨基酸，是氨基酸转运的主要载体。

② 碱性氨基酸载体　主要转运碱性氨基酸，其转运速度非常慢。

③ 酸性氨基酸载体　主要转运酸性氨基酸，其转运速度很慢。

④ 亚氨基酸和甘氨酸载体　主要转运脯氨酸、羟脯氨酸和甘氨酸，其转运速度也很慢。

2.3.5　脂质的转运

脂质在体内的运输以可溶性生物大分子的状态进行，这种由脂质和蛋白质组成可以运输脂质的可溶性生物大分子就是本书中经常提到的脂蛋白。脂蛋白是由蛋白质、胆固醇、三酰甘油和磷脂组成的一种大分子复合体，含三酰甘油多的密度低，含三酰甘油少的密度高。不同脂蛋白中的脂质组成，主要是量的差异，较少有质的差异，如乳糜微粒中90%是三酰甘油，而高密度脂蛋白中蛋白质的含量约为45%，其次为胆固醇和磷脂，各占约25%。脂蛋白中的蛋白质部分是一种特殊球蛋白，因可以与脂质结合并担负着在血浆中转运脂质的功能，故称为载脂蛋白。载脂蛋白具有多方面的生理功能，除了可以与脂质结合担负在血浆中转运脂质的功能外，还参与某些酶活动的调节，以及参与脂蛋白与细胞膜受体的识别和结合反应过程。载脂蛋白是脂蛋白结构、功能和代谢的核心组分。

2.3.5.1 脂类的转运

小肠吸收来自饮食的外源性脂质，以及来自肠黏膜脱落的肠细胞和肝脏胆汁的内源性脂质。膳食脂肪包含多种脂质，包括非极性脂质，主要是三酰甘油和胆固醇酯以及极性磷脂。溶解在共轭胆汁酸胶束中的胆汁脂质由磷脂和胆固醇组成。在胃中，膳食脂质被胃脂肪酶分解形成甘油二酯和脂肪酸；进入小肠后，脂肪被胆汁盐进一步乳化，这大大增强了脂肪酶的脂解作用。胰脂肪酶水解三酰甘油为肠细胞的肠道吸收提供甘油二酯和脂肪酸。胆固醇酯被酶水解，释放出游离胆固醇和脂肪酸，游离胆固醇被结合到胶束中，胶束主要由胆汁酸和少量磷脂、脂肪酸和甘油二酯组成，这些胶束通过肠道非束缚水层转运到肠细胞的刷状边缘，在刷状边缘脂肪酸和2-单酰基甘油被吸收。膳食和胆汁磷脂主要被磷脂酶A2消化，产生溶血磷脂和游离脂肪酸。

2.3.5.2 脂肪酸的转运

脂肪酸通过两种不同的机制从肠腔进入肠细胞。当腔内浓度高于细胞内浓度时，脂肪酸被动地通过顶膜扩散。当细胞内脂肪酸浓度高于管腔内的浓度时，脂肪酸通过蛋白依赖转运。脂肪酸转运过程中涉及多种蛋白质。在肠道中高度表达的CD36蛋白对脂肪酸的摄取非常重要，但其机制尚不清楚。脂肪酸被肠细胞吸收后，由脂肪酸结合蛋白1(FABP1)和脂肪酸结合蛋白2(FABP2)等蛋白质在细胞内转运。

2.3.5.3 胆固醇的转运

胆固醇通过人体肝脏内的一些载脂蛋白来实现转运，人体当中有许多转运胆固醇的蛋白质，如高密度脂蛋白、低密度脂蛋白、载脂蛋白a和载脂蛋白b等。相对来说，高密度脂蛋白是将肝脏内的胆固醇转运到肝脏外部的主要载体蛋白，能够很好地帮助消化胆固醇。

胆固醇的常见转运方式为肠肝循环，胆固醇存在于胆汁中，释放到十二指肠的胆汁在回肠被重新吸收，并返回肝脏。少量的胆汁不能被重新吸收，而是通过粪便排出体外。这就是胆固醇通过肠肝循环转运的方式。

除了通过肝胆分泌到粪便中的肠肝循环外，胆固醇经肠直接排泄对于胆固醇的去除也是至关重要的。胆固醇从肠细胞基外侧的脂蛋白颗粒中被摄取，并向肠细胞顶端转移。在肠上皮细胞，ATP结合转运蛋白ABCG5和ABCG8形成异二聚体，将胆固醇转运到肠腔。

2.4 胃肠道的功能与人体健康

2.4.1 胃肠道的激素与神经系统

胃肠道是人体最大的内分泌器官。胃肠道激素是胃肠道的内分泌细胞及神经元释放至循环中的肽类，是调节食欲和能量平衡的重要物质。胃肠道激素的生理功能包括调节消化腺的分泌和消化道的运动，调节其他激素的分泌，刺激消化道组织的代谢和生长等。

2.4.1.1　促胰液素

促胰液素为 27 个氨基酸组成的碱性多肽。产生促胰液素的细胞为 S 细胞，主要分布在十二指肠黏膜，少量分布在空肠、回肠和胃窦。胃酸是促进促胰液素分泌的主要因素。促胰液素的主要生理功能包括：抑制胃和小肠的自发运动；抑制胃泌素释放和胃酸分泌；抑制由胃泌素引发的胃肠运动；强烈刺激胰脏外分泌腺分泌水和碳酸氢钠；刺激胆汁分泌，增强胆囊收缩素的胆囊收缩作用等。

2.4.1.2　胃泌素

胃泌素是由胃窦部与十二指肠和空肠上段黏膜中 G 细胞分泌的一种多肽类激素。进食、胃窦扩张、蛋白中间产物的产生等因素可以促进胃泌素的分泌。人体内含有多种亚型的胃泌素，如胃泌素-14、胃泌素-17、胃泌素-34 等，每种胃泌素的 C 端完全相同，而 N 端长短不一，这导致不同胃泌素的活性有所差异，其中以胃泌素-17 的活性最高。胃泌素的主要生理功能包括：促进胃的分泌功能，刺激壁细胞分泌盐酸和主细胞分泌胃蛋白酶原；促进胃蠕动；改善胃黏膜的营养与血供，促进胃黏膜和壁细胞的增殖等。

2.4.1.3　表皮生长因子

表皮生长因子是一种由 53 个氨基酸残基组成的耐热单链低分子多肽。表皮生长因子主要由颌下腺、十二指肠 Brunner 腺、胰腺等分泌，被释放进入唾液、十二指肠液、胰液、乳汁和血液后产生广泛的生物活性，如促进胃肠组织生长和发育，修复受损的黏膜组织；调节肠道各种酶活性；提高营养物质消化吸收等。表皮生长因子也具有抑制胃酸分泌的作用，但其抑制作用可能仅在胃上皮受损时才出现，因此有利于胃黏膜的修复。

2.4.1.4　胆囊收缩素

人体内的胆囊收缩素以多种形式存在，如胆囊收缩素-5（5 肽）、胆囊收缩素-33（33 肽）、胆囊收缩素-58（58 肽）等，它们都是由含有 115 个氨基酸残基的胆囊收缩素前体加工剪切而成，其中胆囊收缩素-58 活性最高。肠道中的胆囊收缩素由十二指肠和空肠上段的 I 型细胞分泌，引起胆囊收缩素释放的主要因素是十二指肠中的脂肪水解产物和蛋白质代谢产物。胆囊收缩素的主要生理作用包括：刺激胰腺分泌胰酶和碳酸氢盐，增强胰酶的活性，促进胰腺外分泌腺组织的生长；促进胆囊收缩，增强小肠和大肠运动，抑制胃排空，促进幽门括约肌收缩，壶腹括约肌舒张；引起蛋白质消化产物、脂肪酸的释放；抑制食欲等。

2.4.1.5　胰岛素和胰高血糖素

胰岛素是由胰脏胰岛 β 细胞分泌的一种蛋白质激素，由 A、B 两个肽链组成，其中 A 链由 21 个氨基酸残基组成，B 链由 30 个氨基酸残基组成。葡萄糖、乳糖、核糖、精氨酸、胰高血糖素等物质的刺激促进胰岛素的产生和释放。胰岛素是机体内唯一降低血糖的激素，主要生理作用包括：促进组织细胞对葡萄糖的摄取和利用，促进糖原合成，抑制糖异生，使血糖降低；促进脂肪酸合成和脂肪贮存，减少脂肪分解；促进氨基酸进入细胞，促进蛋白质合成的各个环节以增加蛋白质合成。

胰高血糖素是由胰脏胰岛 α 细胞分泌的由 29 个氨基酸残基组成的直链多肽激素，主要生理作用与胰岛素相反，起着增加血糖的作用。

2.4.1.6 其他胃肠道激素

胃动素是由小肠黏膜中的 Mo 细胞分泌的由 22 个氨基酸残基组成的多肽。在消化间期呈周期性释放，诱发胃的强烈收缩和小肠的分节运动，但对消化期的胃肠运动却不具有重要作用。

P 物质是胃肠黏膜中的肠嗜铬样细胞分泌的由 11 个氨基酸残基组成的多肽。P 物质有使神经元兴奋的作用，可作用于肠平滑肌，特别是对纵行肌有强烈刺激作用，加强肠蠕动。

血管活性肠肽是由胃肠黏膜中的 D 细胞分泌的由 28 个氨基酸组成的多肽，可以松弛胃肠平滑肌，延缓食糜在其中停留的时间。

抑胃肽是由小肠前段黏膜中的 K 细胞分泌的由 43 个氨基酸残基组成的直链肽。其主要生理作用包括：抑制消化期的胃肠运动；抑制胃酸和胃蛋白酶分泌；刺激胰岛素释放和胰高血糖素的分泌等。

2.4.1.7 胃肠道神经系统

胃肠道的神经系统包括内在神经系统和外来神经系统。内在神经系统主要指壁内神经丛，由肌间神经丛和黏膜下神经丛两者交互成网，含有神经元的胞体，有感觉纤维和运动纤维；可接受化学和牵张的直接刺激，也接受外周神经系统的控制。外来神经系统主要包括交感神经和副交感神经，交感神经末梢释放去甲肾上腺素，可抑制胃肠运动，副交感神经主要有迷走神经和盆神经。迷走神经末端释放乙酰胆碱，可促进胃肠运动。盆神经支配大肠下段的副交感神经，为少量肽能神经纤维，可释放 P 物质、血管活性肠肽等肽类物质，进而调控肠道功能。

2.4.2 肠道微生物

人类和动物的消化道中存在大量的肠道微生物，膳食中的营养成分在被人或动物的胃肠道组织吸收前，可能先被这些肠道微生物代谢加工或吸收利用，因此，肠道微生物可以看作介于膳食营养和机体代谢之间的一座桥梁，对机体健康产生多方面的影响。

2.4.2.1 肠道微生物的概念

肠道微生物又称肠道菌群，是指生活在人体胃肠道中的所有微生物的总和，其中细菌占绝大部分，此外还包含少部分古菌、真菌和病毒。人体肠道微生物数量庞大，每个健康成年人的肠道内生长着约 10^{14} 个微生物细胞，数量是人体自身细胞的 10 倍，这些微生物所拥有的基因种类约为人体自身基因的上百倍。

肠道微生物本质上是存在于肠道环境中的微生物群落，不同微生物之间、微生物与肠道环境之间存在着复杂的相互作用，肠道微生物群落的组成及结构受到个体年龄、性别、饮食、健康状态等因素的影响，最终形成一个动态平衡的有机整体。肠道微生物广泛参与人体的消化、吸收、代谢、免疫、内分泌等多种生理活动，并且与多种疾病的发生密切相关。

2.4.2.2 肠道微生物的形成与发展

在分娩前，胎儿的胎便中已经含有少量肠球菌科和链球菌科细菌。孕妇肠道的树突状细胞可以穿透肠道上皮，捕获肠腔内的细菌，被树突状细胞捕获的活体细菌可以通过母亲血液循环进入子宫环境，进而通过胎儿吞咽羊水进入胎儿的肠道中。这些细菌可能通过刺激肠道淋巴组织的发育从而对婴儿适应外界环境起到有益的作用。

分娩过程中，婴儿通过与母亲的生殖道或皮肤的微生物接触而获得最初的肠道微生物群落。随后，婴儿肠道微生物的变化与喂养方式密切相关：母乳喂养的婴儿的肠道微生物群落相对简单，始终以双歧杆菌为主；奶粉喂养的婴儿其肠道微生物双歧杆菌的含量较少，拟杆菌和葡萄球菌的含量较高。母乳中的低聚糖在该过程中起重要作用，人乳低聚糖是母乳中的第三大物质，不能被婴儿消化道消化，但可选择性地促进双歧杆菌等益生菌的生长。

出生后的 3 年时间内，随着婴幼儿胃肠道发育完善及饮食的变化，婴幼儿肠道中微生物的种类和数量逐渐增加，逐渐演变为成年人肠道微生物的群落结构特征。

2.4.2.3　肠道微生物的种类与分布

健康成年人肠道微生物群落通常以拟杆菌门和厚壁菌门为主，其中拟杆菌门的拟杆菌属丰度最高，厚壁菌门的真杆菌属、瘤胃球菌属、梭菌属和双歧杆菌属等也有较高的丰度。正常情况下成年人肠道微生物的组成比较稳定，在短期疾病、使用抗生素治疗或长途旅行等情况下肠道微生物群落会有一定的波动变化，但是具有较强的恢复力。例如，连续 5 d 服用中等剂量的抗生素后，肠道微生物群落很快会出现变化，但是在停止服用抗生素的 30 d 后，肠道微生物群落基本恢复到服用抗生素前的状态。

微生物在人体胃肠道中并非均匀分布。健康成年人的胃和十二指肠中微生物较少，数量约为 $10 \sim 10^{3}$ cfu/mL，空肠和回肠中微生物的数量约为 $10^{4} \sim 10^{7}$ cfu/mL，结肠中微生物最为丰富，数量约为 $10^{11} \sim 10^{12}$ cfu/mL。

2.4.2.4　肠道微生物与营养代谢

肠道微生物为人体提供了很多人体自身基因组所不能编码的代谢酶，这些代谢酶催化的代谢反应与人体的代谢交织在一起，形成复杂的代谢网络。从某种程度上说，肠道微生物可以被视为人类的"发酵器官"。微生物的发酵主要在结肠中进行，复杂的多糖或蛋白质首先解聚成单组分或者寡聚组分，再进一步代谢生成短链脂肪酸、支链脂肪酸、氨、胺类、酚类、吲哚类、硫醇类等物质。

（1）肠道微生物对膳食纤维的代谢

人体消化系统难以降解膳食纤维，大部分膳食纤维可以到达结肠，被肠道微生物所利用。肠道微生物将膳食纤维降解为单糖，进而生成短链脂肪酸，短链脂肪酸包括乙酸盐、丙酸盐、丁酸盐等，其形成对宿主至关重要。据估计正常人每天生成的短链脂肪酸为 400 mmol，使宿主可以从不能被消化或者未被消化的物质中回收一些能量。丁酸盐是结肠上皮细胞的首选能量物质，结肠上皮细胞 70% 的能量来源于丁酸盐的氧化。此外，丁酸盐在改善结肠炎症中发挥作用，还有助于降低结肠癌的发生。

（2）肠道微生物对氨基酸的代谢

肠道微生物通过对氨基酸的氧化或脱氨基还原作用生成氨，高浓度氨是肿瘤促进因子。氨基酸的脱羧反应产生胺类，在酸性或者细菌催化的情况下，胺类可以与亚硝酸盐反应生成 N-亚硝基化合物。许多口腔和肠道中的细菌能够还原硝酸盐产生亚硝酸盐。肠道细菌能促进二级胺和亚硝酸盐生成亚硝胺化合物，亚硝胺有高致癌性。芳香族氨基酸（酪氨酸和色氨酸）在结肠微生物中的厌氧发酵分别形成酚类和吲哚类，最终经由尿液排出。高蛋白的饮食中可以导致尿液中的吲哚和酚的含量增加。肠道微生物在分解氨基酸过程中会生成一些神经调节类物质，主要包括 γ-氨基丁酸、去肾上腺素、多巴胺、5-羟色胺等物质，影响人体的精神状态。

（3）肠道微生物对胆碱类物质的代谢

红肉、鸡蛋、乳制品等食物中富含胆碱、磷脂酰胆碱和 L-肉碱等物质，这些物质通常在小肠内被转运吸收，若小肠中胆碱的浓度超过其转运能力，未被吸收的部分会到达结肠，在肠道微生物三甲胺裂解酶的作用下生成三甲胺，三甲胺被肠道吸收进入血液系统。进入人体循环系统的三甲胺除小部分直接通过呼吸、汗液、尿液排出体外，剩余的大部分转运至肝脏，在肝脏中由黄素单加氧酶代谢生成氧化三甲胺，氧化三甲胺通过血管炎症反应促进动脉粥样硬化的发生。

（4）肠道微生物对多酚类物质的代谢

膳食中的多酚如黄酮类物质、儿茶素类物质、花青素等，在肠道中经微生物胞外酶的作用下发生环裂解、官能团解离等反应，如矢车菊色素代谢降解为原儿茶素，锦葵色素代谢降解为丁香酸，甲基花青素代谢降解为香草酸。缩合儿茶素在结肠中发生降解，主要降解产物为小分子酚酸。转化后的物质与原酚类物质相比生物学效应可能增强，也可能减弱。

2.4.3 肠道微生态稳态与健康

2.4.3.1 肠道微生态稳态的意义

肠道微生态是指在人体胃肠道空间中，微生物群落与其所处环境共同组成的生态系统。不同的肠道微生物之间、微生物与胃肠道组织之间、微生物与营养和代谢产物之间均存在着复杂的相互作用，当这种相互作用达到动态平衡，并且在维持人体健康中发挥正面作用时，肠道微生态系统便达到了稳态。

肠道微生态的稳态在维持人体健康方面主要有 3 个方面的基础作用：第一，处于稳态中的肠道微生物占据肠道中的生态位，即肠道空间和营养物质，从而阻止经口摄入的病原微生物在肠道中定植，起到屏障作用；第二，处于稳态中的肠道微生物与肠道免疫系统相互作用，维持肠道乃至整个机体适度的免疫水平，起到免疫调控作用；第三，处于稳态中的肠道微生物所产生的代谢物质通过肠壁被人体吸收，适度调控机体的代谢和生理活动，起到物质调控作用。

肠道微生态稳态的特征在于微生物群落中较高的物种多样性和一定比例的益生菌。一般来说，物种多样性越高，肠道微生态系统的稳定性和受到干扰后的恢复力越强，对生态位的占据度越高，功能也越多样，可以适应饮食变化和环境因素。肠道益生菌是一类对宿主有益的活性微生物，定植于人体肠道内，通过促进营养物质的消化和吸收，产生对人体健康有益的代谢物，产生抑菌物质抑制病原微生物在肠道中的生存和繁殖等方式促进人体健康。人体内常见的益生菌主要有酪酸梭菌、乳酸菌、双歧杆菌、嗜酸乳杆菌、放线菌、酵母菌等。

2.4.3.2 肠道微生态失调与疾病

不健康饮食、服用抗生素药物、大量食源性病原菌入侵、肠道免疫功能障碍等因素都可能破坏肠道微生态的稳态，使肠道微生态丧失对机体健康的维持和促进作用，甚至对机体健康产生负面影响，这种状态即为肠道微生态失调。肠道微生态失调与多种疾病的发生密切相关。

①能量失调与肥胖　肠道微生物群落中厚壁菌门与拟杆菌门的比例影响人体对食物中能量的利用率。肠道中增加 20% 的厚壁菌并减少 20% 的拟杆菌，可以导致宿主从食物中获取的能量增加大约 628 kJ。肠道微生态失调时，厚壁菌门与拟杆菌门比例的变化可能导致机体肥胖。

②代谢失调与动脉粥样硬化、精神系统疾病　肠道微生物中不同菌种对膳食成分的偏好性和代谢途径不同。当肠道微生态失调时，微生物群落的菌种组成发生变化，导致对膳食成分的代谢产物发生改变，可能诱发某些疾病。例如，肠道微生物产生三甲胺增多时，可能会诱发机体的动脉粥样硬化；肠道微生物产生 5-羟色胺减少时，可能会使机体情绪低落，严重的甚至可能导致精神疾病。

③肠道微生态失调状态下，肠道的通透性增加，微生物毒素或细胞壁组分穿透细胞壁，导致机体免疫水平升高，产生持续性、低级别炎症反应，这种长时间的炎症状态可能是诱发 2 型糖尿病、溃疡性结肠炎的病因之一。

2.4.3.3　膳食营养与肠道微生态稳态的维持

膳食营养是维持肠道微生态稳态最重要、最有效的手段。总体而言，维持肠道微生态稳态的膳食应遵循膳食种类多样化、低糖低脂和适当补充发酵食品三大原则。多样化膳食和发酵食品有利于增加肠道微生物群落的物种多样性，提高益生菌所占的比例，而高糖高脂则会起到相反的作用。此外，富含膳食纤维的全谷物食品、果蔬、坚果、藻类等以及富含多酚的茶、咖啡、红酒、黑巧克力等食物也有利于维持肠道微生态稳态及肠道健康。

第3章 能量代谢与调节

人体通过摄取食物中的产能营养素(包括碳水化合物、脂肪和蛋白质)来获取能量,以维持机体的各种生理功能和生命活动。人体每日能量消耗主要包括基础代谢、活动热效应、食物热效应和适应性产热4个方面。人体能量需要量与年龄、性别、生理状态、体重以及身体活动有关。人体能量摄入量与能量消耗量所构成的能量平衡,是生理因素和非生理因素相互作用的复杂过程。任何原因导致的能量失衡均会引起一系列的健康问题。本章概述了人体能量消耗的内容,介绍了能量消耗的测定、人体能量需要的测定,学习人体能量代谢的特征和调节。在学习过程中锻炼学生计算和分析能量消耗量与需要量的能力,培养学生科学探索与创新精神。

【本章学习目的与要求】
- 掌握人体能量消耗和能量需要的概念和内容;
- 了解能量消耗和能量需要的测定方法;
- 熟悉能量代谢特征的概念和内容;
- 了解能量代谢调节的概念和内容。

3.1 概 述

为了维持正常的生命活动,人体每分钟都在进行着无数的代谢反应。对于大多数成年人来说,每天的能量消耗为 1 500~3 500 kcal,相当于整个身体组织释放能量的总和。人体细胞夜以继日地维持三磷酸腺苷(adenosine triphosphate,ATP)的水平,以支持机体能量平衡和其他功能稳定进行。通常,许多细胞在产生 ATP 的能量底物上没有严格的选择性,但更倾向于使用易获得且对代谢途径产生影响的能量底物。能量消耗或新陈代谢可以通过直接测量身体热量的散失或氧气的利用量来评价。国际通用的能量单位是焦耳(joule,J)、千焦耳(kilojoule,kJ)或兆焦耳(megajoule,MJ),1 J 是指用 1 N 的力把 1 kg 物体移到 1 m 的距离所消耗的能量。营养学领域常使用的能量单位是卡(calorie,cal)和千卡(kilocalorie,kcal),1 kcal 是指在 1 个标准大气压下,1 kg 纯水由 15℃上升到 16℃时所需要的能量。能量单位换算关系如下:1 kJ=0.239 kcal,1 kcal=4.184 kJ。

每克碳水化合物、脂肪和蛋白质在体内氧化分解(或在体外燃烧)时所产生的能量值称为能量系数或食物的热价(energy coefficient/calorific value)。碳水化合物和脂肪在体内氧化分解与在体外燃烧的热能是相等的,最终产物均为 CO_2 和 H_2O,因此,碳水化合物和脂肪的物理热价和生物热价相等。但蛋白质在体内不能完全氧化,除了 H_2O 和 CO_2 外,还产生一些不能继续被人体分解利用的含氮化合物(如尿素、尿酸、肌酐和氨),每克蛋白质产生的含氮物质在体外可继续完全燃烧,并产生 5.44 kJ 的能量。采用体外测试热量试验推算体内氧化产生的能量值时,1 g 碳水化合物、脂肪和蛋白质在体内氧化时平均产生的能量分别为 17.15 kJ(4.1 kcal)、39.54 kJ(9.45 kcal)和 23.65 kJ(5.65kcal)。

一般情况下，食物营养素在人体消化道不能全部被吸收，且吸收率也不相同。混合膳食中碳水化合物、脂肪和蛋白质的吸收率分别为 98%、95% 和 92%。因此，在实际应用中，将产能营养素产生的能量多少按照如下关系进行换算：1 g 碳水化合物，17. 15 kJ×98% = 16.81 kJ（4 kcal）；1 g 脂肪，39. 54 kJ×95% = 37. 56 kJ（9 kcal）；1 g 蛋白质，（23. 64−5. 44）kJ×92% = 16. 74 kJ（4 kcal）。

3.2 人体的能量消耗

总能量代谢是体内所有细胞活动总和的反映。在一个固定的测量周期内，基于当前的活动状态、环境条件、消化、吸收及进食，人体的新陈代谢可能会存在一定的波动。总能量消耗（total energy expenditure，TEE）可以划分成 4 个明显不同的部分：基础代谢（basal metabolism，BM）、活动热效应（thermic effect of activity，TEA）、食物热效应（thermic effect of food，TEF）、适应性产热（adaptive thermogenesis，AT）。

总能量消耗 = 基础代谢 + 活动热效应 + 食物热效应 + 适应性产热，即 TEE = BM + TEA + TEF + AT。

3.2.1 基础代谢

基础代谢（BM）是指人在基础状态下的能量代谢，即人处在清醒、安静，不受肌肉活动、环境温度、食物及精神紧张等因素影响状态下的能量代谢。基础代谢能量消耗，又称基础能量消耗（basic energy expenditure，BEE），是指维持机体最基本的生命活动所需要的能量消耗，即人在清醒、静卧、空腹（餐后 12~14 h）、周围环境安静和温度适当（18~25℃）下的能量消耗。

基础代谢率（basal metabolic rate，BMR）是指单位时间内人体基础代谢所消耗的能量，一般用 kJ/（m² · h）或 kcal/（m² · h）、kJ/（kg · h）、MJ/d 等表示。基础代谢过程是指维持基本生命活动和人体稳态的过程，包括用于维持休息时的心率和基本呼吸消耗的能量，产生尿液的能量，细胞更替的能量，蛋白质、核酸、其他物质合成的能量，调节细胞膜上离子浓度的能量。基础代谢率高则能保持机体的体型，多吃而不胖，但当处于禁食状态时，会因消耗过多的能量而影响生命健康；基础代谢率低则容易导致肥胖，但是机体应对饥饿的能力更强，生命存续能力也更强。

基础代谢率经常与静息能量消耗（resting energy expenditure，REE）和静息代谢率（resting metabolic rate，RMR）互换使用。REE 是指人体餐后 2 h 以上，在合适温度下，安静平卧或安坐 30 min 以上所测得的人体能量消耗。RMR 是指在清醒和非禁食状态下，维持机体正常生理功能和体内稳态所消耗的能量，如呼吸、交感神经系统活动和血液循环等。其中，测量 RMR 的人不需要处于禁食状态，代谢率通常要在进食的几个小时后才能测量，因此，RMR 被认为更能代表实际情况的基础代谢。通常而言，BMR 占总能量消耗（TEE）的 50%~65%，RMR 占 TEE 的 65%~75%。

由于人体内的各种组织器官都有特定的运作规律和质量，因此它们对基础代谢的作用是不同的。例如，代谢最活跃的器官，如心脏、肾脏、肺、大脑和肝脏，这些全部加起来只占成人体重的 5% 左右，但是这些器官消耗的能量占 REE 的 50%~60%（表 3-1）。再如，骨骼肌分别约占女性和男性体重的 36% 和 45%，当肌肉不活动时，它们的代谢不如上述器官活跃。对于不经常从事体力活动的人，静息状态下肌肉能量消耗占 REE 的 20%~25%，而在运动员中可达到 30%~40%。相比之下，脂肪组织在 REE 方面的贡献相对较小，除非其总质量非常大。

表 3-1　组织的估计代谢率和占总代谢的百分比

	静息能量消耗/[kcal/(kg·d)]	总静息能量消耗/%	
		男	女
肝脏	200	17	18
大脑	240	19	21
心脏	440	9	8
肾脏	440	8	8
骨骼肌[a]	13	24	20
脂肪组织	4.5	4	7
其他	12	19	18
总计		100	100

注：a 休息和非运动状态。

通常 RMR 是静态的，因此，增加骨骼肌与脂肪的比例可能是增加 RMR 最重要的非药理学方法。例如，基于新陈代谢的假设，一个体重为 90 kg、体脂含量为 12% 的男性的平均代谢率要高于另一个体重相同但体脂含量为 25% 的男性。这是因为在静息状态下，骨骼肌的新陈代谢大约是脂肪组织的近 3 倍(表 3-1)。此外，在运动后静息状态下，这种差异将呈指数增长。总的来说，去脂组织的能量消耗(静息时)为 13~28 kcal/(kg·d)。相比之下，脂肪组织相对于其他组织的代谢率是非常低，并且对 BMR 或 RMR 的贡献通常小于肌肉，估计约为 4.5 kcal/(kg·d)。去脂组织所占比例的差异可以解释相同性别和体重的人之间 BMR 65%~90% 的变化或 RMR 能量消耗的差异。

然而，人的基础代谢也存在性别和年龄差异。男性的骨骼肌与脂肪组织的比例往往比女性高，是由于女性和男性 O_2 消耗量有差异，平均而言，女性消耗的 O_2[mL/(kg·min)]仅为男性的 80%，因此男性平均 RMR 高于女性的 RMR。婴儿时期的 RMR 值最高，而后 RMR 值随着年龄增长不断下降。同样，RMR 主要与瘦肉组织(lean body mass，LBM)有关，瘦肉组织占比在婴儿期往往较高，在老年人中较低。

3.2.2　活动热效应

身体活动(physical activity)是指任何由骨骼肌收缩引起的导致能量消耗的身体运动，占人体总能量消耗的 15%~30%。随着人体活动量的增加，其能量消耗也将大幅度增加。影响身体活动能量消耗的因素包括：①肌肉越发达者，活动时消耗能量越多；②体重越重者，做相同的运动所消耗的能量也越多；③工作越不熟练者，消耗能量就越多。

从消耗 ATP 的角度来看，肌节收缩和舒张需要肌球蛋白 ATP 酶裂解 ATP 释放能量，因此骨骼肌活动能量消耗是很大的。活动热效应(TEA)不仅包括运动期间(如行走、跑步、骑自行车、爬楼梯)的骨骼肌活动，还包括与保持姿势相关的骨骼肌活动。虽然骨骼肌的作用似乎很小，但坐在没有背部支撑的凳子上会增加 3%~5% 的热量的产生，站立时新陈代谢的增加幅度更大。

活动热效应通常分为非运动性产热（non-exercise activity thermogenesis，NEAT）和运动性产热（exercise activity thermogenesis，EAT）。非运动性产热包括与日常生活相关的活动，如淋浴、驾驶、家务和职业活动。运动性产热包括以改善健康和体能或身体表现的有计划、有组织的身体活动。国际上身体活动强度的通用单位是能量代谢当量（metabolic equivalence of energy，MET），1 MET 相当于能量消耗为 1 kcal/（kg·h）或消耗 3.5 mL O_2/（kg·min）的活动强度。身体活动强度一般以 7~9 MET 为高强度身体活动，3~6 MET 为中等强度身体活动，1.1~2.9 MET 为低等强度身体活动。常见的身体活动强度和能量消耗见表 3-2。

表 3-2　常见身体活动强度和能量消耗

活动项目		代谢当量	千步当量数	能量消耗/[kcal/（标准体重·10 min）]	
				男（66 kg）	女（56 kg）
家务活动	收拾餐桌（走动）、做饭	2.5	4.5	27.5	23.3
	手洗衣服	3.3	6.9	36.3	30.8
	扫地、拖地板、吸尘	3.5	7.5	38.5	32.7
步行	慢速（3 km/h）	2.5	4.5	27.5	23.3
	中速（5 km/h）	3.5	7.5	38.5	32.7
	快速（5.5~6 km/h）	4.0	9.0	44.0	37.3
跑步	走跑结合（慢跑少于 10 min）	6.0	15.0	66.0	56.0
	慢跑（一般）	7.0	18.0	77.0	65.3
球类	乒乓球	4.0	9.0	44.0	37.3
	篮球（一般）	6.0	15.0	66.0	56.0
	排球（一般）	3.0	6.0	33.0	28.0
	羽毛球（一般）	4.5	10.5	49.5	42.0
	网球（一般）	5.0	12.0	55.0	46.7
	保龄球	3.0	6.0	33.0	28.0
游泳	蝶泳（慢）、自由泳、仰泳	8.0	21.0	88.0	74.7
	蛙泳（一般速度）	10.0	27.0	110.0	93.3
其他	俯卧撑、舞蹈（中速）	4.5	10.5	49.5	42.0
	健身操（轻或中等速度）	5.0	12.0	55.0	46.7
	太极拳	3.5	7.5	38.5	32.7
	跳绳中速（一般）	10.0	27.0	110.0	93.3

3.2.3　食物热效应

食物热效应（TEF）是指人体在摄食过程中所引起的额外能量消耗，是摄食后发生的一系列消化、吸收活动以及营养素及其代谢产物之间相互转化过程所消耗的能量，也称为食物特殊动力作用(specific dynamic action，SDA)或饮食诱导产热(diet-induced thermogenesis，DIT)。它代表了由于食物及其成分的消化、吸收、加工和贮存而导致的新陈代谢增强。一般来说，TEF 约为总能量摄入的 10%。例如，如果一个人在 24 h 内摄入含有 2 500 kcal 热量的混合饮食，TEF 热量估计为 250 kcal。然而，供能的营养素在体内被加工利用时存在差异，蛋白质比碳水化合物更易产热，不饱和脂肪酸比饱和脂肪酸更易产热。

食物热效应在食物消化吸收之前就开始进行，当人对食物产生想象，或收到视觉、嗅觉和味觉的刺激后，就会启动消化前的初始反应。这种自主调节的前期阶段可导致机体内的多种物质分泌和反应。TEF 预计在进食后约 1 h 达到高峰，3~5 h 后减弱。这些事件包括平滑肌伸缩、各种消化和内分泌分泌物的主动转运释放、肠细胞顶端和基底外侧膜的主动转运以及物质吸收的处理和贮存。

3.2.4 适应性产热

环境温度和辐射能量(如太阳辐射)的变化可以影响新陈代谢的速率。人体的正常生理过程都受到温度的调控和影响，如酶的活性。温度传感器位于皮肤层和身体的核心部位，主要位于脊柱、腹部内脏以及大静脉内和周围，皮肤和深层的受体对寒冷更敏感。下丘脑后部是主要调节大部分身体核心温度行为的部位。在较舒适的温度下，体液的蒸发占热量损失的 20%，而热辐射和对流分别占热量损失的 60%和 15%，热传导仅占 2%~3%。

人体稳态可以保持在一个恒定或者接近恒定的核心体温。随着环境温度的升高，人体散热速度逐渐下降，直到达到一个较低的临界温度。在较热的环境中，对流和辐射损失的能量呈梯度降低，身体仍可以通过增加蒸发散热从而保持核心温度。而随着环境温度的降低，机体会启动保温的机制，产热活动增加：经由下丘脑的调节，流向外周的血液量减少，从而减少热传导、对流和热辐射过程中的热量，蒸发产生的汗液也有所减少。同时，出现立毛肌战栗现象，这种现象对人类来说影响很小，但是对于一些动物来说，它会在靠近皮肤处形成一层防止热量进一步散失的空气层。对人类来说，随着环境温度持续降低，体温可以保持不变，但只能维持到一定的程度，这个点称为代谢峰值。它被定义为在寒冷时，保持体温不变的最大代谢速率。代谢加快被看作是战栗或者非战栗(化学)产热。战栗产热是指可见的收缩和产生皮下骨骼肌肉紧张，此时 ATP 水解，释放热量。非战栗性产热是由肾上腺素或非肾上腺素促进的氧化磷酸化解偶联作用产生的，这些反应在细胞的线粒体中发生。这种机制在婴儿体内更有存在的意义，成年后，非战栗性产热逐渐降低。

身体的降温导致下丘脑分泌促甲状腺素释放激素(thyrotropin-releasing hormone，TRH)，然后刺激前部垂体腺释放刺激甲状腺激素(thyroid-stimulating hormone，TSH)，而它又反过来刺激甲状腺激素的分泌。甲状腺激素水平的提高增加了许多细胞的总体代谢速率，整个反应机制对于长期暴露在寒冷中可能更加重要，但并不一定是对寒冷所产生的剧烈反应。

3.2.5 特殊生理阶段能量消耗

特殊生理阶段包括孕期、哺乳期和婴幼儿、儿童、青少年等阶段。孕期额外能量消耗的增加主要包括胎儿生长发育和孕妇子宫、乳房与胎盘的发育及母体脂肪的贮存以及这些组织的自身代谢等。哺乳期乳母额外的能量消耗主要是分泌乳汁及乳汁自身含有的能量等。婴幼儿、儿童和青少年阶段生长发育额外能量的消耗，主要用于机体生长发育中合成新组织，如出生后 1~3 月龄，能量需要量约占总能量需要量的 35%；2 岁时，约为总能量需要量的 3%；青少年期约为总能量需要量的 1%~2%。

3.3 人体总能量消耗的测定

身体每时每刻都在进行能量的消耗。能量消耗的主要形式是将贮藏在 ATP 和其他高能磷酸分子中的化学能转为其他形式的能量。能量消耗的方式在机体各部分不尽相同，而又相互关联。

3.3.1 能量消耗

ATP 和其他高能量磷酸分子，如三磷酸鸟苷（guanosine triphosphate，GTP），可以为代谢反应提供动力。这些能量分子（主要是 ATP）是来自能量底物分子的分解代谢，如碳水化合物、蛋白质（氨基酸）、脂肪、乙醇及这些能量底物分子的代谢中间体（如丙酮酸和乳酸）。这些底物最初是由饮食提供的，可以直接利用或以不同形式贮存，如糖原、甘油三酯，甚至蛋白质。细胞中所有需要能量的反应可分为三大类：膜运输，分子的合成，机械功。

除了在骨骼肌机械工作过程中转移到物体和其他实体的少量能量外，身体释放的能量最终成为热能，但由于体温维持在 37℃ 左右，过多的热量必须散发出去。机体通过有氧和无氧代谢活动将化学能转化为热和机械功的速率称为代谢率。代谢率是表征人体能量代谢的更准确的指标。例如，24 h 周期内，活动或锻炼期间是代谢率较高的时期，休息或睡眠时则代谢率较低（图 3-1）。

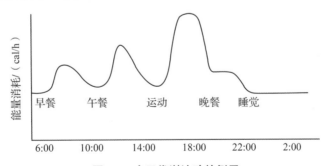

图 3-1　全天代谢波动的例子

注：包括低代谢时期（如睡眠）和高代谢时期（如运动期间）。

3.3.2 能量消耗的测定方法
3.3.2.1 直接量热法

代谢率可以直接用人体热量计来测量，这种方法称为直接量热法（direct calorimetry），是指直接收集人体在一定时间内散发出的所有能量，求得能量消耗量。具体来说，就是把人关在一个墙壁不能传热的小屋中，沿天花板装有许多流水的水管，测量流进和流出水的温度，得知该温度差和流水量，来测定机体放出的而使水变热的热能。这种小室有时可大至人能在里边进行工作，这样就有可能计算各种工作时所消耗的能量，但为了得到准确的结果，所有的环境因素都要受到控制，但测定装置昂贵，实际中很少应用。

3.3.2.2　间接量热法

产能营养素需要经过生物氧化过程才能释放能量，这个过程需要消耗 O_2 产生 CO_2，因此可以根据这些气体与环境的交换来间接估算人体的能量消耗。因为能量消耗是通过代谢驱动的气体交换来间接估算的，因此这种方法被称为间接量热法，通常使用代谢车等医疗设备进行评估。

碳水化合物、蛋白质和脂肪燃烧的代表性化学反应如下所示。每个反应都是 O_2 作为反应物，CO_2 作为产物。可以根据吸入和使用的 O_2 量或呼出和产生的 CO_2 量来估计在给定时间内产生的热量。间接量热法是一种准确测定新陈代谢指标的方法，也可以用来估计测量过程中消耗的能量物质。

碳水化合物：　　　　　　$C_6H_{12}O_6 + 6O_2 \rightarrow 6CO_2 + 6H_2O$

甘油三酯(脂肪)：　　$2C_{57}H_{110}O_6 + 163O_2 \rightarrow 114CO_2 + 110H_2O$

蛋白质：　　$C_{72}H_{112}N_2O_{22}S + 77O_2 \rightarrow 63CO_2 + 38H_2O + SO_3 + 9CO(NH_2)_2$

平衡的化学方程式，如那些可以用来计算能量底物呼吸商(respiratory quotient，RQ)的方程式。RQ 等于呼出的 CO_2 量除以吸入的 O_2 量($RQ = CO_2/O_2$)。

例如：

RQ(葡萄糖)：　　　　　　$6CO_2/6O_2 = 1.0$

RQ(甘油三酯)：　　　　$114CO_2/163O_2 = 0.70$

RQ(蛋白质)：　　　　　$63CO_2/77O_2 = 0.82$

RQ 也称为呼吸交换率(respiratory exchange rate，RER)，但是 RQ 侧重反映了细胞或组织层面的气体交换，而 RER 更适用于评价肺部和外界环境的气体交换，且通过肺活量计进行测量。一旦一段时间内的气体交换量和 RER 确定，就可以通过气体量的热当量计算出这段时间的能量消耗。

3.3.2.3　双标水法

双标水(doubly labeled water，DLW)指含有氢(^{2}H)和氧(^{18}O)两种稳定同位素的水分子。基于对水中两种同位素的定量分析，DLW 可以估计能量消耗以及能量代谢过程中 CO_2 的产生。首先，^2H_2O 和 $H_2^{18}O$ 被个体摄入，并进入血液循环。当 ^2H_2O 和 $H_2^{18}O$ 经过体液平衡后，它们会慢慢从体内消失。^{2}H 仍然是人体水分中的一部分，并通过正常的代谢过程排出体外(如排尿、排汗、呼气)。同时，来自 $H_2^{18}O$ 的 ^{18}O 成为血液中碳酸酐酶系统产生的 CO_2 的一部分。碳酸酐酶系统可以将循环系统中大量 CO_2 从组织运输到肺部，图 3-2 展示了该系统的运作概况。体内的 ^2H_2O 的消失只能通过尿液和蒸发排出。而来自 $H_2^{18}O$ 的 ^{18}O 可以通过肺部、尿液和蒸发排出。通过唾液和尿液中 ^2H_2O 和 $H_2^{18}O$ 含量的差异，可以估计一段时间内 CO_2 的产生量。之后，CO_2 的体积可以通过应用特定的因子估计能量消耗。

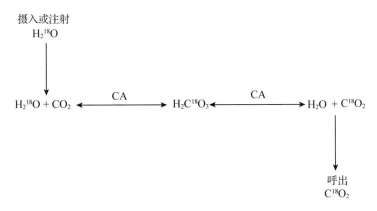

图 3-2 碳酸酐酶系统

注：碳酸酐酶(carbonic anhydrase，CA)可以催化 H_2O 和 CO_2 形成 H_2CO_3，
反之也可将 H_2CO_3 催化分解为 H_2O 和 CO_2。

3.3.2.4 心率监测联合运动感应器法

心率与人体能量代谢及机能活动状态密切相关，因心率和间接量热法测量的 CO_2 生成量之间存在线性关系，可以通过连续(3~7 d)监测实际生活中的心率，估算出总能量消耗。而以运动感应器测量的结果来验证心率改变可以反映能量代谢及身体活动强度的改变，从而提高估算总能量消耗的准确性，可应用于预测自由活动人群和个体的总能量消耗和身体活动强度。应用该方法时，应注意控制心理和环境因素在内的干扰作用。

3.3.2.5 行为记录法

对受试者进行 24 h 专人跟踪观察，详细记录受试者生活和工作中各种身体活动及持续的时间，一般连续记录 3 d 或 7 d，然后根据受试者身体活动强度、持续活动的时间以及体重变化，估算出一日总能量消耗量。通过查阅身体活动的 MET 表，再结合受试者身体活动持续的时间和体重改变情况，计算出受试者的总能量消耗。该方法可以估计群体水平的总能量消耗情况，但存在回忆偏倚导致的记录误差、影响身体活动的因素导致的估算误差等问题。

3.4 人体能量需要量的确定

3.4.1 能量需要

估计能量需要量(estimated energy requirement，EER)是指长期保持良好的健康状态、维持良好的体型、机体构成以及理想活动水平的个体或人群，达到能量平衡时所需要的膳食能量摄入量(FAO/WHO/UNU，1985)。因此，人群的能量推荐摄入量与其他营养素不同，可以直接等同于该人群的能量平均需要量(EAR)。确定 EER 时，需要充分考虑性别、年龄、体重、身高、体力活动和生长发育等因素。对于孕妇和乳母而言，EER 还应该包括胎儿组织沉积、泌乳过程的能量需要量。

3.4.2 基础能量消耗计算法

基础代谢率（BMR）的确定可以在不借助人体热量计或分析设备的基础上，通过几个经典的方程计算得出。这些计算的一个局限性是，它们往往会高估身体脂肪比例较高或体重较重个体的基础代谢。下面是 3 个常用的 BMR 方程。注意：在这些等式中，体重（body weight，BW）以 kg 为单位，身高（height，Ht）以 cm 为单位。

①经验法则

$$BMR = BW \times 24\ h \quad \text{或} \quad BMR = 70 \times BW^{0.75}$$

②哈里斯-本尼迪克特方程（Harris and Benedict Equation）

男性：$BMR = 66.5 + (13.75 \times BW) + (5.0 \times Ht) - (6.78 \times Age)$

女性：$BMR = 655.1 + (9.56 \times BW) + (1.85 \times Ht) - (4.68 \times Age)$

以下两个方程是计算 RMR：

①米夫林-圣杰尔方程（Mifflin-St. Jeor Equation）

男性：$RMR = (10 \times BW) + (6.25 \times Ht) - (5 \times Age) + 5$

女性：$RMR = (10 \times BW) + (6.25 \times Ht) - (5 \times Age) - 161$

②坎宁安方程（Cunningham Equation）

$RMR = 500 + (22 \times 去脂组织质量)$

坎宁安方程中去脂组织的质量以 kg 为单位进行计算，当知道了体脂比例后，就可以对 RMR 进行估算。首先计算脂肪组织（fat mass，FM）的质量，即体重乘以体脂比（%BF），然后从体重中减去 FM 来确定去脂组织质量。

米夫林-圣杰尔方程适用于非定期锻炼的健康状态一般的成年人。坎宁安方程更适合于更瘦、肌肉更发达的人，如运动员和健身爱好者。下面以一名 35 岁男性为例，通过两种方程对他的 RMR 进行估算并比较，该男子体重 82 kg，身高 180 cm，FM 值为 15%。如下所示，使用坎宁安方程估算的 RMR 值比米夫林-圣杰尔方程估算值高出了 13%。

用米夫林-圣杰尔方程（Mifflin-St. Jeor Equation）来计算：

$RMR = (10 \times 82) + [(6.25 \times 180) - 5 \times 35] + 5 = 1\ 775\ kcal$

用坎宁安方程（Cunningham Equation）来计算：

第一步，确定%FFM：100% - 15% = 85% FFM

第二步，确定 FFM：82 kg × 0.85 = 70 kg FFM

第三步，确定 RMR：500 + 22 × 70 = 2 040 kcal

目前，联合国粮食及农业组织/世界卫生组织/联合国大学（FAO/WHO/UNU）联合专家委员会、欧盟等组织或国家（澳大利亚、荷兰、日本以及东南亚等国）修订的能量推荐摄入量仍然是以估算基础能量消耗（BEE）为重要基础，再与身体活动水平（physical activity level，PAL）相乘来估算成年人的 TEE，再推算出成人的 EER。

目前，最为公认的推算 BEE 的公式是 Schofield 公式（表 3-3）。按照此公式计算中国人的基础代谢偏高，且我国尚缺乏人群基础代谢的研究数据，因此，中国营养学会建议将 18~59 岁人群按此公式计算的结果减去 5%，作为该人群的基础代谢能量消耗参考值。

表 3-3 按体重计算基础能量消耗的公式

年龄/岁	男		女	
	kcal/d	MJ/d	kcal/d	MJ/d
18~30	15.057W+692.2	0.0629W+2.89	14.818W+486.6	0.0619W+2.03
30~60	11.472W+873.1	0.0479W+3.65	8.126W+845.6	0.0340W+3.53
>60	11.711W+587.7	0.0490W+2.457	9.082W+658.5	0.0379W+2.753

注：W=体重(kg)。

人体活动水平或劳动强度的大小直接影响着机体能量需要量。中国营养学会专家委员会在制订 DRIs(2013 年)时，将中国人群成人身体活动强度分为 3 级，即轻体力活动水平(PAL 1.5)、中等体力活动水平(PAL 1.75)和重体力活动水平(PAL 2.00)(表 3-4)，但如果有明显的体育运动或重体力休闲活动者，PAL 增加 0.3。

表 3-4 中国营养学会建议的中国成年人身体活动水平分级

活动水平	身体活动水平	生活方式	从事的职业或人群
轻度	1.5	静态生活方式/坐位工作，很少或没有重体力的休闲活动；静态生活方式/坐位工作，有时需走动或站立，但很少有重体力的休闲活动	办公室职员或精密仪器机械师；实验室助理、司机、学生、装配线工人
中等	1.75	主要是站着或走着工作	家庭主妇、销售人员、侍应生、机械师、交易员
重度	2.0(+0.3)	重体力职业工作或重体力休闲活动方式；体育运动量较大或重体力休闲活动次数多且持续时间较长	建筑工人、农民、林业工人、矿工；运动员

由于基础代谢率随着年龄增长而降低，中国营养学会对 50 岁以上的人群各 PAL 组的基础能量消耗进行了调整，较 18~49 岁人群组 BEE 下调 5%(按照 kg 体重计)，见表 3-5。

表 3-5 中国成年人能量需要量

性别	年龄/岁	体重/kg	基础能量消耗		轻体力活动水平(PAL 1.5)/(kcal/d)	中体力活动水平(PAL 1.75)/(kcal/d)	重体力活动水平(PAL 2.0)/(kcal/d)
			kcal/d	kcal/kg			
男性	18-	66	1 500	22.7	2 250	2 600	3 000
	50-	65	1 400	21.5	2 100	2 450	2 800
	65-	63	1 350	21.4	2 050	2 350	—
女性	18-	56	1 200	21.4	1 800	2 100	2 400
	50-	58	1 170	20.1	1 750	2 050	2 350
	65-	55.5	1 120	20.1	1 700	1 950	—

注："—"表示未制定参考值。

3.4.3　膳食调查

一般健康者在食物供应充足、体重不发生明显变化时，其能量摄入量基本上可反映出能量需要量。一般情况下，通过 5~7 d 的膳食调查，借助《食物成分表》和食物成分分析软件等工具计算出平均每日膳食中碳水化合物、脂肪和蛋白质摄入量，结合调查对象的营养状况，可间接估算出人群每日的能量需要量。

3.5　人体能量代谢特征

3.5.1　人体细胞与组织的能量代谢特征

在一天当中，人体的新陈代谢会不断发生变化，一般这些变化是由进食、禁食以及锻炼运动引起的，在这些时间里，不同组织的能量代谢状态受底物的可用性以及激素水平所影响，如表 3-6 所列和图 3-3 所示。细胞必须具有恒久稳定的能量底物(如蛋白质、碳水化合物、脂类等)供应才能获得可利用的 ATP。在代谢途径中，碳水化合物、蛋白质(氨基酸)、脂肪、乙醇以及这些能量分子的代谢中间体(如丙酮酸、乳酸)被分解，它们具有的能量会转移到 ATP 的高能键上，只有少部分能量转移到 GTP 上。这些能量底物可以直接从饮食中获取，或者是禁食期间从体内存贮的碳水化合物、蛋白质和脂肪中获取。激素、神经系统因子以及这些底物的可用性与能量利用类型有关，在本节中对此进行简要回顾。

表 3-6　胰岛素、胰高血糖素、皮质醇和肾上腺素在一般能量代谢系统中的作用

代谢过程	胰岛素	胰高血糖素	皮质醇	肾上腺素
细胞中的糖酵解	√			
肝和骨骼肌中糖原的合成[a]	√		√	
肝和骨骼肌中糖原的分解[b]		√		√
肝脏(和肾脏)中的糖异生[c]		√	√	
脂肪组织中的脂肪分解		√	√	√
骨骼肌、肝脏和脂肪组织中的 β-氧化		√	√	√
肝脏和脂肪组织中的脂肪酸合成	√			
骨骼肌和肝脏中的蛋白质合成	√			
骨骼肌和肝脏中的蛋白质分解[d]			√	
肝脏中酮体的形成		√	√	
酮在大脑中的利用		√	√	

注："√"表示代谢激素的调节作用；a 皮质醇促进肝脏(非肌肉)中肝糖原的合成；b 肌肉细胞没有胰高血糖素受体，因此胰高血糖素可促进肝糖原分解；c 肾脏中的糖异生是其他肾脏细胞的葡萄糖来源；d 胰岛素减少骨骼肌中的肌肉蛋白质分解，从而促进净蛋白质的产生。

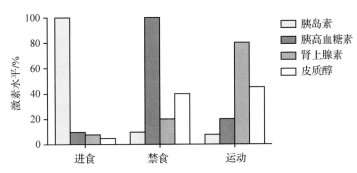

图 3-3　不同代谢状态下的激素水平

注：饭后(进食)、饭后 8～12 h(禁食)以及持续中到较高强度的运动中主要代谢激素的相对水平
(如果在运动期间血糖水平下降,胰高血糖素可能会升高)。

3.5.1.1　细胞与组织的代谢

能量底物的利用形式因细胞类型而异,主要基于能量的可用性、细胞构造、细胞生理状态和是否有激素参与(表 3-7)。在某些细胞中,底物的消耗仅限于单一营养素,如红细胞只会利用葡萄糖。而其他细胞,在一天内可能会利用不同的能量营养素,如肝细胞和骨骼肌纤维细胞,这取决于营养素的被利用率、激素、线粒体、酶和转运蛋白的表达速率和变构影响,细胞的能量和氧化还原状态。除此之外,还有一些类型的细胞也能使用其他底物来适应更极端的代谢情况,如饥饿状态下大脑对酮体的使用。

营养状态是决定能量使用的最重要因素。人体中产生能量的主要器官是肝脏、脂肪组织和骨骼肌,心脏也是其中之一。这些器官通过建立能量存储来容纳超出当前需要的能量摄入。其他的组织也可以存储能量,但不能达到肝脏,骨骼肌和脂肪组织所能存储的容量程度。

表 3-7　特定器官和组织的能量底物及特征

组织或细胞类型	能量底物	能量特征[a]
红细胞(RBCs)	葡萄糖	线粒体缺乏 主要使用葡萄糖 主要生产乳酸
肝细胞	葡萄糖、脂肪酸、氨基酸、乳酸、果糖、半乳糖、乙醇	酮体合成的主要部位 脂肪酸合成的主要部位 糖异生的主要部位
骨骼肌	葡萄糖、脂肪酸、某些氨基酸、酮体、一些果糖	底物的可用性 代谢状态
心肌	葡萄糖、脂肪酸、某些氨基酸、酮体、乳酸	底物的可用性 代谢状态
平滑肌	主要是葡萄糖	产生乳酸
胃肠道	主要是葡萄糖、某些氨基酸(尤其是谷氨酰胺)	产生乳酸
视网膜	主要是葡萄糖	产生乳酸
肾脏	主要是葡萄糖、一些乳酸、甘油和酮体	产生葡萄糖
中枢神经系统	葡萄糖、乳酸、饥饿时产生的酮体	禁食和饮食诱导的生酮过程中的酮体
脂肪组织	葡萄糖、脂肪酸、一些果糖	代谢状态

注：a 代谢条件受激素调节。营养物质(如葡萄糖、脂肪酸、氨基酸和甘油)的可用性将影响某些细胞用作能量来源的物质。

3.5.1.2 葡萄糖的专一利用性

葡萄糖是红细胞(red blood cells，RBCs)唯一利用的能源，红细胞一直从葡萄糖中获取所有的能量。在正常情况下，大脑也会利用大量的葡萄糖。由于大脑和红细胞都需要稳定的葡萄糖供应(肾小管系统的某些部分可能也需要葡萄糖)，因此，在日常营养状态变化期间，机体主要代谢目标之一是保持正常的血糖水平。尤其是在持续数天的长期禁食期间，保持正常的血糖水平是维持机体正常能量代谢最重要的目标。此外，随着禁食的持续，体内蛋白质的维持也是一个需要重点考虑的因素。

3.5.2 饥饿与饱腹状态下的能量代谢特征

3.5.2.1 饥饿的代谢状态

饥饿持续超过 1 d，机体会发生以下反应。首先，在最初的 24~36 h 内肝糖原贮存耗尽。因此，对骨骼肌氨基酸和其他糖异生前体的依赖性会增加。其次，随着肝脏中越来越多的脂肪酸被利用和氧化，酮体的产生会增加。最后，随着饥饿持续数天至数周，体内的组织会适应利用更多的酮体，以节省体内的蛋白质。

3.5.2.2 空腹的代谢状态

禁食几小时后，人体的代谢状态会慢慢进入空腹状态。这时，胰岛素的合成代谢作用虽然持续进行，但胰高血糖素的分解代谢作用会显著增强。随着进入血液的葡萄糖越来越少，葡萄糖浓度从正常向低血糖的转变，机体就会分泌更多的胰高血糖素。在空腹状态下，机体能量平衡的维持需要从贮存的能量中分解出葡萄糖，进入血液循环，保持机体的能量需求，同时其他可用的能量底物会减少整个身体组织中葡萄糖的使用。在成年人中，仅中枢神经系统和红细胞每天就分别消耗 100~125 g 和 45~50 g 的葡萄糖。尽管在空腹状态时能量需求仍然很高，但是随着空腹时间变长，这些需求会降低。

当血糖水平处于较低状态时，胰高血糖素水平的升高会激活肝细胞中的磷酸化酶，胰岛素水平的降低会减轻磷酸化酶的抑制作用。同时，胰高血糖素水平的升高和胰岛素水平的降低抑制了肝葡萄糖激酶的活性。同样，胰岛素对糖原合成酶系统酶活性的积极影响会降低。这些活动的净效应使葡萄糖进入肝细胞的水平降到最低，并释放贮存的糖原。同时，胰高血糖素诱导葡萄糖-6-磷酸酶，将葡萄糖从糖原和糖异生产生的葡萄糖-6-磷酸中释放出来。糖异生的底物包括来自肌肉的乳酸和来自脂肪组织中甘油三酸酯分解的甘油。

3.5.2.3 空腹进食的代谢状态

空腹进食期间，肝脏仍持续进行糖异生反应。所以，空腹进食时，在肝细胞中合成的一些糖原实际上来自糖原的前体，如肌肉中的氨基酸和乳酸。饮食中摄取的葡萄糖被磷酸化生成葡萄糖-6-磷酸，并与糖异生过程产生的葡萄糖-6-磷酸一起被用来合成糖原。随着糖酵解酶的激活，一些葡萄糖-6-磷酸也将继续进行糖酵解。然而，在空腹进食过程中，糖酵解产生的葡萄糖总量并没有预期的那么多，主要原因是空腹产生的葡萄糖合成糖原反应仍在进行，肝细胞仍在氧化脂肪酸。因此，细胞中乙酰辅酶 A(乙酰 CoA)数量的增加，会抑制丙酮酸脱氢酶的活性，从而促进糖异生，抑制糖酵解。

尽管脂肪细胞中存在少量的糖原，但是进入这些细胞的大部分葡萄糖都被氧化产生能量，并且生成甘油醛-3-磷酸盐，这些甘油醛-3-磷酸盐可以代谢为柠檬酸，然后生成乙酰 CoA 合成脂肪酸。这些脂肪酸连同从血液中输送的脂肪酸都可用于合成甘油三酯。因此，这些细胞利用细胞内增加的葡萄糖-6-磷酸来合成脂肪酸和少量糖原，并在空腹进食期间提供能量来促进细胞内的代谢合成反应和维持代谢平衡。

3.5.2.4　饮食摄入后的代谢状态

一顿饭的成分与能量会影响机体的代谢状态，下面的讨论建立在一种包含碳水化合物、蛋白质和脂肪的典型混合饮食中，摄取食物后，能量分子被吸收到肝门静脉(有氨基酸、单酸甘油酯、甘油、短链脂肪酸和中链甘油三酯)和淋巴循环(有乳糜微粒的甘油三酯)，这两种循环最终流入体循环。在第一次消化过程中，肝脏吸收了超过一半的氨基酸和葡萄糖，以及几乎所有的半乳糖和果糖，剩下的氨基酸和葡萄糖用于提高血液中血糖的水平。血糖和氨基酸水平的增加成为刺激胰岛素释放的主要因素。胰岛素与胰高血糖素比值的增加会影响随后发生的大部分代谢活动。葡萄糖、氨基酸、胃泌素、胆囊收缩素、分泌素和胃抑制多肽等消化相关激素在不同程度上刺激胰岛素的产生。随后，胰岛素促进葡萄糖转运蛋白 4(glucose transporter type 4，GLUT4)受体转位至肌肉和脂肪组织的质膜，也可促进肝脏对葡萄糖的吸收，减少肌肉蛋白质的分解。

3.5.2.5　饱腹的代谢状态

饱腹过程中，胰岛素与胰高血糖素比值的升高对合成代谢起主要作用。这时在肝脏中肝细胞的糖异生反应受到抑制，脂肪酸氧化反应逐渐停止。此时，葡萄糖已成为骨骼肌细胞中主要的能量来源，骨骼肌细胞也充分参与了糖原的合成。肌肉对于血糖的吸收能力取决于其自身贮存肌糖原以及其利用葡萄糖产生能量的能力。由于骨骼肌不会合成脂肪酸，因此，在骨骼肌中可用于甘油三酯合成和贮存的脂肪酸大部分来源于脂蛋白(通过脂蛋白脂肪酶)与白蛋白松散结合的循环脂肪酸。

在饱腹状态下，大多数细胞氧化葡萄糖，这些葡萄糖包括餐前血糖和进食后吸收葡萄糖的混合物。其净效应是由于胰岛素与胰高血糖素摩尔比相对较高从而促进血糖的减少。饱腹到空腹时的血糖水平可以从大于 140 mg/100 mL 降低到 100 mg/100 mL 以下。

3.5.2.6　过渡期的代谢状态

除了以上所描述的代谢状态，还存在某些过渡时期，多种作用会交叉重叠影响。尤其是胰岛素与胰高血糖素比值以及某些激素的残留影响。例如，在禁食后吃第一顿饭后的 1 h 左右，禁食的残留效应仍然存在；同样地，从饱食状态到禁食状态之间也存在一段很难区分的过渡期。

3.5.2.7　代谢途径的交叉

代谢途径有很多共同的中间产物，为多种代谢途径的协调整合提供了条件。尽管每一个能量通路通常被认为是独立的过程，但这些中间产物将它们相互联系在一起。例如，乙酰 CoA 由丙酮酸通过氧化来产生酮体或柠檬酸，进一步通过三羧酸循环用于供能或脂肪酸合成。同时，丙酮酸又是另一种代谢交叉中间产物，它可以通过糖酵解途径生成，又或是由乳酸和某些氨基酸的分解代谢产生，而后丙酮酸可以在线粒体中产生乙酰 CoA 或草酰乙酸，也可以在胞浆中合成丙氨酸或乳酸。

3.6　能量代谢的调节

人体主要是通过调节能量摄入和能量消耗来维持能量平衡。当机体长期处于能量摄入大于能量消耗时，过剩的碳水化合物以糖原的形式贮存在肝脏和肌肉中或转化为脂肪，或与过剩的脂肪一样以甘油三酯的形式贮存于脂肪组织中。当摄入能量低于消耗能量时，机体将利用贮存的糖原或脂肪。维持机体能量平衡是通过调节有关的各种生理信号、环境与社会因素之间相互作用和协调膳食摄取和能量消耗来实现的。其中，环境与社会因素属于非生理和生物因素，主要指进食环境和食物特性（食物品种、包装和体积）、饮食习惯（食物喜好和选择等）、食物信念和态度（食物的益处、食物消耗量等）以及社会文化因素等。而生理因素主要包括感官刺激、胃肠信号、内分泌、神经与体液等，其对能量代谢的调节较为复杂，在下文中进行具体介绍。

3.6.1 生理因素对能量摄入的影响

3.6.1.1 神经生理

进食由于涉及许多因素，所以生理学关系很复杂。下丘脑，更具体地说是负责食物的摄入和体重调节的局部区域（包括背囊区域的脑室旁核；球状体区域中的弓形核，视交叉上核，腹膜内侧核和内侧隆起区域；室旁核正前方的视前内侧区域）是整合身体成分，能量摄入和消耗信息的位置。下丘脑通过迷走神经、儿茶酚胺能冲动和激素分泌（如胆囊收缩素、瘦素、糖皮质激素和胰岛素）获得信息。随后，下丘脑可以释放肽因子并发出影响食物摄入和能量累积的信号。此外，自主性冲动会影响能量消耗和胰岛素的释放。研究表明，下丘脑腹膜内的试验性损伤会导致动物产生高胰岛素血症，会导致摄食过多和代谢减缓。

食欲和摄食行为主要通过摄食系统和饱食系统来调节摄食启动和终止，是一个短期的生理调节过程。当人体感觉器官（嗅觉、视觉、触觉和味觉）受到食物色、香、味的感觉刺激时，摄食信号迅速通过自主神经系统传递到下丘脑摄食中枢，启动消化过程（包括唾液、胃酸、胆汁和胰岛素等分泌增加、胃蠕动或牵拉增强），从而引起饥饿感和食欲，表现为启动摄食过程。当食物作用于口腔、食管和胃肠壁上的机械性刺激感受器和化学感受器，通过传入神经和激素（如胰高血糖素、胆囊收缩素和生长激素抑制素）将信号传递给下丘脑饱食中枢，产生饱腹感，食欲得到满足，机体终止摄食过程。

3.6.1.2 营养素及其代谢产物

食物经消化、吸收后，血液中营养素及其代谢产物对摄食信号因子和饱食信号因子也具有调控作用。当血糖低于某一阈值时，会导致机体饥饿感和食欲增加，并激发摄食行为；而高血糖水平又会产生饱腹信号，即摄食停止。葡萄糖是通过葡萄糖受体调节系统或者通过其对血液葡萄糖的水平及脑组织葡萄糖水平的调控发挥摄食调节作用的。脂肪酸及其代谢产物的水平对食物摄入具有负反馈的调节作用；当体内脂肪贮存增加时，过多的脂肪作为饱腹信号会反馈于中枢神经系统，调节饱腹感，终止摄食行为。同时，三大产能营养素的食物热效应可引起体温的增高，并抑制摄食行为。

3.6.1.3 蛋白和肽类因子

（1）组织和细胞

组织和细胞中多种蛋白和肽类因子能够调节食欲和能量代谢，如瘦素、胰岛素和胃饥饿素等。

① 瘦素　是由 167 个氨基酸组成的蛋白链，是肥胖基因（*ob*）的产物。瘦素这个名字

来源于希腊语单词 leptos，意思是"瘦"。瘦素已经被证明可以减少动物的食物摄入，增加其能量消耗。人类的脂肪细胞也会根据体内所贮存的脂肪量进行合成和分泌瘦素。瘦素受体分布于身体各个组织器官，如肾脏、肝脏、心脏、骨骼肌、下丘脑、胰腺和垂体前叶。下丘脑弓状核中存在瘦素受体使研究人员认为，瘦素在调节饱腹感方面起着重要作用。瘦素也可能减少弓状核神经肽 Y（neuropeptide Y，NPY）的合成和释放，同时增加下丘脑促肾上腺皮质激素释放因子的表达和释放。

在遗传性肥胖糖尿病模型小鼠中，证实了一些肥胖受试者的血清瘦素水平升高可能是由于受体对瘦素的抵抗作用。此类遗传性肥胖糖尿病模型小鼠的糖尿病基因（db）发生了突变，这些小鼠的瘦素水平比正常小鼠高出 10 倍，但由于这些动物的 ob 基因似乎没有异常，因此关于瘦素受体的缺陷有待于进一步的研究。在人类临床的研究中发现，肥胖人群可能存在瘦素水平升高的现象，然而近期研究并没有发现这些个体的下丘脑瘦素受体存在缺陷，推测他们可能存在瘦素抵抗，但其具体机制尚不明确。

瘦素在胰腺中存在的受体表明瘦素可能在胰岛素代谢中起调节作用。然而体外研究表明，在没有胰岛素的情况下，瘦素既不会改变葡萄糖的摄取，也不会改变葡萄糖对胰岛素的敏感性。与此同时，其他研究显示瘦素的反调节作用与胰岛素抵抗密切相关。

瘦素在底物能量代谢中可能也发挥着重要作用。有研究表明，瘦素与能量摄入、脂肪摄入、静息能量消耗、碳水化合物氧化和呼吸商呈负相关关系。因此，具有瘦素抵抗的个体可能存在两种代谢障碍：中枢神经系统和食欲调节之间的联系紊乱；静息能量消耗减少而导致体重的增加。另外也有证据表明，瘦素水平随着体重减轻而下降，并且只要体重持续减轻，瘦素水平就会持续下降。此外，由于女性平均体脂含量高于男性，因此，女性体内瘦素水平高于男性。

② 胰岛素　通常血清中胰岛素水平与脂肪组织的体积成正比。胰岛素不但影响底物能量代谢，还会影响食欲和食物摄入量。胰岛素可通过饱和转运系统透过血脑屏障，并可能通过抑制 NPY 的表达、增强胆囊收缩素的作用和抑制神经元去甲肾上腺素的再摄取，从而减少摄食。因此，肥胖和血浆胰岛素水平之间的关系可能是一种对应能量消耗减少的适应性机制。研究表明，在遗传性肥胖的 Zucker（fa/fa）大鼠中并未发现胰岛素对 NPY 表达的影响。这可能是由于 fa 基因编码的瘦素受体，而胰岛素在降低食欲方面的某些作用可能是由瘦素介导的。

③ 胃饥饿素　是一种主要由胃和胰腺产生的并可参与刺激饥饿反应的激素。与瘦素相反，胃饥饿素在餐前升高，餐后降低。胃饥饿素主要通过刺激下丘脑来增加食物摄入和脂肪量，该作用也受到瘦素/胰岛素平衡的调控。尽管胃饥饿素和肥胖抑制素是由同一个基因编码的，但肥胖抑制素却是由胃细胞产生的一种能够促进厌食反应的激素，因此其与胃饥饿素具有相反的作用。

（2）中枢神经系统

中枢神经系统能够分泌多种蛋白和肽类因子，从而调节食欲和能量代谢，如神经肽 Y 和甘丙肽等。

① 神经肽 Y（NPY）　是一种由下丘脑弓状核神经元合成和分泌的肽，由肾上腺和交感神经合成并释放到循环中，但是它不能穿过血脑屏障。动物研究表明，在能量缺乏期间，这些神经元的活动会增加；因此，肥胖可能是这些神经元异常活跃的后果。NPY 可

刺激食物摄入，尤其是富含碳水化合物的食物。

将 NPY 直接注射到饱食动物的内侧下丘脑时，摄食反应仍可被激活，并且更偏向摄入富含碳水化合物的食物。此外，NPY 似乎在增加呼吸商的同时减少了能量消耗。有研究称 NPY 可促进碳水化合物的利用，从而使机体产生更多的乙酰 CoA 用于脂肪的生成。NPY 似乎能够促进白色脂肪组织中脂肪的贮存，同时降低棕色脂肪组织的活性。NPY 也可以刺激胰岛素和叶黄素的分泌。

② 甘丙肽　是一种神经肽因子，在下丘脑中有较多的受体。甘丙肽可以增加食物的摄入，尤其是碳水化合物和脂肪。虽然甘丙肽对呼吸交换率（RER）没有影响，但它可以抑制交感神经系统的活动，所以它与能量消耗的减少有关。与瘦素和 NPY 不同，血浆甘丙肽的浓度和活性似乎不受体重的调节，并且它对胰岛素的分泌有抑制作用。目前在小鼠体内发现了两种甘丙肽受体亚型，但在人体内只发现了一种。

3.6.2　生理因素对能量消耗的影响

棕色脂肪组织（brown adipose tissue，BAT）是一种具有特殊形态的高度组织化的脂肪组织。相对于白色脂肪组织（white adipose tissue，WAT），BAT 颜色较暗，且受交感神经系统调控。BAT 主要存在于动物和人类新生儿中，较少存在于成年人中。棕色脂肪细胞位于特定的脂肪组织中，并表达高水平的产热基因，但是在各种激活剂的作用下，白色脂肪中发育的脂肪细胞才可以诱导出"棕色样"脂肪细胞（也称为米色细胞）。棕色和米色脂肪细胞的前体细胞以及活性各不相同。进一步的研究将帮助我们更好地了解棕色和米色脂肪细胞在预防人类肥胖症的潜在治疗作用。

当 BAT 受到刺激时，它会通过一种电子传递链的氧化和磷酸化的解偶联反应激活产热作用。参与该反应的线粒体蛋白称为热原蛋白或解偶联蛋白 1（uncoupling protein 1，UCP1），它能使电子传递链发生解偶联反应，使得能量无法传递到 ATP 中。最终 BAT 在不需要 ATP 产生的情况下，通过氧化途径增加了能量营养物质。因此，ADP 与 ATP 比值的平衡会有利于 BAT 进一步氧化并持续产生热量。通常，人体中的 BAT 含量会随着年龄的增长而降低，但是也有一些证据表明，在瘦弱和肥胖的成年人体内，脂肪细胞表达的 UCP1 水平存在差异，这说明 UCP1 在改善肥胖症中可能发挥重要作用。

第4章 食品中的主要营养成分

食品中的主要营养素包括蛋白质、脂质、碳水化合物、维生素和矿物质。本章主要介绍食品中营养成分的结构、物理化学性质和生理功能。引导学生掌握食品主要营养成分与健康的关系，倡导健康文明生活方式，推动健康中国的建设。在学习食品中主要营养成分及其生理功能的过程中，学习透过现象掌握事物本质的辩证思维，锻炼分析问题关键因素的能力。

【本章学习目的与要求】
- 掌握食品中三大营养素的结构和功能；
- 了解维生素的结构和功能；
- 了解人体重要的矿物质和生理功能。

4.1 蛋白质

蛋白质是生命的物质基础，也是人体所需的宏量营养素之一。蛋白质是由各种不同的氨基酸以肽键连接在一起，并形成一定的空间结构的生物高分子化合物，在人体中发挥不同的功效。

4.1.1 氨基酸

氨基酸是一种同时包含碱性氨基和酸性羧基的有机化合物，也是构建蛋白质(如酶、受体和信号肽)的基本元件。根据人体内的合成情况，氨基酸可分为必需氨基酸和非必需氨基酸两大类。

4.1.1.1 必需氨基酸

必需氨基酸是人体需要的，但自身无法合成或合成速度不能满足机体的需要，必须由食物供给的氨基酸。对成人来说，必需氨基酸有 8 种：赖氨酸、苏氨酸、蛋氨酸(又叫甲硫氨酸)、亮氨酸、异亮氨酸、苯丙氨酸、色氨酸、缬氨酸。对于婴儿，体内合成组氨酸的能力弱，而组氨酸对婴儿的成长起着重要的作用，故除了其他 8 种必需氨基酸外，组氨酸对婴儿来说也是必需氨基酸。

4.1.1.2 非必需氨基酸

非必需氨基酸指人体需要的，但人体可以自身合成或由其他氨基酸转化得到的，不一定非要由食物供给的氨基酸。通常有谷氨酸、甘氨酸、丙氨酸、天冬氨酸、天冬酰胺、丝氨酸、胱氨酸、精氨酸、脯氨酸和羟脯氨酸等。

氨基酸是所有蛋白质的基础，人体可以不同种类的氨基酸(图 4-1)的不同排列方式来制造所需的任何蛋白质。值得注意的是，人体的氨基酸组成列表也在持续更新中，如新型氨基酸(硒代半胱氨酸和吡咯赖氨酸)等在新近研究中被发现。氨基酸通过脱水缩合的方式形成肽键，以此类推，当有多个氨基酸分子缩合而成时，便形成多肽链，而一条或多条扭曲成 3D 形状的多肽链则构成一种蛋白质。

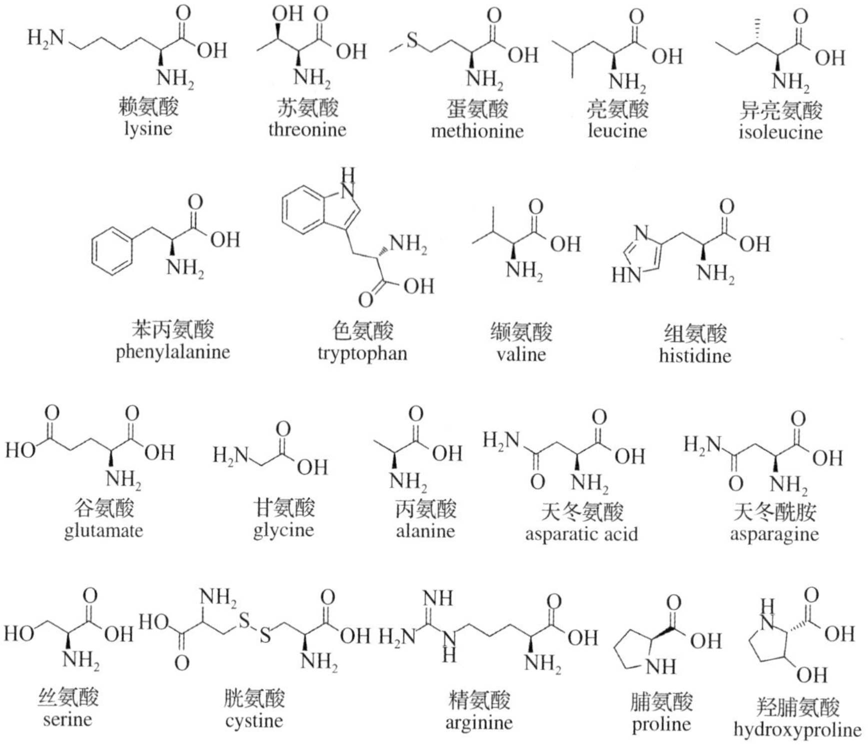

图 4-1　人体常见氨基酸结构

4.1.2　蛋白质的生理功能

4.1.2.1　维持组织细胞的生长、更新和修补

蛋白质是构成人体组织细胞的基本成分，占体重的 15%~18%，占细胞干重的 45% 以上。儿童时期，蛋白质作为细胞的结构物质，保证细胞的数量增长和质量提高，维持生长和发育；成人时期，蛋白质维持组织细胞的代谢、更新和损伤组织的细胞修补。

4.1.2.2　维持机体的生命活动

蛋白质具有多种特殊功能，在机体的各种生命活动中发挥作用，这些功能分别包括抗体、收缩蛋白、酶、蛋白类激素、结构蛋白、贮藏蛋白和转运蛋白。例如，抗体（免疫球蛋白）维持机体免疫系统的免疫和防御作用；肌动蛋白、肌球蛋白具有收缩、运动功能；某些蛋白质具有特异性和催化效能，发挥消化酶对营养物质进行催化分解的作用；蛋白类激素参与控制或调节体内特定的生理过程；胶原蛋白具有超螺旋形的螺旋形状，长、细、坚硬且呈绳状，决定了胶原蛋白非常适合提供结构支撑；而血红蛋白则是折叠且致密的球形蛋白质，血红蛋白的球形结构有助于其在血管中的移动，具有运输和贮存氧等功能。体内物质运输和贮存、细胞膜功能、受体功能、渗透压调节和酸碱平衡维持以及对内环境的稳定等作用都与蛋白质密切相关。

4.1.2.3　供给机体能量

蛋白质是能源物质之一，占正常成人能量来源的 10%~15%。蛋白质可被分解为可吸收的单体，即氨基酸，以进一步降解为简单的化合物，此过程称为蛋白质分解代谢。蛋白质的分解代谢过程中将蛋白质转化为能量形式，也可以将其蛋白质分解为氨基酸，然后将其用于循环利用形成新的蛋白质或通过三羧酸循环进行分解代谢来合成其他化合物及氧化产生能量。蛋白质在体内氧化分解产能为 16.7 kJ/g（4.0 kcal/g）。因此，足量的蛋白质摄入是保证人体营养与能量维持的关键。

4.1.3　食物蛋白质的营养学评价

评价食物蛋白质的营养价值，对于食品品质的鉴定、新的食品资源的研究和开发、指导人群膳食等许多方面，都是十分必要的。各种食物蛋白质的含量、氨基酸模式等都不一样，人体对不同的蛋白质消化、吸收和利用程度也存在差异，所以营养学上主要从食物蛋白质的含量、被消化吸收的程度和被人体利用程度 3 个方面进行评价。

4.1.3.1　蛋白质含量

蛋白质含量是食物蛋白质营养价值的基础。食物中蛋白质含量测定一般使用微量凯氏定氮法，测定食物中的氮含量，再乘以由氮换算成蛋白质的换算系数，就可得到食物中蛋白质的含量。换算系数是根据氮占蛋白质的百分比而计算出来的。一般来说，食物中氮占蛋白质的 16%，由氮计算蛋白质的换算系数是 6.25。

4.1.3.2　蛋白质消化率

蛋白质消化率反映了蛋白质在消化道内被分解的程度，同时也反映消化后的氨基酸和肽被吸收的程度。蛋白质消化率测定，无论以人或动物为实验对象，都必须检测实验期内摄入的食物氮、排出体外的粪氮和粪代谢氮（指肠道内源性氮，是在实验对象完全不摄入蛋白质时，粪中的含氮量），再用公式：蛋白质消化率（%）=［食物氮−（粪氮−粪代谢氮）/食物氮］×100 进行计算。由于蛋白质在食物中存在形式、结构各不相同，蛋白质吸收受到食品组成等多种因素的影响。例如，由于加工后的制品中去除了大豆中的纤维素和其他不利于蛋白质消化吸收的影响因素，大豆整粒食用时，消化率仅 60%，而加工成豆腐后，消化率提高到 90% 以上。

4.1.3.3　蛋白质利用率

衡量蛋白质利用率的指标有很多，各指标分别从不同角度反映蛋白质被利用的程度，膳食蛋白质的生物价、净利用率、功效比值、氨基酸的含量及相对比例是其营养价值的决定因素。

（1）生物价（biological value，BV）

蛋白质生物价是反映食物蛋白质消化吸收后，被机体利用程度的指标，生物价的值越高，表明其被机体利用程度越高，最大值为 100。计算公式为：生物价=储留氮/吸收氮×100%。其中，尿氮和尿内源性氮的检测原理和方法与粪氮、粪代谢氮一样。

生物价对指导肝、肾病人的膳食很有意义。生物价高，表明食物蛋白质中氨基酸主要用来合成人体蛋白，极少有过多的氨基酸经肝、肾代谢而释放能量或由尿排出多余的氮，从而大大减少肝肾的负担，有利其恢复。

（2）蛋白质净利用率（net protein utilization，NPU）

蛋白质净利用率反映食物中蛋白质被利用的程度，它把食物蛋白质的消化和利用两个方面都包括了，因此更为全面。

（3）蛋白质功效比值（protein effciency ratio，PER）

蛋白质功效比值是用处于生长阶段中的幼年动物（一般用刚断奶的雄性大鼠）在实验期内，根据其体重增加量和蛋白质摄入量的比值来评价蛋白质营养价值。由于所测蛋白质主要被用来提供生长之需要，所以该指标被广泛用于评估婴幼儿食品中蛋白质的质量。实验时，饲料中被测蛋白质是唯一蛋白质来源，占饲料的 10%，实验期为 28 d。同一种食物，在不同的实验条件下，所测得的功效比值往往有明显差异。为了使实验结果具有一致性和可比性，实验时，用酪蛋白为参考蛋白设对照组，无论酪蛋白质组的功效比值为多少，均应换算为 2.5，然后按公式：被测蛋白质 PER＝实验组蛋白质功效比值/对照组蛋白质功效比值×2.5，计算被测蛋白质的功效比值。几种常见食物蛋白质 PER：全鸡蛋 3.92、牛奶 3.09、鱼 4.55、牛肉 2.30、大豆 2.32、精制面粉 0.60、大米 2.16。

（4）氨基酸评分（amino acid score，AAS）和经消化率修正的氨基酸评分（protein digestibility corrected amino acid score，PDCAAS）

氨基酸评分也叫蛋白质化学评分，是目前被广为采用的一种评价方法。该方法是用被测食物蛋白质的必需氨基酸评分模式和推荐的理想模式或参考蛋白的模式进行比较，因此是反映蛋白质构成和利用率的关系。

4.1.4 蛋白质的需要量及食物来源

饮食中的蛋白质占动、植物产品能量摄入的 10%~20%。蛋白质的饮食需求受以下因素影响：饮食因素（如氨基酸含量和比例、能量摄入、食品加工因素等）；个体生理特征差异（如年龄、性别、遗传背景、昼夜节律、激素、怀孕、哺乳和身体活动等）；病理状态（如感染、创伤、糖尿病、肥胖、心血管疾病等）；环境因素（如温度、有毒物质、空气污染、饮食习惯、环境卫生等）。

4.1.4.1 蛋白质的生理需要量

蛋白质是生命活动的物质基础，具有多种生理功能，蛋白质摄入过多过少均不利于健康。因此为了保证身体健康，蛋白质应有适宜的摄入量，保证机体蛋白质"够用而不过多"。经测定，一个无蛋白膳食的成人，一日至少有 3.18 g 氮排出。这意味着一个人每日至少有 20 g 的蛋白质分解。但考虑到食物蛋白质的营养价值的差异、人的个体差异及消化吸收等因素，蛋白质的最低需要量为 30~50 g/d。

4.1.4.2 蛋白质的实际供给量

实际供给量指确保生命活动和人体健康所需要的蛋白质的量。重体力劳动者、热能供应不足者以及应激状态、创伤组织修复等人群还要增加。

蛋白质的实际供给量应视各种情况而异：

① 普通成人　按正常体重计，每日需要 1 g/kg 体重。

② 生长期儿童　因为需要大量蛋白质构造新的组织，所以儿童的需要量为每日 2~4 g/kg 体重；体重越大，需要越多。

③ 孕妇及乳母妇女　在妊娠及授乳期中，需要蛋白质供胎儿生长及分泌乳汁之用，每日蛋白质进食量应为 1.5~2.6 g/kg 体重。

4.1.4.3 蛋白质的来源

食物中蛋白质根据来源主要分为动物性蛋白和植物性蛋白。动物性蛋白有瘦肉类、鸡鸭类、鱼虾类、脏腑类、乳类和蛋类食品。其中，蛋类含蛋白质 10%~15%，主要为卵白蛋白，其次是卵磷蛋白。植物性蛋白有谷物、豆类和坚果类。其中，谷类是我国人民膳食蛋白质的主要来源，一般含蛋白质 6%~10%，但谷类蛋白质中普遍缺乏赖氨酸，营养价值不高；豆类蛋白质含量高，大豆蛋白质 35%~40%，其他豆类含蛋白质 20%~30%，所含的必需氨基酸种类齐全，且构成接近人体的肌肉构成，易被人体吸收利用。

4.2　碳水化合物

从化学结构上讲，碳水化合物被定义为 C、H、O 三元素组成的多羟基醛、多羟基酮化合物，或者水解时产生这些化合物的缩聚物和衍生物的总称，是人体所需的营养成分，也是人类营养中最主要和最经济的能量来源之一。碳水化合物包括各种分子，如糖、淀粉和纤维素，以单分子(单糖)或更复杂的分子(二糖、寡糖和多糖)形式存在，通过多种方式影响着人体健康。

4.2.1　碳水化合物的分类

碳水化合物种类很多，根据存在的糖单元的数量以及糖单元彼此化学键合的方式，碳水化合物可分为两类：简单碳水化合物(由单或双糖单元组成)或复杂碳水化合物(由 3 个以上糖单元组成)。因此，根据特定碳水化合物包含的糖单元数进一步细分，简单碳水化合物分为单糖、双糖，复杂碳水化合物分为寡糖和多糖。

4.2.1.1　单糖

单糖是最简单的碳水化合物，是构成各种二糖和多糖分子的基本单位。单糖的分子结构中含有 3~6 个碳原子，一般为结晶体，有甜味，易溶于水，不经消化即可被人体吸收利用。常见的单糖分为戊糖(核糖、脱氧核糖、阿拉伯糖)、己糖(葡萄糖、半乳糖、甘露糖、果糖)。食物中的单糖主要有葡萄糖和果糖。

葡萄糖广泛存在于动、植物中，在植物性食物中含量尤为丰富。人体中的血糖主要也是以葡萄糖的形式存在。人体中利用的葡萄糖主要来源于淀粉水解，也可通过蔗糖或乳糖水解获得，是机体吸收利用最好、最快的单糖。果糖主要存在于蜂蜜、蔬菜、水果中。果糖在人体内吸收速度比蔗糖、葡萄糖慢，并且果糖的代谢不依赖胰岛素，人体摄入果糖后对血糖及胰岛素水平的变化不显著。

4.2.1.2　双糖

双糖是指由两分子单糖经脱水缩合而形成的碳水化合物。双糖多为结晶体，溶于水，不能被人体直接吸收，必须水解成单糖后才能被人体吸收利用。食物中重要的双糖主要有蔗糖、麦芽糖、乳糖等。

蔗糖是由 α-D-葡萄糖和 β-D-果糖以 α-1,2 糖苷键结合的二糖，主要存在于植物的根、茎、叶、花、果实、种子中，是一种重要的天然甜味剂，是白砂糖、绵白糖、赤砂糖、冰糖的主要成分。乳糖是由 α-D-葡萄糖和 β-D-半乳糖以 β-1,4 糖苷键结合的二糖，是人类和哺乳动物乳汁中特有的碳水化合物。在婴幼儿生长发育过程中，乳糖不仅可以提供能量，还参与大脑的发育进程，但是乳糖需要乳糖酶将其水解成葡萄糖和半乳糖，才能被小肠吸收和利用。因此，机体缺少乳糖酶，无法水解乳糖，会导致乳糖不耐受的出现。

麦芽糖由两个葡萄糖分子以 $\alpha-1,4$ 糖苷键结合，是淀粉、糖原、糊精等大分子多糖类物质在淀粉酶催化下的主要水解产物。

4.2.1.3 寡糖

寡糖是 3~10 个单糖通过 $\alpha-$ 或 $\beta-$糖苷键连接组成的直链或支链天然碳水化合物，又称低聚糖。常见的低聚糖包括棉子糖、水苏糖等。棉子糖由半乳糖、果糖和葡萄糖结合而成，在十字花科蔬菜、水果、稻谷、油料作物的籽仁(大豆、葵花籽、棉籽、花生等)中广泛存在。水苏糖则由半乳糖、果糖、葡萄糖和半乳糖组成。由于人体缺乏 $\beta-$半乳糖苷酶，人类本身无法消化这些低聚糖，但会被肠道微生物发酵和代谢，因此多数低聚糖是具有调节肠道菌群作用的功能性碳水化合物。

4.2.1.4 多糖

多糖是由至少超过 10 个单糖分子以 $\alpha-$ 或 $\beta-$糖苷键结合的化合物。由相同的单糖组成的多糖称为同多糖，如淀粉、纤维素、糖原、葡聚糖、甘露聚糖、半乳聚糖等；以不同的单糖组成的多糖称为杂多糖，如阿拉伯胶是由戊糖和半乳糖等组成。多糖是饮食中最常消耗的碳水化合物，机体可以通过消化过程将多糖水解成较小的亚基，最终完全水解得到单糖。最常见的多糖是淀粉和糖原，均由葡萄糖组成。淀粉主要存在于谷物、豆类和根类蔬菜，以直链淀粉和支链淀粉两种形式存在，被广泛用于食品加工中。糖原在结构上类似于支链淀粉，是由葡萄糖结合而成的支链多糖，也作为人和动物中碳水化合物贮存的优选形式。由于糖原的高度分支，糖原容易被分解为葡萄糖，以满足人体的能量需求。

4.2.2 碳水化合物的生理功能

4.2.2.1 能量供给

膳食碳水化合物对机体最重要的作用是供给能量，它是最经济的供能营养素之一。碳水化合物能在体内被迅速地消化吸收并产生能量。与蛋白质和脂肪相比，碳水化合物在人体中贮存量很少，人体每日消耗碳水化合物的量比体内贮备量大得多，体内贮存的碳水化合物只能维持数小时，因此必须从膳食中不断补充碳水化合物，才能维持机体的能量需求。机体中的红细胞、脑、神经组织等主要依靠葡萄糖供能。若血液中葡萄糖水平下降，就会很大程度上影响大脑的能量供给，导致注意力不集中、头晕甚至昏迷。

4.2.2.2 参与机体组织构建与代谢调控

碳水化合物是构成机体组织的重要物质，并参与细胞的组成和多种活动。人体各组织几乎都能利用葡萄糖作为能源或合成其他重要化合物，如核糖、糖蛋白、糖脂、脂类、非必需氨基酸等。此外，食用含碳水化合物的膳食后，由于葡萄糖是人体的主要能源，应激于血糖水平和细胞的葡萄糖，包括胰岛素、胰高血糖素、肾上腺素和糖皮质激素在内的多种激素会被响应调控。其中包括胰腺 β 细胞胰岛素的合成与释放，胰腺 α 细胞胰高血糖素的合成与释放，肾上腺组织中肾上腺素和糖皮质激素的分泌，肝脏、脂肪组织和骨骼肌组织中糖原分解、糖异生等碳水化合物代谢途径中关键酶的基因调控。

4.2.2.3 调节肠道菌群

膳食纤维是指不能被人体消化酶消化的多糖的总称。膳食纤维的主要成分包括非淀粉多糖(纤维素、半纤维素、树胶、果胶等)、木质素、抗性淀粉和抗性低聚糖等。过去曾认为膳食纤维不能被人体消化吸收是由于膳食纤维是一种非营养成分，不具有营养作用。

但研究发现膳食纤维可在结肠内被肠道中的益生菌(如双歧杆菌)利用,其发酵产物(如短链脂肪酸)对机体具有重要的生理功能。因此,膳食纤维与人体健康密切相关,是膳食中不可缺少的营养成分。基于膳食纤维与肠道菌群的互作关系,其生理功能主要表现在降低胆固醇并预防动脉粥样硬化等心血管疾病的发生,防止便秘和肠癌,预防和控制糖尿病,防止能量过剩和肥胖。

4.2.3 碳水化合物的需要量及食物来源

膳食中碳水化合物的来源主要是粮谷类和薯类食物,如谷类含量为 70%~75%,薯类含量为 20%~25%,根茎类蔬菜、豆类含量为 30%~60%,坚果类也含有比较丰富的碳水化合物。单糖和多糖主要存在于糖果、饼干和蛋糕等。另外,蔬菜、水果也含有单糖;乳糖则主要存在于人和动物的乳汁中。

碳水化合物的摄入量取决于机体对能量的需要,保持充足碳水化合物的摄入,提供合适比例的能量是很重要的。已证明膳食碳水化合物占总能量的比例大于 80% 和小于 40% 都对健康不利。按我国人民的饮食习惯,碳水化合物供能所占比例为 55%~65%,且来自不同来源,包括复合碳水化合物、淀粉、不消化的抗性淀粉、非淀粉多糖、低聚糖等碳水化合物。简单碳水化合物会导致血糖水平和糖分快速升高,而复杂碳水化合物提供更持久的能量。蔗糖等精制糖摄取后迅速吸收,机体难以尽快将其氧化分解并加以利用,而是以脂肪的形式贮存下来。一般认为精制糖摄入不宜过多,不能超过总能量的 10%,成人以 25 g/d 为宜。碳水化合物的需要量根据人群的年龄、状态等,需求存在差异。根据中国营养学会的《中国居民膳食营养参考摄入量》建议,1~10 岁儿童与 18~65 岁人群为 120 g/d,处于发育期的 11~18 岁人群为 150 g/d。

4.3 脂 类

脂类(脂质),泛指自然界中存在的一大类具有疏水性或两亲性、极易溶解于有机溶剂、在化学成分及结构上非均一的化合物,主要包括脂肪酸及其天然发生的衍生物(如酯或胺),以及与其生物合成和功能相关的化合物。脂质是人体需要的重要营养素之一,它与蛋白质、碳水化合物是产能的三大营养素,在供给人体能量和构成组织结构方面起着重要作用。

4.3.1 脂类的分类

脂质的分类系统种类繁多,略有不同。一般可以按照脂质的物理化学特征和来源进行分类。其中,按油脂的来源,可分为陆地动物油脂、海洋动物油脂、植物油脂、乳脂和微生物油脂等。按照熔点,可分为:①脂,常温为固态,熔点较高;②油,常温为液态,熔点较低。按照结构和组成,可分为以下八大类:脂肪酸类(如亚油酸、花生酸类)、甘油酯类(如甘油三酯、甘油二酯类)、甘油磷脂类(如磷脂酰胆碱、磷脂酰乙醇胺、磷脂酰甘油、磷脂酸等)、鞘脂类(如神经酰胺、鞘磷脂等)、固醇脂类、糖脂类(如硫酸喹诺糖二酰甘油酯,单半乳糖二酰甘油酯等)、孕烯醇酮脂类、多聚乙烯类。其中,最常见的是脂肪酸、甘油酯、甘油磷脂。

4.3.1.1 脂肪酸

脂肪酸作为构成甘油三酯的基本单位，是由 C、H、O 3 种元素组成的一元羧酸。脂肪酸根据碳链长度的不同又可将其分为短链脂肪酸(SCFA，碳链上的碳原子数小于 6)、中链脂肪酸(MCFA，碳链上碳原子数为 6~12)、长链脂肪酸(LCFA，碳链上碳原子数大于 12)。此外，脂肪酸还有顺式和反式之分。天然食物中的油脂，其脂肪酸结构多为顺式脂肪酸。脂肪酸也可以是饱和的或不饱和的(含碳碳双键)，根据其不饱和度，分为饱和脂肪酸(SFA，不包含双键)、单不饱和脂肪酸(MUFA，含一个双键)、多不饱和脂肪酸(PUFA，含两个或多个双键)。碳链长度和饱和度是定义脂肪酸性质的主要特征。例如，在室温下，饱和脂肪酸是固态，而不饱和脂肪酸是液态，而链越长，将它们融化成液体所需的温度越高，而链越短，融化所需的温度就越少。由此引申出来，由于脂肪酸种类的不同，脂质在室温下形态存在差异，其中在室温下为固体的脂质称为脂肪，而在室温下为液体的脂质称为油。

4.3.1.2 甘油酯

甘油酯是指由甘油和脂肪酸经酯化所生成的酯类。甘油酯按照脂肪酸的数目分为甘油三酯、甘油二酯、甘油一酯。甘油三酯(甘油三酸酯)是 3 个脂肪酸分子分别酯化到甘油分子的每个碳上，由此从立体化学上出现了不同的脂肪酸键位置，即 sn-1，sn-2 和 sn-3 位。同样，三酰基甘油的物理性质由其脂肪酸组成的链长、双键的数目、饱和度、位置和构象决定。甘油二酯、甘油一酯则分别是甘油分子的 3 个不同的脂肪酸键位置上连接了两个或一个脂肪酸分子。

4.3.1.3 甘油磷脂

甘油磷脂(也称磷脂)由甘油分子(sn-1 和 sn-2)的两个碳原子上分别被两个脂肪酸分子酯化，同时 sn-3 位具有由磷酸相连的取代基团(构成亲水的极性头部)。因此，磷脂分子具有两亲性，脂肪酸赋予其疏水性，极性头部赋予其亲水性。最主要的极性头基是胆碱、丝氨酸、肌醇和乙醇胺。在体内，磷脂的两亲性使其可以用作细胞膜(双层)和脂蛋白颗粒(单层)的结构成分。

4.3.2 脂类的生理功能

4.3.2.1 供给和贮存能量

脂质的主要生理功能是氧化供能和在细胞内贮备能量。与碳水化合物或蛋白质相比，脂质能够释放的能量 38.9 kJ/g(9 kcal/g)，多 2 倍。人空腹时需要能量的 50% 以上是由体内贮存的脂肪氧化提供，如果禁食 1~3 d，85% 的能量来自脂肪。人类优先以三酰基甘油的形式存贮脂质作为主要的能量贮备。

4.3.2.2 参与机体组织结构

长期以来，脂质一直被认为是细胞膜、脂蛋白颗粒的结构部分和核心元素的关键成分，并充当脂溶性化合物的载体，如甘油酯、磷脂是细胞膜(双层)和脂蛋白颗粒(单层)的结构成分。脂肪占脑组织总量的 1/2。脂质是人体细胞膜性结构的基本成分，如细胞膜、核膜、线粒体脂肪的贮存量大约是成年人体重的 10%~20%，贮存脂肪最多的是皮下、大网膜和内脏周围。

4.3.2.3 促进脂溶性维生素的吸收

食物脂肪中含有脂溶性维生素,如维生素 A、维生素 D、维生素 E、维生素 K 等。脂肪是脂溶性维生素的溶剂,可促进脂溶性维生素的吸收。膳食中长期缺乏脂肪,会造成人体脂溶性维生素缺乏。目前,除了脂溶性维生素,人群研究证明油脂乳液的形式可以加速脂溶性营养素(类胡萝卜素等)的吸收。

4.3.2.4 参与代谢疾病调控

脂质饮食对健康的影响可以直接归因于脂质分子的不同和伴随物成分的不同,这些分子对中枢神经系统和心血管系统具有深远的影响。例如,大脑的脂质含量约为 60%,而足够的大脑发育需要在怀孕期间充分摄入二十二碳六烯酸(DHA,22:6)和二十碳五烯酸(EPA,20:5),其摄入不足会导致视觉和行为认知功能障碍。心血管系统与脂蛋白的作用通路直接关联,脂蛋白通过血液将脂质转运到器官和从器官运出,过量摄入胆固醇和饱和脂肪酸与动脉粥样硬化和心血管疾病的发生风险呈正相关。多不饱和脂肪酸的饮食摄入则有助于降低认知能力下降的风险和心血管疾病等代谢疾病的发生率。此外,脂质是涉及多种生物功能的生物活性化合物的前体,代谢能量的来源和基因表达的调节剂。

4.3.3 膳食脂肪的营养学评价

膳食脂肪的营养学评价一般从脂肪消化率、必需脂肪酸含量、脂溶性维生素含量和脂类的稳定性等方面进行评价。

4.3.3.1 脂肪的消化率

食物脂肪的消化率与其熔点密切相关。熔点低于体温的脂肪消化率可高达 97%~98%,高于体温的脂肪消化率一般约为 90%,熔点高于 50℃ 的脂肪不易消化。含有不饱和脂肪酸和短链脂肪酸越多的脂肪,其熔点越低,从而越易消化。

4.3.3.2 必需脂肪酸的含量

一般来说,植物中不饱和脂肪酸(如亚油酸等)的含量高于动物脂肪,因此其营养价值也高于动物脂肪。但是,椰子油、棕榈油中亚油酸含量很低,不饱和脂肪酸含量也很低。海洋生物中(鱼油、磷虾油等)含有较高的不饱和脂肪酸。

4.3.3.3 脂溶性维生素的含量

脂溶性维生素含量越高的脂肪一般其营养价值也越高。动物贮存的脂肪几乎不含有维生素,其器官脂肪含有少量的维生素,如肝脏脂肪中含有维生素 A 和维生素 D,某些深海鱼类的肝脏脂肪中维生素 A 和维生素 D 含量丰富,奶和蛋中的维生素 A 和维生素 D 也很丰富。植物油中富含维生素 E,特别是谷类种子中胚芽油含量更高。

4.3.3.4 脂类的稳定性

脂类的稳定性与不饱和脂肪酸含量、油脂伴随物(脂溶性微量成分,如维生素 E)的含量相关,脂溶性微量成分(如维生素 E)的含量越高,稳定性越好。同时,脂肪酸的饱和度也与稳定性相关,不饱和度越高,不饱和脂肪酸越多,脂类稳定性越差,越容易发生氧化酸败。

4.3.4 脂类的需要量及食物来源

脂类的食物来源主要是植物油、油料作物种子及动物性食物。动物性脂肪如猪油、牛油等大多为含饱和脂肪酸的甘油三酯形式，必需脂肪酸在动物脂肪中的含量一般较低，在植物油中含量较高，如豆油、花生油、亚麻仁油、棉籽油、核桃油、葵花籽油、芝麻油、橄榄油等。海洋动物来源的食品可以提供含高比例多不饱和脂肪酸的磷脂形式脂质。

脂类的需求量受饮食习惯、季节和气候的影响，且在体内供给的能量功能可由碳水化合物完成，人体需要的脂肪量并不多，婴幼儿不提倡滥补充 DHA 和 EPA 的制剂，避免破坏两者在体内的平衡。过多摄入必需脂肪酸，可能会导致体内氧化物、过氧化物的增加，同样对机体产生不利影响。根据中国膳食结构实际情况，参考不同人群脂肪的摄入量，每人每天膳食的适宜摄入量（AIS）见表 4-1 所列。

表 4-1　每人每天膳食脂肪与脂肪酸的适宜摄入量　　　　　g/d

年龄/岁	脂肪	SFA	MUFA	PUFA
0~0.5	45~50			
0.5~2	35~40			
2~7	30~35			
7~13	25~30			
13~18	25~30	<10	8	10
18~60	20~30	<10	10	10
60+	20~30	6~8	10	8~10

注：SFA 为饱和脂肪酸；MUFA 为单不饱和脂肪酸；PUFA 为多不饱和脂肪酸。

随着生活水平的不断提高，我国人民膳食中动物性食物的数量不断增多，脂肪摄入量也随之增加。由于脂肪过高易引起肥胖、高脂血症、冠心病及癌症，甚至影响寿命，因此脂肪摄入量应限制在总能量的30%以下。目前对脂肪酸组成的比例尚有争论，其中饱和、单不饱和、多不饱和脂肪酸的比例最早提出应为 1∶1∶1。也有人提出饱和脂肪酸摄取量应不高于10%，单不饱和脂肪酸应高于10%，而多不饱和脂肪酸要低于10%；或者亚油酸、α-亚油酸、单不饱和脂肪酸、饱和脂肪酸的摄取应分别不超过膳食脂肪摄取总量的5%、3%、10%和15%，而日本的脂肪酸推荐比例是饱和脂肪酸∶单不饱和脂肪酸∶多不饱和脂肪酸为 3∶4∶3。总之，膳食结构中脂肪酸组成比例需要合理调整。

4.4　维生素

维生素是人和动物为维持正常的生理功能而必须从食物中获得的一类微量有机物质，在人体生长、代谢、发育过程中发挥着重要的作用。维生素不被人体用作能量来源，而是在生化和生理过程中起到辅助作用。维生素一般分为水溶性和脂溶性两类。水溶性维生素包括所有的 B 族维生素和维生素 C，从肠道吸收后会进入血液。脂溶性维生素（维生素 A、维生素 D、维生素 E 和维生素 K）则可以贮存在肝脏或人体的脂肪库中。

4.4.1　脂溶性维生素

脂溶性维生素是不溶于水而溶于脂肪及非极性有机溶剂（如苯、乙醚及氯仿等）的一类维生素，包括维生素 A、维生素 D、维生素 E、维生素 K 等。脂溶性维生素一般只含有

C、H、O 3 种元素，在食物中多与脂质共存，其在机体内的吸收通常与肠道中的脂质密切相关，可随脂质吸收进入人体并在体内贮存（主要在肝脏），排泄率不高。脂溶性维生素摄入量过多易引起中毒现象，若摄入量过少则缓慢出现缺乏症状。

4.4.1.1 维生素 A

（1）化学结构

维生素 A 是指所有具有视黄醇生物活性的化合物。有两大类物质可以提供视黄醇生物活性。其一是指视黄醇及其代谢产物，和其他具有相似结构的合成类似物，这一类物质称为类视黄醇，也称为预先形成的维生素 A，主要膳食来源为动物性食物中含有的视黄醇和视黄酰酯。另一类物质是维生素 A 原，是指来自于植物性食物的在体内可以转化生成视黄醇的类胡萝卜素，它们是膳食视黄醇的前体物质，主要包括 β-胡萝卜素、α-胡萝卜素和 β-隐黄质。

维生素 A 是一组由二十碳、一个 β-紫罗酮环、一个 4 个头尾相连的类异戊二烯单元组成的侧链以及在 C-15 位结合了一个羟基（视黄醇）或醛基（视黄醛）或羧酸基（视黄酸）或酯基（视黄酯）所构成的分子集合（图 4-2）。类胡萝卜素为聚异戊二烯化合物或萜类化合物，在自然界中已经发现存在 600 多种形式的类胡萝卜素，其中只有部分具有维生素 A 原营养活性，但是具有膳食维生素 A 意义的只有 α-胡萝卜素、β-胡萝卜素和 β-隐黄质。全反式异构体是每一种类胡萝卜素最常见的稳定形式，但是，也存在许多顺式异构体。类胡萝卜素通常包含四十碳原子，具有广泛的共轭双键系统，在其共轭碳链的末端，具有一个或两个环状结构。

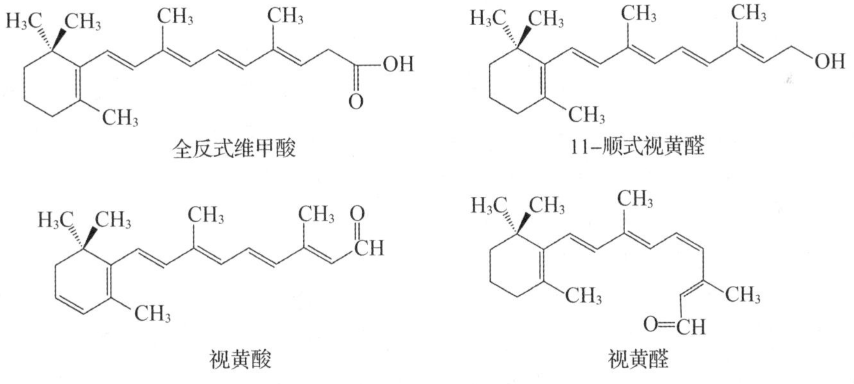

图 4-2 维生素 A 的结构式

其中，β-胡萝卜素分子式为 $C_{40}H_{56}$，相对分子质量为 536.87，其分子结构中具有许多共轭双键，这些双键既可吸收可见光中的某些光谱，使其呈现特殊颜色，又使其具有极强的淬灭活性氧自由基的能力，可减轻机体抗氧化损伤，从而发挥疾病预防作用。β-胡萝卜素分子实际上就是两个尾部相连的视黄醇分子，通过中心裂解或偏心裂解，可转变成两个或一个维生素 A。α-胡萝卜素与 β-胡萝卜素分子结构相似，为同分异构体，差别在于一端的 β-紫罗酮环中 5′和 6′双键发生变化，而此 β-紫罗酮环是维生素 A 活性所必需的结构。因此，α-胡萝卜素转变为维生素 A 的产量只有 β-胡萝卜素的一半。除维生素 A 活性外，α-胡萝卜素的性质和功效与 β-胡萝卜素相似。β-隐黄质，也称 β-隐黄素、β-胡萝卜素-3-醇，是一种含氧的叶黄素类的类胡萝卜素，其分子式为 $C_{40}H_{56}O$，相对分子质量为 552.87。与 β-胡萝卜素相比，β-隐黄质分子结构是在 3 位由一个羟基取代原来的一个氢原子，其分子比 β-胡萝卜素多一个氧原子，由此造成 β-紫罗酮环结构变化，使这一半分子失去维生素 A 活性，故 β-隐黄质和 α-胡萝卜素一样，转变为维生素 A 的产量只有 β-胡萝卜素的一半。

（2）稳定性

维生素 A 及其衍生物很容易被氧化和异构化，特别是暴露于光线（尤其是紫外线）、氧气、性质活泼的金属以及高温环境时，可加快这种氧化破坏。但一般烹调过程不至于对食物中的维生素 A 造成太多破坏。在理想条件下，如低温冷冻等，血清、组织或结晶态的类视黄醇可保持长期稳定。在无氧条件下，视黄醛在碱性环境下比较稳定，但在酸性环境中不稳定，可发生脱氢或双键的重新排列。油脂在酸败过程中，其所含的维生素 A 和胡萝卜素会受到严重的破坏。食物中的磷脂、维生素 E 或其他抗氧化剂有提高维生素 A 稳定性的作用。在维生素 A 的衍生物中，视黄酸和视黄酰酯的稳定性最好。膳食中的类胡萝卜素相对比较稳定，烹调过程中破坏较少，并且食物的加工和热处理有助于提高植物细胞内胡萝卜素的释出，提高其吸收率。但长时间的高温，特别是在有氧和紫外线照射的条件下，损失会明显增加。经过煎炸烹炒后，胡萝卜素的保存率为 70%～90%。

（3）生理功能

维生素 A 在体内主要贮存于肝脏中，占总量的 90%～95%，剩余少量存在于脂肪组织。维生素 A 在人体具有广泛而重要的生理功能，概括起来主要包括视觉、细胞增殖分化调节、细胞间信息交流和免疫应答这几个方面，其缺乏会导致生理功能异常和病理变化。

①视觉功能　维生素 A 经典的或最早被认识的功能是在视觉细胞内参与维持暗视感光物质循环。视网膜上的杆状细胞含有的视紫红质，是由 11-顺式视黄醛与视蛋白结合而成，其对暗光敏感。视紫红质感光后，11-顺式视黄醛转变为全反式视黄醛并与视蛋白分离，产生视觉电信号。解离后的全反式视黄醛在杆状细胞内被还原为全反式视黄醇，被转运到视网膜色素上皮细胞，与来自血浆的全反式视黄醇一起，开始复杂的异构化过程，参与重新合成视紫红质所需的 11-顺式视黄醛的供应，维持暗光适应。因此，要维持良好的暗光视觉，就需要向杆状细胞提供充足的 11-顺式视黄醛。维生素 A 缺乏时，11-顺式视黄醛供给减少，暗适应时间延长。

②维持皮肤黏膜完整性　维生素 A 是调节糖蛋白合成的一种辅酶，对上皮细胞的细胞膜起稳定作用，维持上皮细胞的形态完整和功能健全。维生素 A 的这种对组织功能与完整性的作用，是通过介导邻近细胞间的信息交流而实现的。维生素 A 缺乏会造成上皮组织干燥，正常的柱状上皮细胞转变为角状的复层鳞状细胞，导致细胞角化。全身各种组织的上皮细胞都会受到影响，但受累最早的是眼睛结膜、角膜和泪腺上皮细胞，泪腺分泌减少导致干眼症，结膜或角膜干燥、软化甚至穿孔。皮肤毛囊、皮脂腺、汗腺、舌味蕾、呼吸道和肠道黏膜、泌尿和生殖黏膜等上皮细胞均会受到影响，从而产生相应临床表现和黏膜屏障功能受损。

③细胞核激素样作用　维生素 A 通过细胞核内类视黄酸受体，调节和控制细胞核内 mRNA 的激活与表达，并影响到机体的各个方面，包括生长发育、生殖功能、免疫功能、造血功能等。细胞核内存在类视黄醇受体，包括 3 种视黄酸受体 RAR-α、β 和 γ 及其对应的 9-顺式异构体类视黄醇 X 受体 RXR-α、β 和 γ。RARs 可以结合并对视黄酸及异构体产生反应，而 RXRs 则特异性地结合视黄酸异构体（9-顺式视黄酸）。这些核受体通过两

两聚合，形成各种同二聚体或异二聚体，与相应的视黄酸反应原件 RARE 或 RXRE 结合，从而调控靶细胞基因的相应区域。类视黄醇受体的最重要功能是调控细胞分裂和分化。包括 RXR 在内的信息物质降低细胞增殖并促进细胞程序化死亡(凋亡)。对于细胞分化，细胞内类视黄醇的调控功能主要通过 RAR 影响细胞周期蛋白而发挥作用。

④维持和促进免疫功能 类视黄醇对维护免疫功能是必需的，后者依赖于免疫刺激引发的细胞分化和增殖。类视黄酸通过核受体对靶基因的调控，可以提高细胞免疫功能，促进免疫细胞产生抗体，以及促进 T 淋巴细胞产生某些淋巴因子。视黄酸对维持循环血液中足量水平的自然杀伤细胞极为重要，后者具有抗病毒、抗肿瘤活性。维生素 A 缺乏时，免疫细胞内视黄酸受体表达相应下降，影响机体免疫功能，感染性疾病的发病风险和死亡率升高。

⑤促进生长发育和维持生殖功能 生殖组织和哺乳动物的胚胎发生依赖 RAR 进行基因调节，维生素 A 通过对细胞增殖、分化的调控实现对生长发育和生殖功能的调控，尤其是参与软骨内成骨。维生素 A 缺乏时，长骨形成和牙齿发育均受影响；男性睾丸萎缩，精子数量减少，活力下降。

⑥抗癌功能 除影响正常健康相关进化功能外，维生素 A 还有纠正多种病理状态的调节作用。维生素 A 及其异构体能够促进终末分化、抑制增殖、促进凋亡，该作用对组织恶变过程中的肿瘤发挥作用。体外多种癌细胞系研究发现，大剂量类视黄醇具有抗癌能力。

4.4.1.2 维生素 D

(1)化学结构

维生素 D 是一种脂溶性维生素，属于环戊烷多氢菲类化合物，是一族结构上与固醇有关，功能上可防止佝偻病的维生素。从结构上讲，维生素 D 是维持高等动物生命所必需的营养素，是一族 A、B、C、D 环结构相同但侧链不同的分子总称，A、B、C、D 环的结构来源于类固醇的环戊烷多氢菲环结构。维生素 D 根据其侧链结构的不同而有 D_2、D_3、D_4、D_5、D_6 和 D_7 等多种形式，在动物营养中真正发挥作用的只有 D_2 和 D_3 两种活性形式(图 4-3)。

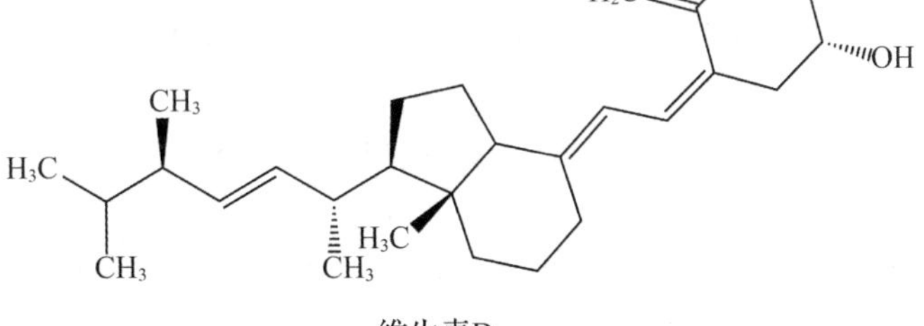

维生素D_2

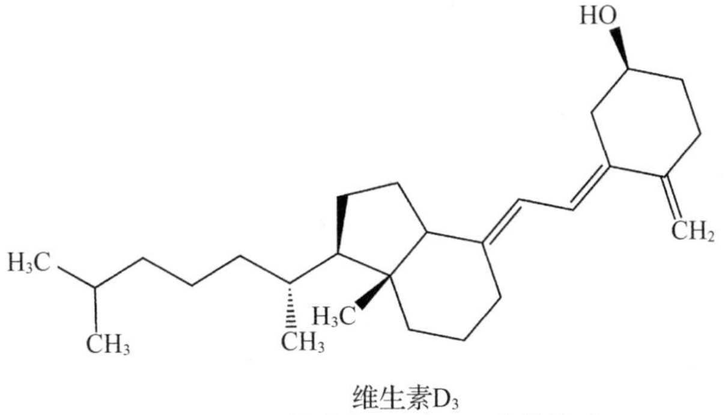

维生素D_3

图 4-3 维生素 D_2 与 D_3 的结构式

维生素 D 都是由相应的维生素 D 原经紫外线照射转变而来的。维生素 D 原是环戊烷多氢菲类化合物。维生素 D 原 B 环中 5、7 位为双键,可吸收 270~300 nm 波长的光量子,从而启动一系列复杂的光化学反应而最终形成维生素 D。当维生素 D 原为麦角固醇,则光照产物是维生素 D_2,当维生素 D 原是 7-脱氢胆固醇,则光照产物是维生素 D_3。维生素 D_2 又名麦角钙化醇,主要由植物合成,酵母、麦角中含量较多。维生素 D_3 又名胆钙化醇,大多数高等动物的表皮和皮肤组织中都含 7-脱氢胆固醇,只要在阳光或紫外光照射下经光化学反应可转化成维生素 D_3。维生素 D_3 主要存在于海鱼、动物肝脏、蛋黄、瘦肉、脱脂牛奶、鱼肝油、乳酪、坚果和海产品中。以上两种维生素 D 具有相同的生理作用。

(2)生理功能

①调节钙、磷代谢　维生素 D 的主要作用是调节钙、磷代谢,促进肠内钙磷吸收和骨质钙化,维持血钙和血磷的平衡。具有活性的维生素 D 作用于小肠黏膜细胞的细胞核,促进运钙蛋白的生物合成。运钙蛋白和钙结合形成可溶性复合物,从而加速了钙的吸收。维生素 D 促进磷的吸收,可能是通过促进钙的吸收间接产生作用的。因此,活性维生素 D 对钙、磷代谢的总效果为升高血钙和血磷,使血浆钙和血浆磷的水平达到饱和程度。有利于钙和磷以骨盐的形式沉积在骨组织上促进骨组织钙化。

②促进骨骼生长　维生素 D_3 可以通过增加小肠的钙磷吸收而促进骨的钙化。即使小肠吸收不增加,仍可促进骨盐沉积,可能是维生素 D_3 使 Ca^{2+} 通过成骨细胞膜进入骨组织的结果。维生素 D_3 的缺乏可导致钙质吸收和骨矿化障碍,导致佝偻病的发生,长期缺乏阳光照射的幼儿,由于骨质钙化不足易使骨骼生长不良。单纯增加食物中钙质,如果维生素 D_3 不足,仍然不能满足骨骼钙化的要求。1,25-二羟维生素 D_3 对骨组织的作用具有两重性,生理剂量的 1,25-二羟维生素 D_3 能提高成骨细胞活性,增加成骨细胞数目,超过生理剂量则提高破骨细胞的活性。

③调节细胞生长分化　1,25-二羟维生素 D_3 对白血病细胞、原发性乳腺癌、肺癌、结肠癌肿瘤细胞以及皮肤细胞的生长分化均有调节作用,如骨髓细胞、白血病患者的新鲜细胞经 1,25-二羟维生素 D_3 处理后,白细胞的增殖作用被抑制并使之诱导分化。1,25-二羟维生素 D_3 还可使正常人髓样细胞分化为巨噬细胞和单核细胞。

④调节免疫功能　维生素 D 具有免疫调节作用,是一种良好的选择性免疫调节剂。当机体免疫功能处于抑制状态时,1,25-二羟维生素 D_3 主要是增强单核细胞、巨噬细胞的功能,从而增强免疫功能,当机体免疫功能异常增加时,它抑制激活的 T、B 淋巴细胞增殖,从而维持免疫平衡。

4.4.1.3　维生素 E

(1)化学结构

维生素 E 是具有 α-生育酚类似活性的母生育酚和生育三烯酚的总称(图 4-4)。母生育酚与生育三烯酚都是 6-羟基苯并二氢吡喃的衍生物,生育三烯酚在侧链的 3′、7′ 和 11′ 处存在双键,其他部分与母生育酚的结构完全相同。现已确知的维生素 E 有 8 种,它们的差异在于环状结构上的甲基数目和位置不同,其中最为重要的是 4 种母生育酚的衍生物,即 α-生育酚、β-生育酚、γ-生育酚、δ-生育酚。食品中天然存在的 α-生育酚生物活性最大,一般所谓的维生素 E 即指 α-生育酚。

维生素 E 为淡黄色至黄褐色黏稠液体,无臭,无味,不溶于水,溶于脂肪及有机溶

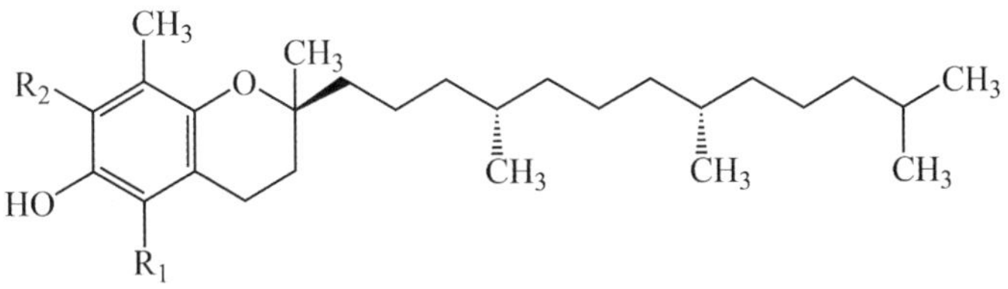

图 4-4 维生素 E 的结构式

剂。维生素 E 不易被酸、碱及热破坏，在无氧条件下即使加热至 200℃ 也很稳定；对白光相当稳定，但对紫外线较敏感，色泽逐渐变深；对氧敏感，易被氧化成醌式结构而呈现暗红色，金属离子(Fe^{2+}、Cu^{2+} 等)可促使氧化反应加速。

维生素 E 是一种优良的天然抗氧化剂，通过提供酚羟基氢质子和电子来捕捉自由基，未酯化的 α-生育酚与过氧化自由基反应，生成氢过氧化物和相对稳定的 α-生育酚自由基，生育酚自由基通过自身聚合生成二聚体或三聚体，使自由基链反应终止，阻止了不饱和脂肪酸自动氧化。在肉类腌制中，亚硝酸盐与含氨基物质合成亚硝胺是通过自由基机制进行的，维生素 E 可清除自由基，从而阻止亚硝胺的生成，动物饲料中维生素 E 的含量会影响屠宰后动物肉的抗氧化能力，从而影响其食用品质。

(2)生理功能

维生素 E 具有抗氧化作用，能抑制不饱和脂肪酸的氧化，减少过氧化脂质的形成以及对机体生物膜的损害，有抗衰老、抗癌及防止动脉粥样硬化作用。维生素 E 可以维持和促进生殖功能，使促性腺激素分泌增加，促进精子生成和运动，增加卵泡生长和孕酮的分泌。维生素 E 参与多种酶活动，增强微粒体中混合功能氧化酶的活性，抑制脱氧核糖核酸等分解酶系统，并对含巯基酶有保护作用。维生素 E 能维持毛细血管的正常通透性，增加血流量，修复血管壁损伤后的瘢痕，抑制血小板聚集，防止血栓形成，维持骨骼肌、心肌和平滑肌的正常结构和功能。

4.4.1.4 维生素 K

(1)化学结构

维生素 K 是具有异戊二烯类侧链的萘醌类化合物，包含维生素 K_1、维生素 K_2、维生素 K_3 和维生素 K_4 4 种(图 4-5)。其中，维生素 K_1 和维生素 K_2 是天然的，从化学结构上看，维生素 K_1 和维生素 K_2 都是 2-甲基-1,4 萘醌的衍生物。维生素 K_1 是黄色油状物，K_2 是淡黄色结晶，均有耐热性，但易受紫外线照射而破坏，故要避光保存。维生素 K_4 是 K_3 的氢醌型，是人工合成的，其中，K_3 为 2-甲基-1,4 萘醌，有特殊臭味。

(2)生理功能

维生素 K 可以促进肝脏合成 4 种凝血因子：凝血酶原、转变加速因子、抗血友病因子、促凝因子。肝脏中的凝血酶原前体并没有凝血作用，只有在维生素 K 的作用下将此前体转变成凝血酶原，才能促进凝血。在防止新生儿出血性疾病，预防内出血及痔疮出血，减少女性生理期大量出血以及促进血液正常凝固等方面发挥重要作用。维生素 K 可增强肠蠕动和分泌功能，延缓糖皮质激素在肝内分解，长期注射维生素 K 可增强甲状腺的内分泌活性等。维生素 K 还可以舒张内脏平滑肌，缓解肾绞痛、胆绞痛、泌尿系出血，临床上常用其注射剂治疗血尿、尿结石和胆结石。

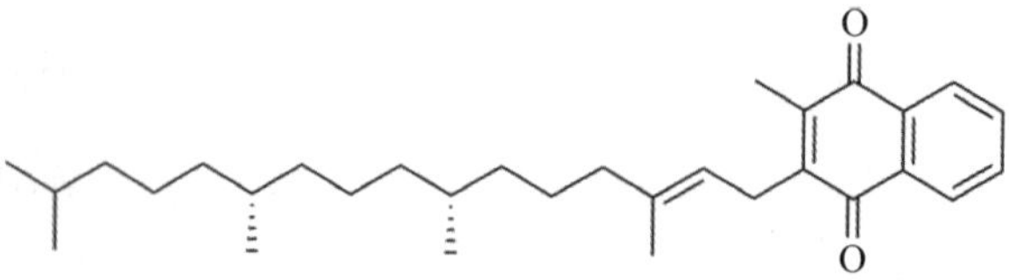

维生素K_1

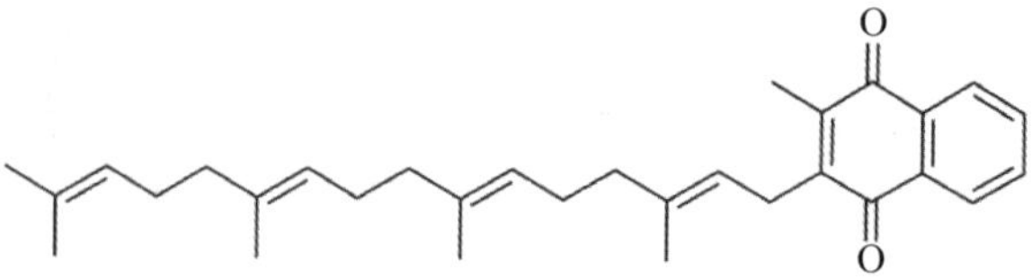

维生素K_2

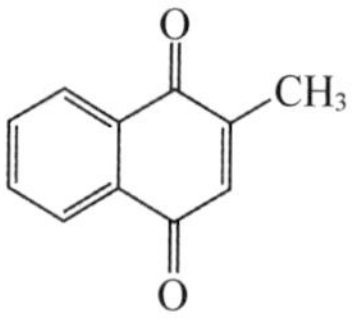

维生素K_3

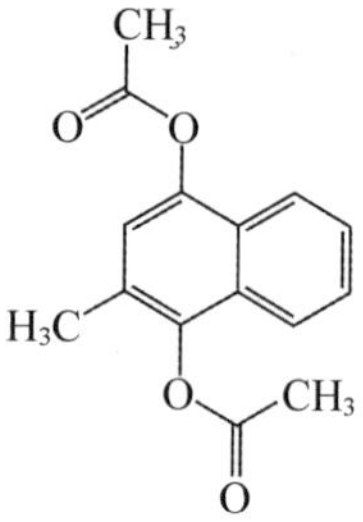

维生素K_4

图 4-5 维生素 K_1、K_2、K_3 和 K_4 的结构式

4. 4. 2 水溶性维生素

水溶性维生素是可溶于水而不溶于非极性有机溶剂的一类维生素，包括 B 族维生素和维生素 C。这类维生素除 C、H、O 元素外，有的还含有 N 和 S 等元素。与脂溶性维生素不同，水溶性维生素在人体内贮存较少，从肠道吸收后进入人体的多余的水溶性维生素大多从尿中排出。水溶性维生素几乎无毒性，摄入量偏高一般不会引起中毒现象，若摄入量过少则较快出现缺乏症状。

4. 4. 2. 1 维生素 C

(1)化学结构

维生素 C(图 4-6)，又称维他命 C，是一种多羟基化合物，化学式为 $C_6H_8O_6$。结构类似葡萄糖，其分子中 2 及 3 位上两个相邻的烯醇式羟基极易解离而释出 H^+，故具有酸性，又称 L-抗坏血酸。维生素 C 具有很强的还原性，很容易被氧化成脱氢维生素 C，但其反应是可逆的，并且抗坏血酸和脱氢抗坏血酸具有同样的生理功能，但脱氢抗坏血酸若继续氧化，生成二酮古乐糖酸，则反应不可逆且完全失去生理效能。

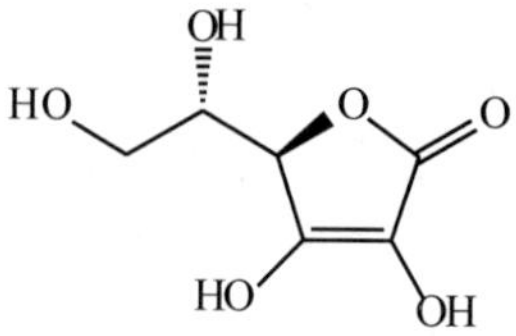

图 4-6 维生素 C 的结构式

(2)生理功能

维生素 C 参与许多重要的生物过程，如胶原形成，组织修补，苯丙氨酸、酪氨酸、叶酸的代谢，铁和碳水化合物的利用，脂肪和蛋白质的合成，免疫功能的维持，非血红素铁的吸收等，同时维生素 C 还具有抗氧化、抗自由基、抑制酪氨酸酶形成的作用。维生素 C 在体内既是氧化型，又是还原型，所以既可作为供氢体，又可作为受氢体，在体内氧化还原过程中发挥重要作用。维生素 C 作为高效抗氧化剂，可用来减轻多种疾病带来的体内氧化应激。

4.4.2.2 维生素 B_1

(1)化学结构

维生素 B_1(图 4-7)，又称硫胺素，由一个含氨基的嘧啶环和一个含硫的噻唑环通过亚甲基桥连接而成。

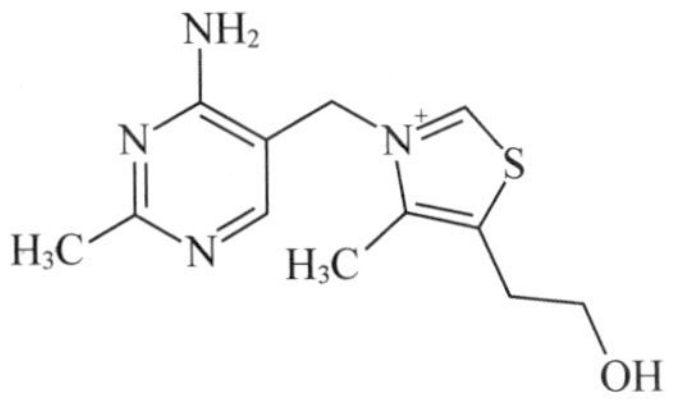

图 4-7 维生素 B_1 的结构式

(2)稳定性

维生素 B_1 是 B 族维生素中最不稳定的一种，温度和 pH 值是影响其稳定性的重要因素。在低水分活度和室温条件下，维生素 B_1 稳定性相当高。随食品加工和贮藏温度的升高和水分活度的增加，维生素 B_1 的损失也逐渐增多。在酸性条件下维生素 B_1 是稳定的，pH 值 3.5 以下加热至 120℃仍不分解，而在中性或碱性条件下室温贮藏维生素 B_1 也会被破坏。维生素 B_1 的热降解通常由两环之间的亚甲基桥的断裂引起，其降解速率和机制受 pH 值和反应介质的影响较大。当 pH 值小于 6 时，维生素 B_1 的热降解速度缓慢，亚甲基桥断裂释放出较完整的嘧啶和噻唑组分；pH 值在 6~7，维生素 B_1 的降解速度加快，同时噻唑环断裂程度增加；在 pH 值为 8 时，降解产物中几乎没有完整的噻唑环，而是许多种含硫化合物。维生素 B_1 热解过程中噻唑环开环分解形成硫、硫化氢呋喃、噻吩和二氢噻吩等物质，使烹调食品产生"肉香味"。食品组分中的单宁能与维生素 B_1 形成加成物而使其失活，类黄酮使其分子发生变化，二氧化硫或亚硫酸盐使亚甲基碳上发生亲核反应而导致其降解，胆碱使其分子开裂而加速其降解，亚硫酸盐与嘧啶环上的氨基反应使其发生损失。但蛋白质与维生素 B_1 的硫醇形式形成二硫化物可阻止其热降解。

(3)生理功能

维生素 B_1 在体内的主要功能是以辅酶的形式参与能量和三大产能营养素的代谢，此外，维生素 B_1 在神经组织中具有一种特殊的非辅酶功能，并且与维持正常食欲、胃肠蠕动和消化液分泌以及心脏功能和生长发育都有一定的关系。

4.4.2.3 维生素 B_2

(1)化学结构

维生素 B_2(图 4-8)，又称核黄素，是含有核糖醇侧链的异咯嗪衍生物，其母体结构为

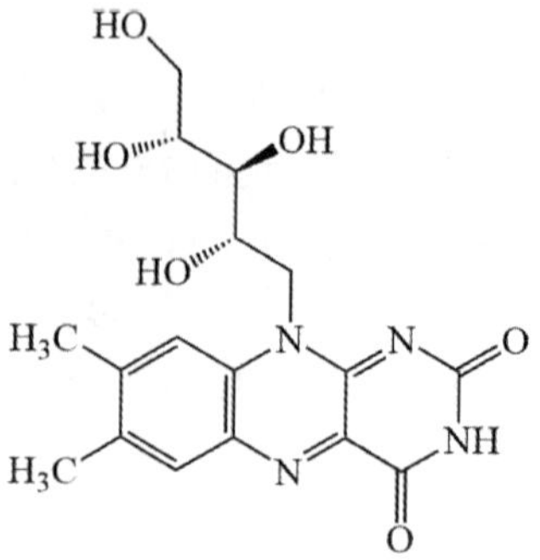

图 4-8　维生素 B_2 的结构式

7,8-二甲基-10-(1′-核糖醇)异咯嗪。

（2）生理功能

维生素 B_2 参与体内生物氧化与热量代谢，也参与抗氧化防御系统和药物代谢。维生素 B_2 缺乏主要表现为口角炎、唇炎、舌炎、眼部症状、皮炎、阴囊炎等。儿童长期缺乏维生素 B_2 可引起生长发育迟缓、轻中度缺铁性贫血。一般情况下，过量的维生素 B_2 摄入不会引起中毒，维生素 B_2 大量存在于谷物、蔬菜、牛奶和鱼类等食物中，肝是维生素 B_2 最丰富的来源之一，肾、脑、心脏也含有相当可观的维生素 B_2。

4.4.2.4　维生素 B_3

（1）化学结构

维生素 B_3（图 4-9），又称烟酸，是一种吡啶的衍生物，也是一种水溶性维生素。

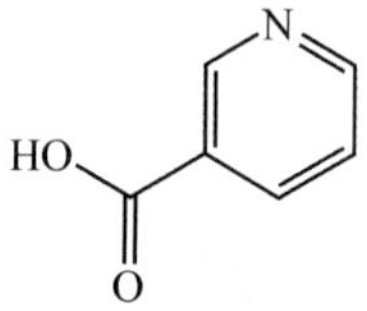

图 4-9　维生素 B_3 的结构式

（2）生理功能

维生素 B_3 是人体中不可缺少的营养成分，在机体脂质代谢，组织呼吸的氧化过程和糖类无氧分解、细胞信号传递以及 DNA 的产生和修复中起着重要的作用。此外，维生素 B_3 能够以辅酶的形式在体内发挥作用，参与 400 多种机体酶反应。富含维生素 B_3 的食物包括豆类、坚果、种子、胡萝卜、鸡肉、鸡蛋、谷物和花椰菜。

4.4.2.5　维生素 B_6

（1）化学结构

维生素 B_6（图 4-10），又称吡哆素，是吡啶的衍生物，其基本结构是 2-甲基-3-羟基-5-羟基甲基吡啶。维生素 B_6 包括吡哆醇、吡哆醛和吡哆胺 3 种形式。

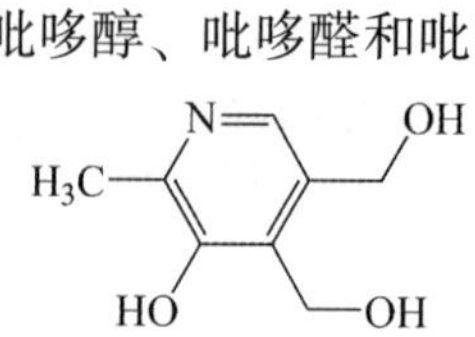

图 4-10　维生素 B_6 的结构式

（2）生理功能

维生素 B_6 在人体内主要以磷酸吡哆醛的形式参与氨基酸的合成与分解代谢，作为许多氨基酸代谢酶的辅酶，还能催化血红蛋白的合成，促进肌肉与肝中的糖原转化，参与亚油酸合成花生四烯酸，以及胆固醇的合成与转运等。

4.4.2.6　维生素 B_9

（1）化学结构

维生素 B_9（图 4-11），又称叶酸，是一系列与蝶酰谷氨酸化学结构相似、生物活性相同的化合物的总称，其分子由蝶啶、对氨基苯甲酸和谷氨酸 3 部分组成。天然存在的叶酸是含有 3~7 个谷氨酸残基的聚谷氨酰叶酸，其活性形式是蝶啶环中 5、6、7、8 位加上 4 个氢原子的四氢叶酸。

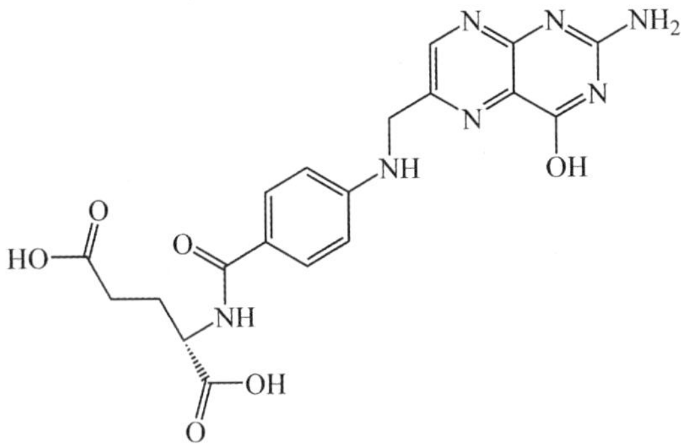

图 4-11　维生素 B_9 的结构式

（2）生理功能

四氢叶酸是人体重要生化反应中一碳单位的运载体，在嘌呤、胸腺嘧啶和肌酐-5 磷酸的合成、甘氨酸与丝氨酸的相互转化、组氨酸向谷氨酸转化、同型半胱氨酸向蛋氨酸转化过程中充当一碳单位载体，因此不仅影响 DNA 和 RNA 合成，还可以通过蛋氨酸的代谢，影响磷脂、肌酸、神经介质以及血红蛋白的合成。因此，叶酸在快速的细胞分裂和生长过程中（如婴儿发育、胎儿期）有极重要的作用。叶酸能促进骨髓中的幼稚细胞发育成熟，形成正常形态的红细胞，从而避免巨幼红细胞贫血的发生。

4.5　水和矿物质

水是由 H、O 两种元素组成的无机物，无毒，可饮用。在常温常压下为无色无味的透明液体，被称为人类生命的源泉，是维持生命的重要物质。矿物质是地壳中自然存在的化合物或天然元素，又称无机盐，是人体内无机物的总称。它们是构成人体组织和维持正常生理功能必需的各种元素的总称，是人体必需的七大营养素之一。

4.5.1　水的生理功能与需要量

空气、水和食物是人类生存的三要素。水是机体内每一个细胞和组织的基本组成成分，不同的细胞和组织，其含水量不同，如肌肉、肝、肾、脑中含水 70%~80%，皮肤含水 60%~70%，骨骼含水 12%~15%，血液含水约 80%。人的年龄越小，含水量越高，胎儿体内含水量为 98%，婴儿体内含水量约 75%，成人体内含水量为 50%~70%。水具有一些突出的物理和化学性质，即溶解力强、介电常数大、黏度小、比热高等，这些特性使得它在生物体内具有特殊并重要的作用。

(1) 生理功能

第一，水是构成身体组织和细胞组成不可缺少的成分。

第二，水能促进营养素的消化、吸收与代谢。水具有溶解性强的特点，可溶解许多物质。水作为一种溶剂、反应介质和运输载体参与营养素的消化、吸收、利用、排泄等过程。

第三，水可以起到维持体温恒定与润滑作用。水的比热高、热容量大，因此具有调节体温的作用。当天气炎热，体内产能增多时，可以通过出汗散发大量热量而平衡体温；天气寒冷时，水贮备大量热量，人体不会因外界温度降低而使体温发生波动。水的黏度小，可使体内摩擦部分润滑，从而减少摩擦损伤。体内关节、韧带、肌肉、筋膜等处的活动均由水作为润滑剂。同时，水还具滋润肌肤、维持腺体器官正常分泌等功能。

(2) 水的需求量

人体对水的需求随个体年龄、体重、气候及劳动强度而异。年龄越小，对水的需求量越大，到成年时则相对稳定。成年人每天需要水 1 450~2 800 mL，以补充每天通过尿液、呼吸、皮肤及粪便损失的水分。每天从尿液中损失的水分 500~1 400 mL，从皮肤中损失的水分 450~900 mL，从呼吸中损失的水分约 350 mL，由粪便损失的水分约 150 mL，共计 1 450~2 800 mL。高温下作业时会从皮肤损失大量的水，因此高温作业人员应注意及时补充损失的水分，最好饮用一些淡盐水，以补充通过汗液流失的盐分。

体内水的来源大概可分为饮料水、食物水和代谢水 3 类：

① 饮料水 包括菜汤、乳、白开水及其他各种液体饮料，每天由其供给约 550~1 500 mL。

② 食物水 指来自半固体和固体食物的水，每天约为 700~1 000 mL。

③ 代谢水 指来自体内氧化或代谢过程所产生的水，每天约为 200~300 mL。

4.5.2 人体重要的常量元素

由于进化原因，人体组织内几乎含有自然界存在的各种元素，而且与地球表层的元素组成基本一致。在构成人体组织、维持生理功能、生化代谢所必需的 20 余种元素中，除碳、氢、氧、氮主要以有机化合物存在外，其余统称矿物质(无机盐或灰分)。矿物质按照在人体内的含量可分成常量(宏量)元素和微量元素。

常量(宏量)元素：机体内含量大于 0.01% 的矿物质称为常量(宏量)元素。必需常量元素有钙、磷、钠、钾、氯、镁、硫。

微量元素：机体中含量小于 0.01%(100 mg/kg)者称为微量元素。必需的微量元素有铜、钴、铁、铬、碘、锌、钼、硒。可能必需的微量元素有锰、硅、镍、硼、钒。低剂量可能有作用的微量元素有氟、铅、镉、汞、砷、铝、锡、锂。

4.5.2.1 钙

(1) 生理功能

钙是以二价阳离子起作用的元素，相对原子质量 40；钙含量在人体中居第五，排在

氧、碳、氢和氮之后，构成人体体重的 1.9%；从出生时的大约 24 g 升高至成年时的
1 300 g，在 20 年的生长期里，平均每天需要 180 mg 的钙平衡。

钙是人体骨骼和牙齿的主要构成矿物质，占骨骼干重的 25%，占灰分的 40%，钙盐
提供骨骼的刚性。钙元素是维持机体神经和肌肉功能的兴奋物质。钙也可以作为酶的激活
剂(如凝血酶)。

(2)人生各阶段钙需求量

新生儿体内含钙 30 g，孕末期每日向胎儿提供钙 300 g。缺钙会影响胎儿生长发育并
导致母体骨钙的丢失，骨密度降低和妊高征。研究显示，孕妇在孕期不补充奶和钙剂，分
娩后骨密度将下降 14%。婴儿期钙缺乏也是引起佝偻病的原因之一，儿童期钙缺乏可导
致营养不良和生长发育迟缓。青年骨骼密度不断增加，至 35 岁达到骨密度最大值。40 岁
之后，骨钙开始丢失，更年期钙丢失速度加快。美国 50 岁以上妇女有 38%存在骨质疏松，
充足的钙供给可以延缓或推迟更年期骨质疏松的发生，有研究表明高血压的危险性也与钙
供给有关。我国居民钙摄入量、推荐值见表 4-2 所列。

表 4-2 我国居民钙摄入量、推荐值和差值   mg/d

人群	钙摄入量	推荐量	差值
0~6 月	300	300	0
7~12 月	300	400	100
1~3 岁	300	600	300
4~6 岁	400	800	400
7~10 岁	450	800	300
10~13 岁	500	1 000	500
14~17 岁	500	1 000	500
>18 岁	500	800	300
老年	500	1 000	500
孕妇 4~6 月	600	1 000	400
孕妇 7~9 月	600	1 200	600

(3)钙吸收

低钙摄入时，通过小肠上段主动吸收，在高钙摄入时，钙经肠下段旁细胞扩散吸收，
钙摄入越高，则扩散吸收所占比例越大，小肠下段的吸收占总吸收量的 75%~80%。大多
数情况下，25%~30%的膳食钙被有效吸收。

影响小肠上段钙主动吸收的因素有机体钙营养状况和机体维生素 D 营养状况。影响小肠下
段钙被动扩散的因素有钙离子浓度和渗透压。胃是强酸环境，所以钙盐在胃里是离子形式，小
肠是弱碱，钙离子重新与肠内有机或无机酸根结合成盐类，且所形成盐的性状影响其吸收。

钙离子会与谷物中的植酸、蔬菜中的草酸、饱和脂肪酸形成植酸钙、草酸钙和皂钙而
阻碍钙吸收。维生素 D 会促进钙在肠道上段主动吸收，乳类中乳糖可以与钙结合形成可
溶性的物质促进钙的吸收，某些氨基酸与钙形成易被小肠下段吸收的氨基酸钙。但是酪蛋
白磷酸肽极易与钙结合，阻止钙在弱碱性环境中沉淀，从而促进钙在小肠下段的吸收。过
高蛋白质摄入可增加钙从尿中丢失。

4.5.2.2 镁

(1)生理功能

镁是维持人体生命活动的必需元素，具有调节神经和肌肉活动、增强耐久力的功能。镁有助于防治中风、冠心病、糖尿病和心脏病等。镁也可以作为多种酶的激活剂，参与多种酶促反应；并抑制钾、钙通道，防止钙沉淀在组织和血管壁中，防止产生肾结石、胆结石；维护骨骼生长和神经肌肉的兴奋性，维护胃肠道和激素的功能，改善消化不良。

(2)人生各阶段对镁的需求量

中国营养学会"安全和适宜的摄入量"指南中，镁的建议摄入量见表4-3所列。随着年龄的增加，每日所需镁的摄入量增加。其中，男性每日需要量高于女性，老年人所需镁和成年人一样，孕妇每日镁需求量高于成年女性。

表 4-3 镁的建议摄入量   mg/d

年龄	男性	女性	孕妇
0~6 月	30	30	
7~12 月	75	75	
1~3 岁	80	80	
4~8 岁	130	130	
9~13 岁	240	240	
14~18 岁	410	360	400
19~30 岁	400	310	350
31~50 岁	420	320	360
老年	420	320	

(3)镁的食物来源

含镁丰富的食物有海参、榛子、西瓜子、鲍鱼、燕麦片、苋菜、小茴香、黑芝麻、葵花子、砖茶、绿茶、花茶、海蜇皮、黄豆、木耳、海米、咖啡、可可粉、棉籽粉、花生粉、小米、虾皮、大豆粉。镁元素相对丰富的食物有松子、绿豆、青豆、芸豆、口蘑、豆腐粉、海带、小豆、黑米、香菇、蚕豆、莲子、干贝、姜、豌豆、金针菜、坚果、花生酱、全谷物(如小麦、大麦和燕麦等)。此外，香蕉、牛肉、面包、玉米、淡水鱼及海产品、猪肉及大多数绿叶蔬菜也含有少量镁元素。

4.5.2.3 钾

(1)生理功能

钾是人体内一种重要的元素，其中98%贮存在细胞内，2%分布在细胞外，维护心脏正常功能，在细胞的新陈代谢中起重要作用。钾与钠协同作战，共同调节细胞酸碱值、渗透压和水分的平衡，人体如果摄取钾元素不足，则会打破这种平衡，导致高血压和水肿。充足的钾元素是维持心肌正常功能的重要营养素，过多或者过少都会导致心律失常，出现心律不齐、心跳过速等症状。血液中的钾离子不足会造成血糖偏高，久而久之就会造成高血糖症，严重危害身体健康。细胞内液中钾离子与存在于细胞外液中的钠离子共同作用，一起维持酸碱平衡，激活肌肉纤维收缩并引起突触释放神经递质，维持肌肉和神经的正常机能。

(2)钾的食物来源

含有钾元素的主食类食物有玉米、番薯、土豆。富含钾元素的蔬菜有黄豆、紫菜、木耳、菠菜、番茄、海带、甘蓝、香菇、笋、芥菜、芋头、芹菜、南瓜和山药等；水果有香蕉、榴莲、香橙、橘子、草莓、桃子、哈密瓜、木瓜、番石榴、猕猴桃、番荔枝、葡萄、荔枝、椰子、香瓜、牛油果、红枣、芒果。

4.5.2.4　钠

（1）生理功能

钠是细胞外液中带正电的主要离子，参与水的代谢，保证体内水的平衡，调节体内水分与渗透压。钠主要存在于细胞外液，约占细胞外液阳离子含量的 90%，与其相对应的阴离子一起构成的渗透压也占细胞外液渗透压的 90%，因此钠对细胞外液的容量和渗透压具有重要的作用。同样，细胞内液的钾也构成渗透压，以维持细胞内水分的稳定。人体细胞外液中的钠与细胞内液中钾元素的平衡，是细胞内外水分稳定的根本条件。如果体内的钠含量过多，其渗透压将随之改变，人体为了保持一定的渗透压就会吸收大量水分，使整个细胞外液的容量增多，从而造成心脏负荷过重，造成机体水肿。钠过多还会使血压升高，钠通过调节细胞外液的容量来维持正常血压。反之，细胞外液钠量降低，则渗透压下降，由于此时细胞内钾构成的渗透压未变，水进入细胞内，细胞内液钾浓度被稀释，细胞外容量减少，可能促使血压下降。

钠可以维持体内酸和碱的平衡。钠在肾脏重吸收时与氢离子交换，以排出体内的酸性代谢产物，维持体液的酸碱度。体液中钠、钾、钙、镁等离子保持一定的浓度和适当比例，是维持神经肌肉应激性所必需的。

（2）人生各阶段对钠的需求量

《中国居民膳食指南》建议正常成年人每日钠需要量为 2 200 mg。膳食钠参考摄入量见表 4-4 所列。通常，每天从食物中摄入钠量约为 1 000 mg，从盐中摄取的钠量约为 1 000 mg。100 g 氯化钠中含有 39.34 g 钠。因此，每日 3 g 盐基本上可以满足人体对钠的需求。

表 4-4　膳食钠适宜摄入量　　　　　　　　　　　mg/d

年龄	适宜摄入量	年龄	适宜摄入量
0 岁~	170	50 岁~	1 400
0.5 岁~	350	65 岁~	1 400
1 岁~	700	80 岁~	1 300
4 岁~	900	孕妇(早)	1 500
7 岁~	1 200	孕妇(中)	1 500
11 岁~	1 400	孕妇(晚)	1 500
14 岁~	1 600	乳母	1 500
18 岁~	1 500		

（3）钠的食物来源

人体钠来源主要是食盐以及加工、制备食物过程中加入的钠和含钠复合物（如谷氨酸钠、碳酸氢钠），盐渍或腌制食品，发酵豆制品，咸味休闲食品等。

4.5.2.5　磷

人体内 85% 的磷在骨骼，以 $Ca(PO_4)_2$ 和 $Ca_{10}PO_4(OH_2)$ 形式存在，其余在骨骼肌、皮肤、神经组织和器官中。磷在体内与钙元素具有相同的代谢和调节机制。膳食中有机磷和磷脂易被人体吸收，而植物磷酸盐、六磷酸肌醇不能被人体吸收。人体每日磷摄入量为 1~1.5 g，主要是在小肠中段的主动吸收和被动扩散中获取。

（1）生理功能

①构成血液的磷酸盐缓冲体系；②细胞内的磷酸盐参与许多酶促反应；③构成核苷酸辅酶类的辅酶；④细胞膜磷脂构成生物膜结构、维持膜的功能；⑤通过化学修饰起代谢调控作用。

（2）人生各阶段对磷的需求量

磷在食物中普遍存在且含量丰富，很少出现由于膳食原因引起营养性磷缺乏，所以很少研究磷的需求量，更没有用于评价磷缺乏的指标。过去通常把磷的需求量与钙的需求量相联系，主要考虑钙磷比值；现在则认为，血液中无机磷的水平是确定磷平均需求量的重要指标。中国营养学会制订的各类人群的推荐摄入量如下：

①婴儿　主要是根据母乳摄入磷平均量来推算，半岁以前婴儿的适宜摄入量（AI）定为 150 mg/d。半岁以后，因为磷的摄入随辅食而增加，故定为 300 mg/d。

②儿童　主要根据机体骨骼骨磷、软组织中磷的增长速率及磷的吸收与排泄效率，采用"要因加算法"制订的。1 岁以上儿童磷适宜摄入量为 450 mg/d，4 岁以上儿童磷适宜摄入量为 500 mg/d，7 岁以上儿童磷适宜摄入量为 700 mg/d。

③青春发育期　同样采用"要因加算法"制订，11 岁以上的青少年磷适宜摄入量均定为 1 000 mg/d。

④成年人　因成人血液中无机磷水平与磷摄入量之间关系明确，所以依此推算，制订成人磷适宜摄入量为 700 mg/d。

⑤老年人　因年龄增长，磷的吸收率与排泄率未见有改变，所以老年人磷适宜摄入量与成年人一样定为 700 mg/d。

⑥孕妇　由于妊娠期间磷吸收率提高，无须额外增加磷摄入量即可满足胎儿生长需要，所以孕妇的磷适宜摄入量仍定为 700 mg/d。

⑦乳母　因为没有证据表明哺乳期间磷需要量增加，所以乳母的磷适宜摄入量定为 700 mg/d。

（3）磷的食物来源

磷在食物中分布很广，无论动物性食物或植物性食物，在其细胞中，都含有丰富的磷，动物的乳汁中也含有磷，瘦肉、蛋、奶、动物的肝、肾含量都很高，海带、紫菜、芝麻酱、花生、干豆类、坚果粗粮含磷也较丰富，但粮谷中的磷为植酸磷，不经过加工处理，吸收利用率较低。

4.5.3　人体重要的微量元素

微量元素是人体必需的六大营养要素之一，其中占人体重万分之一以下的为微量元素，如锌、铬、铜、锰、碘、硒、钒等。

4.5.3.1　锌

微量元素锌对维护人体健康成长十分重要，尤其是对婴幼儿的生长发育。它广泛地存在于人体内各组织器官，发挥其功能，促进各组织器官正常工作。

（1）生理功能

锌在人体内的分布范围很广泛，同时它的生理功能也是多方面的。维护细胞和酶系统正常工作；组成多种酶，并且有助于增强各种酶的活性，合成脱氧核糖核酸；调节体液酸碱度；促进胶原蛋白的生成，令毛发、皮肤、指甲等健康生长；有助于增强记忆力和提高智力，尤其是对胎儿的大脑发育有重要的作用；维护前列腺的正常功能。

（2）与健康的关系

人体内缺乏锌会出现厌食偏食、食欲下降、嗅觉味觉失灵等症状；致使免疫力下降，引发动脉硬化和贫血症等疾病。孕妇缺乏锌有可能导致胎儿脑细胞含量减少，影响其智力发育。儿童缺乏锌会阻碍其正常生长发育，有损智力发育和生殖系统的健康等。成年男性缺乏锌则有可能导致前列腺肥大，降低生殖系统的功能，影响生育能力。

（3）锌的食物来源

锌的主要食物来源是动物性食物，如牡蛎、鲱鱼、动物肝脏、蛋类等。在植物性食物中则以黄豆、大白菜、白萝卜的含锌量最多。

4.5.3.2　铬

微量元素铬是人体内不可缺少的营养元素之一，对维护人体的健康很重要。但是人体所需的铬并不多，并且随着年龄的增长，对其需求量还会不断地减少。此外，由于铬具有分解脂肪和糖类、调节胆固醇含量等作用，减肥者以及高胆固醇症和心脏病等疾病患者可根据医嘱适当摄取，用以减肥。

（1）生理功能

铬具有多种生理功能，最为主要的是对人体中的脂肪、蛋白质和糖类起到调节作用。例如，它能够分解脂肪，控制胆固醇的含量，从而达到减肥的效果；而且它与体内的蛋氨酸、丝氨酸等结合，能够促进蛋白质的新陈代谢，同时有助于血红蛋白的合成；此外，作为葡萄糖耐量因子的主要组成成分，铬还具有增强胰岛素的生物学作用，改善糖尿病。

（2）与健康的关系

人体内缺乏铬，最易导致脂肪、糖类和蛋白质的新陈代谢出现异常，不但会使身体变得肥胖，还有可能患上高血压、动脉硬化、心脏病、糖尿病等疾病。此外，铬的缺乏也会影响到人们的精神状况，并易患上神经炎。而适当地摄取铬，不仅能够降低上述病症的发生概率，还有利于维护视力健康、防止基因突变和预防癌症。

（3）铬的食物来源

铬的主要食物来源是粗粮、酵母、啤酒、豆类和肉类等。

4.5.3.3　铜

铜也存在于人体内，是人体必需摄取的微量元素之一，对维护身体的健康至关重要。

（1）生理功能

微量元素铜对维护人体的健康很重要，其生理功能是多方面的。例如，它是胶原的重要组成部分，而胶原能够促进骨骼、皮肤以及缔结组织的形成；可增强人体对铁和酪氨酸的吸收，有助于血红素的合成以及有效维护皮肤和头发的健康；防止骨质的流失；提高生育能力和免疫力。

（2）与健康的关系

人体内缺乏铜会降低对铁的吸收与利用，易导致继发性贫血症的发生；出现牙齿脱落、早生白发等现象；影响神经系统正常功能的发挥；导致睾丸激素分泌失调，致使性功能下降；易患上风湿性关节炎和骨质疏松症等。另外，铜还有助于维生素 C 和维生素 E 的吸收，而它们能够防治出血症和心血管疾病。

（3）铜的食物来源

铜的主要食物来源是谷类、豆类、坚果、动物内脏和贝类食物等。

4.5.3.4　钒

微量元素钒是维持体内正常生命活动所不可缺少的营养元素之一，但人体对它的需求量并不多。

（1）生理功能

钒的生理功能是多方面的，例如，它有助于脂肪和胆固醇的新陈代谢；增强机体的造血功能；维护心血管系统和肾脏功能的运行，加强心肌的收缩能力；促进骨骼和牙齿的生长发育。

（2）与健康的关系

人体内缺乏钒会使牙齿的保护层牙釉质易遭到破坏，生成龋齿；身体的生长发育也会变得迟缓，并影响体内血红素的合成，从而导致贫血症；还会造成脂肪和胆固醇的含量失调，有可能导致动脉硬化和心血管疾病的发生。此外，钒元素的摄入对血糖控制也有帮助。

（3）钒的食物来源

含钒丰富的食物有茶叶、面粉、沙丁鱼、豆类、芝麻、菠菜、牛奶、鸡蛋等。

第 5 章　食品中的生物活性成分

食品除了满足人体的能量需要外，还兼具对健康的促进作用。从加强对外源应激的抵御能力，到调节内源代谢的有序进行，食品中的活性成分正是这些健康功能的来源。这些生物活性成分是"健康教练"，低量高效，食品中较低的含量就可以动员生物机体的自身功能。这些活性成分是"协调达人"，有效搭配食品可以促进其功效，发挥多种健康益处。这些活性成分是"逆境先锋"，抑制有害物质的侵袭，切断损伤信号的级联反应，保护人体的健康稳态。食品中生物活性物质的挖掘和发现、膳食和应用是食品科学的重要课题，也是食品领域需要掌握的必要知识。

【本章学习目的与要求】
- 掌握重要生物活性成分的分类；
- 了解生物活性成分的来源和功能特点；
- 掌握生物活性成分的获取方法和恰当摄入方式。

5.1　食品中的生物活性成分简介

5.1.1　概述

现代研究发现，食物中所含有的成分除了我们人体必需的各种营养素之外，还有许多对人体有益的物质。这些物质不是维持机体生长发育所必需的营养物质，但是它们对维护人体的健康、调节生理功能和预防疾病发挥着重要的作用，所以我们将这类物质称为生物活性物质，并且定义为食物含有的多种具有生物活性的、当与机体作用后能引起各种生物效应的化合物。植物化学物研究的时间不长，而且研究的种类也只是其中的一小部分，与经典的营养素研究相比较，植物化学物的很多问题需要进一步的研究，如植物化学物的种类、生物利用至今不完全清楚，促进健康的推荐量以及可能引起毒性的剂量也不清楚，因而要在植物化学物中建立类似于营养素 AI(适宜摄入量)、UL(可耐受最高摄入量)等相关指标还有一定的距离。

生物活性物质的来源包括植物性与动物性，它们不仅参与健康的调节和慢性病的防治，还为食物带来了不同风味和颜色，因而生物活性物质的营养功能研究已成为现代营养学的一个重要研究内容和热点问题。越来越多的研究表明，食物中的生物活性物质对维护人体健康、调节生理功能和预防疾病发挥着重要的作用。例如，大量食用蔬菜和水果可以预防人类多种癌症。通常蔬菜和水果摄入量高的人群较摄入量低的人群癌症发生率大约低50%，新鲜蔬菜和沙拉可明显降低癌症发生的危险性，对胃肠道、肺和口腔/喉的上皮肿瘤证据最充实，其效果被证明与蔬菜/水果中存在的大量生物活性物质(如酚类、黄酮类、萝卜硫素等)相关，对激素相关肿瘤抑制作用的证据较少，但乳腺癌和前列腺癌的发病率似乎与食用大量蔬菜有关。经过营养学家仔细的研究，总结出植物化学物具有如下的生物学功能：抗癌、抗氧化、免疫调节、抗微生物、降胆固醇，还有调节血压、血糖、血小板和血凝以及抑制炎症等。而动物源生物活性物质，特别是海洋生物来源，也展现出了作为保健食品、生物药物、生物材料的巨大潜力。

然而根据目前现有的知识，我们很难通过试验来区分蔬菜和水果中的每一种生物活性成分对降低疾病危险性的作用，因为食物中的生物活性成分之间的生物学作用可能是相同的。因此，在流行病学研究中还要进行人群干预试验来进一步证实蔬菜和水果的促健康作用与摄入生物活性物质之间是否存在因果关系。

5.1.2　生物活性成分的分类

食品生物活性成分如按照来源进行分类，主要分为植物性来源和动物性来源，种类丰富。植物性来源的生物活性成分主要是植物化学物，即植物能量代谢过程中产生的中间或者末端低分子次级代谢产物，主要包括类胡萝卜素、植物固醇类、皂苷类、芥子油苷、多酚类、蛋白酶抑制剂、单萜类、植酸、有机硫化物和植物雌激素。动物性的生物活性成分则主要包括辅酶 Q、褪黑素和 α-硫辛酸。其中，植物化学物又可以按照它们的化学结构或者功能特点进行进一步的分类。

5.1.2.1　植物性来源生物活性成分分类

（1）类胡萝卜素

类胡萝卜素作为一种微量营养素，广泛存在于植物、藻类、细菌、真菌中。同时，类胡萝卜素也是在新鲜果蔬中广泛存在的植物次级代谢产物和脂溶性色素，在自然界中有700 多种。类胡萝卜素的主要功能之一是使植物显示出红色或黄色，其颜色因共轭双键的数目不同而变化，共轭双键的数目越多，颜色越移向红色。其化学结构特点是具有异戊二烯基本单位并含有共轭双键和多烯链，即是由 8 个异戊二烯的多烯链通过共轭双键构成的 C_{40} 类萜化合物及其衍生物。大多数类胡萝卜素是含有羟基、羰基、甲氧基极性基团的有机化合物，但所有的类胡萝卜素均含有聚异戊二烯结构，且大多存在两侧对称的多个双键结构，因此具有较强的还原力以及电子转移能力。

通常根据极性基团的存在与否将类胡萝卜素分成无氧和含氧两种类型。无氧型类胡萝卜素主要有 α-胡萝卜素、β-胡萝卜素和番茄红素等，有氧型类胡萝卜素则有叶黄素、虾青素、玉米黄素和 β-隐黄素等。部分类胡萝卜素具有多种异构体，如 β-胡萝卜素含有 20余种异构体，常见的有全反式、9-顺式、13-顺式及 15-顺式。不同类型的类胡萝卜素来源有所不同，一般 α-胡萝卜素和 β-胡萝卜素来源于黄橙色蔬菜和水果，β-隐黄素主要来源于橙色水果，叶黄素在深绿色蔬菜中含量丰富，番茄红素则最常出现于番茄当中。玉米黄素来源于玉米、黄辣椒及番红花等。

根据类胡萝卜素是否可以断裂形成维生素 A 可将其分为维生素 A 前体化合物和非维生素 A 前体化合物，如常见的 β-胡萝卜素、α-胡萝卜素和番茄红素为维生素 A 前体物质。另外，类胡萝卜素按其功能组分可分为：①含氧官能团的叶黄素类，如叶黄素、玉米黄质、虾青素等；②以聚类异戊二烯为中心，两端环状或非环状结构，且没有任何官能团的胡萝卜素，如 α-胡萝卜素、β-胡萝卜素和番茄红素等。含氧官能团的叶黄素具有更强的极性，在转运吸收过程中存在于脂蛋白表面，而非极性的胡萝卜素常常存在于脂蛋白的疏水核心。

（2）植物固醇

植物固醇又称植物性甾体化合物，其化学结构特点是具有环戊烷多氢菲主要骨架，比胆固醇多一个侧链（图 5-1），主要存在于植物的种子及其油料中，包括植物油、坚果、种子、豆类等。主要有 β-谷固醇、油菜固醇和豆固醇以及相应的烷醇。

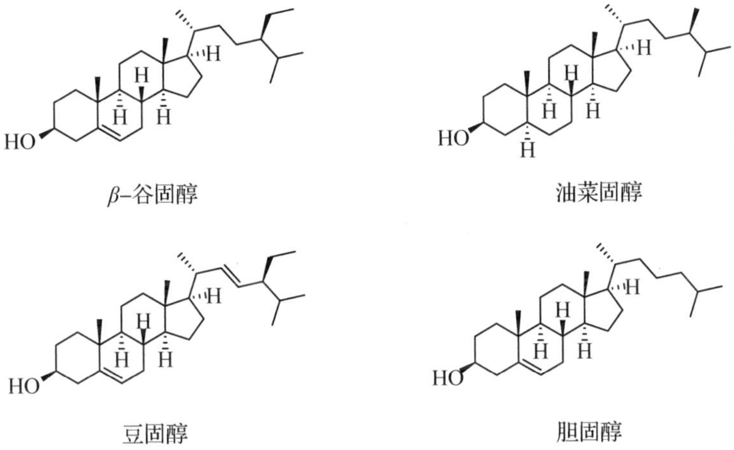

β-谷固醇　　　　　　　　　　　油菜固醇

豆固醇　　　　　　　　　　　胆固醇

图 5-1　常见植物固醇与胆固醇的化学结构式

（3）皂苷类

皂苷类化合物又叫皂素，是一类具有苦味的化合物，它们可与蛋白质和脂类形成复合物，其化学结构特点为由皂苷元和糖、糖醛酸或其他有机酸组成，其中组成皂苷的糖有葡萄糖、半乳糖、鼠李糖、阿拉伯糖、木糖及其他戊糖类等。

根据皂苷元化学结构的不同，可分为甾体皂苷和三萜皂苷。三萜皂苷中包括四环三萜和五环三萜，以五环三萜最为多见，如大豆皂苷。其他较常见的还有人参皂苷、三七皂苷、绞股蓝皂苷、薯蓣皂苷等。这一类生物活性物质广泛存在于植物茎、叶和根中。甾体皂苷主要存在于薯蓣科和百合科，三萜皂苷则在豆科、石竹科、桔梗科、五加科植物中特别丰富。

（4）芥子油苷

芥子油苷又叫硫代葡萄糖苷，简称硫苷，芥子油苷最早在十字花科的芥子油中发现，所以又称芥子油葡萄糖苷。芥子油苷的种类比较丰富，目前已经鉴定的有 120 多种，是十字花科蔬菜的次生代谢物。其化学结构主要由 β-D-硫代葡萄糖基、磺酸肟和侧链 R 基组成（图 5-2），且根据 R 基团的不同可以分为脂肪族芥子油苷、芳香族芥子油苷和吲哚族芥子油苷。芥子油苷主要存在于十字花科植物中，如花椰菜、甘蓝、包心菜、白菜、芥菜等。

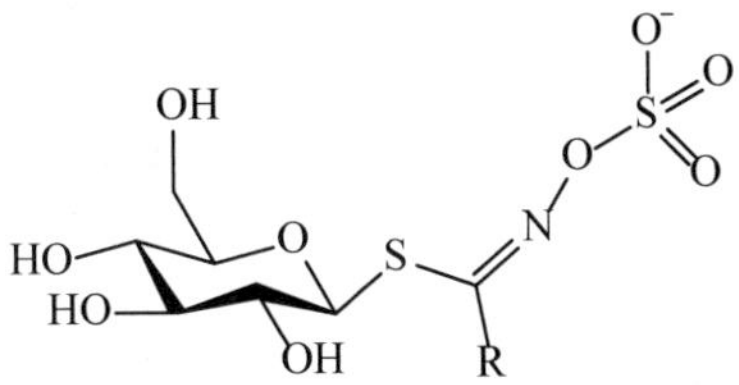

图 5-2　芥子油苷化学结构式

（5）多酚

多酚是所有酚类衍生物的总称，主要为酚酸和黄酮类化合物。酚酸是一类含有酚环的有机酸，具体包括单羟基苯甲酸（对羟基苯甲酸酯、对羟基苯甲酸甲酯、对羟基苯甲酸乙酯），双羟基苯甲酸（龙胆酸、原儿茶酸）和三羟基苯甲酸（没食子酸、均苯三酚酸）。三羟基苯甲酸（如没食子酸）是可水解丹宁酸的组分之一。酚酸存在于许多植物中，新鲜蔬菜中的多酚可达 0.1%，在干果中的含量也较高。黄酮类化合物则主要存在于水果和蔬菜的外层及整粒的谷物中，包括绿茶、各种有色水果及蔬菜、大豆、巧克力、药食两用植物等。它是指具有 C6-C3-C6 结构，泛指两个具有酚羟基的苯环（A 环和 B 环）通过中央 3-C 原子相互连结而成的一系列化合物，其基本母核为 2-苯基色原酮（图 5-3），母核上常含有羟基、甲氧基、烃氧基、异戊氧基等取代基。根据 A、B 环上连接的羟基的数量和位置，中间三碳链的饱和度以及是否与 B 环形成环状结构等特点可将黄酮进行分类。

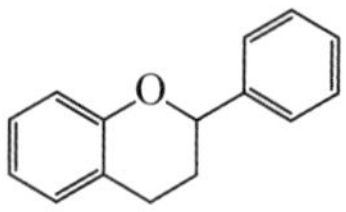

图 5-3 2-苯基色原酮结构

黄酮类物质按骨架类型分类主要有黄酮类、黄酮醇类、二氢黄酮类、二氢黄酮醇类、黄烷-3-醇类、黄烷-3,4-二醇类、异黄酮类、二氢异黄酮类、花色素类（图 5-4）。除此之外，还有其他几种特殊骨架类型，如查耳酮类、橙酮类、双苯吡酮类和高异黄酮类。

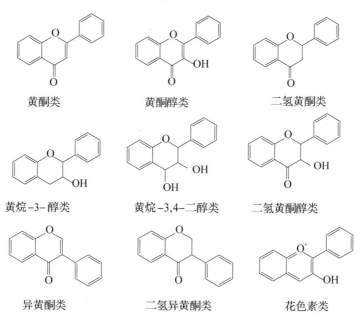

图 5-4 黄酮类物质几种主要骨架类型

黄酮和黄酮醇类主要有槲皮素、芦丁、黄芩素；二氢黄酮和二氢黄酮醇类主要有甘草素和小水飞蓟素；黄烷醇类主要有儿茶素、表没食子儿茶素没食子酸酯；异黄酮和二氢异黄酮类主要有大豆苷、染料木素和葛根素；双黄酮类主要有银杏黄酮、异银杏素；花色素类主要有葡萄皮红、天竺葵素、矢车菊素、飞燕草素；查耳酮类主要有异甘草素、红花苷，其他还有黄烷类、山黄酮类、二氢查耳酮等。

（6）蛋白酶抑制剂

蛋白酶抑制剂主要可以分为蛋白类蛋白酶抑制剂和天然小分子类蛋白酶抑制剂，其中蛋白类蛋白酶抑制剂包括丝氨酸蛋白酶抑制剂（胰蛋白酶和胰凝乳蛋白酶）、半胱氨酸蛋白酶抑制剂（木瓜蛋白酶、组织蛋白酶、天冬酰胺内肽酶）、金属蛋白酶抑制剂（金属离子活性中心的蛋白酶）和酸性蛋白酶抑制剂；天然小分子类蛋白酶抑制剂包括黄酮类、多酚类及其他天然小分子化合物。植物蛋白酶抑制剂存在于所有植物中，特别是豆类、谷类等种子中含量更高。哺乳动物肠道中的蛋白酶抑制剂主要阻碍内源性蛋白酶的活性导致机体加强消化酶的合成反应。

（7）单萜类

萜类化合物是以异戊二烯为结构单位的一大类化合物。含有两个异戊二烯单位的为单萜类。按化学结构可以分为无环（链状）单萜、单环单萜、双环单萜和环烯醚萜。无环单萜又可分为萜烯类（如柠檬烯、月桂烯）、醇类（如香茅醇、香叶醇）、醛类（如香茅醛、柠檬醛）和酮类等；单环单萜又可分为萜烯类、醇类和醛酮类，代表物有薄荷醇、松油醇、紫苏醇、薄荷酮、香芹酚等；双环单萜又包括蒎烷型（如芍药苷）、莰烷型（如樟脑、龙脑）等；环烯醚萜中主要有梓醇和山栀苷。萜类化合物广泛存在于植物中，尤以针叶树中含量丰富，是树脂及松节油的主要成分。调料类植物中所有的植物化学物主要是典型的食物来源单萜类物质，如薄荷中的薄荷醇、香菜种子中的香芹酮、柑橘油中的柠檬油精。

（8）植物雌激素

植物雌激素是存在于植物中，可结合到哺乳动物体内雌激素受体上并发挥类雌激素或抗雌激素作用的成分，具有双向调节效应，前面提到的植物固醇也具有一定的雌激素效应。植物雌激素主要包括四大类：异黄酮类（如染料木黄酮、大豆苷元、大豆苷等）、木酚素类（如开环异落叶松树脂酚、穗罗汉松树脂酚等）、香豆素类（如香豆雌醇、4-甲氧基香豆雌醇等）、芪类（如白藜芦醇等）。异黄酮和木聚素在化学结构上均是多酚类物质，但是也属于植物雌激素。异黄酮在豆科植物中存在广泛，大豆中含量为 0.1%~0.5%；木聚素则在亚麻种子和粮食制品中较高，亚麻籽中含量可达 0.37 mg/g。香豆素类在处于发育阶段的黄豆芽、绿豆芽、苜蓿等存在较多，干豆芽中含量可达 0.07 mg/g；芪类在葡萄、葡萄酒、花生等中存在广泛，葡萄中含量可达 0.01 mg/g。

（9）硫化物

植物次级代谢产物中的硫化物包括所有存在于百合科葱属植物（如大蒜）和其他球根状植物中的含硫化合物，以大蒜中含量最为丰富。大蒜中的主要活性物质是二丙烯基二硫化物，也称蒜素，蒜素中的基本物质是蒜苷。大蒜中含有 30 余种有机硫化物，占大蒜总重的 0.4%。植物中含硫的杂环类化合物主要有：硫杂环戊烯、二烯丙基二硫化物、甲基烯丙基二硫化物等。

（10）植酸

植酸又称肌醇六磷酸酯（IP6），即环己六醇的六磷酸酯（InsP6），分子式为 $C_6H_{18}O_{24}P_6$，相对分子质量为 660.08，其化学结构是肌醇的 6 个羟基被磷酸酯化生成的肌醇衍生物，包括 6 个磷酸基团和 12 个解离氢。植酸作为动、植物生长发育必需的营养元素，是谷物籽粒中磷酸盐的主要贮存形式，占总磷含量的50%～90%，对维持植物体内磷的平衡有重要作用。这种形式的磷不能被缺乏植酸酶的单胃动物（包括人类）所吸收利用，所以也被称为抗营养因子。但由于植酸盐对金属离子有较强的螯合能力，使之呈现多种重要的生理活性和保健功能，因此可以被用来开发抗癌、降血压的药物。它主要分布在种子胚层和谷皮中，在谷类和豆类中含量可达1%～6%。在消化道内会水解为肌醇和磷酸或其他低磷酸化形式（IP1～5）。

5.1.2.2 动物性来源的生物活性成分分类

（1）辅酶Q（coenzyme Q，CoQ）

辅酶Q又称泛醌，是一种脂溶性醌类化合物，其化学结构中含一个由6～10个异戊二烯单位组成的、与对苯醌母核相连的侧链。主要存在于动物的心、肝、肾细胞，在酵母、植物叶片和种子等也有少量存在。目前研究最多的是辅酶Q_{10}。

（2）α-硫辛酸（lipoic acid，LA）

α-硫辛酸（1,2-二硫戊环-3-戊酸）是一种天然的二硫化合物，属于维生素B类化合物，也是一种多酶复合体中的辅因子，在三羧酸循环中起重要作用。主要来源于肉类和动物内脏（心、肾、肝），水果和蔬菜也能提供少量。α-硫辛酸可以分为氧化型和还原型两种。其化学结构特点是含硫、碳原子的单链结构化合物，具有硫、碳原子构成的封闭环状分子结构，电子密度高，因此具有抗氧化性能。

（3）褪黑素（melatonin，MT）

褪黑素是一种广泛存在于生物体内的小分子（约232.27）吲哚胺类物质，又称黑素细胞凝集素，是由松果体产生的胺类激素，即 N-乙酰基-5-甲氧基色胺。动物性食物是褪黑素的主要来源，但植物性食物如玉米、百合、苹果和萝卜等也有少量存在。

5.1.3 生物活性成分的功能

5.1.3.1 生物活性成分与氧化应激损伤

氧化应激损伤是氧化物的产生速率与生物系统的还原速率不平衡导致的。机体在代谢过程中，活性氧（reactive oxygen species，ROS）和活性氮（reactive nitrogen species，RNS）会通过非酶促反应和酶促反应不断产生，但在抗氧化酶以及外源性和内源性抗氧化剂的协同作用下被不断清除。在正常的生理状况下，活性氧和活性氮的生成和清除处于动态平衡，维持在有利无害的极低水平。但是，当机体受到内源性和外源性刺激时会导致机体代谢异常而骤然产生大量活性氧自由基，或机体抗氧化物质不足，使促氧化剂与抗氧化剂间平衡失常，机体就会处于氧化应激状态。氧化应激损伤主要包括对DNA、蛋白质和脂质的危害，对细胞的危害，对组织和器官的危害及诱发相关疾病等多方面多层次的危害。过量的自由基特别是活性氧，具有极高的反应性。它们可以通过自由基的连锁反应，在自由基的产生部位及远离产生部位的其他部位，攻击包括DNA、蛋白质、脂质、糖类等在内的几乎所有的生物分子，产生极大的损害。氧化应激使机体处于易损状态，同时能增强致病因素的毒性作用，与多种疾病的发生具有密切的关系。

因此，氧化应激导致机体损伤的抗氧化物质是针对某些疾病的可行性较高的膳食策略。一些从饮食中获取的营养物质和生物活性物质具有很好的抗氧化功能，在抵御氧化应激损伤上具有重要的作用。这些抗氧化物质主要从以下几个方面发挥作用：一是防止自由基的形成；二是抵消已产生的自由基，修复自由基对机体产生的损伤；三是和内源抗氧化剂共同作用，提高机体总体抗氧化能力。

维生素 C 是主要的水溶性抗氧化物，主要在水相中发挥作用；维生素 A、维生素 E 和类胡萝卜素是脂溶性物质，主要在生物膜和脂蛋白中发挥作用。虽然它们主要在不同的相中发挥作用，但能协作抵御氧化应激损伤。

维生素 C 是一种非常重要的营养物质，且是血浆中主要的亲水性抗氧化物质。除了可以中和自由基外，也参与 α-生育酚的再生通路。α-生育酚是维生素 E 家族中的重要组成部分，也具有非常重要的抗氧化作用。饮食中的绝大多数维生素 C（超过 85%）来自柑橘类水果和蔬菜，饮食摄入后在小肠中通过主动运输被人体吸收。

维生素 E 在日常饮食中主要来源于植物油及其衍生产品。除此之外，肉类、动物脂肪、全谷、坚果以及种子也是维生素 E 很好的饮食来源。维生素 E 的抗氧化能力主要来源于其色原烷醇环，色原烷醇环上的羟基可以为活性氧提供电子。作为一个脂溶性的分子，维生素 E 信号可防止生物膜脂质过氧化，同时在维持生物膜稳定性、调控基因表达的信号级联等中发挥重要作用。

研究表明，类胡萝卜素被人体摄入后，会在小肠以主动运输的形式被吸收，同时一些类胡萝卜素的生物利用率通过烹饪或在加入食用油的条件下会显著提高。作为脂溶性物质，类胡萝卜素在防止脂质氧化上发挥着重要的作用，它能和维生素 E 协同防止脂质过氧化。此外，类胡萝卜素还能保护 DNA 免受自由基的损伤，促进 DNA 修复机制的正常运行。除了抗氧化功能外，类胡萝卜素还有抑制肿瘤生长、防止基因毒性以及调节免疫系统等作用。

5.1.3.2　生物活性成分与糖尿病

糖尿病是一种以高血糖为特征的代谢性疾病，是由于人体不能正常分泌胰岛素（即胰岛素缺乏）或身体不能正常利用胰岛素（即胰岛素抵抗）而引起的。糖尿病患者长期存在的高血糖，会导致各种组织，特别是眼、肾、心脏、血管、神经的慢性损害和功能障碍，引发很多并发症，如眼底病变、心脑血管和下肢血管病变、自主神经病变等，严重威胁人类健康。目前，全球大约有 4.5 亿糖尿病患者，其中国糖尿病患者人数最多，大约 1.14 亿，糖尿病已成为威胁人类健康的重大社会问题。

（1）类黄酮与糖尿病

果蔬中含量丰富的类黄酮是植物中一类重要的次生代谢物，广泛存在于水果、蔬菜、茶等多种食源性植物中。如柑橘中目前已鉴定出 60 多种类黄酮，包括柚皮苷、新橙皮苷等黄烷酮和川陈皮素等多甲氧基黄酮。模型动物试验结果显示，富含类黄酮的柚皮提取物、宜昌橙皮提取物、枳橙果实提取物和金柑果实提取物等，均可显著降低糖尿病小鼠的血糖水平，提高其葡萄糖耐受能力，进一步研究表明柑橘中富含的橙皮苷、柚皮苷、川陈皮素可能是柑橘提取物抗糖尿病的主效成分。根皮苷是苹果中的重要类黄酮，也被证明能显著降低糖尿病小鼠的血糖水平，改善胰岛素抵抗，调节脂质代谢，对糖尿病小鼠多尿、多饮、多食和消瘦的"三多一少"症状有显著的改善作用。槲皮素及其糖苷衍生物也是普遍存在于果蔬中的类黄酮。有学者利用链脲佐菌素（STZ）诱导的糖尿病小鼠模型研究发现：不同剂量的槲皮素饲喂 2 周后可显著降低小鼠血糖，提高血清胰岛素水平，并呈现出明显量效关系。利用 db/db 糖尿病小鼠模型，研究发现槲皮素饲喂 6 周可显著提高小鼠体内抗氧化水平，具有显著的降糖效果。此外，槲皮素糖苷衍生物，如异槲皮苷、金丝桃苷、槲皮苷、芦丁等，也被报道具有显著的体内降低血糖或体外调节糖代谢作用。花色苷是果蔬中另一类重要的类黄酮。富含花色苷的果实如杨梅，可显著降低糖尿病小鼠的血糖水平，提高小鼠的口服糖耐量，这与果实花色苷提取物的高抗氧化活性，以及有效保护胰岛细胞、诱导胰岛素分泌相关的基因和蛋白表达的生理功能等有关。

（2）多糖与糖尿病

植物多糖是由 10 个以上单糖通过糖苷键连接而成的高分子化合物。大量研究表明，植物多糖如南瓜多糖具有降血糖功能。利用糖尿病小鼠模型，研究发现南瓜多糖可显著抑制小鼠血糖的上升，使胰岛 β 细胞功能指数和胰岛素分泌指数显著升高，修复受损的胰岛 β 细胞，促进胰岛素的分泌，此外对改善糖代谢、促进肝糖原合成有着重要作用。除南瓜多糖外，苦瓜多糖、茶多糖等在抗糖尿病方面的功效也被证明。

（3）皂苷与糖尿病

目前，糖尿病被世界卫生组织认定为是只可控制不可治愈的终身疾病，其中饮食控制将是伴随糖尿病患者一生的重要治疗手段。植物皂苷是由皂苷元、糖、糖醛酸或其他有机酸组成的一类糖苷。近年来，苦瓜皂苷、人参皂苷、大豆皂苷等植物皂苷都陆续被报道具有降血糖作用。

被誉为"植物胰岛素"的苦瓜皂苷，是苦瓜降血糖的主要成分之一。它不仅有直接的类胰岛素作用，还能促进胰岛素的分泌。动物试验结果表明，苦瓜皂苷可显著降低糖尿病大鼠的空腹血糖，恢复其抗氧化能力，还可以通过增加肝糖原和抑制 α-葡萄糖苷酶的活性来改善糖耐量。在降血糖的同时，苦瓜皂苷还能有效降低糖尿病小鼠的胆固醇、甘油三酯、瘦素等水平，其降血脂作用可用于预防和辅助治疗糖尿病并发症。

随着此类研究工作的深入开展，除上述提到的类黄酮、多糖、皂苷外，饮食中更多功能性成分在调节血糖方面的功效将被发现。

5.1.3.3 生物活性成分与心血管疾病

心血管疾病（cardiovascular diseases，CVD）是心脏和血管疾患引起的，包括冠心病（心脏病发作）、脑血管疾病（中风）、高血压（血压升高）、周围血管疾病、风湿性心脏病、先天性心脏病、心力衰竭以及心肌病。心血管疾病是全球的头号死因：每年死于心血管疾病的人数多于其他任何死因。2016 年，大约有 1 790 万人死于心血管疾病，占全球死亡总人数的 31%。其中，85% 死于心脏病和中风。

我国心血管病防治工作已取得初步成效，但仍面临着严峻挑战。总体来看，我国心血管病患病率及死亡率仍处于上升阶段，推算心血管病现患人数为 2.9 亿，心血管病死亡占居民疾病死亡构成的 40% 以上，居首位，高于肿瘤及其他疾病。近几年来农村心血管病死亡率持续高于城市水平。

较多流行病学研究显示，合理的膳食可降低较多慢性疾病，如癌症及心血管疾病的发生风险。尽管植物中的脂肪及蛋白质在某种程度上对这些保护效果有着一定的贡献，但其他植物食品组分的贡献也非常关键。此类活性组分主要为植物来源的一些微量的酚类化合物，以及大量其他的化合物，如番茄红素、有机硫化合物、植物甾醇、膳食纤维及单萜类物质等。

（1）酚类化合物与心血管疾病

酚类化合物广泛存在于所有植物中，至今已分离了超过 8 000 种酚类结构，既包括简单的分子，如酚酸类；又包括大量高聚合度的化合物，如单宁。尽管酚类化合物存在于所有植物食品中，但在不同植物中的含量差距甚大。例如，谷物及豆类的主要酚类化合物为类黄酮、酚酸类和单宁类；葡萄酒中的主要酚类化合物有酚酸类、花色苷、单宁类及类黄酮；大多水果富含黄酮醇，坚果富含单宁类物质。

类黄酮是植物中最为常见的酚类化合物，常见的类黄酮为黄酮类、黄酮醇类以及它们的糖苷化合物。诸多研究表明，类黄酮的摄取与心血管疾病之间存在负相关性。其可能的作用机制包括对血浆中低密度脂蛋白（LDL）氧化的抑制、对血小板凝集级黏附的抑制、降低固醇或甘油酯等。

研究表明，由于红葡萄酒富含多酚类化合物，因此红葡萄酒在体外可以抑制 LDL 的氧化，增加血浆的抗氧化能力，此外还可以降低血小板凝集的灵敏度、减少促凝血原及促发炎原、降低黏附分子的表达，发挥抗血栓效果。红葡萄酒中鉴定到的抗氧化剂包括酚酸类、黄酮醇类、单体儿茶素以及聚合的花色苷等。

茶是世界上消费量仅次于水的饮料，它富含大量抗氧化性多酚类化合物，包括儿茶素类、黄酮醇类、茶黄素及茶红素等，几乎占茶叶干重的 35% 以上。茶叶可降低 LDL 氧化的灵敏度，也起到对心血管的保护效果。

（2）番茄红素与心血管疾病

番茄红素是一种主要存在于番茄及其制品中的生物活性物质。根据品种及成熟阶段的不同，番茄的番茄红素含量差异巨大。在油或脂肪存在的情况下进行烹饪，可以显著提高番茄红素的生物利用性。

在主动脉粥样硬化的发生和发展过程中，血管内膜中的脂蛋白氧化是一个关键因素。番茄红素在降低脂蛋白氧化方面发挥着重要作用。据报道，口服天然番茄红素，能使血清胆固醇降至 5.20 mmol/L 以下。番茄红素可用于防治高胆固醇和高脂血症，减缓心血管疾病的发展。

（3）有机硫化合物与心血管疾病

很多食品来源的有机硫化合物对心血管疾病的诸多风险因子都能够产生有益的影响。例如，大蒜和大蒜油中含有的丰富有机硫化合物，可降低总胆固醇及 LDL 胆固醇，以及甘油三酯的含量。其中水溶性化合物（如 S-烯丙基半胱氨酸），还有大量脂溶性化合物（包括二烯丙基硫、三烯丙基硫、二烯丙基二硫等），都具有较强的抗氧化活性，能起到一定的抗血栓效果。

（4）植物甾醇与心血管疾病

膳食中等植物性油脂与其他植物性食物中富含植物甾醇，主要包括谷甾醇、豆甾醇及樟甾醇。植物甾醇作为胆固醇类似物可抑制肠道对胆固醇吸收进而降低血液中胆固醇水平、降低心血管疾病风险。研究显示，任何一种植物甾醇或甾烷醇，只要得到正确的配置，都可以发挥出几乎相一致的降低胆固醇的效果。

5.1.3.4 生物活性成分与记忆改善

衰老是自然界生物不可逆的生理、病理学变化，是生物机体伴随年龄增长，组织器官逐渐失去功能的过程。人体衰老过程中多伴随着认知记忆功能的下降，这与机体的内分泌系统、循环系统、中枢神经系统乃至消化系统等多个系统的老化均密切相关。衰老所引起的神经退行性疾病如阿尔茨海默病（Alzheimer's disease）、帕金森综合征（Parkinson's syndrome）等的发病率随着年龄增长而不断升高，这些疾病都伴随着认知记忆功能障碍，已成为影响老年人身心健康与生活质量的巨大威胁。

据国家统计局数据显示，截至 2018 年年末，全国 60 岁及以上人口为 2.4 亿人，占我国全部人口的 17.9%，人口老龄化程度还在持续增加，预计中国老年人口比例将在 2041 年前后突破 30%，全面进入深度老龄化社会。老龄化所引起的社会、经济压力同样也是一个目前亟待解决的问题。

人们探索延缓机体衰老、改善认知记忆、提高老年人群生活质量的脚步从未停歇。人们试着从日常生活中常摄入的一些功能性成分入手，充分发挥其延缓衰老与神经保护的作用，从而达到改善记忆的目的。

碳水化合物是人们日常生活中摄取最广泛的营养素。其中，葡萄糖是中枢神经系统最为直接也最为重要的能量供给。此外，葡萄糖还是神经系统重要的化学神经递质谷氨酸盐、乙酸盐、γ-氨基丁酸（γ-aminobutyric acid，GABA）等的底物。中枢神经系统的糖摄入不足会导致神经信号传递紊乱，进而引起认知记忆功能的障碍。碳水化合物中的一些多糖能够改善认知记忆，有研究表明，黄芪多糖能够降低小鼠脑海马体中的丙二醛含量及超氧化物歧化酶的活性，维持脑内氧化应激平衡，最终改善大鼠的认知记忆功能。枸杞多糖也是一种传统的功能性成分，有研究报道，枸杞多糖能够抑制脑内 Aβ 淀粉样蛋白的沉积，抑制脑内活性氧的产生，增加小鼠脑部抗氧化物酶的表达，从而改善认知记忆功能。其他的一些多糖，如膳食纤维，会被特定肠道微生物代谢为短链脂肪酸（short-chain fatty acids，SCFAs）。SCFAs 能够通过单羧酸转运蛋白透过血脑屏障，进而影响中枢神经系统功能，且 SCFAs 可抑制炎症因子的表达，显著改善神经小胶质细胞炎症反应。因此，补充膳食纤维、抗性淀粉以及它们的代谢产物短链脂肪酸，对于脑衰老及其造成的认知记忆损伤都具有潜在的改善作用。

一些脂类功能性成分，如 ω-3 多不饱和脂肪酸，对于脑衰老及其造成的认知记忆损伤也具有潜在的改善作用。较高的内源性 ω-3 水平与阿尔茨海默病小鼠模型的认知衰退减弱有关，饮食补充 ω-3 多不饱和脂肪酸可改善衰老人群和阿尔茨海默病患者的脑部功能。

此外，一些植物多酚，如菊科蔬菜中富含的菊苣酸以及茶叶中的茶多酚，都已被证实能够改善认知记忆功能。

膳食补充菊苣酸可以有效改善由系统性炎症引起的脑内神经炎症的发生及 Aβ 的过度聚集。菊苣酸还可以与 Keap1 蛋白相结合，使得 Nrf2 蛋白从 Keap1 上脱离，向细胞核内转移进而激活小胶质细胞的抗氧化防御酶表达，抑制由脂多糖（LPS）引起的氧化应激损伤，保护神经细胞的活力。近年来研究发现，茶多酚可以显著改善由高热量膳食引起的节律失调及认知功能障碍，并且可以改善由长期黑暗诱导的小鼠大脑主钟节律失调，进而显著改善小鼠的空间学习记忆障碍。茶多酚还可以生物钟基因 *Bmal1* 依赖性的方式激活 Nrf2 抗氧化防御信号通路，改善 H_2O_2 诱导的 SH-SY5Y 神经细胞损伤，揭示了茶多酚干预节律失调与认知功能障碍间的潜在联系与机制。

红色类胡萝卜素物质，如番茄中所含的番茄红素以及存在于虾蟹等水产生物中的虾青素等都有潜在的改善认知记忆的功能。

番茄红素能够透过血脑屏障，促进脑源性神经营养因子 BDNF 的表达，修复神经突触的可塑性，增加小鼠脑部抗氧化物酶的表达，对认知记忆障碍有显著的保护作用。研究发现虾青素可维持脑组织中的氧化还原平衡，显著降低脑部炎症蛋白的表达，保护大脑海马区神经细胞免受损伤。

综上所述，多种功能性成分的构成、比例对于维持机体结构需求、能量供给以及稳态调节十分关键，这些潜在因素或相关活性物质的摄入均会对衰老及其相关的认知记忆功能障碍具有一定的影响。

5.1.3.5　生物活性成分与人体生物钟

古人云，"万物皆规律，有法天下和"。在这五彩斑斓的自然世界里，所有的生物都遵循着它们惯有的自然法则。其中，生物节律就是一个很神奇的现象。

为什么没有闹钟，我们也能在白天按时醒来？为什么人们养成了一日三餐的进食习惯？为什么雄鸡在清晨啼鸣，猫头鹰在夜间捕猎进食？这一切都离不开机体内在的时间系统，也称"生物钟"。

早在 18 世纪初，科学家德迈伦通过观察含羞草植物的自主叶片运动，首次发现了生命感受光信号形式具有内在的时钟系统。此后又经过近 200 年的研究，人类终于揭开了机体生物钟的作用机制与生理功能。2017 年诺贝尔生理和医学奖颁发给了 3 位美国科学家，以表彰他们在机体生物钟分子机制当中的研究。简单来说，在人体大脑的下丘脑存在一个特殊的结构——视交叉上核，它可以通过视网膜感受外界的光信号，并整合外界光信号，进而调控机体以适应外周环境。

在分子水平上，核心生物钟基因遵循一个细胞内自主的转录翻译负反馈调节。转录因子 *Clock* 和 *Bmal1* 形成异二聚体结合到 E-box 上驱动下游的生物钟基因 *Cry* 和 *Per* 在细胞质中的转录和翻译。

当细胞质中的 Cry 和 Per 蛋白表达过高时，会部分地进入细胞核，进而抑制生物钟蛋白 Bmal1 和 Clock 的结合。同时，一些辅助的反馈调节回路也参与了生物钟的调控过程。如 *REV-ERB* 和 *ROR* 可以与 *Bmal1* 启动子区段的 *ROREs* 竞争性结合进而抑制或激活 *Bmal1* 的转录活性。基于此，生物钟基因的表达形成了一个以 24 h 为周期的波动方式。

越来越多的证据表明，倒班工作与肥胖、糖尿病、乳腺癌及代谢相关疾病的发生密切相关，而昼夜节律紊乱是由倒班工作引发一系列健康问题的关键因素。除了光照信号可以影响机体的生物节律之外，食物信号也是影响机体生物钟的重要因素。一些食品组分可以在分子水平上调控生物钟基因，进而改善节律失调诱导的一系列健康问题。近年来，科学家围绕如何通过食物信号直接调控生物钟进而干预生物节律失调相关健康问题的发生开展了大量的有益探索。研究表明，食物中的葡萄糖、蛋白质、维生素等基本营养物质能够调控生物钟，尤其是外周生物钟信号。此外，食物中的功能活性物质如茶多酚、儿茶素、白藜芦醇、川陈皮素等对机体生物钟也具有较好的调控效果。

以喝茶可以提神为例，这是由于茶叶中富含茶多酚。茶多酚不仅有较强的抗氧化、抗炎的功能，还可以调控人体脑部的生物钟基因，延长生物钟基因的周期。茶叶中还有另外一种重要的膳食多酚——儿茶素，它可以通过调控肝脏的生物钟，来提高肝脏的糖脂代谢功能。

同时，葡萄、花生、桑葚中富含一种对人体健康十分有益的多酚类化合物——白藜芦醇。研究表明，白藜芦醇干预成纤维细胞可以显著上调核心生物钟蛋白 Bmal1 的表达。同时，白藜芦醇可以通过作用于 SIRT1 调节生物钟功能进而改善肝脏及肌肉的胰岛素抵抗的情况。

此外，在高脂饮食模式下，白藜芦醇可以调节 *Clock*、*Bmal1*、*Per2* 等生物钟相关基因的节律性表达，进而抑制脂肪的生成。白藜芦醇还可以通过调控机体脂肪组织中 Rev-erb 蛋白的表达从而降低机体的炎症反应。总结来说，食品功能组分白藜芦醇可以通过调控机体生物钟系统，对机体糖尿病及肥胖症的预防、延缓衰老、抑制癌症的发生发挥重要的作用。

此外，有一些膳食功能组分可以直接参与生物钟基因的转录，如一种普遍存在于柑橘类水果中的多甲氧基黄酮——川陈皮素。研究发现，在节律失调和肥胖的小鼠中，川陈皮素可以通过调控生物钟蛋白 Clock 促进小鼠能量消耗及运动活力，进而改善其体重增加、血糖水平升高、胰岛素敏感性降低以及脂肪肝等代谢综合征。同时，川陈皮素还可以通过调控生物钟蛋白 Clock 对糖尿病模型小鼠代谢综合征发挥干预作用。染色质免疫共沉淀结果显示，生物钟受体 RORs 是川陈皮素调控肝脏生物钟的作用靶点。综上所述，生物钟是指生物体为了适应由于地球自转所形成的昼夜循环而进化形成的生理和行为呈现 24 h 节律性变化的生命现象。生物节律失调容易诱发肥胖、糖尿病、神经退行性疾病和癌症等慢性病的发生。而近来的研究表明，许多食品功能组分可以通过调控机体的生物钟功能，进而抑制这类慢性病的发生与发展。

5.1.3.6　生物活性成分与肠道菌群

肠道微生态系统中的微生物数量庞大且种类繁多，包括细菌、真菌、病毒和其他微生物以及它们的代谢产物、降解副产物和基因。肠道中微生物的分布并不均匀，约有 70% 分布在远端肠道(如结肠)，这是由于远端肠道含氧量较低，微生物可利用的营养物质分子较多，故菌群数量丰富。肠道微生物除了执行各自的生物功能外，还可以与宿主之间进行相互作用，进而影响多种细胞和组织中的生理学、病理学以及免疫生物学过程。因此，食品活性物质组分与肠道菌群的互作研究已经成为食品营养领域的热点之一。

正常情况下，肠道菌群是个动态变化的系统，在肠黏膜表面形成天然的屏障，能防止肠内物质与细菌易位至血液循环中，对人体健康起到极为重要的作用。人体肠道菌群的组成受许多因素影响，包括宿主的基因型、饮食、年龄、疾病状态和是否应用抗生素等。近年来，肠道菌群已成为食品领域研究的热点之一，越来越多的证据表明肠道微生态失衡与多种慢性疾病的发生、发展密切相关，如肥胖、2 型糖尿病、认知障碍以及其他代谢综合征等。肠道微生态的稳态平衡对个人的健康至关重要。近年来，不论是在理论上或是应用上都十分重视肠道微生态平衡，并力求使其向有益于人体健康的方向调整。其中，膳食是影响肠道微生态的重要因素之一。

(1)膳食摄入益生菌改善肠道微生态

益生菌指在适当剂量下可给宿主带来健康益处的活菌剂或死菌剂。目前公认的益生菌包括双歧杆菌属、乳酸杆菌属、酪酸梭菌、肠球菌以及布拉酵母菌等。益生菌改善肠道健康的主要机制包括：①调节肠道菌群平衡；②益生菌代谢物改善肠道感觉运动功能；③增加短链脂肪酸产生，降低肠腔 pH 值，改善肠道环境。日常生活中，我们可以直接从膳食中摄入一些益生菌，如市场上售卖的一些酸奶都是含有活菌型乳酸菌的乳饮品，长期摄入这一类型的乳饮品可上调肠道中有益菌乳酸菌的比例，保护肠道微生态平衡，维持人体健康。

（2）膳食摄入益生元改善肠道微生态

益生元泛指不易被宿主消化吸收，可以通过改变微生物的生长条件促进有益菌生长的有益于宿主健康的物质，包括菊粉、膳食纤维、低聚果糖、低聚半乳糖、人乳低聚糖、抗性淀粉、果胶、阿拉伯木聚糖、全谷物以及具有调节肠道菌群作用的非碳水化合物等。有研究表明，食用菊粉及其衍生物会对肠道菌群产生影响，可以增加肠道微生物产物短链脂肪酸丙酸盐的含量。在国际知名期刊《Gut》上发表的人群对照研究也表明，菊粉丙酸酯和菊粉均可以通过改善肥胖者的肠道菌群以及系统性炎症，来减轻肥胖引起的胰岛素抵抗及其他肥胖症状。

膳食纤维作为不能被人体内源性消化酶消化吸收的糖类，具有饱腹、延缓消化、降低小肠吸收能力等作用，并具有减少血糖、血脂的吸收和改善血糖的作用，且能量较少。膳食纤维还可以通过影响肠道菌群结构而抑制肥胖的发生。研究表明，膳食纤维可调节肠道pH值，改善有益菌的繁殖环境，纠正肥胖者肠道微生态紊乱的状况。此外，膳食纤维可增加拟杆菌门与厚壁菌门在肠道中的比例，增加肠道菌群丰度，产生有益宿主健康的代谢产物短链脂肪酸以及抑制机体炎症反应等进而避免肥胖的发生。

（3）膳食多酚调节肠道菌群

膳食多酚已被证明具有多种生物学特性，如抗炎、抗氧化和抗衰老活性、心血管和神经保护功能。近年来，研究表明，膳食多酚也可以有效改善肠道菌群，降低患肠道疾病的风险。来自南京农业大学与国家枸杞工程研究中心团队合作的一项最新研究发现，黑果枸杞中提取的花青素及花青素的主要单体P3G，可有效调节肠道菌群组成，改善小鼠结肠炎的症状。除花青素外，有研究曾对茶多酚、葡萄多酚以及一些多酚单体黄酮及非黄酮类对肠道菌群的影响进行了分析，结果发现，多酚混合物或多酚单体都可以对肠道微生物的结构组成产生影响。

在众多肠道微生物中，双歧杆菌属最易受到影响。几乎所有相关报道都指出，多酚物质能显著增加它的丰度。此外，许多多酚类物质也会明显促进有益菌乳酸菌的生长。

（4）类胡萝卜素调节肠道菌群

长期的高脂饮食会导致肝癌的发生，有研究表明，小鼠长期摄入添加番茄粉的饲料可有效预防肝癌的发生。研究发现，该种饲料可增加肠道微生物的丰富度和多样性，显著降低有害菌梭菌属和黏螺旋体属的相对丰度，有效抑制高脂饮食引起的机体炎症，改善高脂饮食引起的肝病变，从而有效预防肝癌的发生。

虾青素也是类胡萝卜素的一种，具有良好的抗炎、抗氧化能力。有研究表明，在卵形鲳鲹幼鱼饲料中加入虾青素后，可有效增加幼鱼肠道绒毛长度，增强幼鱼肠道屏障完整性，并且可以有效调整幼鱼肠道菌群的组成，降低变形菌门、拟杆菌门和放线菌门的比例。

以上研究结果表明，膳食补充功能性食品组分已经成为一种有效平衡肠道微生态的方法，长期摄入功能性食品组分可以有效干预慢性疾病的发生和发展。

5.1.4 生物活性成分的吸收与代谢

5.1.4.1 类胡萝卜素的吸收与代谢

类胡萝卜素的吸收和转运过程主要分为4个步骤：食物消化释放类胡萝卜素、小肠内脂质微粒的形成、小肠黏膜细胞的摄取和被转运至淋巴循环及血液循环。番茄红素在体内代谢的方式主要是通过发生裂解反应和氧化反应。类胡萝卜素转化成维生素A是其代谢的一个重要途径。

5.1.4.2 植物固醇的吸收与代谢

与胆固醇约50%的肠道吸收率相比，植物固醇的肠道吸收效率很低(小于2%)。植物固醇与胆固醇的转运过程相似，主要通过低密度脂蛋白(LDL)(70%~80%)，高密度脂蛋白(HDL)颗粒(20%~30%)的形式在体内转运。

5.1.4.3 皂苷类化合物的吸收与代谢

皂苷类成分的吸收机制以被动扩散为主，有时也伴有主动转运，其在动物体内大都需经历一系列反应转化成水溶性较高的代谢产物。经口服进入体内的皂苷类药物，通常会经肠道菌群和酶系的作用，发生一系列的代谢反应。此外，皂苷类药物也会在肝微粒体中的多种酶系的作用下，发生广泛的Ⅰ相和Ⅱ相反应。皂苷类成分在体内的代谢途径通常以脱糖基化和羟基化为主，有时也会发生乙酰化、葡萄糖醛酸化等代谢转化。

5.1.4.4 芥子油苷的吸收与代谢

进入人体的芥子油苷是通过肠道内的微生物区系被分解成为异硫代氰酸盐来发挥其在抗癌方面的作用。

5.1.4.5 多酚类化合物的吸收与代谢

多酚在膳食中含量很高，但它们在体内的生物利用度较差。膳食多酚摄入后，一部分先在胃部被低程度吸收，如黄酮醇(槲皮素)、异黄酮苷元(大豆素和染料木素)、花色苷等，主要是单酚酸类物质。只有少部分多酚(5%~10%)在小肠吸收(主要是游离态多酚)，其余未被吸收多酚(主要是结合态多酚)到达结肠，在肠中微生物菌群作用下进行分解、释放、吸收。膳食多酚吸收后进入血液循环之前，会受到Ⅰ相和Ⅱ相代谢酶作用，一部分进入血液循环，另一部分被外排转运体泵回肠腔。

5.1.4.6 有机硫化物的吸收与代谢

已有报道显示，有机硫化物可在红细胞内转化成硫化氢。硫化氢被认为是一个新的气体信号转导分子，具有广泛的生物学作用。

5.1.4.7 植物雌激素的吸收与代谢

大豆异黄酮是一类具有多种生物活性的植物雌激素，其功能的发挥首先有赖于其在胃肠道中的吸收和代谢。食物中大部分以苷类形式存在的异黄酮不能通过小肠壁，而是需经结肠中细菌的β-葡萄糖苷酶而水解或日粮中添加微生物源酶制剂，生成苷元才有可能被肠道吸收。

5.1.4.8 单萜的吸收与代谢

以柠檬烯为例，柠檬烯经口摄入能被胃肠道迅速吸收，在人皮肤中吸收量不到1%。进入机体的柠檬烯及其代谢产物紫苏酸均具有很高的生物利用度，能被机体很快吸收利用，D-柠檬烯在人体和动物中分布广泛，主要分布于血浆、肾脏及肝脏中，且一段时间后几乎全部消失，不会在体内积累。

5.2　多酚类化合物

5.2.1　多酚类化合物的结构与分类

多酚类化合物是一类含有一种或多种羟基酚的次生代谢产物，通常发现于植物源性食品中。人体自身不能合成多酚类化合物，因此需要从食物中摄取。多酚的主要来源是水果，如浆果、葡萄、柑橘类水果、杏、苹果、李子、樱桃、桃子和热带水果。其他重要的来源是一些受欢迎的饮料，如绿茶、红茶、果汁、咖啡、红酒、可可和啤酒，以及各种种子、谷物和坚果。在蔬菜中，多酚经常存在于洋葱、菠菜、西兰花、花椰菜、洋蓟、番茄、豆类、大豆、胡萝卜、山楂和橄榄中。不同的香料和草药如丁香芽、姜黄、芹菜、欧芹、薄荷、迷迭香、百里香、鼠尾草、小茴香、咖喱和生姜也含有高水平的多酚。

多酚类化合物种类丰富，目前自然界已鉴定的酚类物质超过 8 000 种，包括低分子的简单酚类到具有高聚合结构的大分子聚合物。多数情况下酚类化合物和单糖或多糖相结合以糖苷形式存在，同时还可与其他化合物连接，如羧酸、有机酸、胺类和脂类等，形成种类丰富的衍生物。由于结构的复杂性，多酚类化合物至今还没有一种完善的分类体系。有研究者按照化学结构将其分为聚棓酸酯类(包含水解单宁及相关的化合物)和聚黄烷醇类(包含缩合单宁及相关的化合物)两大基本类型。而按照植物多酚的相对分子质量，又可以分为非聚合的多酚单体及由单体聚合而成的低聚体或多聚体。根据骨架碳原子数量和排列方式进行划分则更为明晰(表 5-1)，其中食品中的多酚类化合物主要有黄酮类、酚酸类、芪类和木脂素。

表 5-1　多酚类化合物的主要类别

碳架结构	种　类
C6	简单酚类(simple phenols) 苯醌类(benzoquinones)
C6-C1	羟基苯甲酸类(hydroxybenzoic acids)
C6-C2	苯乙酮类(acethophenones) 苯乙酸类(phenylacetic acids)
C6-C3	羟基肉桂酸类(hydroxycinnamic acids) 苯丙烷类(phenylpropanoids) 香豆素(coumarins)，异香豆素类(isocoumarins) 色酮类(chromones)
C6-C4	萘醌类(napthoquinones)
C6-C1-C6	氧杂蒽酮类(xanthones)
C6-C2-C6	芪类(stilbenes)，蒽醌类(anthraquinones)
C6-C3-C6	黄酮类(flavonoids)，异黄酮类(isoflavonoids)
(C6-C3)$_2$	木脂素(lignans)，新木脂素类(neolignans)
(C6-C3-C2)$_2$	双黄酮类(biflavonoids)
(C6-C3)$_n$	木质素类(lignins)
(C6-C3-C6)$_n$	缩合单宁(condensed tannins)

注：引自 Balasundram 等，2006。

5.2.1.1 黄酮类化合物

黄酮类化合物是种类最为丰富的酚类化合物，由两个苯环通过三碳桥相连接形成 C6-C3-C6 骨架结构[图 5-5(1)]。根据其骨架结构的差别，又可以将黄酮类化合物继续分为黄酮醇类(flavonols)[图 5-5(2)]、黄酮类(flavones)[图 5-5(3)]、黄烷-3-醇类(flavan-3-ols)[图 5-5(4)]、花色素类(anthocyanidins)[图 5-5(5)]、黄烷酮类(flavanones)[图 5-5(6)]、异黄酮类(isoflavones)[图 5-5(7)]、二氢黄酮醇类(dihydroflavonols)[图 5-5(8)]、黄烷-3,4-二醇类(flavan-3,4-diols)[图 5-5(9)]、新黄酮类(neoflavonoids)[图 5-5(10)]、查耳酮类(chalcones)[图 5-5(11)]、二氢查耳酮类(dihydrochalcones)[图 5-5(12)]、橙酮类(aurones)[图 5-5(13)]化合物。黄酮类化合物多以糖苷形式存在，而糖基取代或羟基取代会增加黄酮类化合物的水溶性，甲基取代或异戊基取代则增加黄酮类化合物的脂溶性。

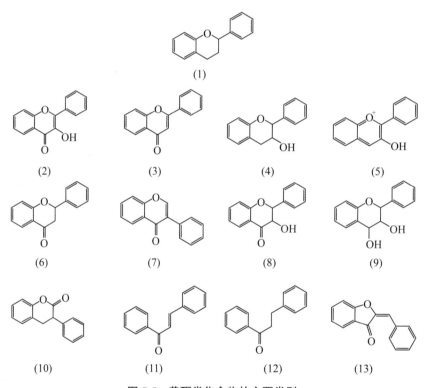

(1)

(2)　(3)　(4)　(5)

(6)　(7)　(8)　(9)

(10)　(11)　(12)　(13)

图 5-5　黄酮类化合物的主要类别

(1)黄酮醇

自然界最常见的黄酮类化合物，广泛分布于果蔬中。常见的黄酮醇类化合物有山柰酚(kaempferol)[图 5-6(14)]、槲皮素(quercetin)[图 5-6(15)]、异鼠李素(isorhamnetin)[图 5-6(16)]和杨梅素(myricetin)[图 5-6(17)]的糖苷，以葡萄糖苷最为常见。其中糖苷常于碳环 3 位取代，也有见于 5-、7-、4′-、3′-和 5′-C 取代。

黄酮醇类化合物多呈白色或淡黄色粉末状固体，可溶于甲醇、乙醇和丙酮等有机试剂，在水中的溶解性很低。

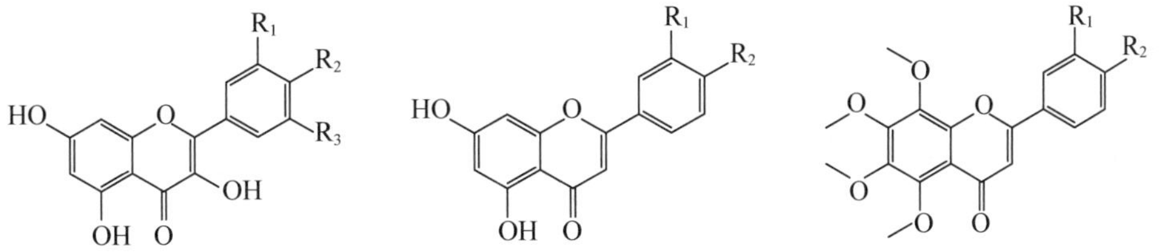

(14)R₁=H, R₂=OH, R₃=H　　(18)R₁=H, R₂=OH　　(20)R₁=H, R₂=OCH₃

(15)R₁=OH, R₂=OH, R₃=H　　(19)R₁=OH, R₂=OH　　(21)R₁=OCH₃, R₂=OCH₃

(16)R₁=OCH₃, R₂=OH, R₃=H

(17)R₁=OH, R₂=OH, R₃=OH

图 5-6　果蔬中常见的黄酮醇和黄酮类化合物

（2）黄酮类

黄酮类与黄酮醇类的结构相似，只在 C-3 位置少一个氧。果蔬中常见的黄酮类化合物有芹菜素（apigenin）[图 5-6（18）]、木犀草素（luteolin）[图 5-6（19）]、橘皮素（tangeretin）[图 5-6（20）]和川陈皮素（nobiletin）[图 5-6（21）]等，分布范围较窄，如芹菜素、木犀草素等主要分布于芹菜等植物中，多甲氧基黄酮类化合物（如橘皮素和川陈皮素）主要分布于柑橘属植物中。

黄酮类化合物多呈白色或淡黄色粉末状固体，可溶于甲醇、乙醇和丙酮等有机试剂，难溶于水。

（3）二氢查耳酮类

二氢查耳酮是具有开环结构的黄酮类化合物，其代表性化合物为根皮素（phloretin）[图 5-7（22）]及其糖苷。该类化合物几乎专一地存在于苹果中，主要为根皮素-2′-O-葡萄糖苷（phloretin-2′-O-glucoside）[图 5-7（23）]和根皮素-2′-O-（2′-O-木酰）葡萄糖苷。

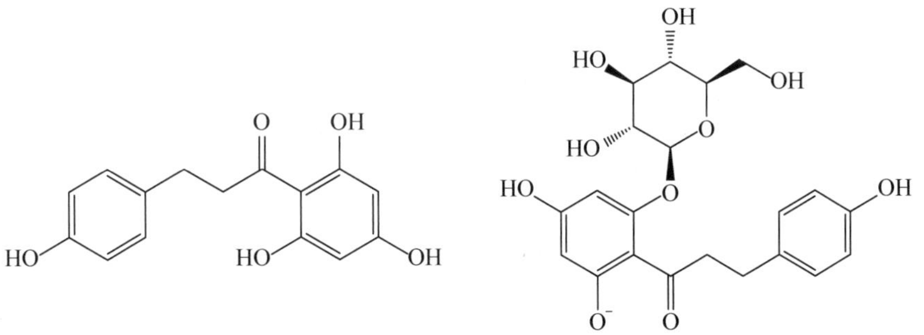

(22)　　　　　　　　　　　(23)

图 5-7　常见的二氢查耳酮类化合物

（4）黄烷-3-醇

黄烷-3-醇是结构最为复杂的黄酮类化合物，不以糖苷的形式存在。其结构单元为儿茶素[（+）-catechin][图 5-8（24）]及其异构体表儿茶素[（-）-epicatechin][图 5-8（25）]，在 B 环 5′位置发生羟基取代后形成没食子儿茶素[（+）-gallocatechin][图 5-8（26）]和表没食子儿茶素[（-）-epigallocatechin][图 5-8（27）]。通过与没食子酸聚合，生成儿茶素没食子酸酯[（-）-epicatechin-3-O-gallate][图 5-8（28）]或表儿茶素没食子酸酯[（-）-epigallocatechin-3-O-gallate][图 5-8(29)]。

儿茶素也常常聚合生成寡聚原花青素，如原花青素 B_1[procyanidin B_1][图 5-8(30)]、原花青素 B_2[procyanidin B_2][图 5-8(31)]、原花青素 C 等，或聚合生成更为复杂的多聚原花青素，即缩合单宁。自然界中的原花青素聚合度可达到 50 聚体以上。由儿茶素或表儿茶素组成的原花色素称为原花青素，在自然界中最为常见。而由(表)阿夫儿茶精和(表)没食子儿茶素为结构单元组成的原花色素被称为原天竺葵素或原飞燕草素。许多缩合单宁都包含不止一种结构单元。

原花青素类物质在种子和未成熟果实中含量丰富，具有涩味，能防止动物嚼食未成熟果实，有利于种子传播和繁殖。此外，原花青素类化合物具有抑菌和抗虫作用，能帮助植物抵抗病虫害。

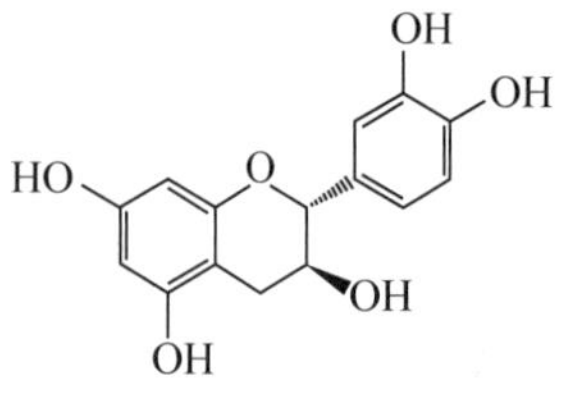

(24) 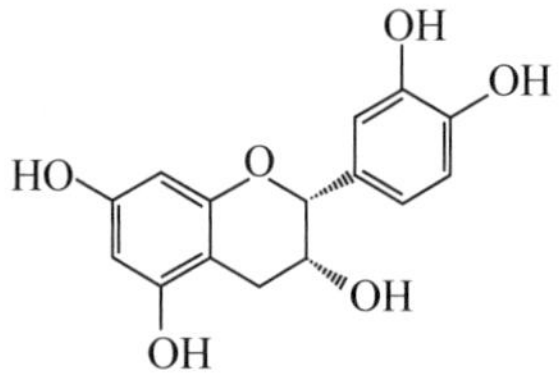 (25) 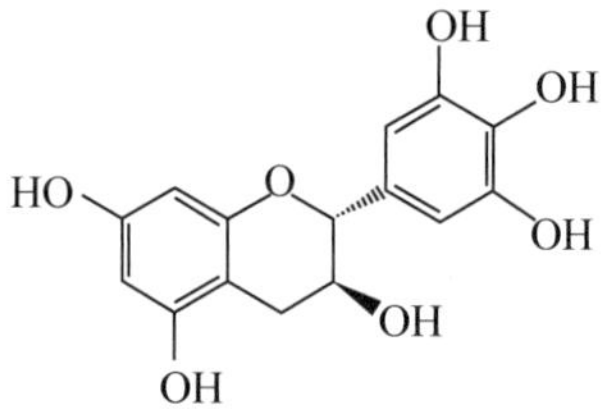 (26)

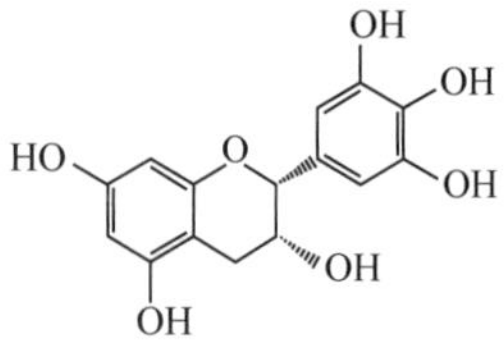

(27) 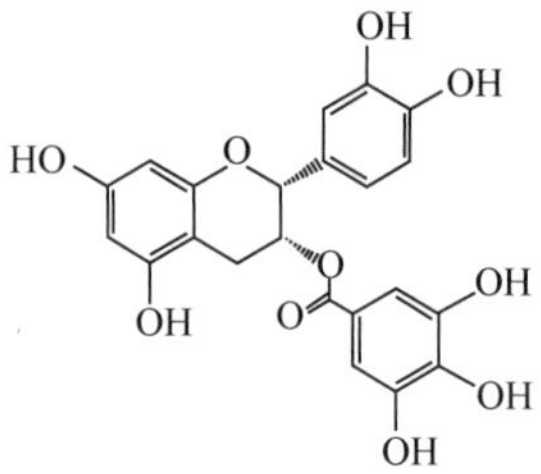 (28) 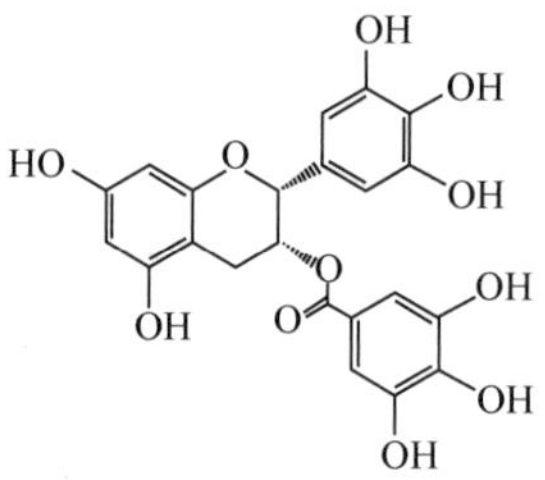 (29)

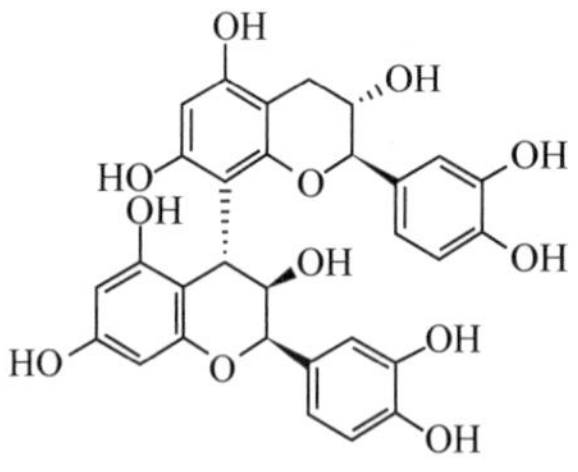

(30) 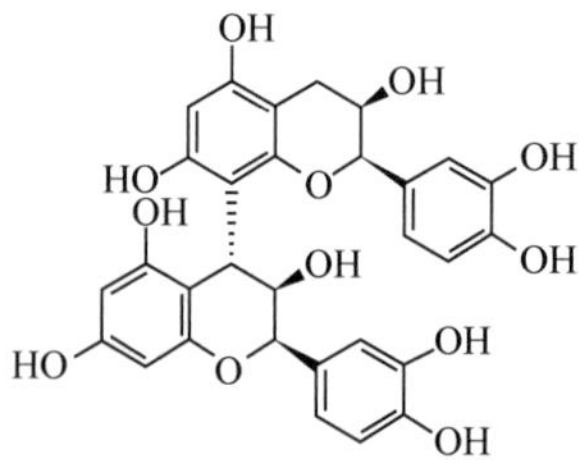 (31)

图 5-8　常见的黄烷-3-醇类化合物

(5)花色苷

花色苷是大多数花瓣、水果和蔬菜以及某些特殊品种谷物(如黑米)的红色、蓝色和紫色色素的主要成分。目前已有超过 500 种花色苷被鉴定分离。其中，最常见的苷元有 6 种，分别为飞燕草苷(delphinidin)[图 5-9(32)]、花青苷(cyanidin)[图 5-9(33)]、天竺葵苷(pelargonidin)[图 5-9(34)]、芍药苷(peonidin)[图 5-9(35)]、矮牵牛苷(petunidin)[图

5-9(36)]、锦葵苷(malvidin)[图 5-9(37)]。花色素不仅可以被糖苷取代,还可以被羟基桂皮酸、乙酸等有机酸基团取代。糖苷取代可以发生在 3-、5-、7-、3′- 和 5′- 等位置,但最常见的为 C-3 位置取代(cyanidin-3-O-glucoside)[图 5-9(38)]。

花色苷类化合物在紫外区域(~280 nm)和可见光区域(450~530 nm)具有特征吸收峰,使溶液呈现橙红至深红色。花色苷类化合物可溶于甲醇、乙醇和丙酮等有机试剂,其糖苷易溶于水。该类化合物对环境 pH 值非常敏感,弱酸条件下较为稳定,呈现红色,随着溶液 pH 值的升高至中性,渐渐变成紫色,当 pH 值继续升高至碱性时,呈现蓝色,并发生降解。此外,强光、高温等都会造成花色苷类化合物的降解。

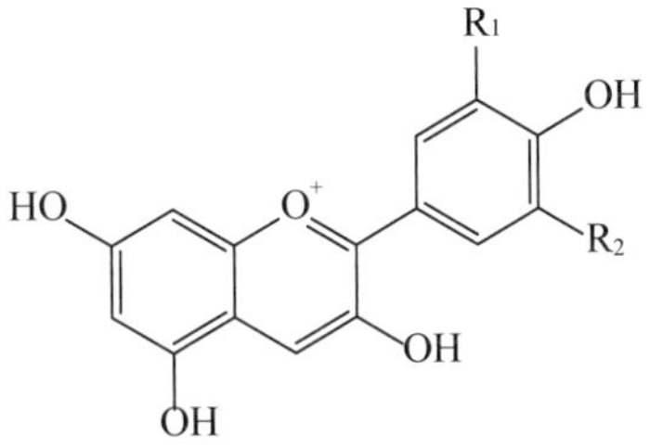

(32) R_1=H, R_2=H
(33) R_1=OH, R_2=H
(34) R_1=OH, R_2=OH
(35) R_1=OCH$_3$, R_2=H
(36) R_1=OCH$_3$, R_2=OH
(37) R_1=OCH$_3$, R_2=OCH$_3$

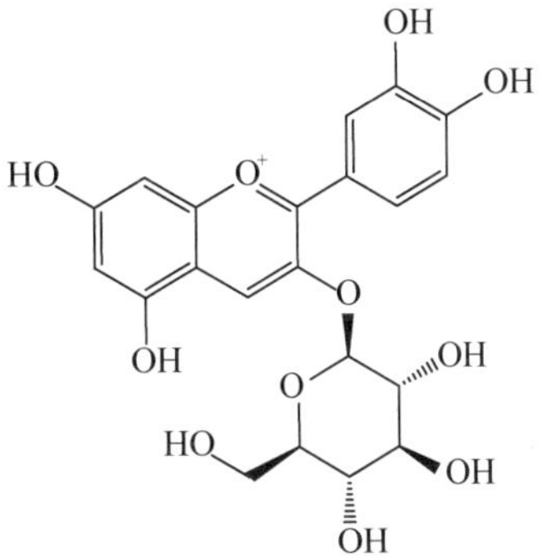

(38)

图 5-9　常见的花色苷类化合物

(6)黄烷酮

黄烷酮大量存在于柑橘类果实中。最为常见的是橙皮苷(hesperetin-7-O-rutinoside)[图 5-10(39)],其次是柚皮芸香苷(naringenin-7-O-rutinoside)[图 5-10(40)],大量存在于柑橘果皮中。黄烷酮芸香糖苷无味,而新橙皮苷(hesperetin-7-O-neohesperidoside)[图 5-10(41)]和柚皮苷(naringenin-7-O-neohesperidoside)[图 5-10(42)]呈苦味。

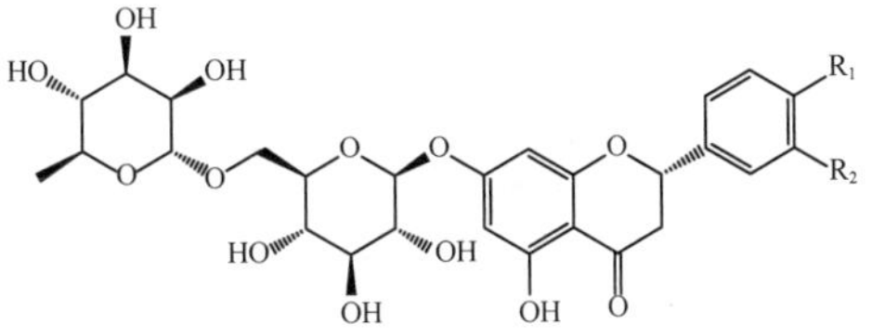

(39)R_1=OH, R_2=OCH$_3$
(40)R_1=H, R_2=OH

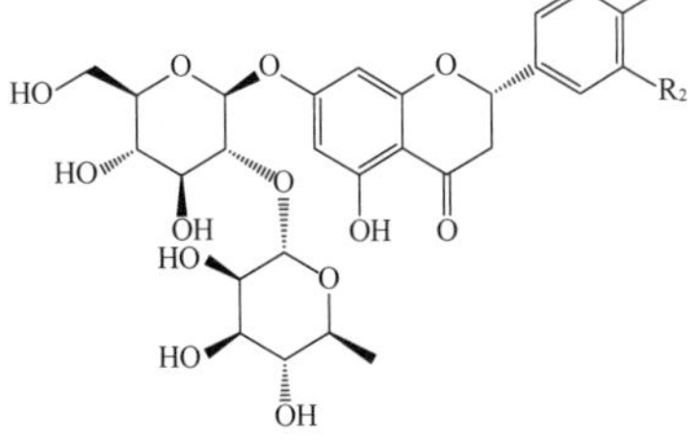

(41)R_1=OH, R_2=OCH$_3$
(42)R_1=OH, R_2=H

图 5-10　常见的黄烷酮类化合物

（7）异黄酮

异黄酮类化合物 B 环与 C 环的 C_2 连接，几乎专一地存在于豆科植物中，其中大豆中含量最高。大豆苷元（daidzein）[图 5-11（43）]、染料木黄酮（genistein）[图 5-11（44）]、香豆雌酚（coumestrol）[图 5-11（45）]等化合物具有类雌激素活性。

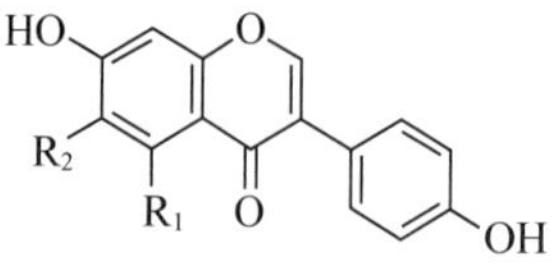

（43）$R_1 =H$，$R_2 =H$ （45）

（44）$R_1 =OH$，$R_2 =H$

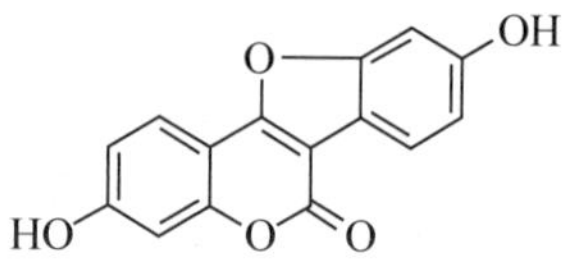

图 5-11 常见的异黄酮类化合物

5.2.1.2 酚酸

植物性食品中的酚酸含量丰富。该类化合物是一类含有酚环的有机酸，可以以结构简单的单体形式游离存在，也可以与糖、有机酸等相互聚合，形成酚酸乃至分子质量更大的单宁、木质素等大分子聚合物。食品中的酚酸类化合物主要分为羟基苯甲酸型（C6-C1 结构）、羟基肉桂酸型（C6-C3 结构）、羟基苯乙酸型（C6-C2 结构）和羟基苯丙酸型（C6-C3 结构）（表 5-2）。

表 5-2 食品中常见酚酸类化合物结构

酚酸类化合物	结　构	取代基		
		R_1	R_2	R_3
羟基苯甲酸型				
对羟基苯甲酸	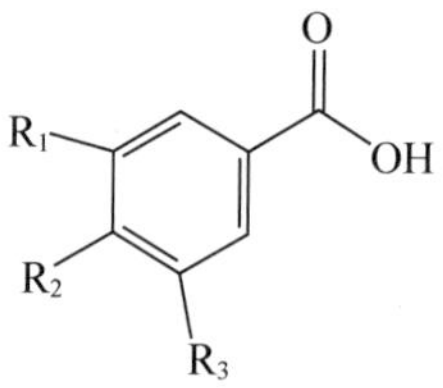	H	OH	H
原儿茶酸		H	OH	OH
香草酸		CH_3O	OH	H
丁香酸		CH_3O	OH	CH_3O
没食子酸		OH	OH	OH
羟基肉桂酸型				
对香豆酸	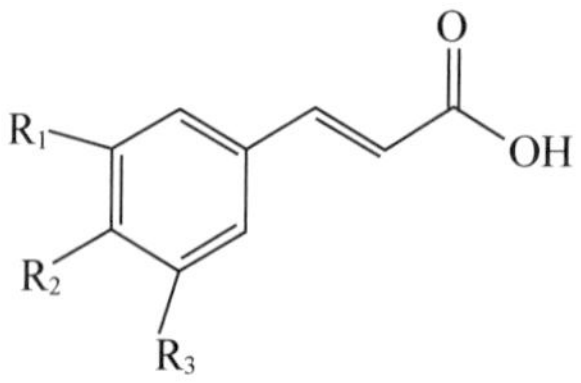	H	OH	H
咖啡酸		OH	OH	H
阿魏酸		CH_3O	OH	H
芥子酸		CH_3O	OH	CH_3O
羟基苯乙酸型				
高香草酸	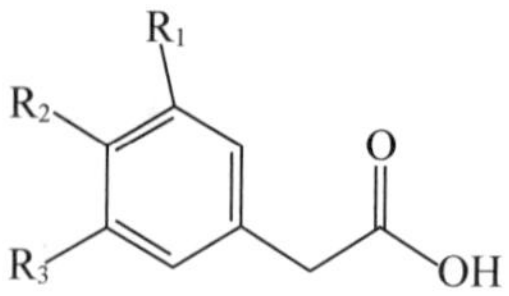	H	OH	CH_3O
高藜芦酸		H	CH_3O	CH_3O

(续)

酚酸类化合物	结 构	取代基		
		R_1	R_2	R_3
羟基苯丙酸型				
二氢对香豆酸	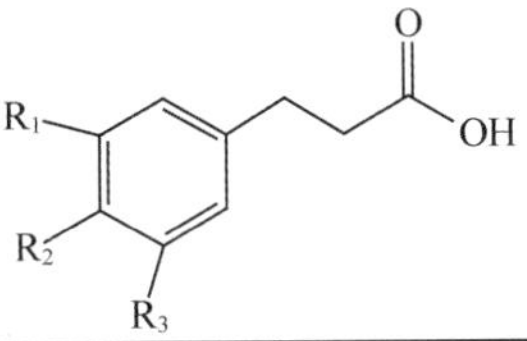	H	OH	H
二氢咖啡酸		OH	OH	H
二氢阿魏酸		CH_3O	OH	H

（1）没食子酸

没食子酸是果蔬中最为常见的酚酸类化合物。没食子酸（gallic acid）[图 5-12（46）]是水溶性单宁、羟基桂皮酸及芪类化合物的合成前体。没食子酸还常与其他化合物和糖基形成复杂的没食子单宁化合物，包括水溶性单宁，如鞣花酸（ellagic acid）[图 5-12（47）]、鞣花单宁（ellagitannin）[图 5-12（48）]等，普遍存在于树莓、葡萄、黑莓、石榴、柿子等果实中。

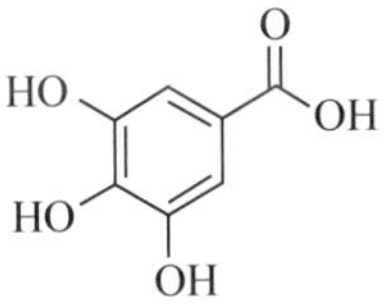

（46）

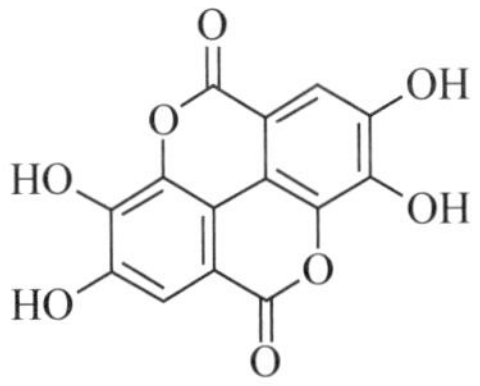

（47）

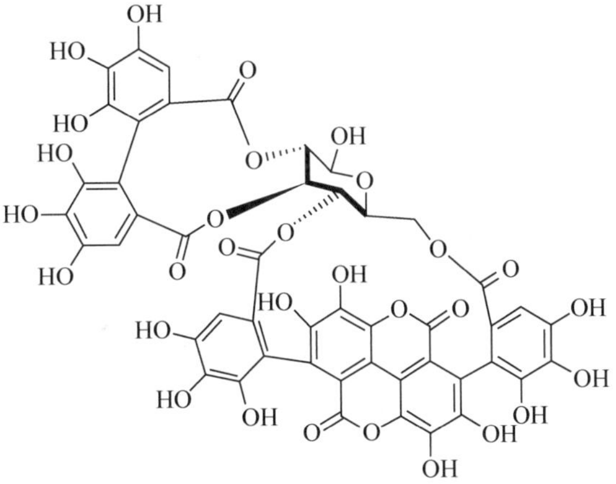

（48）

图 5-12 常见的没食子酸类化合物

（2）羟基桂皮酸

最常见的是对香豆酸（p-coumaric acid）[图 5-13（49）]、咖啡酸（caffeic acid）[图 5-13（50）]、阿魏酸（ferulic acid）[图 5-13（51）]和芥子酸（sinapic acid）[图 5-13（52）]，其中咖啡酸最为常见。这些酚酸常与酒石酸、奎尼酸等结合，形成绿原酸等化合物（3-O-caffeoylquinic acid，4-O-caffeoylquinic acid，3,5-O-dicaffeoylquinic acid，p-coumaroylquinic acid)[图 5-13(53)~(56)]。这些化合物在蔷薇科类果实、茄科、十字花科类蔬菜中常见。

羟基桂皮酸类化合物可溶于水、甲醇、乙醇、丙酮等溶剂，但容易被氧化，且在强光、高温或长时间加热条件下易降解。

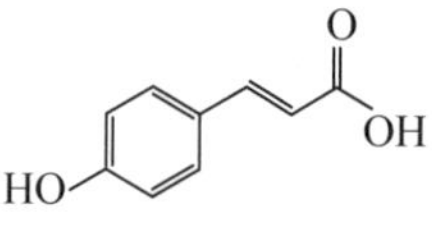
(49)
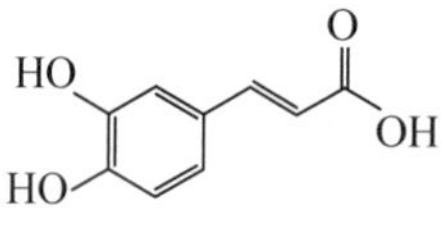
(50)
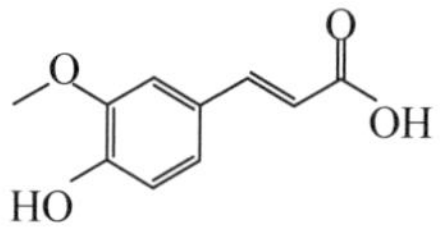
(51)
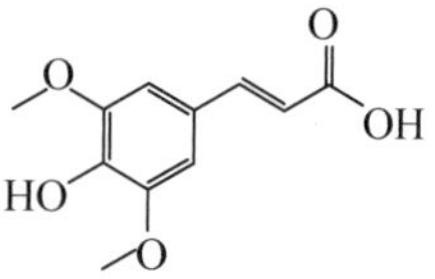
(52)
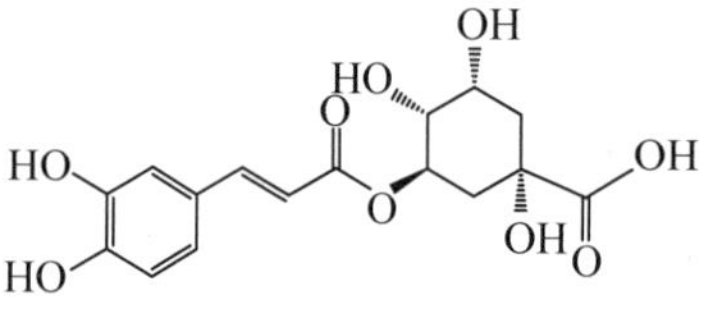
(53)
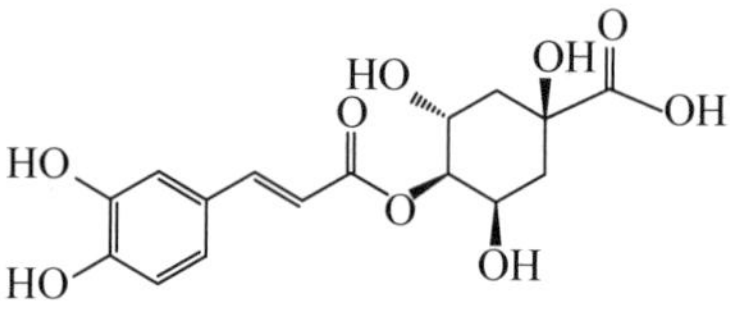
(54)
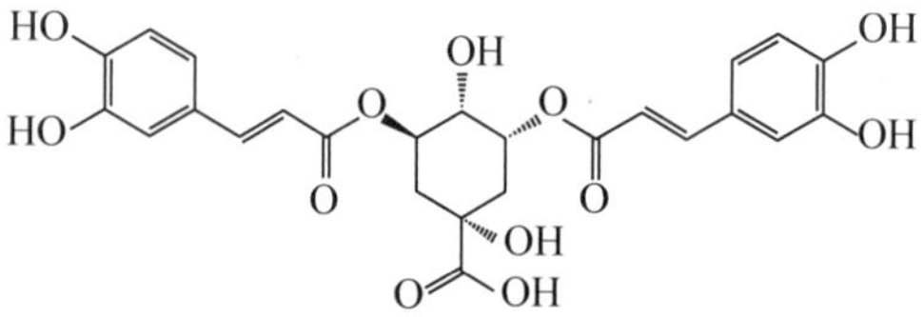
(55)
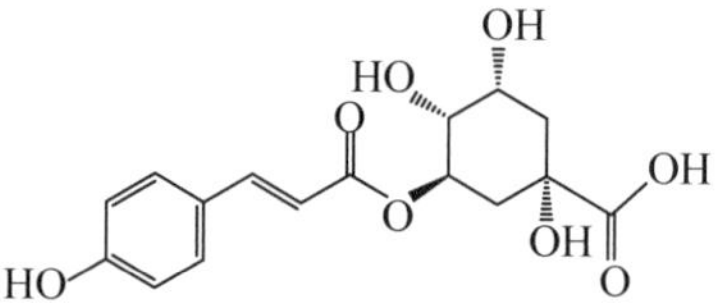
(56)

图 5-13 常见的羟基桂皮酸类化合物

5.2.1.3 芪类

芪类化合物以 C6-C2-C6 为骨架，在植物界的正常组织中含量较低，当植物受病菌感染或外界刺激时，受刺激组织部位的芪的总含量显著增加。因此，天然芪类化合物可能是植物的应激产物。

膳食中最常见的芪类化合物为白藜芦醇(resveratrol)[图 5-14(57)]，目前已在 21 个科的 31 个属共 72 种植物中检测到了白藜芦醇的存在，而最常见的膳食来源为葡萄、桑葚和花生种皮，在浆果类、红球甘蓝、菠菜中也能检测到少量存在。除了白藜芦醇，红酒中还存在白皮杉醇(piceatannol)[图 5-14(58)]和反式白皮杉醇及其葡萄糖苷衍生物。受到灰霉菌(*Botrytis cinerea*)感染时，反式白藜芦醇会被病菌转化成苍白醇(pallidol)和白藜芦醇的反式脱氢二聚体。而在霜霉病葡萄叶片中，还检测到了氧化白藜芦醇二聚物(葡萄素)。

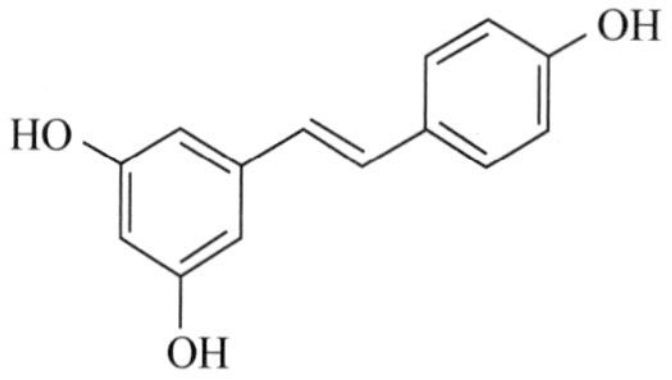
(57)
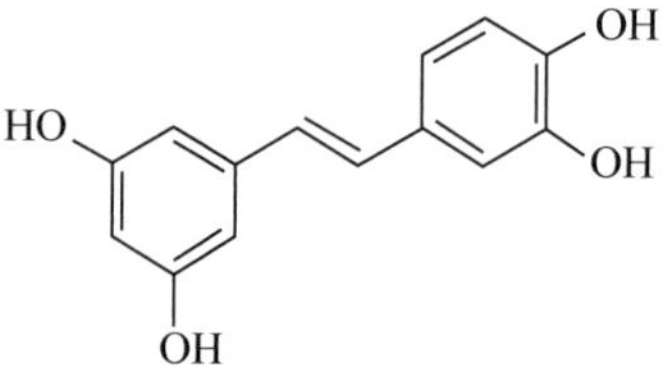
(58)

图 5-14 常见的芪类化合物

5.2.1.4　木脂素

　　木脂素是一类由两分子苯丙烷单元(即 C6-C3 单体)聚合而成的小分子多酚化合物。人类膳食中的木脂素主要来源于谷物及一些富含纤维的食物,如油籽(即亚麻、大豆、油菜籽和芝麻)、全谷类谷物(即小麦、燕麦、黑麦和大麦)、豆类、各种蔬菜和水果(特别是浆果),以及部分饮料如咖啡、茶和葡萄酒在近期也有报道。木脂素一般以糖苷形式存在。其在茶叶中大多是单体,在西兰花中是单体和低聚物的混合物,而在亚麻籽中主要为低聚物。植物木脂素是人类饮食中除豆类食品外植物雌激素的主要来源之一。当摄入植物木脂素时,大肠中的细菌会将其转化为两种简单的酚:肠内酯和肠二醇。这些化合物被称为哺乳动物木脂素,并被发现具有许多重要的生理效应。饮食中的主要木脂素有二异松脂醇(secoisolariciresinol)、罗汉松脂素(matairesinol)、落叶松脂醇(lariciresinol)、松脂醇(pinoresinol)、中脂醇(medioresinol)和丁香醇(syringaresinol),如图 5-15 所示。

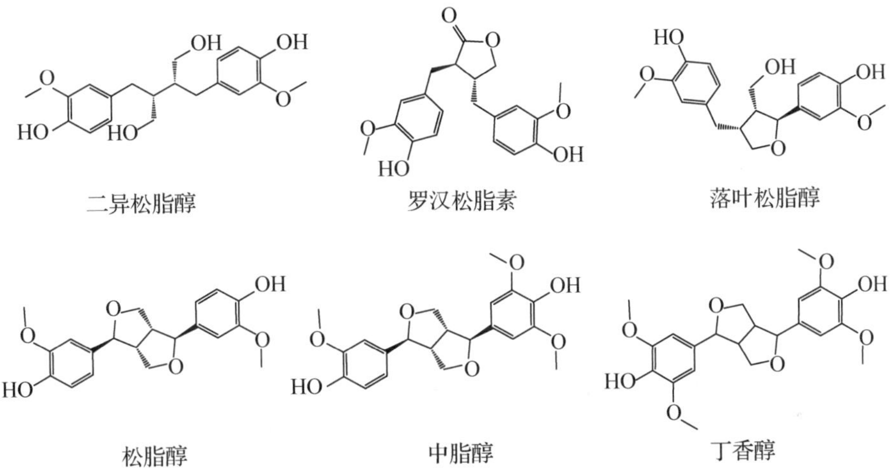

二异松脂醇　　　　　　罗汉松脂素　　　　　　落叶松脂醇

松脂醇　　　　　　　　中脂醇　　　　　　　　丁香醇

图 5-15　常见的木脂素类化合物

5.2.2　多酚类化合物的生物学作用

　　酚类化合物是园艺产品中广泛分布的天然成分,不仅对植物本身有重要意义,同时也具有抗氧化、抗炎、抗癌、抗菌等多种多样的生物活性(表 5-3),对人体健康有着重要的作用。

　　黄酮类化合物是酚类化合物家族的重要成员,也是极其重要的生物活性物质,其主要活性有抗氧化、抗炎、抗癌、抑菌、防治心血管疾病、防治糖尿病等。早在 20 世纪 60 年代,就有出版物开始报道燕麦、高粱、浆果和茶中的类黄酮具有显著的抗氧化活性,此后对于黄酮类化合物生物活性的研究持续多样化,其作用机制也不断被挖掘。黄酮类化合物种类众多,不乏一些活性功能很突出的物质,如某些品种柑橘中的多甲氧基黄酮(PMFs)被证明有很强的抗炎、抗癌功能;花色苷在改善视力方面起着重要作用;而大豆异黄酮作为一种天然雌激素,对于女性的内分泌调节有着很好的疗效。这些功能显著的黄酮类化合物目前也得到了越来越广泛的关注、研究及应用。黄酮类化合物不仅能在人体内发挥多种多样的生物活性,而且基本无毒无害,对人体副作用极小,目前广泛地应用于食品及中药领域。

　　与黄酮类化合物相比,酚酸的活性研究相对较少。酚酸也有抗氧化、抗癌、抑菌、抑

表 5-3 酚类化合物的生物活性

活性类别	具体功能	举 例
抗氧化	清除超氧阴离子 $O_2^{-\cdot}$ 等自由基，抑制脂质过氧化反应等	连翘叶黄酮可以清除·OH，抑制邻苯三酚自氧化，并抑制·OH 所致丙二醛的产生；山楂黄酮类物质能较好清除·OH 和 DPPH 自由基
抗炎	抑制炎症相关基因（如 NLRP3、Caspase-1）和炎症因子（如 IL-1β、TNF-α、IL-6）的表达，调节细胞分泌过程，调节巨噬细胞吞噬功能等	蓝莓花青素可抑制 LPS 诱导小鼠巨噬细胞 RAW264.7 炎症反应中 INF-y、IL-1β 和 IL6 的表达，且呈现浓度梯度效应；白藜芦醇可增加慢性收缩损伤大鼠抗炎细胞因子 IL-1RA 和 IL-R2 受体的表达
抗癌	清除自由基和抗氧化，抑制癌症相关的基因表达，调节细胞凋亡，干预肿瘤细胞信号转导，抑制某些致癌物质的致癌作用，抑制癌细胞生长繁殖等	橘皮素和川陈皮素浓度范围在 2~8 μg/mL 时，能显著抑制一种鳞状上皮细胞瘤（HTB43）和一种神经胶质肉瘤（9L）细胞系的生殖；大鼠食用原花青素后，紫外线辐射引起的皮肤中 IL-10 表达水平上升受到抑制，皮肤和淋巴系统中 IL-12 的表达增强
抗菌	破坏病原微生物细胞壁及细胞膜的完整性而使蛋白质失活，抑制细菌群体感应信号受体，抑制细菌分泌的酶，中和细菌毒素等	类黄酮能够扰乱酰基丝氨酸内酯（作用于革兰阴性菌信号分子）及其受体之间的相互作用；儿茶素聚合物在体外和体内，都能减弱金黄色葡萄球菌 α-毒素的作用
抗病毒	阻断病毒对宿主细胞的吸附、穿入、复制等，抑制逆转录酶、整合酶活性，阻断病毒在体内的增殖，同时刺激免疫系统，增强机体免疫力	槲皮素和橙皮素可以有效抑制疱疹单显性病毒；从葡萄籽中提取的原花青素可以有效抑制 HIV-1 病毒在外周血单核细胞中的复制和表达
防治心血管疾病	减少氧化胁迫，防止血小板聚集，防止血栓形成，舒张血管和保护内皮功能，调节脂质和葡萄糖代谢等	浓度为 0.1 μmol/L 的白藜芦醇可让血管明显舒张；对香豆酸可以抑制 ADP 诱导的血小板凝结且不影响血液凝固，从而保护心血管；有效地抑制胶原引发的血小板聚集和 ATP 释放反应
防治糖尿病	减少氧化胁迫，降低血糖水平，预防糖尿病并发症等	根皮苷可以专一、竞争性地抑制位于小肠和肾脏的葡萄糖运输载体，降低空腹血糖和餐后血糖水平；槲皮素可明显降低糖尿病动物模型的尿蛋白及肾组织糖基化终产物（AGEs）含量，保护肾功能
神经保护	清除自由基，抑制神经炎症反应，调节相关信号通路，改善记忆等	大量补充黄烷酮和花色苷 12 周，可激活哺乳动物的雷帕霉素靶蛋白，并增加海马区 Arc 的表达；香豆素可作为谷氨酸 N2 亚组的选择性抑制剂，应用于治疗神经退化性疾病
免疫调节	调节体内激素水平和相关信号通路，影响细胞因子、抗体表达、血清中溶血素含量等	胡萝卜、芹菜、茴香等一些伞形科植物中含有的香豆素和黄酮类化合物，能够增加 CD8+T 细胞和活化的外周血单核细胞的数量，从而促进淋巴T细胞的增殖
抗衰老	清除自由基，调控关键基因和蛋白从而影响信号通路，减少炎症反应，调控代谢过程，调节细胞凋亡等	柑橘黄酮使 D-半乳糖致衰老小鼠皮肤和肝脏 SOD 活性显著升高，丙二醛（MDA）含量显著降低
改善视力	促进视紫红素在暗处的再合成，放松睫状平滑肌，减轻眼疲劳等	长期给大鼠饲喂矢车菊素 3-O-葡萄糖苷，能够减少其感光细胞损伤，提高暗视觉
调节肠道菌群	改善肠道微生物失调，提高肠道微生物多样性，增加有益菌的相对丰度，减少有害菌的相对丰度	葡萄多酚的摄入可以显著减少厚壁菌门细菌对拟杆菌门细菌的比例，同时增加有益菌 Akkermansia muciniphila 的相对丰度，进而缓解由高脂饮食诱发的代谢综合征；白藜芦醇的摄入抑制了粪肠球菌的生长，同时促进了益生菌双歧杆菌和乳酸菌的生长，进而抑制了肥胖小鼠中脂肪的积累

制肥胖、改善免疫力等作用。例如，绿原酸等可以通过抑制癌细胞生长、调节细胞周期、诱导细胞凋亡等实现抗癌功效；较低浓度的没食子酸可以抑制金黄色葡萄球菌的生长；对香豆酸可以抑制 ADP 诱导的血小板凝结且不影响血液凝固，达到保护心血管的作用。另外，有研究表明，酚酸的生物活性会受到环境影响，如酚酸的抗氧化功能会随着条件的改变而改变，在某些条件下会消失甚至转变为促氧化功能。有关环境对于其生物活性的影响还有待深入研究。

香豆素类化合物较广泛地存在于中草药中，园艺产品中也有部分发现，药理活性作用较强，具有抗炎、抗肿瘤、抗病毒、抗凝血、抗 HIV、镇痛等多种生物活性。例如，伞形花内酯对桃褐腐病菌、棉花红腐病菌有很好的抑制作用，可导致菌丝变形、内部空腔直至菌体死亡，杀菌效果非常明显；青花椒中的香柑内酯可以抑制二甲苯导致的小鼠耳郭肿胀，有较好的镇痛作用。然而香豆素类化合物有一定毒性。有研究表明，二氢香豆素可导致过敏反应；香豆素对大鼠的肝脏有毒性，可增加肿瘤发生率。所以，对于香豆素生物活性的机理还需要更深的探索，相关产品还需要进一步的研究和开发。

芪类化合物作为植物应激反应的产物，也在多种中草药和园艺产品中被发现。芪类也具有抗菌、抗炎、抗癌、保护肝细胞、抗老年痴呆等一系列生物活性。例如，葡萄中富含的白藜芦醇就是一种有着特殊生物活性的芪类化合物，它有着抗癌、抗衰老、保护心血管等功效，目前被广泛应用于食品添加剂、饮料、化妆品等各领域中。目前很多芪类化合物的生物活性机理还不太清楚，值得更深入的研究和探索，为芪类化合物相关产品的开发提供更好的参考。

此外，值得一提的是，食物中的多酚类化合物还可以通过调节肠道微生物来发挥其生物活性。一方面，多酚类化合物的生物利用率往往非常低，通常在结肠处仍然还没有被消化吸收。肠道微生物在多酚类化合物的消化吸收上发挥了至关重要的作用。在肠道微生物的作用下，多酚类化合物会发生脱甲基化、脱羟基化以及脱羧反应等进一步分解为酚酸、短链脂肪酸等分子质量更小的化合物，进而被人体吸收。另一方面，饮食中的多酚类化合物以及丰富多样的代谢产物也会反过来调节肠道微生物。已有很多研究表明，饮食中的多酚可以通过调节肠道微生物来发挥抗癌、调节代谢综合征等作用。以调节代谢综合征为例，多酚类化合物的摄入可以增加肠道微生物的多样性以及有益菌的相对丰度，同时减少有害菌的相对丰度，进而抑制肠道内环境的失调。多酚对肠道菌群的调节可以促进肠道中短链脂肪酸的分泌、改善肠屏障功能、提高能量消耗，同时也可以减少炎症、胰岛素抵抗、抑制脂肪积累和体重增长、缓解高血糖高血脂，最后起到缓解代谢综合征的效果。

5.3　类胡萝卜素类化合物

5.3.1　类胡萝卜素的结构与分类

类胡萝卜素是一类重要的天然色素的总称，是一类呈黄色、橙色或红色的由异戊二烯骨架构成的具有多个共轭双键的萜类物质，也是维生素 A 的主要来源。类胡萝卜素一般是由 8 个头尾相连的异戊二烯基团组成，其典型化学结构如图 5-16 所示。

类胡萝卜素还是一种光合色素的辅助色素，在自然界中广泛存在，它们主要存在于植物叶、花、果实和根等器官中，具有吸引昆虫、鸟类传播花粉和种子的作用，兼具观赏和

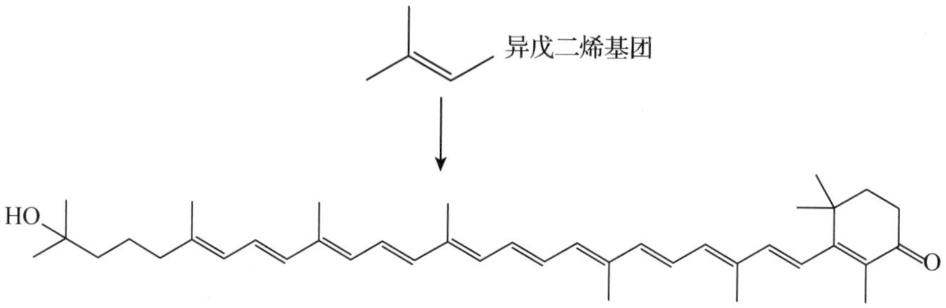

异戊二烯基团

图 5-16　类胡萝卜素的典型化学结构

经济价值，通常与叶绿素共存，在高等植物的叶绿体中主要是以光合色素-蛋白质复合体的形式存在。许多高等植物花瓣和果实的组织细胞中，由于存在类胡萝卜素等化合物，会呈现出橙色或者黄色，如胡萝卜、辣椒、玉米、番茄等。高等植物的叶子含有相同但比例不同的类胡萝卜素，如 β-胡萝卜素、叶黄素、紫黄素、新黄质等。

迄今，被发现的天然类胡萝卜素有 700 多种，有近 40 种是在人类的饮食中发现的，广泛分布在果蔬等食物中。因其种类较多，所以有多种分类方式。按照维生素 A 原可分为维生素 A 原类胡萝卜素（如 β-胡萝卜素、番茄红素、α-胡萝卜素）和非维生素 A 原类胡萝卜素（如 β-隐黄质、叶黄素和玉米黄质）。典型的分类方式是依据其化学结构的元素组成，分为胡萝卜素类和叶黄素两类。胡萝卜素是只含 C、H 两种元素的 α-胡萝卜素、β-胡萝卜素、γ-胡萝卜素和番茄红素等，叶黄素含有 C、H、O 三大元素，可形成羟基、酮基、羧基、甲氧基等含氧官能团，典型代表为叶黄素类。目前研究较多的类胡萝卜素包括 β-胡萝卜素、番茄红素、叶黄素等。如图 5-17 所示，为常见的类胡萝卜素的结构示意。

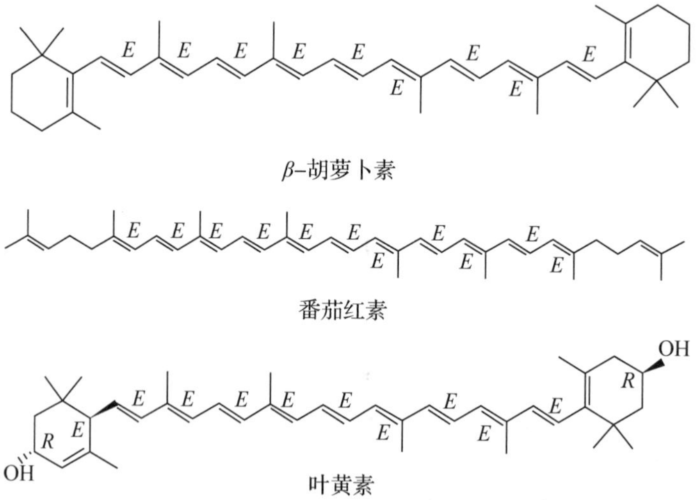

β-胡萝卜素

番茄红素

叶黄素

图 5-17　常见胡萝卜素的结构示意

其中，胡萝卜素为烃类，叶黄素为类胡萝卜素的含氧衍生物，极性比胡萝卜素弱。许多类胡萝卜素具有维生素 A 原活性，其中以 β-胡萝卜素维生素 A 原活性最高。除了少数类胡萝卜素是以游离态呈现，通常大部分天然类胡萝卜素在动物体内是以蛋白质结合物的形式存在。

5.3.2 类胡萝卜素的生物学作用

类胡萝卜素是在光合生物中发现的一类具有抗氧化性的天然色素，是一类人和动物自身不能合成而需要从外界摄取的一类色素，也是体内维生素 A 的主要来源。类胡萝卜素种类繁多，不同的类胡萝卜素具有不同的生理功能，应用领域也非常广泛，还在预防疾病、提高机体免疫力、维持动物正常生长与繁殖以及着色等方面发挥着重要的作用。

类胡萝卜素是很多蔬菜水果的呈色物质，如柑橘、胡萝卜、番茄以及一些绿叶蔬菜。研究表明，一些类胡萝卜素的生物利用率在烹饪过后或加入食用油的条件下会显著提高。最新的研究表明，类胡萝卜素被人体摄入后，会在小肠以主动运输的形式被吸收。类胡萝卜素具有很多生理功能。由于其分子结构，类胡萝卜素是有效的自由基淬灭剂，增强了脊椎动物的免疫系统，人类饮食中包含了几十种类胡萝卜素，大多数类胡萝卜素具有抗氧化活性。作为脂溶性物质，类胡萝卜素在防止脂质氧化上发挥着重要的作用，它能和维生素 E 协同防止脂质过氧化。此外，类胡萝卜素还能保护 DNA 免受自由基的损伤，促进修复机制的运行。除了抗氧化功能外，类胡萝卜素还有抑制肿瘤生长、防止基因毒性以及调节免疫系统等作用。

5.3.2.1 β-胡萝卜素

β-胡萝卜素作为胡萝卜素中的主要成员，广泛存在于橘红色及绿色的水果、蔬菜里，如绿色蔬菜、胡萝卜、杏、土豆、成熟的南瓜、西葫芦及芒果。在维生素 A 原的类胡萝卜素中，β-胡萝卜素具有最高的维生素 A 原的活性。β-胡萝卜素具有抗氧化、抗癌、维生素 A 原、预防眼睛老年性黄斑病变、延缓衰老、提高免疫力等重要生理保健功能。β-胡萝卜素具有较强的抗氧化能力，可以清除自由基。体内外试验发现，β-胡萝卜素在肝脏的炎症反应、纤维化及肝硬化中都起着预防作用。有文献报道，β-胡萝卜素可以通过抑制丙型肝炎病毒（HCV）、RNA 病毒的复制降低 HCV 导致的肝癌。饮食中的 β-胡萝卜素对肝脏的损伤有保护作用。补充 β-胡萝卜素可缓解野百合碱导致的小鼠肝脏脂肪变性、脂肪堆积、出血等症状。

5.3.2.2 番茄红素

番茄红素是一种隶属于胡萝卜素色素的类胡萝卜素，其作为异戊二烯化合物中四萜类的代表性物质，可以提高自身组织、细胞的抗氧化能力，增强免疫系统能力，有效维持人体健康。研究表明，番茄红素抗氧化作用强，对增强人体免疫力、预防和治疗前列腺和心血管等疾病、防癌抗癌具有一定作用。其功效已逐步被人们所熟知和认可，目前已经开发出一系列保健产品，具有广阔的市场前景。

番茄红素能够透过血脑屏障，促进脑源性神经营养因子 BDNF 的表达，修复神经突触的可塑性，增加小鼠脑部抗氧化物酶的表达，对认知记忆障碍有显著的保护作用。

5.3.2.3 叶黄素

叶黄素在万寿菊、菠菜、胡萝卜等蔬菜中含量丰富。由于无法自身合成叶黄素，动物体内的叶黄素都是直接或间接从水果蔬菜中获得。

天然存在的叶黄素是视网膜中黄斑色素的重要组成部分，可以过滤蓝光，防止视网膜受损。研究表明，叶黄素的抗氧化作用和光过滤作用，在一定程度上可以保护视力，防止视力衰弱，预防白内障等眼科疾病。还有研究表明，叶黄素还广泛存在于大脑内的各个部分，其含量占脑部总类胡萝卜素的59%且其浓度与婴儿大脑发育和老年人认知功能存在正相关关系。早产儿大脑中叶黄素的浓度显著偏低，这可能是造成早产儿神经发育缺陷的原因。且婴儿早期体内叶黄素水平偏低也会增加神经发育受损、视网膜色素上皮成熟、神经组织氧化的应激风险。

研究发现，叶黄素通过降低炎症因子的表达和增加超氧化物歧化酶的表达来完成其在体内良好的抗氧化作用。使用眼睛葡萄膜炎老鼠模型研究发现，叶黄素可以缓解老鼠眼睛的氧化活性物质浓度，减低炎症因子的表达，提示叶黄素在葡萄膜炎症时可以通过去抗氧化作用保护视神经细胞。有文献报道，叶黄素可降低高胆固醇饮食喂养的几内亚猪肝脏内的丙二醛及肿瘤坏死因子的含量，同时降低炎症信号通路的激活效应。叶黄素的抗氧化作用可预防非酒精性脂肪肝(NAFLD)。

5.3.2.4　虾青素

虾青素也是类胡萝卜素的一种，具有良好的抗炎、抗氧化能力。有研究表明，在卵形鲳鲹幼鱼饲料中加入虾青素后，可有效增加幼鱼肠道绒毛长度，增强幼鱼肠道屏障完整性，并且可以有效调整幼鱼肠道菌群的组成，降低变形菌门、拟杆菌门和放线菌门的比例。通过临床研究观察发现，虾青素的抗氧化性也可以减少血清中的脂质等。

不难发现，类胡萝卜素有两大类主要功能，一类是与维生素A有关，一类是其非常强的抗氧化性，能有效清除氧自由基，因此可以预防和治疗许多由于细胞或组织内过量的氧化自由基所导致疾病的发生。例如，在预防和治疗光敏性疾病、心血管疾病、白内障、癌症等疾病上起到重要作用。类胡萝卜素具有氧化性，还可以参与到氧化应激及炎症反应中，其可以保护细胞免于氧化活性物质的氧化损伤。

此外，类胡萝卜素还有一些其他功能，如利用类胡萝卜素的着色效果，可以在禽类养殖中提高蛋黄中的色素沉积，从而提高禽蛋的品质和食用效果。

在动物饲料中添加一定量的类胡萝卜素，有利于改善动物体色和羽毛颜色，增加观赏性；也有利于提高动物的生产性能、机体免疫力、繁殖效率等，对增加养殖业的经济效益具有一定的推动作用。例如，水产动物的体色受环境条件影响，在内分泌和神经系统的控制下表现出不同颜色。而从饲料中吸收的类胡萝卜素可在鱼体内转变为其他类胡萝卜素沉积在鱼体内，使鱼类显示出固有颜色和肉色，这对提高经济动物的观赏性和产品质量有非常大的意义。研究发现，虾青素可维持脑组织中的氧化还原平衡，显著降低脑部炎症蛋白的表达，保护大脑海马区神经细胞免受损伤。

5.4　植物甾醇

植物甾醇(plant sterol)又称植物固醇，是植物体中一类天然活性物质，属于三萜类化合物，主要以游离、酯化或糖苷等形式广泛存在于植物油、坚果、谷物、蔬菜和水果等食物中。早在19世纪50年代，人们就发现了植物甾醇降胆固醇功效，之后又通过大量的动物和临床试验来研究植物甾醇的每日最适摄入量，欧洲食品安全局推荐每日应摄入植物甾醇 1.5~3 g，这样可降低人体内 7%~11.3% 的低密度脂蛋白胆固醇。2010 年，《中华人民共和国食品安全法》和《新资源食品管理办法》的规定，批准植物甾醇和植物甾醇酯为新资源食品，规定植物甾醇的组成比例：β-谷甾醇≥30.0%、菜油甾醇≥15.0% 和豆甾醇≥12.0%，使用量≤2.4 g/d。

5.4.1　植物甾醇的结构与分类

以环戊多氢菲为骨架的化合物，称为甾族化合物，换上带有羟基的即为甾醇，其特点是 C-3 位置连接一个羟基，C-10 和 C-13 位有甲基(角甲基)，在 C-17 位上连有一个 8~10 个碳原子组成的侧链(图 5-18)，另外，根据 C-5 位上有无双键，可将植物甾醇分为甾醇和甾烷醇(即甾醇的饱和形式)。

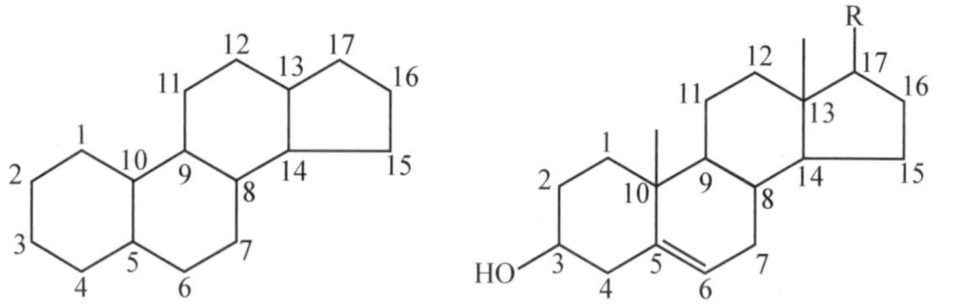

环戊多氢菲　　　　　　　　　甾醇通式

图 5-18　环戊多氢菲和植物甾醇结构及碳原子编号

大多数植物固醇是 4-去甲基甾醇，3 种常见的植物甾醇是 4-去甲基甾醇：β-谷甾醇、菜油甾醇和豆甾醇(图 5-19)，它们主要的结构区别在于支链大小和双键数目。除了这 3 种常见的植物甾醇之外，还发现了 250 多种不同的植物甾醇。根据结构上甲基数量的不同，除了常见的 4-去甲基甾醇，还报道了 4-单甲基甾醇、4,4-双甲基甾醇等。

天然甾醇主要有 4 种类型：游离型、甾醇酯、甾基糖苷、酰化甾基糖苷。其中，前两种类型可以溶解于非极性溶剂中，而后面两种类型若要溶解，必须加入极性改性剂。酯化型植物甾醇比游离型更易溶于有机溶剂，其吸收利用率约提高 5 倍，其功能作用也更加广泛。游离型植物甾醇在油脂中含量较多，最常见的有 β-谷甾醇、谷甾烷醇、菜油甾醇、豆甾醇、燕麦甾醇、芦竹甾醇、甲基甾醇和异岩藻甾醇等，另外在大多数坚果类和豆类中含量也较丰富。而在谷类食物中以酯化型植物甾醇为主，常见的有 β-谷甾醇阿魏酸酯、豆甾醇阿魏酸酯等。

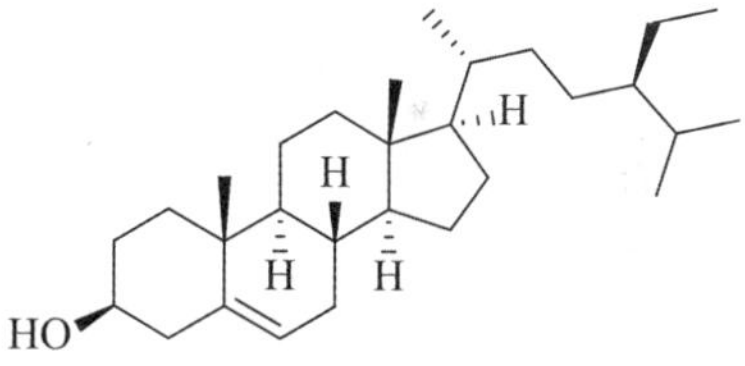

植物甾醇通常为片状或粉末状白色固体，经溶剂处

β-谷甾醇

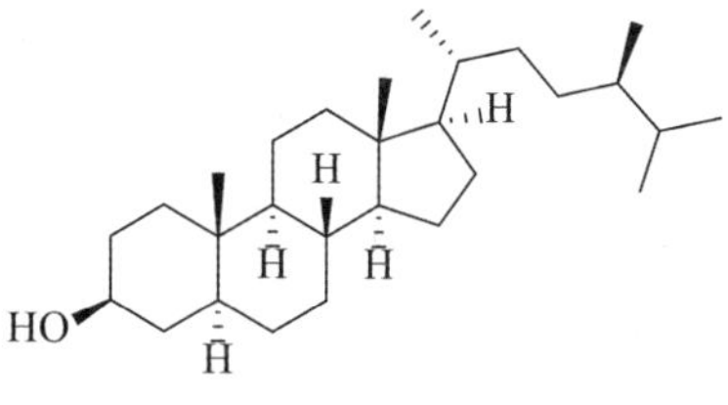

菜油甾醇

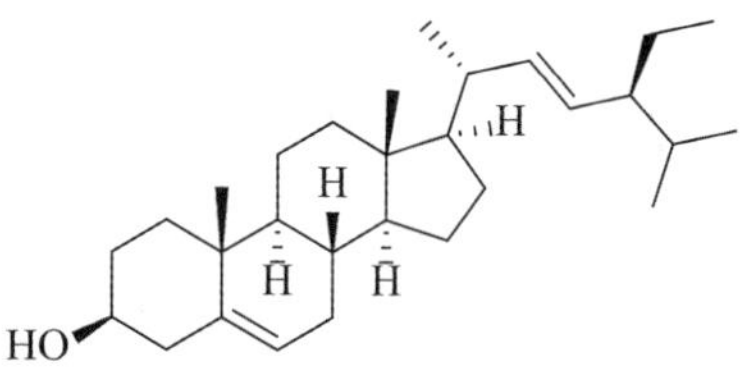

豆甾醇

图 5-19　常见的植物甾醇结构式

理植物甾醇为白色鳞片状或针状晶体；其中在乙醇中结晶形成针状或菱片状晶体，在二氯乙烷中形成针刺状或长棱晶体。植物甾醇比重略大于水，不溶于水，也不溶于酸、碱，可溶于多种有机溶剂。各种植物甾醇熔点一般较高，都在100℃以上，最高可达215℃。如 β-谷甾醇熔点为138℃，豆甾醇熔点为170℃，菜籽甾醇熔点为148℃，菜油甾醇熔点为157~158℃；混合植物甾醇熔点约140℃。植物甾醇耐热稳定，本身无臭、无味，用植物油油炸时，其(特别是 Δ5-燕麦甾醇)可作为抗聚合因子；在150~170℃下氢化成烃；但超过250℃时则易树脂化。

植物甾醇表现为疏水性，但因其结构上带有羟基基团，因而又具有亲水性，在同一个物质结构中同时具有亲水基团和亲油基团，意味着该物质具有乳化性。植物甾醇的乳化性可通过对羟基基团进行化学改性而得到改善，植物甾醇具有两性的特征，使得它具有调节和控制反相膜流动性的能力。

5.4.2　植物甾醇的生物学作用

植物甾醇被誉为"生命的钥匙"，是一种多功能活性因子。在抑制胆固醇的吸收、防癌抑癌、预防和治疗前列腺肥大、防治乳腺增生和增加机体的免疫力等许多生理功能方面，都发挥着一定的积极作用。

5.4.2.1　降低胆固醇作用

胆固醇是构成细胞膜的重要成分之一，同时又是合成维生素D、类固醇激素的原料及胆汁酸的前体物质。随着人们生活水平的提高，胆固醇的摄入量也随之增加；当机体胆固醇含量过高时，便会在血管壁上过量沉积并引发疾病。目前，降低胆固醇主要是通过饮食、药物以及运动，但运动改善效果有限、药物治疗价格昂贵且具有一定的毒副作用，而将植物甾醇添加在食品中代替药物治疗则是一种更安全有效的方法。20世纪50年代，人们就已证明植物甾醇可以降低血液中胆固醇的含量，之后它被作为药物开始临床应用。虽然不同种类的植物甾醇在人体中降低胆固醇的效果有一定差异，但并不是所有情况下植物甾醇都影响胆固醇的吸收。当摄入的胆固醇量较少时，其吸收效率不受任何影响；当摄入量高于400 mg/d时，其吸收的效率明显降低。

关于植物甾醇降低胆固醇的作用机理有如下几种主要理论：①抑制胆固醇的吸收，这是最早提出的植物甾醇降低胆固醇的机制。由于胆固醇是一种不溶于水的化合物，它需要借助肠道胆汁酸的乳化形成球状微团才能被肠细胞吸收。植物甾醇与胆固醇结构相似，可以与胆固醇竞争球状微团的形成，从而减少胆固醇的吸收。②胆固醇的吸收与小肠细胞顶膜的半转运蛋白ATP结合转运因子(ATP binding transporter，ABC)G5和G8紧密相关。通过膳食进入到小肠的植物甾醇可以促进ABCG5和ABCG8表达增高，增强小肠细胞对胆固醇的分泌作用，使胆固醇转运到肠腔后经粪便排泄出来，从而降低其在肠道中的吸收。③植物甾醇还与胆固醇转运蛋白竞争，抑制酰基辅酶A。胆固醇酰基转移酶2(acylcoenzyme A：cholesterol acyltransferase-2，ACAT-2)的活性，从而降低胆固醇在小肠上皮细胞的酯化率，减少胆固醇酯与乳糜微粒的结合，减少极低密度脂蛋白胆固醇(very low density lipoprotein cholesterol，VLDL-C)的生成。④3-羟基-3-甲基戊二酸单酰辅酶A还原酶(3-hydroxy-3-methyl glutaryl coenzyme A，HMG-CoA)是肝细胞合成胆固醇过程中的限速酶，植物甾醇能抑制其活性从而有效降低机体低密度脂蛋白胆固醇(low density lipoprotein cholesterol，LDL-C)水平，但这并不是主要机制。1999 年美国农业部和麻省理工学院及 Monanto 公司已开发出富含植物甾醇的营养性玉米油产品。

5.4.2.2　降血脂和预防心血管病

植物甾醇的主要生理功能就是调节血脂。高脂血症是一类造成机体代谢紊乱的疾病，与过量食用富含油脂的食物、超重、压力及过量饮酒等因素有关，表现为血清中总胆固醇(total cholesterol，TC)、甘油三酯(triglyceride，TG)、低密度脂蛋白胆固醇(LDL-C)、极低密度脂蛋白胆固醇(VLDL-C)过高及高密度脂蛋白胆固醇(high density lipoprotein cholesterol，HDL-C)过低。高脂血症可诱发动脉粥样硬化，并最终导致心血管病的形成，其中低密度脂蛋白胆固醇是致动脉粥样硬化的主要脂蛋白。传统上认为植物甾醇可以有效降低血液中总胆固醇和低密度脂蛋白胆固醇的含量，但对甘油三酯的浓度没有影响。然而，近期的动物和临床研究强调了植物甾醇在调节甘油三酯浓度方面的潜在作用。不同的临床试验表明，植物甾醇降低甘油三酯的机制是多因素的，包括干扰肠道腔内甘油三酯的吸收，调节肝脏的脂质从头合成及脂肪酸氧化，减少极低密度脂蛋白胆固醇的分泌等。虽然对植物甾醇降脂机制的研究存在大量的文献报道，但目前唯一被广泛接受的机制是植物甾醇与肠道胆固醇竞争胆汁酸的乳化作用从而减少胆固醇的吸收。植物甾醇本身的净吸收非常小并且降血脂效果良好，添加在食品中代替药物治疗安全有效、无毒副作用。

5.4.2.3　抗癌作用

癌症是全球第二大致死疾病，癌细胞能够无限增殖并破坏正常的细胞组织，使细胞不能正常存活、增殖和分化。植物甾醇能有效降低患癌风险，预防肺癌、胃癌、前列腺癌、卵巢癌和乳腺癌等多种癌症的发生。研究发现，将 β-谷甾醇和胡萝卜甾醇单独或联合使用均能抑制肺癌细胞 A549 的生长增殖，并可作为治疗肺癌药物的候选。植物甾醇还可能影响宿主系统，提高机体对癌症的免疫识别反应，影响激素依赖性内分泌肿瘤的生长，并通过甾醇的生物合成调节达到抗肿瘤作用。

植物甾醇抗癌主要通过以下几种途径：

①抑制致癌物质的产生　氧化应激细胞产生的活性氧簇能破坏 DNA，产生致癌物质，如谷甾醇可以保护细胞被活性氧簇破坏，并且能够通过减少致癌物质的产生来延迟癌症的发展。

②抑制肿瘤细胞生长和繁殖　植物甾醇对肿瘤细胞生长和繁殖的抑制主要从对周期的影响和细胞凋亡作用两个方面来体现。癌症的发生通常是对非正常的细胞周期缺乏识别作用，正常的细胞分化在 DNA 复制之前能够检测出 DNA 被破坏的地方并且修补，促使非正常周期的细胞进行细胞凋亡。植物甾醇能够诱导非正常细胞周期的细胞进行细胞周期停滞，促使癌细胞脱噬，发挥抗癌的作用。谷甾醇能诱导人乳腺癌细胞 MDA-MB-231 细胞周期在 G_2 期到 M 期停滞。此外，谷甾醇能够和肿瘤细胞的细胞膜结合，从而改变肿瘤细胞的结构和功能，影响信号传导，刺激细胞凋亡。

③抑制血管生成作用　恶性肿瘤的一大特性就是无限制地侵袭性生长和远处转移，这一特性依赖于肿瘤血管生成，所以抑制血管生成能够显著抑制肿瘤的生长和转移。油菜甾醇对从人脐带细胞分离出的上皮细胞的血管纤维生长有抑制作用。

④信号转导作用　肿瘤的发生与神经磷脂的代谢作用有关。神经磷脂的代谢产物——神经酰胺是细胞周期停滞和脱噬作用的诱导剂。植物甾醇能够增加神经磷脂释放神经酰胺。

⑤免疫作用　植物甾醇能够增强人外周血液淋巴细胞和 T 细胞增殖，刺激免疫功能，

产生免疫应答。

植物甾醇、甾烷醇及其酯类衍生物在降低血清胆固醇方面具有显著的效果，已广泛用于血清高胆固醇症的治疗。美国食品和药品管理局、欧盟食品科学委员会以及我国也都确证了植物甾醇及其酯类衍生物添加在食品中的功效和安全性。此外，植物甾醇还表现出抗氧化活性和类激素作用。由于具有出色的生理活性，植物甾醇在食品、医学和生物化学等领域得到了广泛的关注和应用。

5.5 食品中的含硫化合物

硫是人体中不可缺少的常量化学元素之一，是构成胱氨酸、半胱氨酸和蛋氨酸等氨基酸的必要组成部分，因此也是蛋白质中的重要组成成分，对于维持人体正常的新陈代谢和机体健康具有十分重要的意义。在人体中，硫的含量较少，且无法以单独元素的形式被吸收，因此人体内的硫往往并不会以硫元素的形式存在，而是以化合物的形式存在(表 5-4)。含硫化合物(sulfide)是指含有二价硫的有机化合物，在食品中主要作为嗅感风味物质，目前发现其广泛存在于肉类加工制品、水产品、蛋、谷物、乳以及蔬菜等食品中。含硫化合物对于食品感官风味的形成具有重要的意义，同时在营养学中也发挥着积极的生物学功能。

表 5-4　硫在膳食中的存在形式

来源	可获得形式
食物	洋葱，卷心菜，花椰菜，蒜油，芥末，鸡蛋等
维生素	硫胺素，维生素 B_6，生物素
氨基酸	蛋氨酸，半胱氨酸，同型半胱氨酸，胱氨酸，牛磺酸
防腐剂	二氧化硫

5.5.1 含硫化合物的结构与分类

目前，世界上已经发现超过 700 种的含硫化合物，根据其结构主要分为噻吩类化合物、噻唑类化合物、硫醇类化合物、二硫醚类化合物等(图 5-20)。食品中最常出现的硫化物是二甲基二硫(dimethyl disulfide，DMDS)，约在 110 种食品中出现。其中噻唑、噻吩、硫醚、二硫醚类化合物的稳定性较强，更易提取。而硫醇类化合物中的硫原子相比于其他含硫化合物中的硫原子来说极性更强、性质活泼、易与其他物质发生反应(如氧化还原反应、与醛酮类发生反应等)，因此稳定性较差。人类对于食品中挥发性硫化物的感知阈值较低，只需要较少含量的挥发性硫化物，就可以对食品的特征风味产生特殊的影响，是食物特殊风味的重要组成因素。硫元素对于所有的生物来说，都是一种重要的必不可少的元素，是大多数蛋白质的必要组成部分，同时也调节着机体的健康和正常运作。含硫化合物在食品中主要来源于肉类、海产品、乳及乳制品和蔬菜。

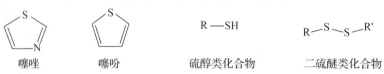

噻唑　　　　　噻吩　　　　硫醇类化合物　　　二硫醚类化合物

图 5-20　食品中挥发性硫化物的主要类型结构

5.5.1.1 肉类及海产品中的含硫化合物

血液、乳酸和牲畜特有的腥膻味是鲜肉的主要气味来源，而加热后产生的香味则构成了肉制品特有的风味。其中含硫的杂环胺与肉质的特征有关。屠宰后的肉类中存在着产生特殊风味的前体物质，主要来自于肌肉和脂肪组织。在加热过程中，含硫氨基酸、硫胺素、糖等降解生成醛、酮、NH_3、H_2S 等物质，并发生交互反应。在肉类制品中，硫胺素加热分解所产生的主要含硫风味化合物有 2-甲基-3-呋喃硫醇、二甲基二硫、二甲基三硫化物等；半胱氨酸和胱氨酸这类含硫氨基酸，通过热分解主要产生噻唑类化合物，如 2-乙酰-2-噻唑啉、4-甲基-5-（2 羟乙基）噻唑、4-甲基-5-（2-羟乙基）噻唑等（图 5-21）；而半胱氨酸或胱氨酸分解产生的 H_2S 及 $HS—CH_2—CHO$ 会与肉香中的其他成分作用生成更为重要的杂环化合物，如 2,4-二羟基-2,5-二甲基-4-二氢噻吩酮等。

蛋氨酸和半胱氨酸等含硫氨基酸是海产品风味硫化物生产的关键成分。经过微生物介导的降解和在加热过程中的美拉德反应，海产品中的主要风味含硫化合物有 2-乙酰-2-噻唑啉、2-乙酰噻唑和 3-甲硫丙醛等。其中二噻嗪有助于提高煮制贝类的烘烤特性，并且具有迄今为止记录的最低气味阈值（在水中为 10^{-5} ng/L）。二甲基硫醚则是炖蛤蜊和牡蛎的特征香气的主要来源。

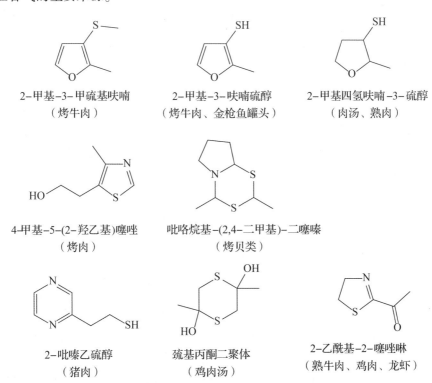

2-甲基-3-甲硫基呋喃 （烤牛肉）	2-甲基-3-呋喃硫醇 （烤牛肉、金枪鱼罐头）	2-甲基四氢呋喃-3-硫醇 （肉汤、熟肉）
4-甲基-5-(2-羟乙基)噻唑 （烤肉）	吡咯烷基-(2,4-二甲基)-二噻嗪 （烤贝类）	
2-吡嗪乙硫醇 （猪肉）	硫基丙酮二聚体 （鸡肉汤）	2-乙酰基-2-噻唑啉 （熟牛肉、鸡肉、龙虾）

图 5-21 肉类和海鲜中的代表性含硫风味化合物

5.5.1.2 乳及乳制品中的含硫化合物

牛乳中的含硫化合物极少，但是对乳及乳制品的贡献很大。其中典型的含硫化合物有甲硫醇、二甲基二硫、二甲硫醚、硫化氢等。乳及乳制品中的特殊风味往往被认为是多种挥发性成分的共存和平衡中产生的，而不是某一种独特的化合物。例如，在切达干酪中，其香味被认为是由甲硫醇、二甲基硫醚、二甲基三硫醚和甲硫醇等共同作用而实现。而硫化物在酸奶中的含量一般很少，因为含量过大往往会导致酸奶的风味缺陷。图 5-22 所示为乳酪中的代表性含硫风味化合物。

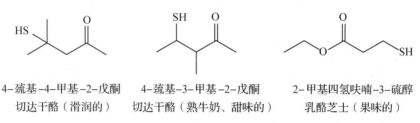

4-巯基-4-甲基-2-戊酮	4-巯基-3-甲基-2-戊酮	2-甲基四氢呋喃-3-硫醇
切达干酪（滑润的）	切达干酪（熟牛奶、甜味的）	乳酪芝士（果味的）

图 5-22 乳酪中的代表性含硫风味化合物

5.5.1.3 蔬菜中的含硫化合物

在植物中，有机硫化物主要存在于百合目石蒜科植物和十字花科植物中。许多有机硫化物具有良好的生物活性功能，其中葡萄糖硫苷广泛存在于十字花科植物中，如卷心菜、甘蓝、油菜、花椰菜、萝卜等。通过水解作用，葡萄糖硫苷酶将葡萄糖硫苷转化为异硫氰酸盐、硫氰酸酯和吲哚，其中异硫氰酸盐可以有效抑制细胞色素 P450 酶代谢中的致癌物质。烯丙基硫化物主要存在于大蒜、洋葱、韭菜、香葱等调味型蔬菜中，其中二烯丙基二硫化物的生物活性最高，具有良好的抗癌、保护心血管系统、抗微生物等生理功能。

在蔬菜中，挥发性风味硫化物主要取决于它们的加工方式(如切割、混合、腌制、煮制等)。例如，新鲜番茄的挥发性硫化物主要为 2-异丁基噻唑和(Z)-3-己烯醛，而经过热加工获得的番茄酱的主要风味则来自二甲基硫醚。在十字花科蔬菜中，熟白菜的主要风味是二甲基硫醚，生卷心菜的尖锐刺鼻辣味则主要来自异硫氰酸烯丙酯。大蒜、洋葱、韭菜、香葱等含硫物质较为丰富，其特征风味的核心成分为硫醇、二硫化合物、三硫化合物和噻吩等。图 5-23 所示为蔬菜中的代表性含硫风味化合物。

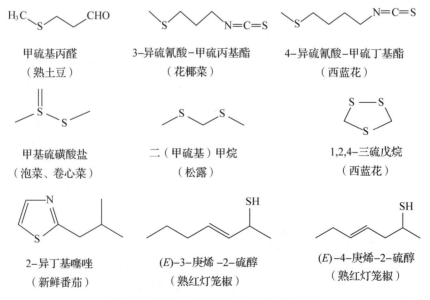

甲硫基丙醛	3-异硫氰酸-甲硫丙基酯	4-异硫氰酸-甲硫丁基酯
（熟土豆）	（花椰菜）	（西蓝花）
甲基硫磺酸盐	二（甲硫基）甲烷	1,2,4-三硫戊烷
（泡菜、卷心菜）	（松露）	（西蓝花）
2-异丁基噻唑	(E)-3-庚烯-2-硫醇	(E)-4-庚烯-2-硫醇
（新鲜番茄）	（熟红灯笼椒）	（熟红灯笼椒）

图 5-23 蔬菜中的代表性含硫风味化合物

5.5.2　含硫化合物的生物学作用

硫是人体中含量第七丰富的元素，是氨基酸、蛋白质、酶、维生素和其他生物分子的重要组成部分。人体主要通过摄入蛋氨酸(Met)来获得硫，蛋氨酸是一种在植物和动物蛋白质中均必不可少的氨基酸。动物和人体内主要存在 3 种形式的有机硫：①蛋白质中蛋氨酸残基的硫甲基；②蛋白质的巯基二硫；③含有糖胺聚糖、类固醇和许多异生物代谢物的酯或酰胺结合的硫酸盐的化合物。植物可以利用无机硫合成蛋氨酸，再由蛋氨酸合成其他所有重要的硫化合物；动物无法将无机硫固定在生物分子中，而是完全依赖含硫有机化合物来满足机体的硫需求。因此，人类和动物食用低蛋白质食物时，就会出现硫缺乏的情况。硫的代谢过程在人体中非常复杂，并且在氧化还原生物化学中起着重要作用。蛋氨酸控制蛋白质合成的起始，决定主要的代谢和催化活性，并可能参与保护蛋白质完整性的可逆氧化还原反应过程。从习惯饮食中降低蛋氨酸的摄入会导致体重的大幅度降低，造成机体的营养不良或者炎症反应，进而增加患心血管疾病和中风的风险。

人体内硫的主要来源是通过饮食获得的一种必需氨基酸蛋氨酸。蛋氨酸、半胱氨酸和谷胱甘肽是蛋白质合成所必需的物质；蛋氨酸具有清除自由基活性的功能；半胱氨酸在蛋白质结构中起着关键性的作用，可以形成稳定蛋白质构象的二硫键。含硫氨基酸的衍生物也同样有着重要的生物功能。蛋氨酸和半胱氨酸通过代谢获得硫黄酸，其主要功能有调节钙水平、解毒和胆汁酸结合等。

5.5.2.1　含硫化合物的抗氧化功能

半胱氨酸和其他含硫化合物的抗氧化性能已经得到了广泛的研究(表 5-5)。天然含硫化合物主要通过清除和还原各种氧化剂以保护生物系统的氧化应激。谷胱甘肽(GSH)是由谷氨酸、半胱氨酸及甘氨酸组成的三肽，是细胞中含量最丰富的非蛋白结合的含硫基化合物，也是细胞抗氧化系统的主要成分。GSH 抑制脂质过氧化作用依赖于 GSH-过氧化物酶-还原酶(GSH-Px-Rx)系统，可以保护细胞膜的功能，并通过 GSH-Px 保护细胞膜中多不饱和脂肪酸，防止脂质过氧化。牛磺酸在动物体内以蛋氨酸、胱氨酸和半胱氨酸为前体物而合成，在机体内主要通过抑制肠黏膜炎症反应与 Toll 样受体 4(TLR4)信号通路和改善线粒体生理功能与瞬时受体电位通道 M2(TRPM2)两条途径实现其抗氧化功能。N-乙酰半胱氨酸(N-acetylcysteine，NAC)是一种合成的细胞内半胱氨酸和谷胱甘肽前体，有着强大的抗氧化能力。目前已被发现在乙型肝炎肝纤维化和肺损伤中具有良好的抗氧化功能。

表 5-5　部分含硫化合物的来源和抗氧化生物活性

含硫化合物	来源	生物活性
蛋氨酸	膳食	抗氧化
胱氨酸	内源合成	抗氧化
半胱氨酸甲酯	膳食	抗氧化
牛磺酸	膳食/内源合成	抗氧化
半胱氨酸	膳食/内源合成	抗氧化/助氧化剂
同型半胱氨酸	内源合成	抗氧化/助氧化剂
N-乙酰半胱氨酸	膳食/内源合成	抗氧化/助氧化剂

（续）

含硫化合物	来源	生物活性
二甲亚砜	人造合成	抗氧化
二烯丙基硫醚	膳食（葱属蔬菜）	抗氧化
半胱氨酸亚砜	膳食（葱属蔬菜）	抗氧化
己二烯三硫化物	膳食（葱属蔬菜）	抗氧化
大蒜素	膳食（葱属蔬菜）	抗氧化
谷胱甘肽	膳食/内源合成	抗氧化/助氧化剂
大蒜烯	膳食（葱属蔬菜）	抗氧化
半胱氨酸亚砜	膳食（葱属蔬菜）	抗氧化
硫辛酸	膳食/内源合成	抗氧化

5.5.2.2　含硫化合物的抗癌作用

许多研究表明有机硫化物具有抗肿瘤和抑制致癌物质功效，这类有机硫化物主要存在于百合目石蒜科植物和十字花科植物中。十字花科类植物中含有丰富的异硫氰酸盐，而烯丙基硫化物主要存在于大蒜、洋葱、韭菜和香葱等葱属植物中，烯丙基硫化物主要有二烯丙基一硫化物、二烯丙基二硫化物和二烯丙基三硫化物，其中二烯丙基二硫化物的生物活性最高。

异硫氰酸盐又称芥子油苷，目前被鉴定的芥子油苷已经超过 100 种。大多数的异硫氰酸盐降解产物（特别是含芳香烷和甲基亚磺酰烷侧链）均具有很强的抗癌活性。其抑制机理主要是通过双重机制来特异性低调节致癌代谢，即选择性使阶段 I 酶失活和诱导阶段 II 酶的表达，并且可以抑制因子发挥化学保护作用。

烯丙基硫化物产生抑制肿瘤细胞作用的原因主要有以下几个方面：①阻断或抑制化学致癌物诱发肿瘤：提高胃部泌酸功能，抑制硝酸盐还原菌的繁殖，使胃内硝酸盐含量降低，从而抑制致癌物亚硝胺的合成，降低胃癌的发生率。②对细胞周期具有阻滞作用：细胞周期机制破坏会导致肿瘤的产生，二烯丙基二硫化物可以使细胞周期停滞在 G1 或 G2/M 期。③抑制动物移植性肿瘤细胞。④诱导肿瘤细胞的凋亡：二烯丙基一硫化物、二烯丙基二硫化物可以通过调节与凋亡相关的基因来诱导凋亡。

5.5.2.3　含硫化合物对心血管疾病的抑制功能

硫基化合物是氧化自由基的有效清除者，因此可以参与氧化应激所引起的疾病的治疗。氧化应激在心脏病的病理生理过程中也起着主要的作用，活性氧引起的高水平氧化应激被认为是导致心脏收缩和内皮功能障碍、心肌细胞凋亡和坏死以及细胞外机制重塑的原因。目前已知的含硫化合物如硫胺素、萝卜硫素、含硫氨基酸等，均有研究表明对心血管疾病具有良好抑制功能。

萝卜硫素是一种天然的异硫氰酸酯化合物，主要存在于十字花科蔬菜中，可以氧化小分子（如谷胱甘肽）或靶蛋白上的活性硫醇基团，从而调节其活性。萝卜硫素对人体的保护机制主要有激活 Nrf2 抗氧化防御途径、抑制 NF-κB（一种促炎信号）的活化、抑制 PPARγ 信号和能量代谢，实现对各种心血管疾病的保护，包括高血压、动脉粥样硬化、I/R 损伤、糖尿病、心肌病等。

硫胺素是由嘧啶环和噻唑环通过亚甲基桥连接而成，如果在食物中摄入的硫胺素含量不足，则会对神经系统和心血管系统造成一定的损害。同型半胱氨酸会通过损伤血管内表皮细胞、促进血管平滑肌细胞增殖、影响凝血系统和脂质代谢等导致心血管疾病。硫胺素是体内同型半胱氨酸的重要调节因子，可以显著降低血浆中同型半胱氨酸的含量，达到增加心脏自主神经功能、降低酒精性心肌病、抑制慢性肺心病和治疗心力衰竭等生理作用。

蛋氨酸、半胱氨酸和牛磺酸等含硫氨基酸均对心血管疾病具有良好的治疗效果。半胱氨酸是谷胱甘肽的前体，而谷胱甘肽是细胞内最有效的抗氧化剂，半胱氨酸本身也在细胞氧化还原状态中起着重要的作用。N -乙酰半胱氨酸（NAC）是一种含硫化合物，由结构相似的半胱氨酸衍生而来。NAC 中的巯基可以产生抗氧化作用，能够清除自由基，从而防止氧化应激引起的有害影响。因此，细胞内谷胱甘肽水平升高，抗氧化防御可以得到明显的改善。牛磺酸是最丰富的"氨基酸"（尽管它不是真正的氨基酸，因为缺乏羧基），可以作为抗氧化剂、细胞内渗透剂、膜稳定剂和神经递质。因此，含硫氨基酸对于心血管疾病的预防和治疗具有良好的功效。

5.6　动物源食品中的生物活性成分

在生物活性物质的相关研究中，最初主要集中于植物和海洋生物，但近年来的研究表明，动物产品中也含有生物活性物质。各种动物源食品中含有丰富的生物活性化合物，可用于增强、抑制或改善人体的生理和代谢功能。

5.6.1　动物源食品中生物活性物质的分类

5.6.1.1　畜禽来源的生物活性物质

通常认为，肉类和肉类制品是蛋白质、脂肪酸、维生素和矿物质的重要来源，而不是生物活性物质的主要来源。但近十多年的研究表明，肉中含有左旋肉碱、辅酶 Q_{10}、肌肽、牛磺酸、肌酸、谷胱甘肽、硫辛酸、共轭亚油酸（CLA）和生物活性肽等生物活性物质。现有报道的天然活性物质主要来自猪，其次来自牛、羊、家禽等。从动物不同组织中可获得的活性物质见表 5-6。

表 5-6　动物组织中的生物活性物质

组织	生物活性物质
脑	脑磷脂、卵磷脂、凝血致活酶、胆固醇、神经节苷脂、催眠多肽、吗啡样因子、维生素 D_3 等
心	细胞色素 C、心脏激酶、辅酶 Q_{10}、辅酶 A、辅酶 I、冠心舒等
肺	抑肽酶、纤溶酶原激活剂、肝素、肺表面活性剂、核苷酸等
肝	RNA、miRNA、过氧化氢酶、含铜肽、SOD、肝抑素、肝解毒素、肝细胞生长因子、造血因子、抗脂血作用因子、抑肽酶等
胃肠及黏膜	胃蛋白酶、胃膜素、自溶蛋白酶、凝乳酶、肝素、硫酸糖苷台、舒血管肽等
脑下垂体	促皮质激素、ACTH、催乳素、促甲状腺素、生长激素、促性激素、神经垂体素、缩宫素、加压素、下丘脑激素等

（续）

组织	生物活性物质
胰腺	胰岛素、胰高血糖素、胰酶、糜蛋白酶、胰蛋白酶、胰脱氧核糖核酸酶、核糖核酸酶、胰脂酶、胶原酶、增压素水解酶、催胰素酶、胆碱酯酶、血管舒缓素、胰降压物质、胰激素、类肝素、胰抗脂肝素等
血液	多种氨基酸、SOD、凝血酶、血红蛋白、血红素、血球素、原卟啉、血卟啉、创伤激素、胸腺因子、纤维蛋白等
胆汁	去氢胆酸、异去氧胆酸、胆酸、鹅去氧胆酸、熊去氧胆酸、雌酮、胆红素、胆膜素等
肌肉	左旋肉碱、辅酶 Q_{10}、肌肽、牛磺酸、肌酸、谷胱甘肽、硫辛酸、共轭亚油酸(CLA)和生物活性肽(肌肽、谷胱甘肽、ACE 抑制肽)
骨	骨保护素、骨钙素、免疫活性肽、ACE 抑制肽、瘦素、脂联素等
皮肤	抗氧化肽

5.6.1.2　海洋动物来源的生物活性物质

海鱼、虾及其加工副产物中有许多生物活性物质，包括生物碱类、多肽类、聚醚类、活性脂质等，其中具有较好的研究和市场应用前景的是多肽类物质。在过去的 20 年里，科学家发现来自鱼类、虾和其他海洋动物的肽在免疫调节中发挥着重要作用，如降血压、降脂、抑制肿瘤细胞的生长等。抗菌肽是生物体中特定基因编码的某些肽样抗生素分子。它们在自然界中分布广泛，是脊椎动物、无脊椎动物的先天免疫系统的关键因素。活性脂质类主要包括脂肪酸、甾醇、磷脂和甘油酯等，其中，二十二碳五烯酸和二十二碳六烯酸对人体健康具有十分重要的功能，可降低炎症反应、降低血脂、预防心脏血管疾病等。海洋生物中提取的碳水化合物也种类丰富，主要包括单糖、低聚糖和多聚糖。

根据种类、年龄、性别、健康状况和收获季节等，鱼类主要由 15%~30% 的蛋白质、0~25% 的脂肪和 50%~80% 的水分组成。在鱼类加工过程中，有大量的废弃副产物被丢弃，如头、骨、皮、内脏、鳞片等，在鱼的总重量中占有很高的比例。然而，各种研究表明，这些废弃副产物也被认为是有价值的增值化合物。因此，在鱼副产物中存在的营养成分和生物活性化合物中目前也获得了巨大的关注（表 5-7）。

表 5-7　鱼类副产物中的生物活性物质及其功效

产物	来源	有效化合物	功效
皮肤	罗非鱼	明胶水解物/活性肽	ACE 抑制
	大麻哈鱼	胶原蛋白肽/生物活性肽	抗氧化
	大西洋鲑	胶原蛋白水解物	降血压
	鲑鱼	寡肽	抗糖尿病
	石斑鱼	明胶水解物/生物活性肽	抗氧化、免疫调节、抗增殖
	太平洋鳕鱼	明胶水解物/生物活性肽	ACE 抑制
脑	蓝鳍金枪鱼	蛋白质水解物	抗氧化
	罗非鱼	生物活性肽	抗菌
	沙丁鱼	生物活性肽	抗氧化
	鲑鱼	ω-3 多不饱和脂肪酸	NO 抑制、肿瘤坏死因子抑制和抗炎剂
鳞片	罗非鱼	明胶水解物/生物活性肽	

（续）

产物	来源	有效化合物	功效
脑	蓝鳍金枪鱼	蛋白质水解物	抗氧化
	罗非鱼	生物活性肽	抗菌
	沙丁鱼	生物活性肽	抗氧化
	鲑鱼	ω-3 多不饱和脂肪酸	NO 抑制、肿瘤坏死因子抑制和抗炎剂
肝	大西洋鳕鱼	ω-3 多不饱和脂肪酸	抗菌
骨	印度鲭鱼	蛋白质水解物/生物活性肽	抗氧化
	阿拉斯加鳕鱼	生物活性肽	钙结合剂
	金枪鱼	生物活性肽	抗氧化
	长尾鳕	钙肽/生物活性肽	钙结合剂/抗氧化
内脏	虹鳟鱼	蛋白质水解物/生物活性肽	抗菌
	乌鲳	蛋白质水解产物/生物活性肽	抗氧化
	黑色巴沙鱼	蛋白质水解产物/生物活性肽	抗氧化
	沙丁鱼	蛋白质水解产物/生物活性肽	抗氧化

5.6.1.3　乳及乳制品来源的生物活性物质

乳及乳制品是含有丰富的生物活性物质，其生物活性组分主要包括蛋白质、多肽、生长因子、脂质和碳水化合物。按照功能主要分为两类，生长相关因子（表皮生长因子、神经元生长因子、血管内皮生长因子、促红细胞生成素、生长调节因子）和免疫相关因子（免疫球蛋白、细胞因子、趋化因子）。其中，研究最主要的乳类生物活性物质是来自乳中的酪蛋白和乳清蛋白，在消化的过程中它们会产生生物活性肽（表 5-8）。

表 5-8　乳成分中主要的生物活性物质及其功能

乳的前体或成分	生物活性物质	生物活性功能
α-，β-酪蛋白	酪啡肽	阿片类激动剂（降低肠道活动度、胃排空率，增加氨基酸和电解质的吸收）；免疫调节（增加免疫应答和吞噬活性）
α-，β-酪蛋白	酪激肽	ACE 抑制（促进血液流向肠上皮）
α-，β-酪蛋白	磷酸肽	矿物结合（增加矿物吸收，Ca、P、Zn）
κ-酪蛋白	酪新素	阿片类药物拮抗剂
α-乳白蛋白	乳啡肽	阿片类激动剂
血清白蛋白	血清啡肽	阿片类激动剂
免疫球蛋白	IgG，IgA	被动免疫
乳铁蛋白	乳铁蛋白	抗微生物
寡糖	寡糖	促进有益菌生长
细胞因子	干扰素-γ 白三烯 B_4 前列腺素 E_2，Fn	免疫调节（淋巴细胞贩运，免疫发育）
生长因子	IGF-1，TGF-α，EGF，TGF-β	促器官发展和功能

5.6.1.4 蛋品来源的生物活性物质

蛋作为禽类动物繁衍后代的重要载体，同时也具有很高的营养价值。蛋品中的生物活性物质主要包括蛋白质、脂质、维生素、矿物质和少量的碳水化合物。按照蛋的组成成分，可以将生物活性物质分成蛋黄来源和蛋清来源两类。其中，蛋黄来源的生物活性物质有：低密度脂蛋白、高密度脂蛋白、卵黄球蛋白（livetins）和卵黄高磷蛋白（phosvitin）（表 5-9）；蛋清来源的生物活性物质有：卵清蛋白（ovalbumin）、卵转铁蛋白（ovotransferrin）、卵类黏蛋白（ovomucoid）、卵黏蛋白（ovomucin）、溶菌酶（lysozyme）、卵类糖蛋白（ovoglycoprotein）、黄素蛋白（flavoprotein）、半胱氨酸蛋白酶抑制剂（cystatin）等（表 5-10）。

表 5-9　卵黄成分组成

		卵黄		脂质/%	蛋白/%
	DM	脂质	蛋白		
卵黄	100	100	100	64	32
液体物	78	93	53	73	25
LDL	66	61	22	88	10
卵黄球蛋白	10	—	30	—	96
其他	2	—	1	—	90
固体物	22	7	47	31	64
HDL	16	6	35	24	75
卵黄高磷蛋白	4	—	11	—	95
LDLg	2	1	1	88	10

表 5-10　卵白成分组成及其功能

蛋白质	%	MW/kDa	pI	生物活性功能
卵白蛋白	54	45	5	免疫原性磷蛋白
卵转铁蛋白	5	44	5.2	铁结合糖蛋白
卵类黏蛋白	11	28	4.8	胰蛋白酶抑制剂
卵黏蛋白	1.5~3.5	230~8 300	4.5~5	高糖基化，病毒血凝抑制
溶菌酶	3.5	14.4	10.7	裂解革兰阳性菌细胞壁
黄素蛋白	0.8	32	4	结合维生素 B_2
卵白素	0.05	68.3	10	生物素结合

5.6.2　重要的动物源生物活性物质的结构和特性

5.6.2.1 左旋肉碱（L-carnitin）

左旋肉碱是一种内源性线粒体膜化合物，参与了线粒体功能的维持以及胆碱能神经元中的乙酰胆碱的生成，由哺乳动物肾脏和肝脏中的赖氨酸和蛋氨酸在体内合成，是一种促使脂肪转化为能量的类氨基酸，对人体无毒副作用（图 5-24）。左旋肉碱被认为是人类和动物的必需营养素，大约 75% 的左旋肉碱摄入是通过饮食供应的，25% 是在体内合成的。从食物中摄入的左旋肉碱有 65%~75% 在小肠中被吸收，其余的主要被大肠中的微生物降

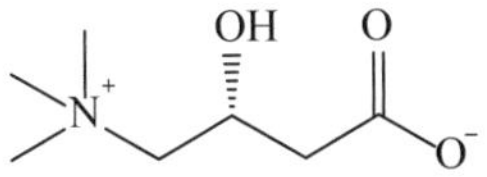

图 5-24　左旋肉碱的化学结构

解。据估计，左旋肉碱每日饮食摄入量为 20~200 mg，人体每天合成约为 20 mg 左旋肉碱。左旋肉碱最主要的饮食来源于动物源性产品，包括牛肉、猪肉、鸡胸、鱼、羊肉，以及牛奶、鸡蛋和奶酪等产品（表 5-11）。

表 5-11　左旋肉碱在各种食物中的含量

食物种类	左旋肉碱/（mg/100g）	食物种类	左旋肉碱/（mg/100g）
牛排	65.0	猪肉香肠	7.1
羊排	40.5	金枪鱼	1.5
猪前腿肉	21.1	牛奶	2.9
鸡胸肉	10.4	酸奶	12.2
火腿	33.5		

　　左旋肉碱主要在人体脂肪代谢的过程中起着关键性的作用。脂肪酸的 β-氧化过程主要发生在肌肉和肝细胞中，长链脂肪酸被分解以获得能量，而游离的脂肪酸需要通过载体携带进入细胞的线粒体中，左旋肉碱是该运输机制过程中的重要组成部分。它作为产生 ATP 的氧化磷酸化过程的底物，有助于保护线粒体免受氧化损伤，促进 ATP 的产生。因此，如果长期缺乏左旋肉碱，会损害线粒体中长链脂肪酸的氧化。

　　左旋肉碱在 2003 年被国际肥胖健康组织认定为最安全的减肥营养补充品，我国《食品安全国家标准　食品营养强化剂　左旋肉碱（L-肉碱）》（GB 190313—2016）规定了左旋肉碱为食品营养强化剂。左旋肉碱目前最主要是用于减肥，通过服用左旋肉碱可以达到减少身体脂肪、降低体重的目的，同时并不会减少机体的水分和肌肉。除了实现减重的目的，左旋肉碱对于机体耐力的提升也有着其他的作用。由于左旋肉碱可以帮助脂肪酸穿过线粒体膜进行氧化功能，在运动过程中促进身体脂肪的燃烧，因此运动员适量服用左旋肉碱可以帮助机体耐力提高，具有促进疲劳恢复的功能。左旋肉碱在生酮促进、氮代谢方面具有功能性作用，可以促进婴幼儿发育过程中的某些生理作用，目前已有 22 个国家将左旋肉碱作为营养补充剂添加到婴幼儿奶粉中。左旋肉碱作为脂肪氧化不可或缺的物质，为心脏及肝脏实现功能，因此对于心血管疾病和脂肪肝的预防具有良好的保健功能。除此之外，左旋肉碱还具有治疗失血性休克、延缓衰老、提升记忆力等功效。

5.6.2.2　辅酶 Q_{10}（coenzyme Q_{10}）

　　辅酶 Q（CoQ），又称泛醌，一种脂溶性维生素样化合物，是呼吸链中的氢传递体。根据侧链中异戊二烯单元的数量，辅酶又可分为 Q_1、Q_2、Q_3 等。在人类和大多数哺乳动物（啮齿动物例外）细胞内的 CoQ 含有 10 个异戊二烯单位，因此称为 Q_{10}（图 5-25）。1957 年由 F. L. Crane 的团队从牛心肌的线粒体中分离出来，在不同的组织均可被发现，其中在肌肉、脾脏、胰腺、心脏、肝脏、肾脏和大脑等器官中浓度最高（表 5-12）。辅酶 Q_{10} 的最佳膳食来源为肉制品、鱼和植物油。维生素 B_2、B_6、B_{12}、叶酸和泛酸等营养素的存在，对辅酶的生成起正反馈效果。

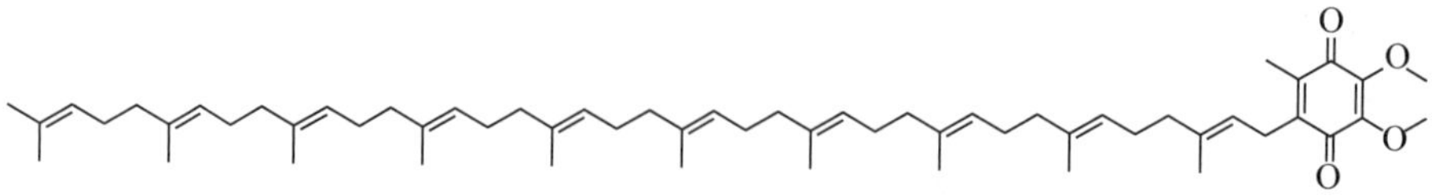

图 5-25　辅酶 Q_{10} 的化学结构

表 5-12　辅酶 Q_{10} 在各种食物中的含量

食物种类	辅酶 Q_{10}/(mg/100g)	食物种类	辅酶 Q_{10}/(mg/100g)
牛肝	3.92	鸡蛋	0.12
牛肉	3.65	金枪鱼	1.59
猪肝	2.27	牛奶	0.01
鸡肉	1.40	酸奶	0.24
火腿	2.00		

　　动物或人类细胞通过氧化线粒体中的还原辅酶来实现能量供给，氧在线粒体中作为氧化剂。在这些操作过程中发生的电子损失导致生物体内产生大量的氧自由基。氧自由基会破坏脂肪、蛋白质和 DNA，这个过程称为"氧化应激"。在动物体中，辅酶 Q_{10} 存在于线粒体上，它的中心功能是在线粒体呼吸链中运输电子。因此，辅酶 Q_{10} 被认为是一种非常有效的抗氧化剂。它可以保护 DNA 免受自由基作用引起的氧化损伤，同时它还具有再生其他抗氧化剂(如生育酚或抗坏血酸)的能力，并防止线粒体内膜中发生脂质过氧化。

　　许多疾病与辅酶 Q_{10} 缺乏有关，如骨质疏松症、纤维肌痛、心血管疾病(动脉粥样硬化、动脉高血压、心肌病)、神经退行性疾病(阿尔茨海默病、帕金森综合征、多发性硬化症)、糖尿病、牙周炎、肾病或男性不育等。因此，辅酶 Q_{10} 在美国最畅销的膳食补充剂中排名第三，紧随 ω-3 脂肪酸和多种维生素制剂之后，其每日摄入量估计为 3~6 mg。

5.6.2.3　肌酸(creatine)

　　肌酸是一种天然存在于动物组织中的含氮化合物，主要由甘氨酸、蛋氨酸和精氨酸等氨基酸在肝脏、肾脏和胰腺中合成(图 5-26)。这种化合物的生产还需要酶的存在：L-精氨酸、甘氨酸氨基转移酶(AGAT)、胍基乙酸 N-甲基转移酶(GAMT)和蛋氨酸腺苷转移酶(MAT)。骨骼肌含有体内约 95% 的肌酸，另外 5% 则主要分布在大脑、肝脏、肾脏和睾丸。内源性合成每天提供约 1 g 肌酸，通过膳食摄入红肉和海鲜，每天可获得 1~2 g 肌酸。

　　肌酸的主要生理作用是辅助为肌肉和神经细胞提供能量。肌酸可以转化为磷酸肌酸，该磷酸基可用于将肌肉收缩产生的 ADP 转换为 ATP。ATP 的水解裂解为肌肉收缩提供能量，而磷酸肌酸的存在则代表可以快速使用的能量贮备。因此，肌肉内肌酸浓度的提高可以提供快速供能物质，增加肌肉的力量。

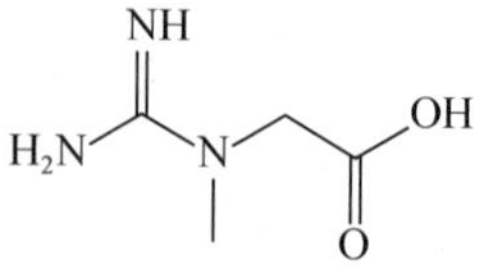

图 5-26　肌酸的化学结构

5.6.2.4　谷胱甘肽(glutathione)

谷胱甘肽(GSH)是一种由 3 个氨基酸组成的小分子肽，是天然存在于体内的内源性物质，广泛分布于人的肝、脾、肾、肺等器官组织和细胞(图 5-27)。早在 20 世纪 50 年代和 60 年代就已证实，谷胱甘肽参与细胞的控制和代谢。谷胱甘肽的主要特点是具有游离的巯基，因此具有很强的供电子或质子氢的能力。其在人体的生理功能作用中，主要起着抗氧化和清除自由基的功能，可以与自由基和重金属结合，将机体内的有害物质转化为无害物质。它同时在机体内还参与组织激素的合成、基因表达调控、DNA 和蛋白质合成、免疫系统、细胞生长和死亡以及信号传递。谷胱甘肽最主要的来源是蔬菜、水果和熟肉(表 5-13)。

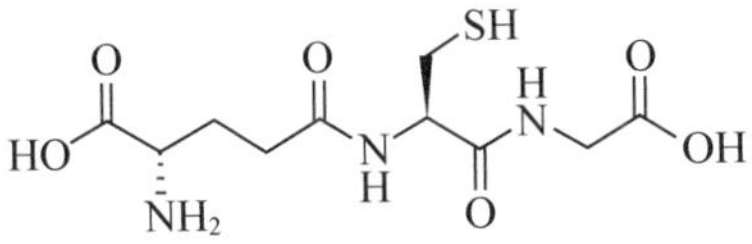

图 5-27　谷胱甘肽的化学结构

表 5-13　谷胱甘肽在各种食物中的含量

食物种类	谷胱甘肽/(mg/100g)	食物种类	谷胱甘肽/(mg/100g)
火腿	13.7	鸡胸肉	6.5
炸鸡	13.1	金枪鱼	1.1
牛排	12.3	鸡蛋	0
牛肝	0.8	全脂牛奶	0
猪排	18.9		

5.6.2.5　生物活性肽(bioactive peptides)

生物活性肽源自食物蛋白，通常由 3~20 个氨基酸残基组成。它作为蛋白质的一部分片段，在母体蛋白内时并没有特殊活性，但是蛋白质经过食品加工或者胃肠道消化后，会被酶水解而释放出有活性的生物活性肽。

近年来，许多生物活性肽被报道为天然存在或产生来自不同来源的食物蛋白质，如牛奶、鸡蛋、大豆、鱼和肉类。来源于食品的生物活性肽具有多种不同的生物活性，有促进人体健康的积极作用。一旦被人体吸收，可以产生多种有益效果，如抗肥胖、抗高血压、抗血栓、抗菌、抗氧化、免疫调节等(表 5-14)。

表 5-14　生物活性肽及其功能

生物活性肽	功　能
抗　菌	
LRLKKYKVPQL	与细菌相互作用引起抑制
PGTAVFK	引起细菌和外膜破坏
KVGIN，KVAGT，VRT	抑制单核细胞增生李斯特菌和大肠埃希菌的生长
Maize α-hairpinins	与微生物 DNA 结合引起细胞死亡

（续）

生物活性肽	功 能
抗高血压	
DVWY, FQ, VVG, DVWY	抑制胸主动脉组织中血管紧张素转换酶，抑制血管紧张素 II 介导的血管收缩
VPP, IPP, GAAGGAF	竞争性结合和抑制血管紧张素转换酶，导致血压降低
ADVFNPR, VVLYK, LPILR, VIGPR	显著降低内皮素-1 的水平
抗 2 型糖尿病	
PPL PGVGGPLGPIGPCTE, CAYNTERPVDRIR, PACCGPTISRPG	抑制二肽基肽酶 IV
GPAE, GPGA	
免疫调节	
GFLRRIRPKLKT	显著抑制 LPS 诱导的 NF-κB/p65，抑制 IL-1β，增强 TNF-α 释放
St20	抑制人 T 淋巴细胞表面标志物 CD69 的表达和细胞因子 IL-2 的分泌
PTGADY	显著增加 IL-2、IL-4 和 IL-6 的产生
抗氧化	
DHTKE, MPDAHL, FFGFN	清除氧自由基和 DPPH 自由基
RPNYTDA, TSQLLSDQ, TRTGDPFF, NFHPQ	清除 DPPH 和 ABTS 自由基，降低 FRAP-Fe^{3+} 还原能力
LANAK, PSLVGRPPVGKLTL, VKVLLEHPVL	清除 DPPH 自由基

第6章　各类食物的营养

本章主要介绍了食物营养价值的评价及意义、各类食物的营养价值、食物营养价值的影响因素以及食物成分数据库。在本章学习过程中，体会不同食物具有不同的营养价值，并懂得如何在加工过程中保护和提高食物的营养，培养批判性思维，树立唯物主义世界观和正确的营养健康观念。

【本章学习目的与要求】
- 了解食物营养价值的评价及意义；
- 掌握营养素密度、营养素生物利用率的概念；
- 掌握各类食物营养价值的特点；
- 了解食物成分数据库的应用。

6.1　食物营养价值的评价及意义

6.1.1　食物营养价值的评价及常用指标

食物营养价值（nutritional value）是指某种食物所含营养素和能量能满足人体营养需要的程度以及在膳食整体中对促进人体健康状态的贡献。前者是食物提供营养素的价值，取决于营养素的种类、数量和比例、被人体消化吸收和利用的效率等几个方面；后者是食物对于预防疾病的效应、生理调节的作用，不仅要关注食物所含营养素之间的相互作用，还要考虑与其他食物成分的配合，尤其是与非营养素成分的平衡。一些非营养素成分往往也对人体健康起着重要的作用，因此食物中营养素的含量与健康价值往往并不完全一致。

食物营养价值的评价一般是根据相应的目的和食物的具体性质，对食物或者食物营养素的数量和质量进行评价，不但包括了食物中营养素的"量"，而且包括食物中所含营养素是否齐全，消化、吸收及生物利用率如何，相互间的协同和拮抗作用如何等。目前，已有多种方法或指标用于食物营养价值的评价，包括营养素的种类与含量、营养素密度、营养素生物利用率、营养素度量法等。

6.1.1.1　营养素的种类与含量

食物中所提供的营养素种类和含量是评价食物营养价值的重要指标。食物所含营养素不全或某些营养素含量很低，或者营养素相互之间的比例不当，或者不易被人体消化吸收，都会影响食物的营养价值，如谷类食物蛋白质中缺乏赖氨酸，从而使谷类蛋白质的营养价值与肉类比较相对较低；另外，食物品种、部位、产地及成熟程度都会影响食物中营养素的种类和含量。所以，当评定食物的营养价值时，首先应对其所含营养素的种类及含量进行分析确定。

食物营养素含量的分析主要包括食物营养素含量的绝对高低和相对高低评价。营养素含量的绝对高低评价主要通过各种化学分析方法测定，如食物中蛋白质、必需脂肪酸以及碳水化合物的含量测定，它们是认识食物的基础。而营养素含量的相对高低评价主要指营养素单体成分间的比例，如评价蛋白质的氨基酸评分(AAS)，经消化率校正的氨基酸评分(PDCAAS)，评价脂肪的脂肪酸适宜比例(包括饱和脂肪酸、单不饱和脂肪酸、多不饱和脂肪酸之间的比例，以及 n-6 和 n-3 多不饱和脂肪酸之间的比例)等。

6.1.1.2　营养素密度

每种食物的含水量和能量值不同，在评价某种食物的营养价值时，仅仅比较其所含营养素的种类和含量，有时并不能很好地反映出不同食物营养价值的区别。此时，比较食物的"营养素密度"(nutrient density)就更有意义。

营养素密度是指食物中的某营养素含量与其所含能量的比值，即单位能量食物中的某营养素含量。也可以表述为食物中相应于 4 180 kJ(1 000 kcal)能量的某营养素含量。其计算方法为：

营养素密度=(一定数量某食物中某营养素的含量/同量该食物中所含能量)×1 000

另一个有关营养素密度的概念是食物营养质量指数(index of nutrition quality，INQ)，即某食物中营养素能满足人体营养需要的程度(营养素密度)与该食物能满足人体能量需要的程度(能量密度)的比值。INQ 是常用的评价食物营养价值的指标，是在营养素密度的基础上提出来的。其计算方法为：

INQ=(1 000 g 某食物中某营养素的含量/某营养素的日推荐摄入量)/(100 g 该食物中所含能量/能量的日推荐摄入量)

若 INQ=1，说明该食物提供营养素和提供能量的能力相当，当人们摄入该食物时，满足能量需要的程度和满足营养素需要的程度是相当的；若 INQ>1，则表示该食物营养素的供给能力高于能量，当人们摄入该种食物时，满足营养素需要的程度大于满足能量需要的程度。若 INQ<1，表示该食物中该营养素的供给能力低于能量的供给能力，当人们摄入该种食物时，满足营养素需要的程度小于满足能量需要的程度。一般认为 INQ>1 和 INQ=1 的食物营养价值高，INQ<1 的食物营养价值低，长期摄入 INQ<1 的食物会发生该营养素不足或能量过剩。INQ 的优点在于它可以根据不同人群的需求来分别进行计算，由于不同人群的能量和营养素参考摄入量不同，所以同一食物不同人群食用，其营养价值是不同的。

人体对膳食中能量的需求是有限的，而且膳食能量的供应必须与体力活动相平衡。因此，获得充足的营养素而不会造成能量过剩是合理膳食的重要要求之一。从这个角度来说，通过食物补充某些维生素或矿物质时，营养素密度是重要的参考依据。如果选择同类食物中脂肪含量比较低或者糖分含量比较低的品种，通常可以有效地提高膳食中食品的营养素密度，如选择鱼肉代替猪肉、选择水果代替甜食等。反之，在食物中加入脂肪、糖、淀粉水解物等成分，会大大降低食物的营养素密度。对于食量有限的幼儿、老人、缺乏锻炼的脑力劳动者、需要控制体重者以及营养素需求极其旺盛的孕妇、乳母来说，都要特别注意膳食中食物的营养素密度。

6.1.1.3　营养素生物利用率

食物中所存在的营养素往往并非人体直接可以利用的形式，而必须先经过消化、吸收和转化才能发挥其营养作用。所谓营养素"生物利用率"(bioavailability)，是指食物中所含的营养素能够在多大程度上真正在人体代谢中被利用。不同的食物、不同的加工烹调方式、不同的食物成分，其营养素的生物利用率会有很大差别。

影响食物营养素生物利用率的因素主要包括以下几个方面：

①食物的消化率　是指食物中的营养素经过消化后能被人体利用的程度。一般说来，动物性食物的消化率比植物性食物高，混食时的消化率比单食时高，而食物越细，消化率则越大；食物的消化率也因烹调方法的不同而有差异，淀粉类食物煮得越久，消化率越高，但是肉类及牛奶中的蛋白质煮得越久，消化率反而越低。

②食物中营养素的存在形式　营养素在食物中的存在形式多种多样，有可能是游离态，也有可能是结合态；同一种营养素在不同食物中的存在形式也有可能不同，使其生物利用率会有很大差别。例如，蛋黄中铁的含量虽然很高，但与卵黄高磷蛋白结合导致其生物利用率较低；而红肉中的铁为血红素铁，是与血红蛋白及肌红蛋白中的卟啉结合的铁，可直接被肠黏膜上皮细胞吸收，其生物利用率较高。

③食物中营养素与其他食物成分共存的状态　食物中营养素与其他食物成分共存时会产生拮抗或协同效应。例如，食物中草酸、植酸等成分易与钙、铁、锌结合形成不溶性物质，使得这些矿物质的生物利用率降低；而牛奶中由于维生素 D 和乳糖的存在促进了钙的吸收。

④人体的需要状况与营养素的供应充足程度　在人体生理需求急迫或是食物供应不足时，许多营养素的生物利用率提高，反之在供应过量时会降低。例如，乳母的钙吸收率比正常人提高，而每天大量服用钙片会导致钙吸收率下降。

因此，评价一种食物中的营养素在膳食中的意义时，不能仅仅看其营养素的绝对含量，而要看其在体内可利用的数量。否则，就可能做出错误的食物评价，从而影响膳食选择。对于需要经过加工和烹调的食品来说，食物营养价值的评价也应当考虑到加工烹调过程中带来的各种变化，而不能简单地用原料的营养价值来推断最终产品的营养价值。

6.1.1.4　营养素度量法

目前，食物营养价值评价常用的指标大多是从某一个营养素角度对食物营养价值进行评价，并不是对食物整体营养价值进行评价。在此背景下，基于西方营养学的营养素度量法（nutrition profiling）应运而生。

食物营养素度量法是一种根据食物营养成分组成对其进行分类和营养评价的新方法。营养素度量法是目前国际上能够较好地体现食物整体营养价值的一种最新的评价方法，是食品包装营养标签的科学基础。目前，由科学界、法规制定部门和食品工业界等不同组织积极努力，全球建立起来了几十种食物营养素度量法系统。

一个完整的食物营养素度量法系统包括营养评价指标的选择、营养素度量法标准适用范围的确定、营养评价指标计算基准的选择、摄入标准的制定以及数学模型的构建这几个核心要素。

（1）营养评价指标的选择

营养评价指标是指食物中作为评价对象的营养素，一般包括推荐性营养素（已知对健康有益的营养素，通常是维生素、矿物质、蛋白质等）和/或限制性营养素（不具健康作用的营养素，通常有脂肪、胆固醇、糖和钠等）。

表 6-1 汇总了各种营养素度量法模型所依据的营养素。推荐性营养素至少包括所选择的宏量营养素（蛋白质、纤维、必需脂肪酸等）、维生素（维生素 A、维生素 C 等）和矿物质（钙和铁等）。有的模型扩展到 n-3 脂肪酸、B 族维生素、叶酸和更多矿物质，如钾、

锌和镁。模型中推荐性营养素的数量从最低的 2 种到最高的 23 种。在选择推荐性营养素时主要依据人群膳食中不足或缺乏的营养素。

另外，表 6-1 还显示了限制性营养素的标准清单。如美国食品药品监督管理局（FDA）定义，限制性营养素是总脂肪、饱和脂肪、胆固醇和钠。按欧盟的定义，限制性营养素是

表 6-1 构建营养素度量法模型的有益营养素和限制性营养素的汇总

评分	宏量营养素	维生素	矿物质	限制性营养素
营养质量指数（NQI）	蛋白质、纤维、多不饱和脂肪酸、碳水化合物	维生素 A、C、B_1、B_2、B_6、B_{12}、烟酸	Ca、Fe	脂肪、饱和脂肪、胆固醇
营养素的能量（calorie for nutrient，CFN）	蛋白质	维生素 A、C、B_1、B_2、B_6、B_{12}、叶酸	Ca、Fe、Zn、Mg	
营养食物指数	纤维	维生素 A、C、B_1、B_2、烟酸、叶酸	Ca、Fe、Zn、Mg、K、Ph	总脂肪、饱和脂肪、胆固醇、Na
推荐量与限制食物组分的比例（RRR）	蛋白质、纤维	维生素 A、C	Ca、Fe	能量、饱和脂肪，总糖、胆固醇、Na
天然富含营养素（NNR）	蛋白质、纤维、多不饱和脂肪酸	维生素 A、C、D、E、B_1、B_2、B_{12}、叶酸	Ca、Fe、Zn、K	
供能量的营养素（nutrient for calorie，NFC）	蛋白质、纤维	维生素 A、C、E、B_{12}	Ca、Fe、Zn、Mg、K、Ph	饱和脂肪、Na
营养素密度评分（nutrient density score，NDS）	蛋白质、纤维	维生素 A、C、D、E、B_1、B_2、B_6、B_{12}、叶酸、烟酸、泛酸	Ca、Fe、Mg	
营养素密度评分 NDS	蛋白质、纤维、亚油酸、亚麻酸、DHA	维生素 A、C、D、E、B_1、B_2、B_6、B_{12}、烟酸、叶酸	Ca、Fe、Zn、Mg、K、Cu、I、Se	
营养素密度评分 NDS	蛋白质、纤维	维生素 C	Ca、Fe	
营养素密度评分 NDS	蛋白质、纤维	维生素 A、C	Ca、Fe	
营养素密度评分 NDS	蛋白质、纤维	维生素 A、C、E	Ca、Fe、Mg、K	
限制性营养素（LIM）评分				饱和脂肪、外加糖、Na
限制性营养素（LIMtot）评分				总脂肪、总糖、Na
Smart Spot	蛋白质、纤维	维生素 A、C	Fe	总脂肪、饱和脂肪、反式脂肪、加糖、Na
联合利华营养评分				饱和脂肪、反式脂肪、糖（总的和外加的）、Na

总的、饱和的和反式的脂肪、总糖、钠。英国食品安全局（FSA）则认为是能量、饱和脂肪、总糖、钠。目前，只有那些有每日摄入量标准的膳食成分才被包括在营养素度量法中，如膳食纤维通常被包括在内，而植物来源的植物化学物、多酚和抗氧化物则未包括。这可能是由于缺少参考摄入量标准和营养素成分表不完善之故。

（2）营养素度量法标准适用范围的确定

营养素度量法标准适用范围的确定，指所建立的食物营养素度量法系统是针对所有食物采用同一套标准，或是针对不同类别的食物采用不同的标准。例如，上述美国 FDA 的系统是针对所有食物采用同一套标准，而英国 FSA 的系统虽然在计分时对所有食物采用一个标准，但在最后评价时对固体食物和液体食物采取不同的评分标准，因此带有一定的针对食物类别采取不同标准的性质。

（3）营养评价指标计算基准的选择

营养评价指标的计算基准是指计算食物中作为评价对象的营养成分的量时的参考基准，常用的为 100 g、100 kcal 或 100 kJ 和"份"（serving），其中 100 g 最常用，因为它被广泛用于营养标签的标识，而由于美国 FDA 制定了一套关于食物"通常摄入量"的标准，因此"份"常被美国的食物营养素度量法系统所采用。

（4）摄入标准的制定

摄入标准是指对食物中作为评价对象的推荐性或限制性营养素的量的标准，如美国 FDA 用于健康声称管理的食物营养素度量法系统中的限制性营养成分的最大量和推荐性营养成分的最小量标准。在食物营养素度量法系统的建立中，通常建议根据权威或官方推荐的摄入量来制定摄入标准，如每日摄入量推荐值（reference daily intake，RDI）或标签中使用的推荐量等。

（5）食物营养素度量法系统数学模型的构建

食物营养素度量法系统的数学模型是用数学关系来综合体现食物中的各种营养成分，因其设计不同变化较大，但基本采用两种方式：分类模型或连续模型。分类模型是根据营养成分的含量高于或低于某一界值来评价，如美国 FDA 的食物 Nutrient Profiling 系统。而连续模型也称评分系统，它是通过计算每种食物的得分对其进行等级评定。英国 FSA 的食物营养素度量法系统通过数学关系给予食物评分，但在最后的评价时将分值划分为分数段来进行判定，是一种半连续模型，在此模型里营养成分分值的微小变化不会引起食物最终得分的变化，而连续模型的其他优点如灵活性、直接可比性仍被保留。

不同的食物营养素度量法系统根据其不同的应用目的，选择相适应的评价指标、计算基准和摄入量，并通过数学关系来综合体现，从而实现对食物整体的营养学评价。

6.1.2　评价食物营养价值的意义

第一，全面了解各种食物的天然组成成分，包括所含营养素种类、生物活性成分及抗营养因子等；发现各种食物的主要缺陷，为改造或开发新食品提供依据，解决抗营养因子问题，以充分利用食物资源。

第二，了解在食物加工过程中食物营养素的变化和损失，采取相应的有效措施，最大限度保存食物中的营养素。

第三，指导人们科学选购食物及合理配制平衡膳食，以达到促进健康、增强体质及预防疾病的目的。

6.2 各类食物的营养价值

每种食物各有其营养特点，只有多种多样的食物才能做到营养平衡，了解各类食物的营养价值对于选择食物并搭配膳食非常关键。

6.2.1 谷类及薯类

谷类主要指单子叶禾本植物的种子，主要包括水稻、小麦、玉米、小米、高粱、燕麦等。薯类是指各种含淀粉的根茎类食物，包括马铃薯、甘薯、芋头、山药、木薯等。目前，我国居民膳食中有 60%～70% 的热能来自谷、薯类，谷、薯类食物也是我国居民膳食蛋白质和一些矿物质及 B 族维生素的重要来源。

6.2.1.1 谷类

（1）谷类结构和营养素分布

各种谷粒尽管形态、大小不同，但其结构基本相似，均是由谷皮、糊粉层、谷胚和胚乳 4 部分组成（图 6-1）。实际上，谷皮外面还有种皮和谷壳，但进食前会先脱壳食用。各种营养成分在谷粒中的分布不均匀。

①谷皮 位于谷粒最外层，约占谷粒重量的 6%，主要由纤维素、半纤维素组成，含有较高的维生素、矿物质和脂肪。谷皮不含淀粉，纤维和植酸含量高，因而在加工中作为糠麸除去。在加工精度不高的谷物中，允许保留少量谷皮成分。

②糊粉层 介于谷皮与胚乳之间，占谷粒重量的 6%～7%。糊粉层营养价值高，除了含有纤维素外，还含有丰富的蛋白质、脂肪、矿物质和 B 族维生素。但在碾磨加工时，易与谷皮同时混入糠麸中丢失，使营养价值降低。

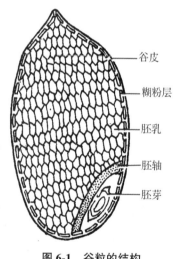

图 6-1 谷粒的结构

③谷胚 位于谷粒一端，包括盾片、胚芽、胚轴和胚根 4 部分。谷胚是种子中生理活性最强、营养价值最高的部分，富含脂肪、维生素 B_1 和矿物质，蛋白质和可溶性糖也较多。谷胚因含脂肪和纤维素，质地柔软且韧性强，不易粉碎，在加工过程中易与胚乳脱离，与糊粉层一起混入糠麸，所以精加工谷类常因缺失谷胚造成营养价值降低。

④胚乳 是谷类的主要部分，占谷粒总重的 83%～87%，含大量淀粉和一定量蛋白质，还含有少量的脂肪、维生素和矿物质。胚乳容易消化，适口性好，耐贮藏，但是维生素和矿物质含量低。日常食用的精白米面的主要成分是胚乳。

谷皮

糊粉层

胚乳

胚轴

胚芽

（2）谷类的营养素种类及特点

谷类在我国居民的膳食中被称为主食，每日摄入量为 250~500 g，在膳食能量、蛋白质和 B 族维生素等营养素的供应中占有重要的地位。

①蛋白质 谷类食品的蛋白质含量一般在 7%~16%，品种间有较大差异。例如，水稻的蛋白质含量在 6%~9%，小麦的蛋白质含量为 8%~13%，燕麦可达 13%~17%。

根据溶解度不同，谷类蛋白可分为谷蛋白、醇溶蛋白、球蛋白和清蛋白 4 类。谷蛋白和醇溶蛋白是谷类丰富的蛋白质，约占蛋白质总量的 80% 以上。小麦的谷蛋白和醇溶蛋白具有吸水膨胀性，可形成具有可塑性和延展性的面筋质网状结构，适宜于制作成各种面点。

谷类蛋白质的必需氨基酸组成不合理，多数谷类蛋白质的赖氨酸含量低，通常为第一限制氨基酸，有些谷类色氨酸或苏氨酸也偏低，故将其作为谷类的第二限制氨基酸。这是造成谷类蛋白质的生物价值低于动物蛋白和大豆蛋白的主要原因。但燕麦和荞麦的蛋白质除外，其中赖氨酸含量充足，生物价值较高。

为改善谷类食物的营养价值，可利用蛋白质互补作用将谷类与富含赖氨酸的豆类等食物混合食用，弥补谷类食物赖氨酸的不足，提高谷类蛋白质的营养价值。也可以采用赖氨酸强化。目前通过传统的杂交育种方法已培育出高赖氨酸玉米，其赖氨酸和色氨酸的含量比普通玉米高 50% 以上，因此，通过改进氨基酸模式，可提高其蛋白质的营养价值。

②碳水化合物 谷类是碳水化合物的丰富来源，也是最经济的能量来源，每 100 g 谷类中所含能量可达 12.5 kJ（300 kcal）以上。淀粉是谷类碳水化合物的主要成分，含量达 70% 以上，此外还含有糊精、戊聚糖、葡萄糖和果糖等。

谷类淀粉分为直链淀粉和支链淀粉。直链淀粉是由数千个葡萄糖分子通过 α-1,4 糖苷键线性连接而成，黏性差，遇碘呈蓝色，容易"老化"，形成难消化的抗性淀粉。支链淀粉除 α-1,4 糖苷键连接的葡萄糖残基主链外，由 24~30 个葡萄糖残基组成的支链与主链以 α-1,6 糖苷键连接，黏性大，遇碘产生棕色反应，容易"糊化"，提高其消化率，其血糖生成指数较直链淀粉大。直链淀粉和支链淀粉的比例因谷类品种不同而有差异，并直接影响谷类食物的口感及营养价值。一般来说，直链淀粉比例低、支链淀粉比例高的谷物食物口感较为黏软。

另外，谷皮中含有丰富的膳食纤维，加工越精细，膳食纤维丢失越多，故全谷类食物是膳食纤维的重要来源。

③脂肪 谷类脂肪含量普遍较低，为 1%~4%，但燕麦脂肪为 7%，主要集中在糊粉层和胚芽中，在谷类加工中易转入糠麸中。小麦胚芽脂肪含量可达 10.1%，而玉米胚芽中脂肪含量更高，一般在 17% 以上，常用来加工玉米胚芽油。玉米胚芽油中不饱和脂肪酸含量达 80% 以上，主要为亚油酸和油酸，其中亚油酸占油脂总量的 50% 以上。

④维生素 谷类是 B 族维生素的重要来源，尤其是维生素 B_1 和烟酸含量较高，是膳食中这两种维生素最重要的来源，此外也含有一定量的维生素 B_2、泛酸和维生素 B_6 等（表6-2）。但玉米中的烟酸为结合型，不易被人体利用，经加碱加工后可转化为游离型烟酸。谷类不含维生素 A，但黄色籽粒的谷类（如玉米和小米）含少量的类胡萝卜素，但 β-胡萝卜素含量较低，黄色主要来源于叶黄素类。谷类中也不含维生素 C 和维生素 D，维生素 K 的含量很低。然而，谷胚中维生素 E 含量较高，以小麦胚芽含量最高，玉米胚芽含量次之。

谷类的维生素主要存在于谷皮、糊粉层和胚芽中，其中，维生素 B_1 和维生素 E 主要

表6-2　几种谷类的维生素和矿物质含量　（以每100 g可食部计）

谷类名称	维生素 B_1/mg	维生素 B_2/mg	钙/mg	磷/mg	铁/mg	锌/mg
小麦	0.40	0.10	34	325	5.1	2.33
小麦粉(标准粉)	0.46	0.05	31	167	0.6	0.20
小麦胚粉	3.50	0.79	85	1 168	0.6	23.40
麸皮	0.30	0.30	206	682	9.9	5.98
稻米	0.15	0.04	8	112	1.1	1.54
糙米	0.38	0.04	10	304	1.8	1.79
玉米	0.16	0.11	—	117	1.1	0.90
大麦	0.43	0.14	66	381	6.4	4.36
小米	0.33	0.10	41	229	5.1	1.87
荞麦	0.28	0.16	47	297	6.2	3.62
燕麦	0.46	0.07	58	342	2.9	1.75

资料来源：杨月欣．中国食品成分表标准版(第6版 第一册)．北京：北京大学医学出版社，2018。

集中在谷胚中，烟酸、泛酸和维生素 B_6 主要存在于糊粉层中。精加工的谷物其维生素大量损失，因此全谷类食物是 B 族维生素的重要来源。

⑤矿物质　谷类矿物质含量为 1.5%～3.0%，大部分集中于谷皮、糊粉层和谷胚，胚乳部位含量较低。在谷类的精制加工中，矿物质很容易损失，因此精白米、面中的矿物质含量低于糙米、标准面粉。

谷类中的矿物质以磷含量最为丰富，占矿物质总量的 50% 左右，其次是钾、镁，钙含量较低，仅为磷含量的 1/10。以米、面等谷物为主食的人群应辅以钙含量高的食物，如乳类和豆类等。

谷类中的矿物质主要以不溶性形态存在，而且含有一些干扰其吸收利用的因素，导致生物利用率低。谷物中所含的植酸会与钙、铁、锌等形成不溶性的盐类，会抑制矿物质的吸收。不过谷物中还含有植酸酶，可分解植酸盐，而且该酶在 55℃ 活性最强，当米面经过蒸煮或焙烤时约有 60% 的植酸被水解，此外谷物发酵(如制成面包)后大部分的植酸盐也会被水解，有利于矿物质的吸收利用。

（3）谷类中的植物化学物

谷类含有多种植物化学物，主要存在于谷皮部位，包括黄酮类化合物、酚酸类物质、植物固醇、类胡萝卜素、植酸、蛋白酶抑制剂等，含量因不同品种有较大差异，在一些杂粮中含量较高。

谷类中的黄酮类化合物大部分与糖结合成苷类以配基的形式存在，少部分以游离形式存在。在所有谷类食物中，荞麦中黄酮类化合物最高，芦丁约占其总黄酮的 70%。花色苷广泛存在于黑米、黑玉米等黑色谷物中，具有抗氧化、抗癌、抗突变、改善近视、保护肝脏和减肥等作用。

酚酸类物质约占植物性食物中酚类化合物的 1/3，多为苯甲酸和肉桂酸的羟化衍生物，在谷物麸皮中酚酸的含量由高到低的顺序为：玉米>小麦>荞麦>燕麦。谷物麸皮中的酚酸绝大多数以束缚型酚酸的形式存在，主要作用于下消化道，经酶解释放出生物活性物质，可以预防结肠癌等慢性病。

玉米黄素属于类胡萝卜素，以黄玉米含量最高，以天然脂的形式存在于玉米胚乳中，营养价值较高。植酸广泛存在于谷类植物中，是种子中磷酸盐和肌醇的主要贮存形式，在麸皮中含量较高。

(4) 谷类食品的营养价值

收获后的谷粒经脱壳形成可食用的粮粒，如糙米、麦粒，然后经加工制成不同精度的大米和面粉。谷类经深加工可以生产出各种产品，如面包、饼干及各类点心等，是目前市场上加工食品 (预包装食品) 的重要组成部分，其主要成分是碳水化合物。由于加工过程中选取的原料多数为精加工的面粉或米粉，维生素和矿物质损失较多。另外，由谷物蛋白经水解形成的生物低聚肽也是近年来的研究热点，有研究表明玉米低聚肽具有降血压、降血脂等作用，小麦低聚肽具有抗氧化、免疫调节、血管紧张素转换酶抑制作用等多种生物活性，我国已经将这两种谷物低聚肽批准为新资源食品。

6.2.1.2 薯类

薯类在营养成分上介于谷类和蔬菜之间，既可以充当主食部分替代粮食类食品，也可以部分替代蔬菜。马铃薯作为薯类的一种，营养价值高，富含人体所需的碳水化合物、蛋白质、矿物质及维生素等多种营养成分 (表 6-3)，是重要的主食原料。2015 年我国启动了马铃薯主粮化战略，全面推进将马铃薯制作成为米粉、馒头、面条等传统主食，加快马铃薯主食化进程。

表 6-3　薯类营养成分与谷类的比较　　　　　　　　(以每 100 g 可食部计)

食物名称	蛋白质/g	碳水化合物/g	膳食纤维/g	维生素 B$_1$/mg	维生素 B$_2$/mg	维生素 C/mg	胡萝卜素/μg	钙/mg	磷/mg	钾/mg	铁/mg
马铃薯	2.6	17.8	1.1	0.10	0.02	14.0	6	7	46	347	0.4
马铃薯全粉	8.4	82.7	3.5	0.11	0.25	25.9	120	35	170	980	0.8
白心甘薯	1.4	25.2	1.0	0.07	0.04	24.0	220	24	46	174	0.8
红心甘薯	0.7	15.3	—	0.05	0.01	4.0	750	18	26	88	0.2
甘薯粉	2.7	80.9	0.1	0.03	0.05	—	20	33	12	66	10
木薯	2.1	27.8	1.6	0.21	0.09	35.0	—	88	50	764	2.5
小麦粉 (标准粉)	15.7	70.9	—	0.46	0.05	0	0	31	167	190	0.6
粳米 (标准)	7.7	77.4	0.6	0.16	0.08	0	0	11	121	97	1.1
籼米 (标准)	7.9	78.3	0.8	0.09	0.04	0	0	12	112	109	1.6

资料来源：杨月欣. 中国食品成分表标准版 (第 6 版 第一册). 北京：北京大学医学出版社, 2018。

薯类的营养素种类及特点如下：

① 蛋白质　薯类蛋白质含量通常为 1%~3%。以鲜重进行比较时，薯类食品的蛋白质含量较谷类低；但按干重计算时，薯类食品的蛋白质含量可与粮食相媲美。例如，鲜马铃薯的粗蛋白质含量平均约为 3%，相当于干重的 10%，略高于大米；鲜甘薯蛋白质含量为1.4% 左右，按 73% 的水分计算，相当于干重的 5.2%，略低于大米。

从氨基酸组成来看，薯类蛋白质的质量相当于或优于谷类蛋白质。马铃薯蛋白质的氨基酸平衡良好，富含赖氨酸和色氨酸，可以与谷类蛋白质进行蛋白质互补。甘薯蛋白质的质量与大米相近，而赖氨酸含量高于大米。此外，甘薯、山药和芋头中均含有黏蛋白，对提高免疫力和预防慢性疾病有一定作用。

② 碳水化合物　薯类富含淀粉，其淀粉含量达鲜重的 8%~30%，达干重的 85% 以上，超过谷类的碳水化合物含量，可用作主食。薯类淀粉容易被人体消化吸收，且血糖反应较低。薯类中的膳食纤维质地细腻，对肠胃刺激小，可有效预防便秘。甘薯中含有较多可溶性糖，使其具有甜味。

薯类淀粉颗粒大,容易分离,常用来提取淀粉或者制作各种淀粉制品。马铃薯和甘薯均为我国重要的淀粉原料。其中马铃薯淀粉中富含磷酸基团,具有良好的持水性和柔软的口感;马铃薯粉可添加于糕点、面包、肉制品等食品当中,用来改善其口感。

③脂肪　薯类脂肪主要由不饱和脂肪酸组成,脂肪含量通常低于0.2%,按干重计算低于糙米和全麦。但薯类与脂肪结合能力极强,所以经油炸的薯类加工品往往含有较高的脂肪,如炸薯条、炸薯片等。薯类与富含油脂的动物原料共同烹饪后,也会大量吸收其中的油脂。研究表明,摄入过多的油炸薯类会增加肥胖风险。

④维生素　薯类含有较为丰富的维生素C,可以在膳食中部分替代蔬菜。例如,马铃薯和甘薯中的维生素C含量均在25 mg/100 g左右,与小白菜和白萝卜等蔬菜相当。由于其中所含淀粉对维生素C具有一定保护作用,薯类食品烹调后,维生素C的损失率较低。在蔬菜不足的冬季,薯类可以成为膳食中维生素C的重要来源。

薯类食物中含有除维生素 B_{12} 之外的各种B族维生素,其中维生素 B_1 含量较高,按干重计算,可达大米的2~3倍。红心甘薯中含有较丰富的胡萝卜素,是膳食中维生素A的补充来源之一。

⑤矿物质　薯类富含矿物质,其中以钾含量最高,其次为磷、钙、镁、硫等。每100 g马铃薯干粉中含钾可达980 mg,山药和芋头含钾更为丰富。按干重计算,薯类中的铁含量与谷类相当,钙含量则高于谷类。马铃薯中磷含量较高,而甘薯中含量较低。用薯类部分替代精白米和精白面粉作为主食,有利于增加膳食中钾、镁元素和膳食纤维的供应,对预防和控制心脑血管病及肠癌等疾病有益。

6.2.2　豆类及其制品

豆类包括各种豆科栽培植物的可食种子,包括大豆类和绿豆、红小豆、芸豆、蚕豆、豇豆、豌豆、鹰嘴豆等杂豆类。大豆类含有较高的蛋白质和脂肪,碳水化合物相对较少;杂豆类含有较多碳水化合物,尤其是淀粉含量很高,另外还含有中等量的蛋白质及少量脂肪。几种豆类的部分营养素含量见表6-4。

表6-4　几种豆类的营养素含量　　　　（以每100 g可食部计）

豆类名称	蛋白质/g	脂肪/g	碳水化合物/g	维生素 B_1/mg	维生素 B_2/mg	钙/mg	铁/mg	锌/mg
大豆	35.0	16.0	34.2	0.41	0.20	191	8.2	3.34
绿豆	21.6	0.8	62.0	0.25	0.11	81	6.5	2.18
红小豆	20.2	0.6	63.4	0.16	0.11	74	7.4	2.20
芸豆	21.4	1.3	62.5	0.18	0.09	176	5.4	2.07
蚕豆	21.6	1.0	61.5	0.09	0.13	31	8.2	3.42
豇豆	19.3	1.2	65.6	0.16	0.08	40	7.1	3.04
豌豆	20.3	1.1	65.8	0.49	0.14	97	4.9	2.35
鹰嘴豆	21.2	4.2	60.1	0.41	0.25	150	3.4	1.50

6.2.2.1　大豆的营养价值

大豆包括黄大豆、青大豆、黑大豆等,以黄大豆最为常见。大豆蛋白质含量高、氨基酸组成较为合理,是膳食中优质植物蛋白的主要来源,在东方膳食中具有特殊的意义。

(1)大豆的营养素种类及特点

①蛋白质 大豆的蛋白质含量高达 35%~40%。大豆蛋白质由球蛋白、清蛋白、谷蛋白和醇溶蛋白组成，其中球蛋白含量最多。大豆的必需氨基酸组成除了蛋氨酸含量偏低外，其他几乎与动物蛋白相似，与世界卫生组织氨基酸推荐值相近。大豆蛋白质赖氨酸含量较高，与缺乏赖氨酸的谷类食物混合食用，可较好地发挥蛋白质的互补作用，使混合后的蛋白质生物价接近肉类蛋白的水平。这一特点，对于素食者或不能摄入足够动物性食物的人群具有重要的意义。

②碳水化合物 大豆含碳水化合物 25%~34%，其中，一半为可供利用的阿拉伯糖、半乳聚糖和蔗糖，淀粉含量较少；另一半为人体不能消化吸收的寡糖，存在于大豆细胞壁中，如棉子糖和水苏糖。

③脂肪 大豆脂肪含量为 15%~20%，以黄大豆和黑大豆较高，可用来榨油。大豆油中不饱和脂肪酸高达 85%，其中油酸含量为 32%~36%，亚油酸 52%~57%，亚麻酸为 2%~10%，还含有 1.64% 的磷脂。大豆油是目前我国居民主要的烹调用油。

④维生素 大豆富含 B 族维生素，尤其是维生素 B_1 和维生素 B_2，其含量约为米、面的 2 倍以上。大豆及大豆油中还富含维生素 E，同时含有比较丰富的维生素 K。黄大豆含有少量的胡萝卜素，是豆油呈黄色的原因。干大豆不含维生素 C 和维生素 D。

⑤矿物质 大豆含有丰富的矿物质，占 4.5%~5.0%。其中，钙、磷、镁和钾元素的含量较谷类食物高，铁、铜、锌、锰、硒等微量元素的含量也较高。

(2)大豆中的其他成分

大豆中的其他成分包括植物化学物及抗营养因子。近年来研究表明一些抗营养因子也具有特殊的生物学作用。

①大豆异黄酮 主要分布于大豆种子的子叶和胚轴中，含量为 0.1%~0.3%，分为游离型的苷元和结合型的糖苷两大类，目前发现的大豆异黄酮共有 12 种。大豆异黄酮对于预防心血管疾病、糖尿病、肾病等具有显著的作用。

②大豆皂苷 在大豆中的含量为 0.62%~6.12%，具有广泛的生物学作用。研究显示，大豆皂苷具有抗炎、降低血清胆固醇等作用。

③大豆甾醇 在大豆油脂中含量为 0.1%~0.8%。其在体内的吸收方式与胆固醇相同，但是吸收率低，只有胆固醇的 5%~10%。大豆甾醇的摄入能够阻碍胆固醇的吸收，抑制血清胆固醇的上升，因此有降血脂作用，起到预防和治疗高血压、冠心病等心血管疾病的作用。

④大豆卵磷脂 是豆油精炼过程中得到的一种淡黄色至棕色、无异嗅或略带有气味的黏稠状或粉末状物质，不溶于水，易溶于多种有机溶剂。大豆卵磷脂对营养相关慢性病(如高脂血症和冠心病等)具有一定的预防作用。

⑤大豆低聚糖 大豆中的水苏糖和棉子糖，因人体缺乏 α-D-半乳糖苷酶和 β-D-果糖苷酶，不能将其消化吸收，在肠道细菌作用下可产酸产气，引起胀气，故过去称之为胀气因子或抗营养因子。但近年来发现大豆低聚糖可被肠道益生菌所利用，具有维持肠道微生态平衡、提高免疫力、降血脂、降血压等作用，故被称为"益生元"，目前已利用大豆低聚糖作为功能性食品基料，部分代替蔗糖应用于清凉饮料、酸乳、面包等多种食品生产中。

⑥植酸 大豆中约含植酸1%~3%，是很强的金属离子螯合剂，在肠道内可与锌、钙、镁、铁等矿物质螯合，影响其吸收利用。浸泡后发芽、发酵或添加植酸酶的处理可有效去除植酸，提高豆类食物中微量元素的生物利用率。但近年来发现植酸也存在有益的生物学作用，如具有防止脂质过氧化损伤和抗血小板凝集作用。

⑦蛋白酶抑制剂 生大豆中蛋白酶抑制剂活性较高，以胰蛋白酶抑制剂为主。它可抑制人体内胰蛋白酶、胃蛋白酶、糜蛋白酶的活性，降低大豆蛋白质的消化吸收率。不过，加热烹调可破坏大豆中80%~90%的胰蛋白酶抑制剂活性。近年来发现蛋白酶抑制剂也具有有益的生物学作用，如抗艾滋病病毒作用。

⑧豆腥味 生食大豆有豆腥味和苦涩味，是由豆类中的不饱和脂肪酸经脂肪氧化酶氧化降解，产生醇、酮、醛等小分子挥发性物质所致。日常生活中将豆类加热、煮熟及烧透后即可破坏脂肪氧化酶和去除豆腥味。

⑨植物红细胞凝血素 是能凝集人和动物红细胞的一种蛋白质，集中在子叶和胚乳的蛋白体中，含量随成熟的程度而增加，发芽时含量迅速下降。大量食用数小时后可引起头晕、头疼、恶心、呕吐、腹疼、腹泻等症状。可影响动物的生长发育，加热即被破坏。

综上所述，大豆的营养价值很高，但也存在抗营养因素，大豆中的诸多植物化学物有良好的保健功能，这使得大豆成为健康膳食模式不可缺少的膳食种类。

6.2.2.2 其他豆类的营养价值

除大豆以外，其他豆类也具有较高的营养价值，包括豌豆、绿豆、红豆、蚕豆、豇豆等。这些豆类含碳水化合物55%~60%，碳水化合物消化速度低于全谷物食品，血糖指数通常低于40，适用于高血糖患者膳食。它们的蛋白含量为20%~25%，其氨基酸组成比例与大豆相近，可与谷类食物发挥蛋白质互补作用。脂肪含量较低，但B族维生素和矿物质含量都高于谷类。

6.2.2.3 豆制品的营养价值

豆制品包括非发酵性豆制品和发酵豆制品两类，前者如豆浆、豆腐、豆腐干、干燥豆制品（如腐竹等）；后者如腐乳、豆豉及臭豆腐等。表6-5列举了非发酵性豆制品的营养素含量。

表6-5 几种豆制品的营养素含量 （以每100 g可食部计）

豆制品名称	蛋白质/g	脂肪/g	碳水化合物/g	维生素 B_1/mg	维生素 B_2/mg	钙/mg	铁/mg	锌/mg
豆腐（北豆腐）	9.2	8.1	3.0	0.05	0.02	105	1.5	0.74
豆腐（南豆腐）	5.7	5.8	3.9	0.06	0.02	113	1.2	0.43
豆腐干	14.9	11.3	9.6	0.02	0.05	447	7.1	1.84
豆腐丝	21.5	10.5	6.2	0.04	0.12	204	9.1	2.04
腐竹	44.6	21.7	22.3	0.13	0.07	77	16.5	3.69
豆浆	3.0	1.6	1.2	0.02	0.02	5	0.4	0.28

（1）豆腐

豆腐是大豆经过浸泡、磨浆、过滤、煮浆等工序而加工成的产品，加工中去除了大量的粗纤维和植酸，胰蛋白酶抑制剂和植物血细胞凝集素也被破坏，营养素的利用率有所提高。豆腐蛋白质含量6%~9%，脂肪6%~8%，碳水化合物3%~4%。

（2）豆腐干

由于加工中去除了大量水分，使得营养成分得以浓缩；豆腐丝、豆腐皮、百叶的水分含量更低，蛋白质含量可达 20%~52%。

（3）豆浆

豆浆是将大豆用水泡后磨碎、过滤、煮沸而成，其营养成分的含量因制作过程中加入水的量不同而不同，易于消化吸收。

（4）发酵豆制品

发酵豆制品是由大豆发酵制作而成的，包括豆豉、豆瓣酱、腐乳、酱油等。发酵豆制品保留了发酵前的所有营养成分，同时由于微生物的作用，部分蛋白质被降解为肽和氨基酸，消化吸收率大大提高，另外游离氨基酸的产生也增加了豆制品的鲜美口味；发酵使植酸被降解，铁、锌等微量元素的生物利用率也大幅度提高；B 族维生素含量有所增加，还产生了植物性食物中本来没有的维生素 B_{12}，是素食人群补充维生素 B_{12} 的重要食物。经过发酵，大豆的棉子糖、水苏糖被发酵用微生物分解，故发酵豆制品不引起胀气。

（5）大豆蛋白制品

以大豆为原料制成的蛋白质制品主要有 4 种：

①大豆分离蛋白　蛋白质含量约为 90%，可用以强化和制成多种食品。

②大豆浓缩蛋白　蛋白质含量 65% 以上，其余为纤维素等不溶成分。

③大豆组织蛋白　将油粕、分离蛋白质和浓缩蛋白质除去纤维，加入各种调料或添加剂，经高温高压膨化而成。

④油料粕粉　用大豆或脱脂豆粕碾碎而成，有粒度大小不一、脂肪含量不同的各种产品。

以上 4 种大豆蛋白制品其氨基酸组成和蛋白质功效比值较好，目前已广泛应用于肉制品、烘焙食品、奶类制品等食品加工业中。

6.2.3　坚果类

坚果是指多种富含油脂的种子类食物，如花生、瓜子、核桃、腰果、松子、杏仁、开心果等，其特点是高热量、高脂肪，所含脂肪中不饱和脂肪酸的含量较高，同时富含维生素 E，对预防营养相关慢性病有益。

①蛋白质　坚果的蛋白质含量 12%~25%，但坚果中有些必需氨基酸相对较低，从而影响蛋白质的生物学价值，如花生中异亮氨酸和蛋氨酸含量低，核桃蛋白质蛋氨酸和赖氨酸含量不足。因此，坚果是植物性蛋白质的补充来源，但不属于优质蛋白质，需要与其他食品营养互补后方能发挥最佳作用。

②脂肪　坚果富含油脂，含量可高达 44%~70%，以不饱和脂肪酸为主。如常见的核桃脂肪含量在 60% 以上，其中亚油酸为 47%~73%，并富含亚麻酸和油酸。

③碳水化合物　坚果的碳水化合物含量依不同种类而异，含量较高的如栗子为 77.2%，其他较低，如核桃为 9.6%、榛子为 14.7%。富含油脂的坚果中可消化的碳水化合物含量较低，但膳食纤维含量较高，如花生膳食纤维含量为 6.3%，榛子为 9.6%，杏仁可高达 10% 以上。因此，尽管坚果类食物含能量很高，但由于膳食纤维含量较高，实际消化吸收率较低，如果用它们替代饼干、薯片等日常零食，在总能量摄入不变的情况

下，并不会引起体重上升。

④维生素　坚果富含维生素 E 和 B 族维生素。其中，核桃中维生素 E 含量最为突出，葵花籽和花生中维生素 B_1 的含量是常见食物中含量较高的，杏仁和巴旦木含有较为丰富的维生素 B_2，开心果富含维生素 B_6。

⑤矿物质　坚果中的矿物质比较丰富，如核桃、榛子、栗子等富含钾、钙、锌和铁等矿物元素，其中榛子的钾、钙、铁和锌等矿物质元素含量高于核桃、花生等，为矿物质的极佳膳食来源。

6.2.4　蔬菜、水果类

新鲜的蔬菜和水果水分含量大都在 90% 以上，碳水化合物、蛋白质、脂肪含量很低，但它们富含维生素、矿物质、膳食纤维以及多种有机酸、芳香物质和色素等，使其具有良好的感官性质，对增进食欲、促进消化、赋予食物多样化具有重要意义。此外，蔬菜和水果富含多种植物化学物，具有多种对人体健康有益的生物学作用。

6.2.4.1　蔬菜及其制品的营养价值

蔬菜按其来源和植物学部位不同，分为叶菜类、根茎类、瓜茄类、鲜豆类、花芽类和菌藻类，不同种类蔬菜其营养素含量差异较大。

（1）蔬菜的营养素种类及特点

①蛋白质　新鲜蔬菜蛋白质含量很低，一般为 1%~2%，但菌藻类蛋白质含量较高。发菜、干香菇和蘑菇的蛋白质含量可达 20% 以上，必需氨基酸含量较高且组成均衡，蛋白质营养价值较高。

②碳水化合物　不同种类蔬菜碳水化合物含量差异较大，通常为 2%~6%，几乎不含淀粉。然而，根茎类如藕、芋头、山药等碳水化合物含量较高，大部分为淀粉。这些食物摄入后，需相应减少淀粉类主食的摄入量。

蔬菜所含碳水化合物包括单糖、双糖、淀粉及膳食纤维。含单糖和双糖较多的蔬菜有胡萝卜、番茄、南瓜等。叶菜类和根茎类蔬菜中含有较多的纤维素和半纤维素，是膳食纤维的主要来源。膳食纤维对人体健康的有益作用近年来已经得到广泛认可。另外，蘑菇、香菇和银耳等菌藻类富含多糖物质，如香菇多糖、褐藻胶等，具有多种保健作用。

③脂肪　蔬菜脂肪含量极低，大多数蔬菜脂肪含量不超过 1%，属于低能量食品。蔬菜中的脂肪主要以不饱和脂肪酸为主。

④维生素　蔬菜中含有除维生素 D 和维生素 B_{12} 之外的各种维生素，是膳食中维生素 C 和能在体内转化成维生素 A 的胡萝卜素的重要来源，表 6-6 列举了部分蔬菜中维生素 C、胡萝卜素和叶酸的含量。此外，绿叶蔬菜是维生素 B_2、叶酸和维生素 K 的重要膳食来源。菌类蔬菜还含有少量维生素 B_{12}。

蔬菜中的维生素含量与品种、鲜嫩程度和颜色有关，一般叶部含量较根茎部高，嫩叶比枯老叶高，深色菜叶比浅色菜叶高。嫩茎、叶，花菜类蔬菜（如油菜、菠菜、青花菜）富含 β-胡萝卜素、维生素 C 和维生素 B_2；胡萝卜素在绿色、黄色或红色蔬菜（如胡萝卜、南瓜和苋菜）中含量较多；维生素 B_2 和叶酸以绿叶蔬菜中含量较多。总体来说，深色蔬菜中维生素的含量高于浅色蔬菜，建议深色蔬菜应占日常摄入蔬菜总量的 1/2。

表 6-6　部分蔬菜中维生素 C、胡萝卜素和叶酸的含量

（以每 100 g 可食部计）

蔬菜名称	维生素 C/mg	胡萝卜素/mg	叶酸/μg	蔬菜名称	维生素 C/mg	胡萝卜素/mg	叶酸/μg
白萝卜	19.0	—	27.0	香菜	48.0	1 160	148.8
胡萝卜	9.0	4 107	20.4	金针菜	10.0	1 840	841.3
豌豆	14.0	220	82.6	姜	4.0	170	3.5
番茄	14.0	375	8.3	茴香	26.0	2 410	120.9
黄瓜	9.0	90	9.1	芥菜	31.0	310	82.6
葱	21.0	840	25.5	绿苋菜	47.0	2 110	330.6
小白菜	64.0	1 853	43.6	红苋菜	30.0	1 490	419.8
菠菜	32.0	2 920	169.4	荠菜	43.0	2 590	60.6

⑤矿物质　蔬菜中含有丰富的矿物质，有钾、钙、镁、磷、铁、钠和铜等，其中以钾含量最多，其次为钙和镁，是我国居民膳食中矿物质的重要来源。绿叶蔬菜一般含钙、铁比较丰富，如菠菜、雪里蕻、油菜、苋菜等；但蔬菜中的草酸不仅影响本身所含钙和铁的吸收，而且还影响其他同食食物中钙和铁的吸收。含草酸较高的蔬菜有菠菜、苋菜及鲜竹笋等。草酸是一种有机酸，能溶于水，加热易挥发，水焯和爆炒均可以将其破坏。另外，蔬菜中的铁为非血红素铁，其吸收利用率受膳食中多种因素的影响，生物利用率比动物性食品低。

（2）蔬菜中的其他成分

蔬菜中除了含有营养素之外，还含有多种植物化学物，主要有类胡萝卜素、植物固醇、皂苷、芥子油苷、多酚蛋白酶抑制剂、单萜类、有机硫化物、植酸等。

根茎类蔬菜（如萝卜、胡萝卜、卷心菜等）富含类胡萝卜素、硫代葡萄糖苷，卷心菜含有的硫代葡萄糖苷经水解后能产生挥发性芥子油，具有促进消化吸收的作用。

绿叶蔬菜（如茼蒿、菠菜、莴苣、芹菜、芫荽、苋菜等）含有丰富的类胡萝卜素和皂苷，如茼蒿中胡萝卜素的含量为 1.51 mg/100 g。

白菜（小白菜、大白菜）、甘蓝类（结球甘蓝、球茎甘蓝、抱子甘蓝、花椰菜、青花菜）、芥菜类（榨菜、雪里蕻、结球芥菜）等含有芥子油苷。

茄果类中的番茄含有丰富的番茄红素和 β-胡萝卜素，辣椒中含辣椒素和辣椒红色素，其中辣椒红色素是一种存在于成熟红辣椒果实中的四萜类橙红色色素，其含量一般为其干重的 0.2%～0.5%，茄子中含有芦丁等黄酮类物质。

瓜类蔬菜含有皂苷、类胡萝卜素和黄酮类，冬瓜中皂苷类物质主要为 β-谷甾醇，苦瓜中含有苷类、甾醇类和黄酮类等多种活性成分，但主要是苦瓜皂苷。南瓜中含有丰富的类胡萝卜素，同时还含有丰富的南瓜多糖。

葱蒜类（如洋葱、大蒜、大葱、香葱、韭菜等）含有丰富的含硫化合物及一定量的类黄酮、洋葱油树脂、苯丙素酚类和甾体皂苷类等，紫皮洋葱的黄酮类化合物含量最高，大蒜中主要的活性物质为二丙烯基二硫化物，也称大蒜素，新鲜大蒜中的大蒜素的含量达 370.0～580.0 mg/100 g。

水生蔬菜（如藕、茭白、慈姑、荸荠、水芹、菱等）含有的植物化学物主要为萜类、黄酮类物质，藕节中含有一定量的三萜类成分。

食用菌类含有丰富的多糖，如香菇多糖、金针菇多糖、木耳多糖等。香菇中还有一定

量的硫化物、三萜类化合物，其中硫化物是其风味的重要组成成分。

（3）蔬菜制品的营养价值

常见的蔬菜制品有酱腌菜、脱水蔬菜、速冻蔬菜、蔬菜汁等。酱腌菜在加工过程中会造成营养素的损失，尤其维生素 C、叶酸的损失较大，但保留了蔬菜中的所有膳食纤维成分。脱水蔬菜中碳水化合物、矿物质、膳食纤维等成分得以浓缩，维生素有所损失，损失程度与干制方法有很大的关系，近年来发展起来的真空冷冻干燥的营养素损失最小。速冻蔬菜如豌豆、胡萝卜粒、茭白、各类蔬菜拼盘等，水溶性维生素有部分损失，但胡萝卜素、矿物质和膳食纤维损失不大。蔬菜汁含有蔬菜中的主要可溶性营养成分和胡萝卜素，是钾、维生素 C、类黄酮等成分的良好来源，但除去了蔬菜中的部分不可溶性膳食纤维。

6.2.4.2 水果的营养价值

水果根据果实的形态和生理特征可分为仁果类、核果类、浆果类、柑橘类和瓜果类等。新鲜水果的营养价值和新鲜蔬菜相似，是人体矿物质、维生素和膳食纤维的重要来源之一，还含有多种植物化学物。

（1）水果的营养素种类及特点

新鲜水果水分含量高，达 85%～92%，主要营养成分为碳水化合物、维生素和矿物质，蛋白质及脂肪含量均不超过 1%，不是膳食中蛋白质和脂肪的重要来源。

①碳水化合物　水果中的碳水化合物主要是果糖、葡萄糖和蔗糖，其含量因种类和品种而异。仁果类（如苹果和梨）以果糖为主，浆果类（如葡萄、草莓）以葡萄糖和果糖为主，核果类（如桃、李）和柑橘类以蔗糖为主。未成熟的果实中淀粉含量较高，随着果实的成熟，淀粉分解，逐渐转化为可溶性糖，甜度增加。但香蕉例外，成熟香蕉中淀粉含量高达 3%以上。水果由于含糖分，是膳食中能量的补充来源之一。另外，水果还富含纤维素、半纤维素等膳食纤维，也是膳食中果胶的重要来源。

②维生素　水果和蔬菜一样含有除维生素 D 和维生素 B_{12} 之外的各种维生素，是膳食中维生素 C 和胡萝卜素的重要来源，但维生素 B_1、维生素 B_2 含量较少，表 6-7 列举了部分水果中维生素 C 和胡萝卜素的含量。有些水果还可以提供叶酸和维生素 B_6，如猕猴桃中叶酸含量较高，香蕉含有较为丰富的维生素 B_6。

在各种水果中，柑橘类是维生素 C 的良好来源。鲜枣、猕猴桃、山楂、草莓等也是某些季节中维生素 C 的良好膳食来源。然而，苹果、梨、桃等消费量最大的温带水果在

表 6-7　部分水果中维生素 C、胡萝卜素和叶酸的含量

（以每 100 g 可食部计）

水果名称	维生素 C/mg	胡萝卜素/mg	叶酸/μg	水果名称	维生素 C/mg	胡萝卜素/mg	叶酸/μg
苹果	3.0	50	6.3	菠萝	18.0	20	25.0
梨	5.0	20	8.8	荔枝	41.0	10	4.1
桃	10.0	20	3.0	香蕉	8.0	60	20.2
木瓜	43.0	870	2.6	樱桃	10.0	210	9.9
葡萄	4.0	40	9.9	西瓜	5.7	173	4.0
柿	30	120	1.6	红果	53.0	100	24.8
草莓	47.0	30	31.8	李子	5.0	150	8.3
橘子	35.0	370	52.9	杏	4.0	450	8.2

提供维生素 C 方面作用不大。黄色和橙色的水果富含胡萝卜素，包括 α-胡萝卜素、β-胡萝卜素、叶黄素、番茄红素等。柑橘类、黄桃、黄杏的黄色主要来自胡萝卜素，而西瓜、血橙和木瓜的红色来自番茄红素。

③矿物质　水果含有人体所需的各种矿物质，如钾、钠、钙、镁、磷、铁、锌及铜等，以钾、钙、镁和磷含量较多。由于水果无须加盐烹调，摄入水果可有效改善膳食中的钾钠比例。另外，草莓、大枣和山楂的铁含量不可忽视，而且因富含维生素 C 和有机酸，铁的生物利用率较高。

（2）水果中的其他成分

①有机酸　水果因含有多种有机酸而呈酸味，有机酸含量为 0.2%~3.0%，其中柠檬酸、苹果酸、酒石酸和抗坏血酸相对较多，还有少量的苯甲酸、水杨酸、琥珀酸和草酸等。柑橘类水果所含的有机酸主要是柠檬酸，仁果类及核果类含苹果酸较多，而葡萄中有机酸主要为酒石酸。在同一种果实中，往往是数种有机酸同时存在，如苹果中主要为苹果酸，同时含有少量的柠檬酸和草酸。有机酸具有开胃和促进消化的作用，还能起到促矿物质吸收的作用。

②植物化学物　水果中富含各类植物化学物，不同种类的水果含有的植物化学物不同。仁果类（如苹果、梨、山楂等）主要含有黄酮类物质；核果类（如樱桃、桃、杏、李、梅、枣、橄榄、龙眼、荔枝等）主要含有多酚类化合物；浆果类（如草莓、桑葚、蓝莓、猕猴桃等）富含花青素、类胡萝卜素和多酚类化合物；柑橘类（如橘子、金橘、柠檬、葡萄柚等）富含类胡萝卜素和黄酮类物质；瓜果类（如西瓜、香瓜、哈密瓜等）主要含有类胡萝卜素，其中西瓜主要含番茄红素，哈密瓜主要含胡萝卜素。

6.2.5　畜肉、禽肉、水产品

畜肉、禽肉和水产品属于动物性食物，能为人体提供优质蛋白质、脂肪、矿物质和部分维生素，还可加工成各种制品和菜肴，是人类重要的食物资源，构成人类膳食的重要组成部分。

6.2.5.1　畜肉类的营养价值

畜肉是指猪、牛、羊、马等牲畜的肌肉、内脏及其制品。畜肉类食品营养价值高、消化吸收率高、饱腹作用大，并可烹调成各种美味佳肴。表 6-8 中列举了几种畜肉的营养素含量。

①蛋白质　畜肉蛋白质大部分存在于肌肉组织中，含量为 10%~23%，属于优质蛋白质。蛋白质含量因动物的种类、年龄、肥瘦程度及部位不同而有较大差异，通常牛、羊肉的蛋白质含量高于猪肉；从部位来看，蛋白质含量最高的是脊背的瘦肉。

畜肉蛋白质可分为肌原纤维蛋白、肌浆蛋白和结缔组织蛋白。肌原纤维蛋白、肌浆蛋白生理价值较高，必需氨基酸比例较为合理，为完全蛋白质；结缔组织蛋白以胶原蛋白为主，必需氨基酸组成并不全面，缺乏色氨酸、蛋氨酸等必需氨基酸。

②脂肪　畜肉脂肪含量同样因动物的种类、年龄、肥瘦程度以及部位不同有较大差异。通常猪肉中的脂肪含量最高，其次是羊肉，牛肉和兔肉较低；老年动物肉中的脂肪比例比幼小动物的高；肥育动物瘦肉部分的脂肪含量比瘦肉型动物同部位的瘦肉要高。

畜肉类脂肪以饱和脂肪酸为主，主要为甘油三酯，还含有少量卵磷脂、胆固醇和游离脂肪酸。动物内脏含较高胆固醇，如每 100 g 猪脑中含量为 2 571 mg，猪肝 288 mg，猪肾 354 mg，牛脑 2 447 mg，牛肝 297 mg。

③碳水化合物　畜肉中的碳水化合物含量很少，一般为 0.3% ~ 0.9%，以糖原形式存在于肌肉和肝脏中。动物宰杀后保存过程中由于酶的分解作用，糖原量下降，乳酸含量上升，pH 值逐渐下降，对畜肉的风味和贮存有利。

④维生素　畜肉是 B 族维生素的良好膳食来源，包括植物性食物中所没有的维生素 B_{12}。其中猪肉中维生素 B_1 含量较高，牛肉中维生素 B_2 和叶酸含量较高。畜肉的肌肉组织和内脏器官的维生素含量差异较大，肌肉组织中 B 族维生素含量高，但维生素 A、维生素 D 含量少，内脏器官各种维生素含量都较高，尤其是肝脏，维生素 A、维生素 D、维生素 B_2、维生素 B_{12} 的含量特别丰富。维生素 A 的含量以牛肝和羊肝最高，维生素 B_2 则以猪肝含量最高。

⑤矿物质　畜肉矿物质含量为 1% ~ 2%，是铁、锰、锌、铜、硒等微量元素的重要膳食来源。畜肉和内脏中铁含量丰富，且主要以血红素铁的形式存在，生物吸收利用率高，不受食物中各种干扰物质的影响，是膳食铁的良好来源。肝脏含铁最为丰富，血液、肾脏、心脏和脾脏也是膳食铁的优质来源。颜色深红的肉类所含的血红素铁较颜色淡红的肉类更高。

表 6-8　几种畜肉的营养素含量　　　　（以每 100 g 可食部计）

畜肉名称	蛋白质/g	脂肪/g	维生素 A/μg	维生素 B_1/mg	维生素 B_2/mg	烟酸/mg	铁/mg
猪肉(代表值)	15.1	30.1	15	0.30	0.13	4.10	1.3
猪肉(里脊)	19.6	7.9	—	0.32	0.20	6.37	1.5
猪肉(腿)	17.9	12.8	3	0.53	0.24	4.90	0.9
猪肝	19.2	4.7	6 502	0.22	2.02	10.11	23.2
猪脾	13.2	3.2	—	0.09	0.26	0.60	11.3
牛肉(代表值)	20.0	8.7	3	0.04	0.11	4.15	1.8
牛肉(里脊)	22.2	0.9	4	0.05	0.15	7.20	4.4
牛肉(后腿)	20.9	2.0	4	0.04	0.14	6.10	3.3
牛肉(背部)	17.4	12.4	—	0.04	0.08	2.28	0.7
牛肺	16.5	2.5	12	0.04	0.21	3.40	11.7
牛肾	15.6	2.4	88	0.24	0.85	7.70	9.4
羊肉(代表值)	18.5	6.5	8	0.07	0.16	4.41	3.9
羊肉(里脊)	20.5	1.6	5	0.06	0.20	5.80	2.8
羊肉(后腿)	20.6	3.2	5	0.06	0.14	3.68	4.0
羊血	6.8	0.2	—	0.04	0.09	0.20	18.3
羊肝	17.9	3.6	20 972	0.21	1.75	22.10	7.5
兔肉	19.7	2.2	26	0.11	0.10	5.80	2.0

6.2.5.2　禽肉类的营养价值

禽肉通常是指鸡、鸭、鹅等的肌肉、内脏及其制品。它们被称为"白肉"，与被称为"红肉"的畜肉相比，在脂肪含量和质量方面有较大差异。表 6-9 中列举了几种禽肉的营养素含量。

①蛋白质　禽肉蛋白质含量为 13%～25%，其中鸭肉约含 16%，鹅肉 18%，鸡肉 20%。各部位的蛋白质含量略有差异，如鸡胸肉的蛋白质含量约为 25%，鸡翅约为 19%。禽肉蛋白质也属于优质蛋白质，生物价与猪肉、牛肉相当。一般禽肉较畜肉有较多的柔软结缔组织，且均匀地分布于肌肉组织中，故禽肉比畜肉更细嫩，并容易消化。

②脂肪　禽肉中脂肪含量不一，鸭和鹅肉的脂肪含量较高，鸡和鸽子次之。与畜肉相比，禽肉脂肪含量较少，但多不饱和脂肪酸的含量较高，主要是亚油酸，其含量约占脂肪含量的 20%，禽肉脂肪的营养价值高于畜肉脂肪。

③碳水化合物　禽肉中的碳水化合物以糖原形式存在于肌肉和肝脏中，含量极少。

④维生素　与畜肉相似，禽肉富含 B 族维生素，尤其是烟酸。禽类肝脏是维生素 A、维生素 D、维生素 K、维生素 E、维生素 B_2 的良好来源。

⑤矿物质　与畜肉相似，禽肉是血红素铁的来源，但不及红肉类含量高。锌、硒等矿物质含量也较高，含量高于畜肉，但钙含量较低。禽类肝脏和血也是铁的优质膳食来源。

表 6-9　几种禽肉的营养素含量　　（以每 100 g 可食部计）

禽肉名称	蛋白质/g	脂肪/g	维生素 A/μg	维生素 B_1/mg	维生素 B_2/mg	烟酸/mg	铁/mg
鸡（代表值）	20.3	6.7	92	0.06	0.07	7.54	1.8
鸡胸肉	24.6	1.9	3	0.07	0.06	11.96	1.0
鸡腿	20.2	7.2	22	0.06	0.10	3.25	1.8
鸡翅	19.0	11.5	28	—	0.05	4.36	0.9
鸡肝	16.6	4.8	10 414	0.33	1.10	11.90	12.0
鸭（代表值）	15.5	19.7	52	0.08	0.22	4.20	2.2
鸭胸肉	15.0	1.5	—	0.01	0.07	4.20	4.1
鸭翅	16.5	6.1	14	0.02	0.16	2.40	2.1
鸭肝	14.5	7.5	1 040	0.26	1.05	6.90	23.1
鸭肝（公麻鸭）	14.7	4.1	2 850	0.15	0.34	—	35.1
鸭肝（母麻鸭）	16.8	2.5	4 675	0.35	0.65	—	50.1
鸭血（白鸭）	13.6	0.4	—	0.06	0.06	—	30.5
鸭血（公麻鸭）	13.2	0.4	57	0.05	0.03	—	31.8
鸭血（母麻鸭）	13.1	0.3	110	0.05	0.07	—	39.6
鹅	17.9	19.9	42	0.07	0.23	4.90	3.8
鹅肝	15.2	3.4	6 100	0.27	0.25	—	7.8

6.2.5.3　水产品的营养价值

水产品可分为鱼类、虾类、贝类、甲壳类和软体类等。

①蛋白质　水产品蛋白质含量为 15%～20%，按鲜重计算的含量和生物价均与肉类相当。但由于其含水量和脂肪率低于肉类，按干重计算的蛋白质含量高于肉类。

鱼类蛋白质含量一般为 18%～20%。含有人体必需的各种氨基酸，尤其富含亮氨酸和赖氨酸，属于优质蛋白质。鱼类肌肉组织中肌纤维细短，间质蛋白少，水分含量多，组织柔软细嫩，较畜、禽肉更易消化，其营养价值与畜、禽肉相近。鱼类结缔组织和软骨蛋白质中的胶原蛋白和黏蛋白丰富，煮沸后呈溶胶状，是鱼汤冷却后形成凝胶的主要物质。

虾、蟹、贝类等的蛋白质含量与鱼类相似，其蛋白质含量为15%~20%，酪氨酸和色氨酸的含量比牛肉和鱼肉高。

②脂肪 水产品脂肪含量因品种不同而差异较大。鳕鱼中脂肪含量仅为0.5%，而鲤鱼脂肪含量可达5%。水产品脂肪主要分布在皮下和内脏周围，肌肉组织中含量很少。水产品脂肪富含20~24碳的长链不饱和脂肪酸，包括二十碳五烯酸(EPA)、二十二碳六烯酸(DHA)等。表6-10中列举了部分水产品种EPA和DHA的含量。

表6-10 部分水产品中EPA和DHA含量   占总脂肪酸%

水产品名称	EPA	DHA	水产品名称	EPA	DHA
鳙鱼	3.6	4.2	基围虾	10.5	10.2
红娘鱼	8.2	20.3	明虾	21.9	11.5
大菱鲆鱼	10.1	25.3	锯缘青蟹	16.7	12.0
泥鳅	3.7	2.9	蛏干	10.4	4.9
沙丁鱼	6.7	9.9	牡蛎	10.4	3.8
鲭鱼	7.2	11.4	扇贝	14.7	32.4
马鲛鱼	7.8	22.7	花甲	15.6	24.8

③维生素 水产品中的维生素A、维生素D、维生素E含量均高于畜肉，有的含有较高的维生素B_2。鱼油和鱼肝油是补充维生素A和维生素D的主要形式。多脂的海鱼肉也是维生素A、维生素D和维生素E的重要来源。水产品中水溶性维生素如维生素B_2的含量也较高，但维生素B_1的含量往往低于肉类食物。一些生鱼中含有硫胺素酶，当生鱼存放或生吃时可破坏维生素B_1，此酶在加热时可被破坏。软体动物维生素的含量与鱼类相似，但维生素B_1较低。另外，贝类食物中维生素E含量较高。

④矿物质 水产品中的钙元素含量明显高于畜、禽肉，为钙的良好来源。贝类、虾类和鱼罐头是钙的重要来源。牡蛎富含锌元素，甲壳类食品也是锌、铜等微量元素的最佳来源。海水鱼、虾、贝类还是碘、硒、锌、铜、锰等元素的优质来源。

6.2.6 乳及乳制品

乳与乳制品营养丰富，成分齐全，容易消化。对于所有的哺乳动物来说，生命的最初几个月中，几乎全靠乳汁供给身体所需的养分。即使在成年之后，许多国家的居民仍然大量消费乳和乳制品，对强健体质、维持营养平衡起到了重要的作用。

6.2.6.1 乳的营养价值

乳是哺乳动物分娩后由乳腺分泌的一种白色或微黄色的不透明液体，包括牛乳、羊乳、骆驼乳、驴乳、马乳等，其中人们食用最多的是牛乳。不同乳在营养成分上具有类似性，主要由水分、蛋白质、脂肪、乳糖、矿物质和维生素等组成，但在某些营养素的含量和比例上略有差异。原料乳的水分含量占82%~90%，因此，其营养素含量与其他食物比较相对较低。表6-11列举了几种不同乳中的主要营养成分。

(1)乳的营养素种类及特点

①蛋白质 牛乳中蛋白质含量为2.8%~3.3%，以酪蛋白为主，占80%左右，其次是乳清蛋白，占20%左右。酪蛋白属于结合蛋白，与钙、磷等结合，形成酪蛋白胶粒，以

表 6-11 不同乳中主要营养成分的比较 %

组分	奶牛乳	水牛乳	绵羊乳	山羊乳	骆驼乳	人乳
水分	87.78	83.81	82.95	87.30	84.81	88.66
蛋白质	3.24	4.18	5.25	3.02	4.09	1.97
脂肪	3.60	6.75	5.95	4.15	5.32	2.80
乳糖	4.65	4.45	4.91	4.21	4.95	6.30
矿物质	0.76	0.81	0.94	0.74	0.81	0.27
非脂乳固体	8.65	9.44	11.1	7.97	9.87	8.54

胶体悬浮液的状态存在于牛乳中。乳清蛋白主要包括 α-乳清蛋白、β-乳球蛋白和少量血清白蛋白，此外还含有乳铁蛋白、转铁蛋白、催乳素、叶酸结合蛋白、免疫球蛋白等生理活性物质。乳的蛋白质消化吸收率为 87%~89%，属优质蛋白质。

牛乳中蛋白质组成与人乳有极大差异，牛乳中酪蛋白：乳清蛋白为 8：2，而人乳中则为 4：6，利用乳清蛋白改变牛乳中酪蛋白与乳清蛋白的构成比，使之近似母乳的蛋白质构成，可生产出适合婴幼儿生长发育需要的配方乳粉。

②脂肪　乳中脂肪含量一般为 3.0%~5.0%，主要为甘油三酯，少量磷脂和胆固醇。乳脂肪以脂肪微球的形式分散于水相中，呈良好的乳化状态，消化和吸收率可高达 97%。乳脂肪中脂肪酸组成复杂，油酸、亚油酸和亚麻酸分别占 30%、5.3% 和 2.1%，短链脂肪酸(如丁酸、己酸、辛酸)含量也较高，这是乳脂肪风味良好及易于消化的原因。

不同乳中脂肪酸组成有较大的差别。表 6-12 列举了不同乳中脂肪酸的组成及含量。牛乳、羊乳是以饱和脂肪酸为主，而骆驼乳和人乳中饱和脂肪酸含量与不饱和脂肪酸含量接近 1：1。不饱和脂肪酸所占比例较高的脂肪，熔点较低，因此人乳、骆驼乳脂肪的消化率高于牛、羊乳。

表 6-12 不同乳中脂肪酸组成及含量 占总脂肪酸%

脂肪酸	奶牛乳	水牛乳	山羊乳	骆驼乳	人乳
饱和脂肪酸	66.8	64.0	68.7	55.6	42.9
不饱和脂肪酸	28.9	34.6	28.9	40.8	50.6
单不饱和脂肪酸	25.5	30.1	24.2	36.3	36.8
多不饱和脂肪酸	3.4	4.5	4.7	4.5	13.8

③碳水化合物　乳中碳水化合物主要为乳糖，含量为 3.4%~7.4%，人乳中含乳糖最高，骆驼乳和绵羊乳居中，牛乳最少。乳糖有调节胃酸、促进胃肠蠕动和促进消化液分泌作用，还能促进钙的吸收和促进肠道乳酸杆菌繁殖，对肠道健康具有重要意义。

部分成年人消化道内缺乏乳糖酶，因而不能消化吸收乳糖。当饮用牛乳时，会发生呕吐、腹胀、腹泻等症状，称为乳糖不耐症或乳糖不适应症。乳糖不耐受者可以食用经乳糖酶处理的低乳糖奶粉或低乳糖牛奶，也可以饮用发酵乳制品。在发酵乳制品生产中，微生物能够利用乳糖产生乳酸，从而降低了乳糖含量。

④维生素　乳中含有几乎所有种类的维生素，包括维生素 A、维生素 D、维生素 E、维生素 K、各种 B 族维生素和微量的维生素 C。只是这些维生素的含量差异较大。总的来

说，牛乳、羊乳是 B 族维生素的良好来源，特别是维生素 B_2。

牛乳中维生素含量与饲养方式和季节有关，放牧乳牛所产奶的维生素含量通常高于舍饲乳牛所产奶。牛乳中的 B 族维生素主要是瘤胃中的微生物所产生，其含量受饲料影响较小，但叶酸含量受到季节影响，维生素 A、胡萝卜素、维生素 B_{12} 的含量则与乳牛的饲料密切相关。维生素 D 含量与牛的光照时间有关，夏季日照多时，其含量会有一定的增加。

由于羊的饲料中青草比例较大，故而羊乳中的维生素 A 和维生素 E 含量高于牛乳。羊乳中多数 B 族维生素含量比较丰富，但其中叶酸及维生素 B_{12} 含量低。如果作为婴幼儿的主食，容易造成生长迟缓及贫血，所以羊乳不适合作为一岁以下婴幼儿的主食。对于成年人来说，由于饮食品种丰富，叶酸及维生素 B_{12} 供应充足，可以放心饮用羊奶。

⑤矿物质 乳中矿物质含量丰富，富含钙、磷、钾、镁、钠、硫、锌、锰等，大部分与有机酸结合形成盐类，少部分与蛋白质结合或吸附在脂肪球膜上。乳中钙含量可达 90~120 mg/100 mL，钙磷比例合理，同时含有维生素 D、乳糖等促进钙吸收因子，因此乳类是膳食中钙的良好来源。但乳中铁含量很低，喂养婴儿时应注意铁的补充。乳中的矿物质含量因品种、饲料、泌乳期等因素而有所差异，初乳中含量最高，常乳中含量略有下降。

（2）乳中的其他成分

①酶类 乳中含多种酶类，主要是氧化还原酶、转移酶和水解酶。水解酶包括淀粉酶、蛋白酶和脂肪酶等，可促进营养物质的消化。乳中还含有具有抗菌作用的成分，如溶菌酶和过氧化物酶。牛乳中的转移酶主要有 γ-谷氨酰转移酶和黄素单核苷酸腺苷转移酶。

②有机酸 主要是柠檬酸及微量乳酸、丙酮酸及马尿酸等。乳中柠檬酸的含量约为 0.18%，除以酪蛋白胶粒的形式存在外，还存在离子态及分子态的柠檬酸盐，主要是柠檬酸钙。乳类腐败变质时，乳酸的含量会增高。

③生理活性物质 较为重要的有生物活性肽、乳铁蛋白、免疫球蛋白、激素和生长因子等。生物活性肽类是乳蛋白质在消化过程中经蛋白酶水解产生的，包括镇静安神肽、抗高血压肽、免疫调节肽和抗菌肽等。牛乳中乳铁蛋白的含量为 20~200 μg/mL，具有调节铁代谢、促生长和抗氧化等作用，经蛋白酶水解形成的肽片段具有一定的免疫调节作用。

6.2.6.2 乳制品的营养价值

乳制品是以生鲜牛（羊）乳及其制品为主要原料，经加工制成的产品。在原料乳中，乳牛所产牛奶是占绝对优势的商业化乳制品原料。乳制品的产品形态多种多样，按照我国食品工业标准体系，可划分为巴氏杀菌乳、灭菌乳和调制乳，发酵乳和风味发酵乳，乳粉和奶油粉及其调制产品，炼乳及其调制产品，稀奶油（淡奶油）及其类似品，干酪和再制干酪及其类似品，以乳为主要配料的即食风味食品或其预制产品（不包括冰激凌和风味发酵乳）以及其他乳制品（乳清粉、酪蛋白粉）。不同乳制品因加工工艺的不同营养素含量有很大差异。

（1）巴氏杀菌乳、灭菌乳和调制乳

巴氏杀菌乳是以生牛（羊）乳为原料，经巴氏杀菌等工序制得的液体产品。由于巴氏杀菌的处理方法比较温和，较好地保存了牛乳的营养与天然风味。在杀灭牛乳中致病菌的同时，几乎不会对牛乳产生多大的副作用，使牛奶的营养成分能够充分发挥作用。但巴氏杀菌乳需要冷藏保存，且保存时间较短，一般为 3~10 d。超高温（UHT）灭菌乳是指以生牛（羊）乳为原料，添加或不添加复原乳，在连续流动的状态下，加热到至少 132℃ 并保持很短时间的灭菌，再经无菌灌装等工序制成的液体产品，在常温下亦可保存，保质期长达3个月以上，但营养成分损失较巴氏杀菌乳大。调制乳是以不低于80%的生牛(羊)乳或复原乳为主要原料，添加其他原料或食品添加剂或营养强化剂，采用适当的杀菌或灭菌等工艺制成的液体产品，根据其是否进行营养强化而差异较大。

对于牛乳蛋白质来说，乳清蛋白对热不稳定，巴氏杀菌可使15.4%的乳清蛋白发生变性，而采用UHT灭菌使乳清蛋白变性率高达71.1%。乳清蛋白中具有免疫功能的免疫球蛋白经UHT灭菌，其免疫活性几乎丧失殆尽。另外，牛乳经UHT灭菌后，一部分可溶性钙变为不溶性钙，不易被人体消化吸收。

(2) 发酵乳和风味发酵乳

发酵乳是指以生牛(羊)乳或乳粉为原料，经杀菌、发酵后制成的pH值降低的产品。其中以生牛(羊)乳或乳粉为原料，经杀菌、接种嗜热链球菌和保加利亚乳杆菌发酵制成的产品称为酸乳。风味发酵乳是指以80%以上生牛(羊)乳或乳粉为原料，添加其他原料，经杀菌、发酵后pH值降低，发酵前或后添加或不添加食品添加剂、营养强化剂、果蔬、谷物等制成的产品。

发酵乳经过乳酸菌发酵后，乳糖变为乳酸，蛋白质凝固、游离氨基酸和肽含量增加，脂肪发生不同程度的水解，形成独特的风味，营养价值更高，如蛋白质的生物价提高，叶酸含量增加1倍。乳酸更容易消化吸收，还可刺激胃酸分泌。发酵乳中的益生菌可抑制肠道腐败菌的生长繁殖，调节肠道微生态，促进人体健康，尤其对乳糖不耐受的人群更适合。

(3) 乳粉和奶油粉及其调制产品

乳粉是指以生牛(羊)乳为原料，经加工制成的粉状产品。以生牛(羊)乳或及其加工制品为主要原料，添加其他原料，添加或不添加食品添加剂和营养强化剂，经加工制成的乳固体含量不低于70%的粉状产品称为调制乳粉。

目前市场上的产品多为调制乳粉。一般是以牛乳为基础，根据不同人群的营养需要特点，对牛乳的营养组成成分加以适当调整和改善调制而成，生产出婴幼儿配方乳粉、孕妇乳粉、儿童乳粉、中老年乳粉等。例如，婴幼儿配方乳粉是通过改变牛乳中酪蛋白的含量以及酪蛋白与乳清蛋白的比例，补充乳糖的不足，以适当比例强化维生素 A、维生素 D、维生素 B_1、维生素 B_2、维生素 C、叶酸和铁、铜、锌及锰等矿物质，使各种营养素的含量、种类和比例接近母乳，更适合婴幼儿的生理特点和营养需要。

(4) 炼乳及其调制产品

炼乳是一种浓缩乳制品，它是将生乳经过杀菌处理后，蒸发除去其中大部分的水分而制得的产品，分为淡炼乳、加糖炼乳和调制炼乳。炼乳中的蛋白质含量为4%~6%，脂肪不低于7.5%。生产过程中经过多次加热，炼乳中的维生素 A、维生素 B_1、维生素 B_2 等营养素受到部分破坏，但蛋白质、脂肪和各种矿物质得到浓缩，同样是钙的良好来源。加糖炼乳因为添加较多蔗糖，所含能量较高，营养价值低于淡炼乳。

(5) 稀奶油(淡奶油)及其类似品

奶油是以乳为原料分离出脂肪成分经过杀菌、发酵或不发酵等加工处理制成的产品，包括稀奶油、奶油和无水奶油，主要用于佐餐和面包、糕点等的制作。奶油中脂肪含量高，稀奶油的脂肪含量为10%~80%，奶油的脂肪含量在80.0%以上，无水奶油脂肪含量要求不小于99.8%，是能量的良好来源。牛乳中的脂溶性营养素基本上保留在奶油中，胆固醇成分也被浓缩，因此奶油是维生素 A 和维生素 D 的良好来源，也是胆固醇的密集来源。但是蛋白质和水溶性营养素（如 B 族维生素）绝大部分在脂肪分离过程中被除去。

（6）干酪和再制干酪及其类似品

干酪也称为奶酪，是一种营养价值较高的发酵乳制品，是在生乳中加入适量的乳酸菌发酵剂或凝乳酶，使蛋白质发生凝固，并加盐、压榨排除乳清之后的产品。干酪分为原干酪以及用原干酪经再加工制成的再制干酪。原干酪按含水率又分为特硬质干酪、硬质干酪、半硬质干酪、软质干酪。硬质干酪的能量和脂肪含量高，是钙的重要来源。软干酪所含蛋白质和钙稍低。但总体而言，其蛋白质、脂肪丰富，碳水化合物含量很低。

干酪中蛋白质大部分为酪蛋白，但也有一部分乳白蛋白和乳球蛋白被机械地包含于凝块之中。此外，经过发酵作用，干酪中还含有肽类、氨基酸和非蛋白氮成分。除少数品种之外，蛋白质中包裹的脂肪成分多占干酪固形物的 45% 以上，而脂肪在发酵中的分解产物使干酪具有特殊的风味。干酪制作过程中大部分乳糖随乳清流失，少量乳糖在发酵当中起到促进乳酸发酵的作用，对抑制杂菌的繁殖具有意义。干酪中含有原料乳中的各种维生素，其中脂溶性维生素大多保留在蛋白质凝块中，而水溶性的 B 族维生素大部分被损失，但含量仍不低于原料乳，而原料乳中微量的维生素 C 几乎全部损失。

6.2.7　蛋类及其制品

蛋类主要包括鸡蛋、鸭蛋、鹅蛋、鹌鹑蛋和鸽子蛋等，食用最普遍、销量最大的是鸡蛋。蛋制品是以蛋类为原料加工制成的产品，如皮蛋、咸蛋、糟蛋、冰蛋、干全蛋粉、干蛋清粉及干蛋黄粉等。

6.2.7.1　蛋的营养价值

（1）蛋的营养素种类及特点

蛋类的宏量营养素含量稳定，微量营养素含量受品种、饲料、季节等多方面的影响。

①蛋白质　蛋类含蛋白质一般在 10% 以上。鸡蛋中蛋白质含量为 11%～13%，平均每枚鸡蛋可为人体提供 6 g 蛋白质。鸡蛋蛋清部分含蛋白质 11.0%，主要含卵清蛋白、卵白清蛋白、卵黏蛋白、卵胶黏蛋白、卵类黏蛋白、卵球蛋白等；蛋黄部分中含蛋白质 17.5%，主要是卵黄磷蛋白和卵黄球蛋白。

鸡蛋蛋白质为优质蛋白质的代表，其必需氨基酸组成与人体接近，其生物价为 100，蛋白净利用率为 94%，易被人体消化吸收，是蛋白质生物价最高的食物，常被用作参考蛋白。

②脂肪　蛋类的脂肪含量为 9%～15%，98% 的脂肪集中在蛋黄中，几乎全部以与蛋白质结合的良好乳化形式存在，故易消化吸收。

鸡蛋黄中脂肪含量为 30%～33%，其中甘油三酯占 62%～65%，磷脂占 30%～33%，固醇占 4%～5%，还有微量脑苷脂类。蛋黄是磷脂的良好食物来源，蛋黄磷脂主要是卵磷脂和脑磷脂，除此之外还有神经鞘磷脂。卵磷脂具有降低血胆固醇的作用，并能促进脂溶性维生素的吸收。

蛋类胆固醇含量较高，主要集中在蛋黄，如鸡蛋中胆固醇含量为 585 mg/100 g，而鸡蛋黄中胆固醇含量为 1 510 mg/100 g。但适量摄入鸡蛋并不明显影响血清胆固醇水平，也不明显影响心血管疾病的发病风险。

③碳水化合物　蛋类含碳水化合物较少，蛋清中主要是甘露糖和半乳糖，蛋黄中主要

是葡萄糖，多以与蛋白质结合形式存在。

④维生素 蛋类维生素含量较为丰富，主要集中于蛋黄。蛋类含有所有的 B 族维生素、维生素 A、维生素 D、维生素 E、维生素 K 和微量的维生素 C。一枚鸡蛋可满足成年女子一天维生素 B_2 推荐量的 13%，维生素 A 推荐量的 22%。

⑤矿物质 蛋类的矿物质主要存在于蛋黄内，蛋清中含量极低。其中以磷、钙、钾、钠含量较多，如磷为 240 mg/100 g，钙为 112 mg/100 g。此外还含有丰富的铁、镁、锌、硒等矿物质。蛋黄中的铁含量虽然较高，但由于是非血红素铁，并与卵黄高磷蛋白结合，生物利用率仅为 3% 左右。

（2）蛋中的其他成分

蛋黄的颜色来自核黄素、胡萝卜素、叶黄素和玉米黄素，饲料中添加富含类胡萝卜素的配料可以使蛋黄的颜色加深。有研究表明，蛋黄中的叶黄素和玉米黄素生物利用率高于绿叶蔬菜，具有较高的抗氧化能力，对于预防老年性眼病和心血管疾病具有一定的作用。

蛋清中还含有多种抗营养因子。鸡蛋清中含有多种抗蛋白酶活性的物质，如卵黏蛋白具有抑制胰蛋白酶活性的作用，卵巨球蛋白为蛋白酶抑制剂。蛋清中也存在多种影响维生素利用的成分，如卵黄素蛋白易与核黄素结合，而生物素结合蛋白可与生物素形成极难分解的复合物，使人体无法吸收利用生物素。因此，生鸡蛋的消化吸收率很低，仅为 50% 左右，烹调后可使鸡蛋中的抗营养因子完全失活，消化率达 96%。然而，蛋清中的抗营养因子也往往具有抗氧化和减轻炎症的作用。

6.2.7.2 蛋制品的营养价值

常见的蛋制品主要包括传统的皮蛋（松花蛋）、咸蛋、卤蛋，以及工业化生产的蛋粉。几种蛋制品的营养素含量见表 6-13 所列。

表 6-13 几种蛋制品的营养素含量 （以每 100 g 可食部计）

蛋制品名称	蛋白质/g	脂肪/g	维生素 A/μg	维生素 B_1/mg	维生素 B_2/mg	钙/mg	钠/mg	铁/mg
皮蛋（鸭蛋）	14.2	10.7	215	0.06	0.18	63	542.7	3.3
咸蛋（鸭蛋）	12.7	12.7	134	0.16	0.33	118	2 706.1	3.6
鸡蛋粉（全蛋粉）	43.4	36.2	525	0.05	0.40	954	393.2	10.5
鸡蛋黄粉	31.6	55.1	776	—	0.25	266	89.8	10.6

（1）皮蛋

皮蛋制作过程中由于加入生石灰和纯碱使对碱敏感的赖氨酸和含硫氨基酸发生降解，与鲜鸭蛋相比，皮蛋中赖氨酸和含硫氨基酸的含量均有明显下降；含硫氨基酸部分转化为硫化氢，成为皮蛋风味的来源之一。制作皮蛋过程中，磷脂因发生碱水解而使脂肪含量下降。另外，大量碱性物质的添加，也使皮蛋中维生素 B_1 和维生素 B_2 受到较大程度的破坏。

（2）咸蛋

咸蛋制作过程中由于加入盐水腌制会极大地增加钠盐的含量，需要控制食盐摄入量的高血压、心血管疾病和肾病患者应注意不要经常食用咸蛋。有研究采用低钠盐替代普通盐，或者在腌制中加入氯化钾，可以在不影响产品品质的基础上将产品中的钠含量降低 25% 左右，同时提高钾含量。此外，因为腌制过程中蛋壳中的钙部分溶出并向鸡蛋内部渗透，使咸蛋中的钙含量比鲜蛋高，其中蛋清的钙含量升高幅度可达 10 倍以上。

（3）卤蛋

卤蛋由于制作过程中加入了酱油和盐，并经过了长时间煮制，其中钠含量大幅度上升，但钾元素部分流失，含量下降，其他矿物质变化不大。卤蛋产品的氨基酸组成与鲜鸡蛋差异不大，但由于水分含量下降，蛋白质含量有所上升。经过长时间煮制后，卤蛋中饱和脂肪酸含量下降，花生四烯酸、DHA 等多不饱和脂肪酸含量也下降，而单不饱和脂肪酸含量上升。

（4）蛋粉

蛋粉是指鲜蛋经过拣蛋、洗蛋、消毒、喷淋、吹干、打蛋、分离、过滤、均质、巴氏杀菌、发酵、喷雾干燥等十多道工序制成的干蛋制品，包括蛋黄粉、蛋白粉、全蛋粉，它们可广泛用于各类糕点、面食、调味品、冷食品、婴幼儿食品中。将鸡蛋加工成鸡蛋粉对蛋白质的利用率无明显影响，对维生素 A、维生素 D 含量的影响也较小，但 B 族维生素有较大损失。

6.3 食物营养价值的影响因素

食物的营养价值取决于食物中营养素的种类、含量和质量，但同时也受到加工、烹调、保藏的影响。为了最大限度地保存食物中的营养素，以维持或提高食物的营养价值，需要选择合适的加工方式。本节主要介绍了几种常见的加工和烹饪方法对食物营养价值的影响，分析了加工过程及食物保藏过程中营养素损失的途径、影响因素，同时，又分析了各种保藏手段对食物营养价值的影响。

6.3.1 加工对食物营养价值的影响

6.3.1.1 热加工对食物营养价值的影响

热加工主要通过高温作用于微生物，使得细胞内部原生质体发生变化，酶结构被破坏，最终达到杀灭细菌的目的。常见的加热灭菌法主要有干热灭菌法、湿热灭菌法。

（1）干热灭菌法对食物营养价值的影响

干热灭菌法是利用灼烧或干空气灭菌的方法，如火焰灭菌法和热空气灭菌法。火焰灭菌法是指用火焰直接灼烧的灭菌方法，该方法灭菌迅速可靠。通常来说，干热灭菌法的灭菌温度一般在 160℃以上，这种高温会使得食品中的维生素、蛋白质遭到严重的破坏。

（2）湿热灭菌法对食物营养价值的影响

湿热灭菌是指利用蒸汽进行灭菌的方法，分为常压蒸汽灭菌法、高压蒸汽灭菌法、常压间歇蒸汽灭菌法和巴氏灭菌 4 种。

常压蒸汽灭菌法是采用 100℃的蒸汽进行灭菌的方法，设备简单，成本较低。

高压蒸汽灭菌法是采用高压蒸汽进行灭菌的方法。由于高压蒸汽具有较强的穿透力和较高的温度，因此其加工时间大大缩短，提高了工作效率。

常压间歇蒸汽灭菌法是利用常压蒸汽反复几次灭菌的方法。通过在加热间隙约 30℃的温度使芽孢萌发，然后升温将其杀灭。

巴氏灭菌法是采用较低的温度来杀死致病菌，同时保存食品中的营养成分和风味基本不被改变的方法。巴氏灭菌法分为传统巴氏灭菌法（62~65℃加热 30 min）和高温短时巴氏灭菌法($72\sim75℃$加热 $15\sim16$ s)两种。

其中巴氏灭菌法对食品营养价值的影响最小,其余 3 种灭菌方法由于加热温度较高、加热时间较长,对维生素、蛋白质、脂类产生较大的影响。

6.3.1.2 非热加工对食物营养价值的影响

非热加工是指通过非传统加热的方式进行杀菌和钝酶的加工方式,主要包括微波技术、生物防腐杀菌技术、脉冲强光杀菌技术和膜分离技术等。与传统加热技术相比,非热加工具有杀菌温度低,能更好保持食品营养成分、质构等优点。因此,近年来,对食品非热加工技术的研究也越来越多。

(1)微波技术对食物营养价值的影响

地质勘探、军用雷达等领域是最早采用微波技术的,用于信息传递。随着技术的不断成熟和完善,微波技术被运用于食品加工中并取得了良好的成效,相较于传统食品加工处理方式,微波技术更为方便快捷,不产生明火及油烟,常见的微波处理技术包括微波烘烤、微波灭菌、微波加热干燥等。微波通过促进食物中水分的振荡,使得水分子之间产生类似高速摩擦的现象,最终使得水温升高,达到加热的目的。在这一过程中,食物的分子密度和分子结构发生改变,进而对食物的口感产生一定的影响。

脂肪的稳定性受微波处理影响较大。在用微波处理牛乳时,并不会出现明显的脂肪含量的变化,但是受分解作用的影响,脂肪球的直径变小,从而增大了整体脂肪的表面积,进而增加比重,导致浮力降低,影响脂肪的分离。因此,在处理含油脂较多食物时,应当合理运用微波技术,对加热时间严格把控在 15 min 以内。

食物中的其他营养成分在微波处理过程中也会发生相应的变化,例如,在处理含大豆成分的食物时,单不饱和脂肪酸含量会增加,提高食物的风味和口感。微波处理还会对淀粉中的水分产生影响,使得淀粉中的氢键被破坏。

微波处理对食物中维生素的影响也不尽相同。维生素 B_1 具有维持正常糖代谢的作用,对热较为敏感,在传统加工方式下损失较大,而在利用微波加热时,则可以很好地保护动物肌肉中的维生素 B_1 不被破坏。维生素 E 是人体内具有广泛生理功能的天然抗氧化剂,广泛存在于食用油中,大豆油和棕榈油在经过微波加热后,会降低其中维生素 E 的含量,但是不会影响不饱和油总量。维生素 C 可以促进细胞的新陈代谢,具有较强的还原性,且由于其对热敏感,在传统加工方式下极易损失。采用微波加热处理方式后,减少了维生素 C 的损耗。

(2)生物防腐杀菌技术对食物营养价值的影响

生物防腐杀菌技术是利用生物活性物质对杂菌的细胞膜进行破坏,使得细胞膜通透性增加,破坏其能量产生系统,从而抑制其生长,达到防腐保鲜的目的。其主要包含动物源物质天然杀菌、植物源物质天然杀菌、微生物及代谢物杀菌、酶法杀菌四大类。

大多数的生物防腐杀菌剂都是由微生物代谢产生的,包括有机酸、多肽或前体肽等。常见的有乳酸链球菌肽、曲酸和纳他霉素。例如,可以用乳酸链球菌素对枇杷果进行处理,可降低枇杷果失重率和总酸含量。经过生物防腐杀菌技术处理的食物,其货架期可以得到有效的延长。

(3)脉冲强光杀菌技术对食物营养价值的影响

脉冲强光杀菌是一种安全、高效的新型冷杀菌技术,其原理是利用惰性气体灯发出高强度的紫外线至红外线区间的光，达到抑制微生物生长的目的。但是，脉冲强光会对蛋白质产生极大的影响，且会造成其他的有机分子被破坏，对含脂肪较多的食物影响也很大。在采用脉冲强光杀菌技术时，要严格控制其处理时间，减少不良影响。

(4)膜分离技术对食物营养价值的影响

利用半透膜对含有不同粒径分子的混合物进行筛选，这种技术称为膜分离技术。其原理是在膜的两侧产生较大的压力差或电压差，促使分子从高压区域移动到低压区域，实现混合物的有效分离。常见的膜体主要有半透膜、纳米膜、超滤膜等，常见的分离技术有超滤、微滤、反渗透、透析和电渗析等。

膜分离技术具有操作简单、低能耗、无污染等优点，被广泛运用于水处理、工业分离等诸多领域，在食品行业中主要用于食品发酵调味品(如酱油、料酒、食醋等)的生产中，同时也运用于果蔬汁的澄清。

在食品工业中，膜分离技术已经用于果蔬汁的分离、牛奶灭菌、饮用水灭菌等方面。因为水溶性营养素普遍分子较小，而微生物体积偏大，可以利用这种体积差实现膜分离技术。但由于其成本较高，因此无法普遍地采用。

(5)超高压技术对食物营养价值的影响

超高压技术是将液体或气体加压到 100 MPa 以上，以达到杀灭病原菌及其芽孢的目的。该技术对于小分子物质，如维生素、矿物质、氨基酸、小分子糖类、色素和有机酸香气成分几乎没有影响，对食品纤维结构的影响甚微，可以极大地保留食品原始的风味、色泽和口感。超高压技术应用范围广，既可用于液体食品的处理，也可以对固体食品进行灭菌。如生鲜食品中的蛋、肉、水果、牛奶等，发酵食品中的酱菜、果酱、啤酒等。

6.3.2   传统烹调方式对食物营养价值的影响

传统的烹调方式是采用热源对烹饪原料进行加热，使其达到可以被人安全食用的程度。由于烹饪技法的多样性，不同的烹调方式对营养素造成的影响也不尽相同。基于传热介质的不同，可以将烹调方式分为 3 种不同的类型，分别为水传热制熟、油传热制熟和气传热制熟。

6.3.2.1   水传热制熟技法对食物营养价值的影响

基于加热时间长短，水传热制熟技法一共可以分成 3 种不同的类型，分别为短时间加热、中时间加热和长时间加热。

短时间加热的主要烹调方式有汆、涮、烫。

汆法采用极短的时间对烹饪原料进行加热，以取得突出原料自身和质感的效果。涮法是将质地柔软或者脆嫩的原料处理成较轻薄的片状，再经过沸水锅极短时间的加热后使得原料成熟，捞出后佐以调味的方法。烫法是将原料在水中烫熟后蘸或拌调料食用，技法包括灼、焓、拌。

短时加热烹调方法以水为传热介质，所用原材料均加工为体积较小或较为轻薄的形态。从而使得食材在投入水中后，短时间内能够获得较多的热量而成熟。在这一过程中，由于加热时间极短，降低了高温对营养素的影响，同时也减少了营养素的溶出，可起到一定程度的营养素保护作用。其中，汆法通常还会与其他烹调方法相结合，以获得良好的菜肴口感。

中时间加热的主要烹调方式有烧、煮。

烧是将经过预处理的原料用旺火烧煮，加入适量的汤汁和调料，用中小火较长时间加热后，收汁或者勾芡的技法总称。煮是将原料放入沸水中烧煮，经过较长时间使得原料较为软烂后进行食用的方法。

煮与烧都是采用较多的汤汁作为传热介质，原料一般都要经过初步熟处理，先用大火烧开再用小火煮熟。在此过程中，原料中的水溶性营养素（如维生素 B_1、维生素 C 及矿物质等）充分地溶解进入汤液中。碳水化合物及蛋白质在加热过程中发生部分水解，而脂肪无明显变化。在此类烹调方法中，煮沸时间的长短、煮沸前原料的处理方式是影响营养素损失的主要因素。

长时间加热的主要烹调方式有炖、焖、煨。

炖是将原料放入水中大火煮开后，用小火进行长时间加热。焖则是采用砂锅进行烹调后留少量味汁的方法。而煨是用砂锅进行烧煮后收汁成菜的方法。

炖、焖、煨均以水为传热介质，原料体积较大，为了使调味能更好地进入原料内部，汤与菜的比例应小于涮或汆，采用的火力一般为小火或微火，烹制所需的时间比较长，使得大量水溶性营养素溶解于汤中。由于小火加热过程相较于大火烹调而言温度较低，这使得原料中的胶原蛋白在此过程中逐渐转变为可溶性白明胶，增加了汤汁的黏稠度。如果把炖、焖、煨熟后的汤汁用来做调味剂或汤，则不仅保留了食物的风味，也避免了迁移到汤汁中的营养素的损失。但是若烹调失当，使汤汁中盐浓度较高，则连同汤汁一同食用会造成盐摄入超量等问题。

在加热过程中，脂肪酸与醇类物质发生反应，生成酯类，产生不同的风味。淀粉则可在此过程中发生糊化，更易被人体吸收。而维生素 C 和维生素 B_1 在此过程中几乎损失殆尽。

6.3.2.2　油传热制熟技法对食物营养价值的影响

油传热制熟技法按与水配合程度可分为纯油传热法和油水结合法。

纯油传热法的主要烹调方式有炸、煎、贴。油炸是将处理过的原料（包括生料加工、熟料预制、上浆挂糊等）放入油量较多的油锅中加热成熟的技法。油炸的温度分为 3 个温度段，低油温（120℃以内）、中油温（120～150℃）、高油温（150～180℃）。

若原料初步处理后不经挂糊就投入油锅，在炸制过程中原料的水分由于吸收大量的汽化热而迅速汽化，成品具有酥、脆、稍硬的特点，菜式如干炸鱼、炸麻花。在油炸过程中，所有的营养素都发生了损失，其中损失程度最大的为蛋白质、脂肪和维生素。对于蔬果类材料而言，因油料自身的温程较广，所以油炸比水煮要造成更多维生素的损失。

若原料初步处理后经挂糊或上浆，再下油锅，糊、浆在热油中很快形成一层脆性的保护层，使原料不与热油直接接触，原料中的蛋白质、维生素损失减少，同时防止了内部水的气化，而原料所含的汁液鲜味不容易外溢，形成外层酥脆，内部软嫩的质感，别有风味，菜式如软炸鸡块、香酥鸭子。

煎和贴都是以少量油布满锅底作为传热介质的烹调方法。一般将原料制成扁形或厚片形，两面都要先用小火煎成金黄色，制作时火力不大，不易使表面迅速吸收从锅底面传来的大量热量而使其中的水分汽化。贴菜的原料大多要经过挂糊，所以营养素损失相对较少。

油水结合法的主要烹调方式有炒和熘。炒是将加工成细小形状的原料，用少量热油旺火快速加热，边加热边放调味料、原料，充分搅拌，使得油、调味品与原料拌为一体而成菜的技法总称。熘是将炸后的原料淋上稠汁的一种加工方法。

炒和熘均为水油共同作用的烹调方法。除植物性原料外，一般事先都进行挂糊或上浆，然后用旺火热油，使菜肴速成，保持了原料滑嫩香脆的特点。由于操作迅速，加热时间很短，水分及其他营养素不易流失，所以营养素的损失较少。当在烹调时用淀粉勾芡，使得汤汁更加黏稠，而淀粉中谷胱甘肽含有的巯基(—SH)具有保护维生素 C 的作用。绿叶蔬菜中含有大量的胡萝卜素，直接食用吸收率低，但用油和水烹制后更易吸收。

6.3.2.3 气传热制熟技法对食物营养价值的影响

气传热制熟技法主要烹调方式有烤、蒸、熏。

烤是将原料放入炉具中，利用热辐射和热空气的对流传热使原料成熟的加工方法。蒸是利用水沸后形成的蒸汽来进行加热的。熏是将生料加工，或用预制好的熟料，用燃烧熏料所产生的具有独特香气和高温热烟熏制，使原料附着烟香气成菜的加工方法，实际上是烤和蒸两种方法的结合。

在烤制过程中，热源产生的热量传递给原料，热量传递的顺序是由表及里，因此在原料表面首先获得热量的同时，表面的水分子也获得汽化热而蒸发，导致表面失水，使原料内部和表面水分子密度不同。所以内部水分尚未传至表面，表层因蛋白质变性已形成一层薄膜，或淀粉糊化后又失水形成一层硬壳(如烤面包)，这样原料中的水分就难以向外蒸发，从而使得烤制食品具有表皮水分含量低、内部水分含量高的特点。电烤相对而言是比较健康的，因为木柴和木炭在燃烧时火力较为分散，加热时间过长，且燃料自身含有很多杂质，因此使得食材的维生素、脂肪和蛋白质都有很大损失。此外，明火烤制还会产生 3,4-苯并芘。

由于在蒸制过程中，原料和水蒸气一般都处于密闭环境，因此原料基本上可以在饱和蒸汽下加热成熟，在短时间内原料中的水分不会像在油加热中那样大量蒸发，风味物质不会像在水加热中那样大量溶于水中，而是保持一种动态的平衡，使蒸汽加热更能保证原汁原味，营养成分流失很少。

熏制品也有类似的特点，熏制食物的表面有适度的焦皮，具有独特的风味，但鱼、肉等经熏以后，会产生一些对人有害的物质，其中脂肪的不完全燃烧，淀粉受热的不完全分解，都可产生 3,4-苯并芘。另外，维生素 C 的损失较大。

综上，传统烹调方式对食物营养价值的影响见表 6-14 所列。

表 6-14 传统烹调方式对食物营养价值的影响

传热介质	分类	技法名称	营养素损失情况
水传热制熟技法	短时间加热法	汆、涮、烫	损失较小
	中时间加热法	烧、煮	水溶性维生素溶出、碳水化合物、蛋白质水解
	长时间加热法	炖、焖、煨	维生素被破坏，碳水化合物、蛋白质严重水解
油传热制熟技法	纯油传热法	炸、煎、贴	维生素、脂肪损失，蛋白质变性严重
	油水结合法	炒、熘	损失较小
气传热制熟技法		烤、蒸、熏	蛋白质变性，脂肪氧化严重产生 3,4-苯并芘

6.3.3 烹调过程中营养素损失途径及影响因素

烹饪可以使食物的外观更加美观，产生令人愉快的气味，从而引起人们旺盛的食欲。但是，由于食物的种类不同，在烹饪过程中所采用的方法也有一定的差异，如火候的强弱、烹调时间的长短、调味品投放的时机与数量以及挂糊勾芡等技法的使用，都会使烹制食物产生独特的色、香、味，极大地丰富人们的选择。与此同时，食物中各种营养素也会因烹饪过程中各种因素的影响而产生不同程度的变化。相比较而言，维生素在烹饪过程中最易损失，各种矿物质次之，蛋白质、脂肪和碳水化合物通常情况下损失较少。

6.3.3.1 营养素流失

食物在经过烹调后，其部分营养素可能会流失，营养价值降低。

（1）蒸发

蒸发主要有两种手段，分别为日晒和热空气作用，致使食物中的水分蒸发，内部脂肪外溢，表面呈现干枯状。烹饪原料在炸、煎、烤、熏的过程中，原料中的水吸收大量的热能迅速汽化，致使原料失水。在此过程中，水溶性维生素几乎损失殆尽，食物的鲜味也受到不同程度的影响。

（2）渗出

当食物的完整性受到损伤，或者在加工过程中人为地添加盐或糖，改变了细胞外部渗透压，会使得食物内部的水分渗出，营养物质也会随着水分外溢，从而使水溶性营养素（如水溶性维生素、矿物质等）不同程度的损失。

盐和糖的加入会使得原料细胞内外溶液浓度产生差别，当细胞内液浓度低于细胞外液浓度时，水分会从低浓度向高浓度渗透。

此外，低温冷冻也会使得原料被破坏，出现变软甚至溃烂的现象，造成液体渗出。

（3）溶解

在对食物原料进行初加工以及后续的烹调时，由于不当的切洗、搓洗、涨发等处理，造成水溶性营养素（如水溶性维生素、矿物质、水溶性蛋白质等）的损失。

如在处理大米时反复淘洗，维生素损失率可达 30%~40%，矿物质损失率为 25%，蛋白质损失 10%，碳水化合物损失 2%。淘洗次数越多，浸泡时间越久，淘洗温度越高，营养素损失率将会更多。

蔬菜先切后洗，会造成水溶性营养素通过切口溶解入洗菜的水中，加工时将原料处理的体积越小，流失的营养素越多，同样的，用水浸泡时间越久，营养素损失越多。

煮、煨、炖等烹调方法以水传热烹调时，根据烹饪时间的增长，原料中的一些水溶性营养素会缓慢溶出，因受热分解而损失。如果用水量过多，则因加热时间延长和营养素溶出量增多会增大其热分解的损失，如果汤水不被食用则损失更大。所以，米汤、面汤和菜汤应尽量加以利用，同时注意调味品的使用，以免造成摄入隐性盐过多。

6.3.3.2 营养素破坏

在受到外界或自身物理、化学或生物因素的作用时，食物中的营养素被破坏，失去了对人体的营养价值，甚至会对人体健康造成伤害。引起营养素破坏的因素很多，大致可分为物理因素、化学因素和生物因素。

(1)物理因素

破坏营养素的物理因素主要有高温和光解。

在采用油炸、油煎、熏烤或长时间炖煮等高温进行烹调时，由于原料受热面积大、受热时间较长，造成营养素的大量流失。因此，严格掌握加热温度和加热时间十分关键。高温短时间加热比低温长时间加热造成的营养流失要少很多。

许多维生素(如B族维生素、维生素C和脂溶性维生素)对光敏感，受日光直接照射时会发生破坏损失。在室内光线的条件下也会慢慢地受到破坏，其破坏的程度取决于光波的种类及照射的时间与面积。如脂肪在日光照射下会加速其酸败过程，有些原料在日光照射下则引起褪色、变色，营养素受损或滋味变坏，所以烹饪原料应避光贮存于低温或阴凉处。

(2)化学因素

破坏营养素的化学因素主要有氧化、酸碱环境和抗营养因子。

维生素C在遇到空气容易被氧化分解而损失。原料切碎(片、条、丝、丁)放置时，营养素通过切口与空气中的氧接触的机会增多，氧化程度也增高。如果烹调后不及时食用，放置过久也会增大氧化损失。如将黄瓜切成薄片，室温下放置1 h，维生素C就损失33%~35%，放置3 h损失41%~49%。

大部分维生素在碱性条件下不稳定，对食物进行加工时，加碱能造成维生素C及部分B族维生素大量损失，如水煮稀饭、豆类时加碱，维生素B_1损失达75%，炸油条时加碱并高温油炸，维生素B_1几乎损失殆尽，维生素B_2留存率约50%。

抗营养因子是指一系列具有干扰营养物质消化吸收的生物因子，如蛋白酶抑制剂、植酸、凝集素、芥酸、棉酚、单宁酸、硫苷等。此类物质与含蛋白质、钙类高的原料一起烹制或同食，则可形成鞣酸蛋白、草酸钙、植酸钙等不能被人体吸收的盐，而减低了食物的营养价值。

(3)生物因素

破坏营养素的生物因素主要为微生物降解。

生物因素主要是指微生物(如霉菌、某些细菌和酵母菌)和原料中酶对营养素的分解、破坏作用。微生物污染原料后，利用原料中的各种营养素进行自身的生长、繁殖，消耗原料的营养物质，同时还会产生有毒的代谢产物，从而降低原料的商业价值和食用价值。

这些微生物的活动性与环境的温度、湿度、酸碱度有很大关系。霉菌的活动性较强，喜湿热环境，原料受潮后常会发生霉变，会使得烹饪原料腐败变质。例如，牛奶污染了乳酸杆菌及其他杂菌后，可使牛奶变酸而不能食用；马铃薯等蔬菜因温度过高使呼吸旺盛而引起霉变等，都可造成食物食用价值的降低。

有些蔬菜中含有抗坏血酸氧化酶，当蔬菜被采摘存放时，特别是经过切碎放置，这些氧化酶会促使维生素C被氧化破坏。少数鱼体中含有硫胺素酶，当鱼死后若不及时烹制，硫胺素酶可使维生素B_1发生分解而受损失。

6.3.4　烹调过程中营养素的保护措施

烹调是最为常见的食物加工方式。在烹调过程中，可以通过调整加工工艺、运用烹调技法的手段，尽可能减少营养素的损失。

6.3.4.1 选用适当的加工方式

科学合理的加工方式可以减少在加工过程中食物营养素的损失。

（1）初加工

各种食物原料在烹饪前都要彻底清洗，以除去寄生虫卵、泥沙杂物，减少微生物。对未被霉菌污染的粮食及无农药残留的原料，在清洗时应尽量减少清洗次数，一般 2~3 次为宜。各类果蔬类原料在进行刀切处理前勿在水中浸泡，这样可以减少水溶性营养物质的流失。

各种原料应先洗涤后再切配，以减少水溶性营养素的流失。原料体积偏大为宜，体积过小，则原料中易氧化的营养素损失得更多。例如，蔬菜在处理时切碎，会破坏细胞膜，增加了细胞内营养成分与水、空气的接触，从而加速营养素的氧化破坏。

将原料切成片、丁、丝、条、块后不需再用水冲洗或在水中浸泡，也不应放置较长时间或切后加盐弃汁，这样可避免维生素及矿物质随水流失并减少氧气对维生素 C 的氧化。

（2）原料预处理

焯水是常见的食物预处理方式，操作时，必须用沸水进行，加热时间宜短。蔬菜经沸水焯烫后，虽然会损失一部分维生素，但也能除去较多的草酸，从而有利于人体对钙、铁和其他矿物质的吸收。同时，高温快速的焯烫，可以令蔬菜中的维生素 C 氧化酶失活，降低酶对维生素 C 的影响。在原料焯水后，无须挤出汁水，否则会造成水溶性营养素的大量损失。如白菜切后煮 2 min 捞出，挤出汁水，水溶性维生素损失率高达 77%。

（3）上浆、挂糊与勾芡

上浆、挂糊是将经过刀工处理的原料表面裹上一层黏性的糊糊（蛋清、淀粉），经过加热后，淀粉糊化而后形成胶凝，蛋清中的蛋白质受热直接形成胶凝，在食物表面形成一层保护层。这类工艺既可以对原料的外形加以改变，也阻隔了原料接触高油温，使得热油不易侵入原料内部，同时保护原料中的水分和鲜味不外溢。

勾芡是在菜肴即将出锅时，将已经提前调好的水淀粉淋入锅中，使菜肴中的汤汁达到一定的黏稠度，增加汤汁对原料的附着力。勾芡后汤汁变稠并包在菜肴原料的表面，与菜肴融合，既保护了营养素且味美可口，特别是淀粉中含有谷胱甘肽可保护维生素 C。有些动物性原料（如肉类等）也含有谷胱甘肽，所以肉类和蔬菜在一起烹调也有同样的效果。

6.3.4.2 善用烹饪技巧

合理地运用烹饪技巧可以减少加工过程中食物营养素的损失。

（1）旺火急炒

旺火急炒是中国烹饪的传统技艺。如果原料事先没有进行上浆、挂糊的操作，或者保护层在烹饪中脱落，在后续的烹饪中，原料营养素的流失随着烹制时间的延长而增多。

原料表面水分的流失是因为蒸发引起的，而原料内部水分的流失则是水分子向原料外部渗透、扩散的结果。这种扩散是需要时间的，减少水分和营养成分的扩散速度，可以通过缩短烹制时间来实现。

旺火急炒能使原料迅速成熟，因成熟的速度取决于原料的蛋白质变性及其他的化学变化速度。据化学反应理论，温度每升高 10℃，化学反应速度为原来的 2~4 倍，蛋白质在等电点附近时其变性速度可达原来的 600 倍，所以高温烹制可使原料迅速成熟，水分扩散时间明显缩短。因此，对蔬菜和其他体积小、切片薄、传热快的原料，在烹饪中采用旺火急炒是减少食物营养素流失的重要手段之一。

（2）适当添醋，适时加盐

大多数维生素在碱性条件下易被破坏，而在酸性环境中比较稳定。

凉拌蔬菜可适当加醋，动物性原料的菜肴（如红烧鱼、糖醋排骨）在烹饪过程中也可适当加醋，促使原料中的钙游离出来，从而易于人体的吸收。此外，加醋还有利于改进菜肴的感官及性状，且可以增加风味。

食盐在烹调中起到至关重要的作用。食盐溶于汤汁中会使汤汁具有较高的渗透压，造成细胞内水分大量析出，原料发生皱缩，进而使盐分不易进入原料内部，不仅影响菜肴的外观，而且菜肴风味也受到影响。在食盐的影响下，原料表层蛋白质发生变性凝固形成外壳，内层蛋白质不易吸水，延长了原料成熟的时间。然而在调制肉末、肉馅时，则先加入适量的盐可使肉馅的黏度增大，成型不松散。

（3）酵母发酵

酵母是一种单细胞真菌，能将糖发酵成乙醇和二氧化碳，是一种典型的异养兼性厌氧微生物，在有氧和无氧条件下都能够存活，是一种天然发酵剂。

在面团中添加酵母，经过反应，可形成具有海绵状空洞结构的面团，成品具有蓬松柔软的特点。在面团中引进酵母使之发酵蓬松的面团，叫发酵面团。面团的发酵方法有老酵发酵和鲜酵母发酵两种。

老酵发酵方法是中国传统的点心发酵方法，即将含有酵母的面团引入大块面团中，引发成大块发酵面团的方法。老酵发酵需加碱中和。碱与面团中杂菌产生的酸类结合，生成乳酸和碳酸，再分解为二氧化碳和水，从而既去除了酸味，又辅助发酵，使面团松发。鲜酵母发酵则无须加碱。

在发酵过程中，由于加碱而破坏了面团中大量维生素，所以，要尽量使用优质鲜酵母发酵面团使酵母菌大量繁殖，致 B 族维生素的含量增加，同时可分解面团中所含的植酸盐络合物，有利于人体对矿物质（如钙、铁）的吸收。

6.3.5　食物保藏对食物营养价值的影响

食物原料受到环境中诸多因素的影响，使得其品质发生变化，失去食用价值。因此，需要对食物进行不同的配制和加工处理，使之便于保藏及食用。延长原料的保存期而采取的加工工艺称为保藏工艺。

6.3.5.1　食物保藏方式及其种类

食物保藏的方式主要有低温保藏、干燥保藏、腌渍与烟熏、辐照保藏和高温保藏。

（1）低温保藏

低温可以降低酶的活性和食品内部化学反应的速度，起到抑制微生物生长繁殖的作用，达到延长食品贮藏期的目的。由于微生物的正常生长需要合适的温湿度以及酸碱环境，对保藏体系进行低温处理，可以降低微生物活性，延长保质期。

①冷藏　冷藏的温度一般为$-2 \sim 15 ℃$，最常用的冷藏温度是 $4 \sim 8 ℃$。食品保藏能延缓食品变质速度并保持其新鲜度，但保藏期较短。冷藏水果和蔬菜等植物性食品时，保藏期可达数月；冷藏肉、禽、乳和水产等动物性食品时，保藏期一般为一周左右。

冷藏前的预冷过程是让易腐败的食品本身的热量传递给温度低于食品的介质，并在尽可能短的时间内使食品的温度降低到预定温度，及时地延缓和抑制食品的生物化学变化和微生物的繁殖活动。

贮藏温度是冷藏工艺中最重要的因素，不同的食品所需要的冷藏温度不同，对于大多数食品来说，冷藏温度越接近冰点，温度贮藏期越长。但有些鲜活食品对温度特别敏感，温度不适宜时，会有冷藏病害发生。例如，香蕉在冷藏时温度低于 12℃，果皮受到冷害而发生褐变；黄瓜、茄子、甜椒等贮存的温度低于 7℃ 时，表面会出现水浸状凹斑等。因此，冷藏食品时应严格控制冷藏温度。

新鲜食品的腐败变质是本身所含的多种酶类和受外界污染的微生物所引起的一系列化学变化造成的。酶的催化作用和微生物的繁殖都需要适当的温度，如降低食品的温度，则两者的活性都将受到相应的抑制。

②冷冻　冷冻贮藏的温度通常为 -18℃ 以下，冷冻保藏的食品更适合于较长时间的贮存。食品中心温度由 -1℃ 降至 -5℃ 所需的时间在 30 min 以内，称为速冻；超过 30 min 的，称为缓冻。由于缓冻过程中细胞内外的结冰速度不同，胞外先结成的冰晶可能损伤细胞膜，解冻后脱汁明显，营养风味损失严重，菜质变软，实际加工中一般不用此方法。速冻过程中，细胞内外同时结冰，对细胞损伤程度极小，能较好地保存野菜的营养与风味，是一种理想的加工方法。

（2）干燥保藏

食品的干燥保藏是将食品水分降低至 15% 以下，或水分活度在 0~0.60 之间，从而达到抑制腐败微生物的生长，使得食品在常温下得以保存。这种利用自然条件或在人工控制的条件下将食品干燥到不易腐败变质的程度来加以保藏的食品保藏方法历史悠久，应用最广，通常采用自然干燥（如风干、晒干、阴干等）和人工干燥（如烘房烘干、真空干燥、热空气干燥）两类方法。

自然干燥具有成本低、干燥温度低的特点，但受环境气候影响大，干制品的卫生与质量不易保证。人工干燥则是在人工控制的条件下，利用热的传导、对流和辐射等方式对食品进行干制的方法。干藏在历史上曾是最主要的食品保藏手段，当时没有现代化的机器设备，一直到今天我们在生活中仍采用干藏这一既经济又实用的贮藏手段，如谷物、麦片、肉禽类、鱼等的干藏。

延长保藏期并不是食品干制的唯一目的，食品干制后，质量大大减少，液体食品变为固体食品，食品的体积也会或多或少地减小（冷冻升华干燥等除外），使得食品的贮运费用减少，贮藏、运输和使用变得比较方便。此外，干制后食品的口感、风味也会发生变化。

有些脱水过程，如油炸、炒制花生、烤肉、烤制面包等，由于存在其他实质性的变化，其重要性远胜于对干制的要求，因此，不属于食品干制的范畴。蒸发与浓缩过程也使食品失去部分水分，但由于其产品水分含量较高，不能在常温下长期贮藏，也不属于干制的范畴。

此外，干燥保藏还被用于与其他的保藏手段（如烟熏、盐渍、化学保藏等）相结合，以便延长食品的保质期。

（3）腌渍与烟熏

食品的腌渍主要是利用食盐和食糖对原料进行处理，提高食品的渗透压，降低食品的水分活性，以控制微生物的生长与繁殖，从而防止食品的腐败变质。腌渍是食品保藏的主要方法之一。食品腌渍方法有酸腌渍法、糖腌渍法和盐腌渍法 3 种。

食品的烟熏是利用木屑等材料焖烧时所产生的烟气来熏制食物而延缓食品腐败变质的一种方法。这样的食品主要有动物性食品，如肉制品、禽制品和鱼制品，大部分西式肉制品如灌肠、火腿、培根等均经过烟熏；中国许多传统的特色肉制品，如湘式腊肉、川式腊肉、沟帮子熏鸡等产品，也经过烟熏加工。某些植物性食品也可采用烟熏法处理，如豆制品(熏干)和干果(乌枣)。

(4)辐照保藏

辐照保藏主要是利用原子能射线的辐射能量，对食品进行灭菌处理从而延长食品的保质期。控制辐照食品质量的最重要的因素是食品的吸收剂量。所用剂量既要灭菌杀虫又要减少食品本身产生的化学变化，保持原有的质量。常用的辐照源有 ^{60}Co 和 ^{137}Cs 产生的 γ 射线。

(5)高温保藏

食品的杀菌是提高食品保藏期性能的重要手段之一，食品杀菌主要是杀灭引起食品腐败变质和使人致病、中毒的有害微生物，从而保证食品安全卫生。常用的方法有常压杀菌、加压杀菌、超高温瞬时灭菌和微波杀菌。

加热杀菌是食品杀菌比较常用的方法之一。适宜温度是微生物生存与繁殖的重要条件，大多数微生物适宜的温度为 35~60℃。食品的加热杀菌是利用高温使微生物体内的蛋白质、酶变性，而抑制和破坏微生物的新陈代谢及其生理功能，高温还可以破坏微生物的细胞结构，从而达到杀灭微生物的目的。

6.3.5.2 食品保藏对原料营养价值的影响

合理的保藏方式可以降低贮存期间对食品的风味、质地、营养价值的影响。

(1)低温保藏对食物营养价值的影响

冷冻常被认为是保持食品的感官性状、营养价值及长期保藏食品的最好方法。冷冻、冻藏加工工艺的全过程主要包括：预冻结处理、冻结、冻藏和解冻。

预冻结处理主要是对蔬菜冻结前的烫漂，因而水溶性维生素、矿物质会大量损失，部分水溶性蛋白质流失，脂溶性维生素几乎不受损失，对碳水化合物、脂肪的含量也影响较小。预冻结处理过程中营养素的损失与食品原料单位质量的面积有关，与水接触的面积越大，烫漂时水溶性维生素的损失越多；还与原料的成熟程度、烫漂的温度和持续时间及烫漂的类型等都有着重要的关系。原料成熟度越高，且高温短时烫漂，其维生素的损失越少。

食物在冻藏期间，蛋白质、碳水化合物、脂肪和矿物质等几乎没有损失，而维生素损失较多，尤其是维生素 C。

解冻期间对动物组织蛋白质的含量影响较小，而 B 族维生素和矿物质损失较多，主要发生在渗出的流失过程，损失的程度与其水溶性大小有关。

(2)辐照保藏对食物营养价值的影响

辐照对食物中营养素有一定的影响。食物经辐射后可引起蛋白质的变性，部分蛋白质发生降解，生成氨基酸，而使蛋白质的消化吸收利用率增加。食物中的脂肪经照射后发生氧化、脱羧、氢化等作用，同时产生氧化物、过氧化物等，使不饱和脂肪酸容易被氧化，而饱和脂肪酸比较稳定。辐射过程对维生素的影响较大，维生素 C 和 B 族维生素均有不同程度的损失。脂溶性维生素对辐射也较为敏感，其损失大小的顺序为维生素 E>胡萝卜素>维生素 A>维生素 D。辐射对矿物质的影响不大，碳水化合物在辐射过程中也比较稳定。

（3）化学保藏对食物营养价值的影响

化学保藏是在食品的加工过程中为了防止食品的腐败变质，在食品中加入一定数量的食品添加剂，其中有些添加剂的成分对营养素有一定的影响，如氧化剂使食物中的维生素 A、维生素 C 和维生素 E 氧化而被破坏损失。亚硝酸在烹饪过程中常用于肉类的发色与防腐，但亚硝酸可使维生素 C、胡萝卜素、维生素 B_1 及叶酸被破坏。

（4）高温保藏对食物营养价值的影响

高温保藏是通过加热来杀死食品中污染的各种微生物，但其高强度的加热对食物中营养素有着非常显著的影响。食物中碳水化合物在加热过程中，淀粉可发生糊化作用而容易消化。蛋白质由于受热变性使其消化吸收率增加，提高了蛋白质的营养价值，但过度的加热可引起不耐热的氨基酸含量下降及利用率降低，从而使蛋白质的营养价值降低。油脂类高温时氧化速度增加，而易于发生氧化酸败，影响食品的感官性状，使食品的食用价值与营养价值降低。加热过程中食物的种类不同，其加热的方式、加热的温度及持续的时间和维生素的损失也不完全一样，食物中的维生素 C 和 B 族维生素损失最多，而维生素 A 和维生素 D 在一般情况下损失较少。

6.4　食物成分数据库

本节主要介绍了食物成分数据库的相关内容，从数据库建立的基本原则、数据描述方式、数据采集途径、数据应用途径等方面进行系统阐述。

6.4.1　概述

食物成分数据库比较准确而详细地描述一个区域的农作物、水产类、畜禽肉类等人类赖以生存的基本食物的品质和营养成分含量。它是一个重要的我国公共卫生数据和营养信息资源，是提供人类基本需求和基本社会保障的先决条件；也是一个国家制定相关法规标准、实施有关营养政策、开展食品贸易和进行营养健康教育的基础，兼具学术、经济、社会等多种价值。

在公共卫生科技数据的发展和实践中，食物成分数据是一项较早受到国际组织重视的工作。早在 1986 年，联合国粮食及农业组织（FAO）和世界卫生组织一起为更好地解决粮食问题并拯救营养不良儿童，发起并建立了国际食物成分合作组织（INFOODS），并相继成立 16 个地区合作组织，我国参与了在东北亚地区食物成分合作组织（NEASIAFOODS）的工作，并作为负责人定期组织工作和交流。此次的公共卫生数据平台的建设为我国食物成分数据工作开展起到良好推动作用，更有利于促进我国科学数据信息网的建设，而在数据库方面的经验也可为其他国家和地区开展同类工作起到样板作用。

6.4.2 食物成分数据库概念和基本原则

食物成分数据库（food composition database，FCD），是一个国家和地区重要的公共卫生数据，农作物、水产和禽肉类等是人类赖以生存的基本食物，准确而详细地描述其基本特性、营养素和非营养成分参数，是满足人类营养基本需要和生存、提供最基本社会保障和服务的先决条件。

食物成分表数据库是营养研究、教学、临床及实践工作中的一项基础资料，在军队营养、运动员营养、航空营养、农业选种、临床营养、食品营养成分评价及食品新资源开发等方面有着广泛的用途。

FAO 和 INFOODS 认为，在确定分析的食物时，要考虑以下几个方面：

①本国居民主要消费的食物　了解广大居民的膳食结构、了解民众的营养情况是制定食物成分数据的目的之一。居民的食物消费情况是一项非常基础的资料，对食物成分数据库的建立起到至关重要的作用。

②国家或地区的公共卫生问题　每个地区的地理环境决定了其特有的食物原材料供应，也决定了人们的饮食习惯，影响着人们的营养状况。人类每天都要从膳食中摄取各种营养物质，以维持其生存、健康和社会生活。如果由于地区差异，造成某种营养素的长期摄入不足，就会产生人群的健康问题，甚至社会问题。了解一个人群的疾病状况，有选择地对一些食物进行分析，对于探讨病因、预防疾病是非常有帮助的。

③农业和食品加工技术的发展　单纯地依靠地区原始的原料供应能力是难以满足民众的消费和营养需要的。因此，农业技术和食品加工技术的迭代更新，促进了水、肥料、农药的使用，新型农作物的开发，以及新型食品加工技术的应用，在此过程中，对食品原料自身的营养成分产生了一定的改变。同时，在养殖业中，采用基于农业产品的饲料，会引起动物性材料的营养成分变化。因此，加强对这些食物的成分监测，有益于指导农村种植及养殖业的发展。

④地区性的特殊食物或资源利用　由于每个地区的地理环境、气候条件的不同，其适宜生长的植物和养殖的动物也不相同，且有些地区还存在一些特殊的饮食习惯，其特殊的食物中也含有不同于一般食物的营养成分。了解地区特殊食物的有效成分，有助于对食品资源的开发，盘活地区经济。

⑤考虑国家食品贸易和经济往来　国民经济中，食品贸易占有很大的比重。了解食品卫生与营养情况，有利于国家调整食品贸易策略，促进经济发展。

综上所述，遵循以上原则建立食物成分数据，基本上满足了指导居民消费、保障居民健康、促进农业发展和食品贸易往来的需要。

6.4.3 食物成分主要研究内容和出版

6.4.3.1 食物成分主要研究内容

（1）食物描述

通常，按照一个国家和地区的习惯进行实物成分表和数据库的分类、命名和编辑。在美国的分类体系中，将食物分为 23 类，并侧重于直接入口食品；在英国的分类体系中，将食物分为 14 类，更重视食物原料。

食物成分描述旨在向使用者提供准确可靠的食物成分数据。但由于国家与地区之间的文化差异、用语习惯等原因，会造成命名的混乱。因此，有关的食物营养组织机构建立了 3 种基本的技术方法，分别为 Eurocode、LANGUAL 系统、INFOODS 食物命名系统，以尽量统一各国对食物的描述。

①单级食物分类系统——Eurocode　欧洲规范 Eurocode，又称欧洲标准，是欧洲标准化委员会 CEN（Comité Européen de Normalisation）制定规范的总称。它的分类方式是以膳食研究中食物的组和亚组进行区别，并设定特定的代码。但是其体系过于繁杂，难以形成一种国际化的分类方法。

②使用标准词典的特征描述系统——LANGUAL 系统　LANGUAL 系统最初是由美国食品与药品管理局在 20 世纪 70 年代末开始使用的，它从几个相关的特征对食物进行描述，相对而言信息量更为丰富。LANGUAL 系统规定可以从食物类型、植物或动物的部位、物理状态、烹调方法、处理方法等 14 个方面对食物进行描述。并对所有的食物原料进行了编码，建立信息库，对每一个条目进行多种语言的编译。如今，利用该系统已对美国、法国、丹麦等国的食物成分数据库中的 40 000 多条食物进行了描述，并且在 LAN-GUAL 国际互联网上可以查询相应的食物成分数据。

③使用自由文本的特征描述系统——INFOODS 食物命名系统　由 INFOODS 食物命名和术语委员会于 1987 年率先提出。这也是我国目前参考的食物命名系统。该系统采用自由文本编辑的方式，对有关食物的一切可能信息进行描述。

1987 年 INFOODS 食物命名和术语委员会推出了 INFOODS 食物命名系统。该系统采用自由文本的方式，可以对有关食物的一切可能的信息（约 50 种）进行描述。在登记食物时，为使用者提供了一张影响食物成分特征的列表，数据的收集者可以依据列出的特征对食物进行描述，方便快速。另外，它还对单一食品和混合食品设置了不同的描述特征。INFOODS 命名系统包含的食物特征比 LANGUAL 多，但没有为各描述词汇设置唯一的代码。目前，该系统已在新西兰以及南太平洋、拉丁美洲等地区的一些国家使用。美国农业部推出的食物成分数据库也使用了自由文本的方法对各食物条进行描述，它虽然未完全采用 INFOODS 食物命名系统的格式，但这种方式的使用无疑对数据库的使用者正确地选择食物增加了保障。几种主要食物成分名称标识及其分析或计算方法见表 6-15。

表 6-15　我国食物成分名称及分析或计算方法（部分）

食物成分名称	计量单位	分析或计算方法
水分	g	重量法
蛋白质	g	蛋白质＝总氮×蛋白质转换系数
脂肪	g	索氏提取法、酸水解法、罗高氏法
碳水化合物	g	减差法
能量	kcal/kJ	供能营养素×能量转换系数，并求和
胆固醇	mg	比色法
膳食纤维	g	中性洗涤剂法、酶–重量法
灰分	g	重量法

（续）

食物成分名称	计量单位	分析或计算方法
胡萝卜素	μg	纸层析测定法
维生素 A	μg	高效液相色谱法
视黄醇活性当量	μg	视黄醇活性当量=维生素 A 微克重量+胡萝卜微克重量 1/2
硫胺素	mg	荧光光度分析法
核黄素	mg	荧光光度分析法、微生物测定法
烟酸	mg	微生物测定法
抗坏血酸	mg	荧光光度分析法
维生素 E	mg	高效液相色谱法
叶酸	mg	高效液相色谱法、同位素放射免疫法、微生物测定法

上述 3 种食物描述系统也都有各自的优缺点，如 LANGUAL 对词汇的定义较为严格，并不依赖于某种特定的语言，同时也适用计算机进行编码处理。INFOODS 采用自由文本进行编辑，但是在进行数据交流时易发生歧义，同时不利于运用计算机手段进行处理。

（2）成分描述

为了令使用者能正确理解和应用食物成分数据，必须对食物成分数据进行标准化描述。这不仅可以避免使用者对于食品成分数据的误读，也为营养学的国际交流打下基础。INFOODS 基于对全球食物成分表中的主要食物成分调查，开创了"标签名"的做法，即对成分表中的食物编辑标准食物成分缩写清单，并对每种成分进行了定义，规定了成分名称、单位、表达方式、推导方法信息等。这有利于使用者对于已公开发表的食物成分表数据进行比对和筛选。INFOODS 系统的标签名已运用于美国农业部推出的食物成分数据库和新西兰的食物成分表。

INFOODS 系统的标签名也并非没有缺点。首先，实际工作中，使用者通常需要了解更多的信息，但 INFOODS 标签名所包含的信息有限，不能满足工作需求。其次，由于 IN-FOODS 标签名内采用的食物成分计算分析方法并非完全一致，对于每种不同方面的新组合都需要以一个新的标签名进行登记录入，这使得整个系统变得更为繁杂。最后，并非所有的标签名都使用同一种方法进行描述。因此，当前对于食物成分计算数据的描述，还在继续发展和完善之中。

（3）数值描述

①数值来源的描述　食物成分的数据可以通过多种途径获取，除了通过分析测定获取以外，还需要充分利用外部数据，主要有以下几个方面。

借鉴其他国家的数据。即利用饮食习惯相近国家已有的食物成分数据，进行本国的食物成分数据库建设。

利用科学文献中的数据。即利用科学研究报告中的食物成分数据。

利用企业和机构数据。例如美国农业部的食物成分数据库，其从食品生产企业、科研院校、学术机构的研究报告中引用了大量的数据。

计算得来的数据。碳水化合物、维生素、矿物质均可以在考虑原料食物在加工过程中的变化来对营养素进行数值的计算，从而使数据更为可靠。

②数值的统计描述　食品成分数据可以用统计学方法进行描述，以利于使用者正确界定这些数据对其研究结果的影响，常用的有方差、标准差、极差(或最大值、最小值)、四分位数间距、临界值(如 15% 或 85% 百分位数)或 80% 的可信限、标准误差、样本大小等等。

③缺失值、检出限、痕量等数据描述　缺失值是指原始数据中由于缺少信息而造成的数据的丢失，它指的是现有数据集中某个或某些属性的值是不完全的。检出限是指生物样品按照分析方法的要求进行提取处理并检测，能区分于噪声的最低检出浓度。痕量，指某种物质的含量在百万分之一以下的描述。

然而，这些描述概念在定义和实际使用中是存在差异的。

例如，痕量的概念从分析者的角度被定义为"存在，但含量极低或可能不确切"；从一个营养学家的角度定义为"存在，但在营养学利用上没有显著意义"。

在 INFOODS 数据交流手册中建议：优先使用实际分析的数值，并给出关于使用的分析方法准确度和精确性的一些信息。

(4)数据度量单位的表述

通常情况下，对食物成分数据的表述是以每 100 g(液体以 100 mL 计)可食部分中营养素的含量来表示。但是在实际的运用过程中，由于食物容器或量具的规格存在差异，导致在进行数值计算时需要进行换算，增加了工作量。

为方便使用，美国农业部的食物成分数据库、新西兰的食物成分表中，根据营养素的换算，用杯、匙这样的日常度量器具来进行计算，从而方便人们的实验。

6.4.3.2　食物成分数据库的出版

1928 年，营养科学发展，从认识食物组成和物质代谢开始。早在 1928 年，生物化学家吴宪教授开始有目的、有计划地分析和整理有关食物营养价值的研究资料，并首次发表 *Nutrition Value of Chinese Food*。这是我国历史上第一份有意义的"食物成分表"，虽然当时仅有 270 种常用食物的宏量营养素、灰分及部分钙、铁的含量，但却奠定了我国食物成分数据研究的开启。

1939 年，李维镶、张昌颖就上海、南京食物的数据进行补充和修订。这些研究数据成为那个时期不可缺少的科学研究和大众营养改善的基础资料。

1952 年，中央卫生研究院营养系成立后，以周启源教授为代表的老一辈营养学家完成了近 300 种常用食物中 6 种维生素的测定工作，收集了我国科学工作者发表的食物营养成分数据，并经过整理，于 1952 年编制成我国第一部真正意义上的《食物成分表》，由商务印书馆出版发行。

经过 1952—1955 年间 4 次出版，老一辈营养学家开始注意引用国内文献数据，增加了上海、福建、湖南、湖北、广西、四川、贵州、陕西、甘肃、新疆等省(自治区、直辖市)防疫站提供的资料以及中国医学科学院卫生研究所多年分析、积累的食物资料，分别在 1963 年(新一版)、1977(新二版)、1981 年(第三版)修订版出版，这个时期的工作为我国第一次全国营养调查和教学等提供了有力支撑。1982 年出版并发行了日文版《中国食品成分表》。

20 世纪 80 年代，中国疾病预防控制中心营养与健康所王光亚、沈治平研究员主持开展食物成分研究工作，在学习国外食物成分分析新技术之后，得到国家自然科学基金的支持，启动了新一轮食物成分研究。此工作组织了十多个省、市合作单位参加，分别于1991 年和1992 年出版了《食物成分表（全国代表值）》与《食物成分表（分省值）》共两册，覆盖了 1 358 种食物 26 种营养素及部分食物的氨基酸和脂肪酸的含量，并转载了 1981 年的部分数据。

新版食物成分表统一采样和分析方法，更新数据，填补了膳食纤维等成分空白，食物和营养成分数量大大丰富。同时期，分别出版发行了北京、上海、福建、湖北、安徽、甘肃、青海、云南等省级食物成分表。1997 年出版并发行了英文版《The Composition of Chinese Foods》。这些资料不但为开展我国人群营养状况调查奠定了基础，也为国际交流需要提供了数据支撑。

20 世纪 90 年代，杨月欣研究员主持食物成分数据研究工作。在国家科技部公益基金、国家科技基础条件项目、北京市自然资金及达能基金等项目的支持下，完成了千余种食物的能量、营养素、氨基酸、脂肪酸等 70 余种成分分析工作，以及 500 余种特色食物的叶酸、碘、大豆异黄酮、食物血糖生成指数、维生素 K、胆碱、泛酸、生物素等含量。

为满足国家重要工作——2002 年中国居民营养与健康状况调查和国家公共卫生科学数据平台的需求，工作组先后整理出版了 2002 年、2004 年《中国食物成分表》。2002 年版本在编制的形式上和食物分类上都做了较大的调整，在内容上将 1991 年版的《食物成分表（全国代表值）》的数据收录并做了数据核对和修订，增加了同时期新增加的食品项目和营养成分数据，使之与营养科学概念发展和国家公共卫生数据库建设标准相一致。在数据呈现形式上，2002 年版本对每条食物都给予特定的编码，使之更便于查阅及计算机的应用。

2010 年，国家食物成分监测正式成为国家财政年度工作专项，食物成分监测国家工作组对数据工作进行统筹规划。经过 10 年努力，我国食物成分监测技术队伍、数据产出和数据库标准化管理等方面得到飞快发展。

截至 2020 年年底，经过系统、完善、精准地监测，10 年间已经新增超过 6 000 个食物的营养成分，是过去几十年的数倍，极大丰富了实验室数据以及不同用途数据库的发展。全国食物成分监测工作实验室已经有 31 个，遍布全国，不但提高了全国疾控体系的实验室技术能力，我国基本食物和包装食品覆盖率也越来越高，为更好地完成我国营养监测和改善、慢性病预防以及健康中国建设提供了基础保障。

6.4.4　食物成分数据应用

6.4.4.1　食物成分数据在食品工业中的应用

随着近几年工农业生产的发展，人民收入水平的增加，我国食物结构有很大的改变，食品工业有很大的发展。人民普遍由只要求吃得饱而变成吃得好，讲究营养。同时由于劳动生产率的增加，作息时间的改变，营养快餐、方便食品、罐藏食品、软包装食品由于需求而有很大的增产。食物营养数据库的建立将为食品研发、设计新产品、计算产品的营养成分、食谱编制、寻找类似营养成分的替代食品等工作提供有力的帮助。

6.4.4.2　食物成分数据在营养咨询中的应用

营养咨询就是营养师对咨询者进行营养分析的过程，使咨询者获得改善健康的信息，进而达到改善健康的目的。

目前此项业务在国外发展较多，如咨询者要了解本人最近一个时期的营养摄入状况，是否某些营养摄入不足或过高，是否影响健康，可将咨询者 3 d 内吃的食物，作一详细记录。持此记录到营养咨询处咨询。专业人员可通过数据库在几分钟内将咨询者所吃食品的营养成分立即计算出来，并与供给量标准比较，何者过多，何者不足。然后用检索文件列出几种咨询者摄入营养素较低与营养素较高的食品，供其选择应用。也可检索中医功效的食物以开展中医食疗。

6.4.4.3 食物成分数据在医疗中的应用

食物成分数据在医院营养科的工作中起到重要作用，为肝炎、肾炎、糖尿病、心脏病、肿瘤与烧伤、手术后的患者设计治疗饮食，制订食谱，辅助治疗。相关营养计算的软件也在不断地迭代更新，不断与市场需求相贴合。

我国食物成分数据属于国家基础战略资源，高度重视数据的共享利用，利国利民。目前，已有中国居民常消费的 1 300 余条食物数据在中国疾病预防控制中心营养与健康所官网供免费查阅使用。国家食物成分监测工作组正在积极进行数据的统计整理，期许未来有更多的食物成分数据为全民健康服务。

6.4.4.4 食物成分数据在餐饮中的应用

"民以食为天"，食物最终是要被人食用。食物成分数据在餐饮行业中也有着广泛的应用前景。在一些高档的酒店中，除了会给顾客提供食谱单，还会附有各种菜品的营养成分分析，以供顾客消费选择，让顾客在享受美食的时候也可以兼顾身体的需求。

第7章 生命周期各阶段人群的营养

生命周期是一个连续的过程，其主要生理阶段包括妊娠期与哺乳期、婴幼儿期、学龄前、学龄儿童期及中老年期。在生命周期的不同阶段，人体的生理代谢特点也各不相同，因而对营养物质的需求也存在差异。本章主要介绍生命周期各阶段人群的生理特点，探讨不同阶段人群对营养的需求。通过本章内容的学习，可以使学生深刻了解和体会母亲在孕育新生命过程中身体所承受的负担和父母在养育儿女中的辛苦，在生活中更能体谅父母，有利于和谐社会的建设。此外，通过学习本章还能培养和锻炼学生具体问题具体分析的辩证思维能力。

【本章学习目的与要求】
- 掌握妊娠期与哺乳期的生理特点及其营养需求；
- 了解婴幼儿、学龄前及学龄儿童生长发育快速增长时期的营养需求；
- 掌握中老年人生理特点及其营养需求。

7.1 妊娠期与哺乳期营养

妇女在妊娠期和哺乳期对营养的需求，不仅要满足孕妇和乳母自身的营养需要，还要为胎儿生长发育和乳汁分泌提供所需要的各种营养素。保证妊娠期和哺乳期妇女的营养需要，能够预防母体、胎儿和婴幼儿可能出现的营养缺乏及某些并发症，对母体健康和下一代的身心正常发育具有重要意义。

7.1.1 妊娠期的生理特点及代谢改变

为了满足妊娠期孕育胎儿的需要，妇女在孕期的生理状态及代谢，如内分泌、血液生理生化指标及营养素代谢产物的浓度等都有较大改变，且这些改变会随着妊娠时间的增加而变得越来越明显。

7.1.1.1 孕期内分泌系统的改变

妇女在妊娠期间需要吸收大量的营养素以满足母体和胎儿组织的生长发育及贮备。这在通过增加母体食物摄入量来实现的同时，母体还会通过改变内分泌来调节营养素代谢，增加营养素的利用，以保证胎儿的正常发育。

（1）人绒毛膜促性腺激素（human chorionic gonadotropin，HCG）

孕妇体内的 HCG 水平在受精卵着床后开始升高，在妊娠第 8~9 周时达到顶峰，在妊娠第 10 周后开始下降。HCG 的主要生理作用是刺激母体黄体孕酮的分泌，同时降低母体淋巴细胞的活力，以防止其对胎儿产生排斥反应。

（2）人绒毛膜生长素（human chorionic somatomammotropin，HCS）

HCS 是妊娠期间胎盘产生的一种糖蛋白，其主要生理作用是降低母体对葡萄糖的利用，并使更多的葡萄糖通过胎盘转运至胎儿，同时会促进脂肪的分解，升高血液中的游离脂肪酸水平；此外，HCS 还会促进蛋白质和 DNA 的合成。

（3）胎盘分泌的激素

胎盘会随着妊娠时间的增加而增大，同时分泌胎盘激素（胎盘催乳素、胎盘雌激素和孕酮）的能力也相应升高。胎盘催乳激素（human placental lactogen，HPL）的分泌在卵子植入后即开始，并在妊娠期持续升高，其分泌增加的速率与胎盘增大的速率相一致，高峰时可达 1~2 g/d，比孕前高 20 倍，但其分泌在产后迅速下降。HPL 可刺激母体脂肪的分解，提高母体血液中游离脂肪酸和甘油的浓度，使更多的葡萄糖运送至胎儿，以维持营养物质由母体向胎儿的转运，因此，HPL 被认为是通过母体促进胎儿发育的重要代谢调节因子。

胎盘雌激素包括雌酮、雌二醇和雌三醇，母体血清雌二醇的浓度在妊娠初期开始升高，可刺激母体垂体生长激素细胞转化为催乳素细胞，为泌乳做准备。此外，雌二醇还可以调节碳水化合物和脂类的代谢，促进母体骨骼的更新。雌三醇可通过促进前列腺素的产生增加子宫和胎盘之间的血流量，并可促进母体乳房的发育。

孕酮最初来源于黄体，之后来源于胎盘。孕酮能够松弛胃肠道平滑肌细胞，导致胃肠道功能的改变，同时还会松弛子宫的平滑肌细胞，以便胎儿在子宫内着床。此外，孕酮还能够促进乳腺的发育并阻止其在孕期分泌乳汁。

（4）孕期甲状腺素及其他激素

孕期甲状腺素会比非孕期增多 65%，这升高了孕期甲状腺素三碘甲腺原氨酸（triiodothyronine，T3）和四碘甲腺原氨酸（tetraiodothyronine，T4）的水平。孕妇可能出现轻微的甲状腺功能亢进。

在妊娠 8 周后，母体和胎盘会产生肾上腺皮质激素释放激素（CRH），并不断升高。胎盘 CRH 可促进胎儿垂体前叶合成促肾上腺皮质激素（ACTH），使胎儿肾上腺合成皮质醇。

妊娠期胰岛功能旺盛，胰岛素的分泌增多，这导致孕妇空腹血糖值低于非孕妇，但易发生糖耐量异常及妊娠糖尿病。此外，妊娠还提高了胰岛 β 细胞对胰岛素的拮抗，这种拮抗的发生与人绒毛膜促性腺激素、孕酮、皮质醇及催乳素的增加同时发生，其共同作用是促进葡萄糖、极低密度脂蛋白和氨基酸流向胎儿，促进胎儿的生长发育。

7.1.1.2　孕期消化系统的改变

孕妇在妊娠期高水平雌激素的影响下，齿龈变得肥厚，易患齿龈炎和牙龈出血，牙齿易松动，易发生龋齿。孕期孕酮分泌的增加可导致胃肠道平滑肌张力减弱，蠕动减慢，胃排空及食物在肠道内的停留时间延长，孕妇易出现饱胀感及便秘；孕期消化液和消化酶（胃酸和胃蛋白酶等）的分泌减少，会导致消化不良；而贲门括约肌的松弛可能导致胃内容物逆流入食管内，引起反胃；妊娠期这些消化功能的改变导致了孕妇在孕期一系列消化道症状的产生，如恶心、呕吐、食欲下降等。另外，由于胆囊排空时间延长，胆道平滑肌松弛，胆汁变得黏稠、淤积，易诱发胆石症。但另一方面，消化系统功能的这些改变延长了食物在胃肠道的停留时间，使一些营养素，如钙、铁、维生素 B$_{12}$ 及叶酸等在肠道的吸收量增加，这与孕妇、胎儿对营养素的需求量增加相适应。

7.1.1.3　孕期血液系统的改变

（1）孕期血容量

孕妇从妊娠第 6~8 周开始，血容量开始增加，在妊娠第 32~34 周时达到顶峰，此时血容量比妊娠前增加 35%~40%，并持续到分娩。妊娠期血容量的增加包括血浆容积、红细胞数量和血红蛋白的增加，血浆容积的增加大于红细胞数量的增加。与非妊娠妇女相比，血浆容积增加 45%~50%，红细胞数量增加 15%~20%，使血液相对稀释，这称为孕期生理性贫血。

（2）孕期血浆蛋白

由于孕期血液的相对稀释，妊娠早期血浆总蛋白就开始下降，由妊娠早期的 70 g/L 降至妊娠晚期的 60 g/L，其主要原因是血浆白蛋白浓度由 40 g/L 下降至 25 g/L 所致。

（3）孕期血浆营养素浓度

孕期血浆葡萄糖、氨基酸、铁以及大多数水溶性维生素（如维生素 C、叶酸、维生素 B_6、维生素 B_{12}、生物素等）水平均降低。与此相反，某些脂溶性维生素（如维生素 E）的血浆水平在孕期上升。

7.1.1.4 孕期肾功能的改变

孕妇在妊娠期间，为了排出母体和胎儿代谢产生的含氮或其他废物，导致肾脏负担的加重。妊娠期肾小球的滤过率会增加约 50%，肾的血浆流量会增加约 75%。尿液中的蛋白质代谢产物尿素、尿酸、肌酸和肌酐等的排泄量增多。由于肾小球的滤过率的增加，而肾小管的吸收能力又不能相应的提高，因而导致部分妊娠期妇女尿中葡萄糖、氨基酸和水溶性维生素排出量的增加，如妊娠期妇女尿中叶酸的排出量增加 1 倍，葡萄糖的排出量可增加 10 倍以上，并且在餐后 15 min 时可出现尿糖值的升高。

7.1.1.5 孕期体重的改变

妊娠期妇女增加的体重是母体和胎儿正常生长发育的必要组成部分，适宜的体重增加是妊娠成功最基本和直观的条件，妊娠期妇女平均增重约为 12 kg。孕期增加的体重包括两大部分，一是妊娠的产物，包括胎儿、胎盘和羊水；二是母体组织的增长，包括血液和细胞外液的增加，子宫和乳腺的发育以及母体为泌乳而贮备的脂肪和其他营养物质。其中，胎儿、胎盘、羊水、增加的血浆容量及增大的乳腺和子宫称为必要性体重增加。

孕前体重以及妊娠期体重增长是衡量母婴健康的关键指标。孕前体质指数（BMI）越高，妊娠并发症及不良妊娠结局的发生率越高，孕前肥胖还会增加子代患先天畸形的风险，且与子代成年后的肥胖及代谢综合征相关。而孕前消瘦会导致胎儿生长受限，增加低出生体重儿和早产的风险，而低出生体重儿与成年期的心血管疾病、糖尿病等慢性病有关。所以备孕期的妇女需调整体重至适宜水平，避免肥胖或消瘦。表 7-1 显示了孕前不同 BMI 妇女在孕期的适宜增加体重。

表 7-1 孕期体重适宜增长值及增长速率

孕前 BMI/(kg/m²)	总增重范围/kg	孕中晚期增重速率/(kg/周)
低体重（< 18.5）	12.5~18	0.51
正常体重（18.5~24.9）	11.5~16	0.42
超重（25.0~29.9）	7~11.5	0.28
肥胖（≥30.0）	5~9	0.22

7.1.2　妊娠期的营养与膳食

7.1.2.1　妊娠期的营养需要

妊娠期母体和胎儿的生长发育，以及妊娠期母体为产后泌乳需要进行营养贮备决定了妊娠期对各种营养素的需要量在非妊娠期的基础上均有所增加。

（1）能量

与非妊娠期相比，妊娠期妇女除了维持自身所需要的能量外，还要负担胎儿生长发育以及胎盘和母体组织增长所需要的能量。适宜的能量供给对孕妇机体及正在发育的胎儿都很重要。在妊娠早期，孕妇的基础代谢率无明显变化，在妊娠中期时逐渐升高，妊娠晚期时基础代谢率增高 15%～20%。中国营养学会建议妊娠期膳食能量需要量（轻体力活动水平）在妊娠早期无须增加，妊娠中晚期在非孕妇女膳食能量需要量基础上每日分别需增加 1.26 MJ（300 kcal）和 1.88 MJ（450 kcal）。由于地区、民族以及气候、生活习惯、劳动强度等的不同，对能量的需要也会不同，一般根据体重的增减来调整孕期能量的供给。

另外，低体重、限制能量的妇女在孕期摄入较高的能量，能够改善新生儿的体重和身长，减少死婴和围产期死亡率。而较高体重的个体在摄入较高能量时可进一步导致母体贮存更多的能量。由于孕期对营养素需要的增加大于对能量需要的增加，通过增加食物摄入量以增加营养素摄入极易引起体重增长过多。因此，孕期膳食极为重要，而保证适宜能量摄入的最佳方法是密切监测和控制孕期每周体重的增长，改善膳食质量结合适当的运动是最好的选择。

（2）蛋白质

妊娠期间，胎儿、胎盘、羊水、血容量的增加及母体子宫、乳房等组织的生长发育共需蛋白质约 900 g。此外，由于胎儿早期肝脏尚未发育成熟而缺乏合成氨基酸的酶，所有氨基酸均是胎儿的必需氨基酸，需要母体供应。因而，孕妇在妊娠期必须摄入足够数量的氨基酸以满足自身及胎儿生长发育的需要。

孕妇蛋白质的推荐摄入量如下：相比非孕妇女，妊娠早期不增加，妊娠中期和妊娠晚期分别增加 15 g/d 和 30 g/d。妊娠期膳食中优质蛋白质应至少占蛋白质总供给量的 1/3 以上。

（3）脂类

孕妇在妊娠过程中平均需贮存 2～4 kg 脂肪以备产后泌乳，胎儿贮存的脂肪可为其体重的 5%～15%。膳食脂肪中的磷脂和长链多不饱和脂肪酸对人类生命早期神经系统、脑和视网膜的发育有重要作用。大量研究证实，DHA 是细胞膜磷脂的主要结构脂肪酸，尤其在视网膜及中枢神经细胞膜中，而妊娠母体是胎儿期 DHA 的唯一提供者。因此，孕期还需要补充足够的必需脂肪酸。

孕妇膳食中的脂肪应包括饱和脂肪酸、n-3 和 n-6 系列多不饱和脂肪酸以保证胎儿和自身的需要，但孕妇脂肪摄入总量不宜过多。中国营养学会推荐妊娠期膳食脂肪的供能比为 20%～30%，其中亚油酸供能比应达到总能量的 4%，α-亚麻酸供能比应达到总能量的 0.6%，EPA+DHA 应达到 250 mg/d。

（4）矿物质

①钙　是人体内含量最多的无机元素，正常成年人体内含钙量为 1 000～1 200 g，主

要以羟基磷灰石的形式存在于骨骼和牙齿中，骨骼中的钙不断在破骨细胞的作用下释放入钙池，钙池中的钙又不断地沉积于成骨细胞中，使骨骼不断更新。钙是维持神经肌肉兴奋性、神经冲动传导以及心脏正常搏动的物质；还作为凝血因子的激活剂，参与凝血过程，这对分娩时及时止血，不丢失过多的血液极为重要。

妊娠期对钙的需要量显著增加，胎儿从母体摄取大量的钙以满足生长发育的需要。妊娠妇女钙摄入量轻度或短暂性不足时，母体血清钙浓度降低，继而甲状旁腺激素的合成和分泌增加，加速母体骨钙和牙齿中钙盐的溶出，维持正常的血钙浓度，满足胎儿对钙的需要量；当缺钙严重或长期缺钙时，血钙浓度下降，孕妇可发生小腿抽筋或手足抽搐，严重时导致骨质软化症，胎儿也可能会发生先天性佝偻病。胎儿约需贮存 30 g 钙，以满足骨骼和牙齿生长发育的需要。妊娠早期胎儿贮钙较少，平均仅为 7 mg/d。妊娠中期开始增加至 110 mg/d，妊娠晚期钙贮存量大大增加，平均每日可贮存 350 mg。除胎儿需要外，母体也需要贮存部分钙以备泌乳需要，故需要增加妊娠期钙的供给量。

孕妇应增加含钙丰富的食物的摄入，钙的最好来源是奶及奶制品、豆类及其制品，此外芝麻和小虾皮、海带等海产品也是钙的良好食物来源。当膳食中钙摄入不足时，孕妇亦可适当补充一些钙制剂。妊娠期膳食钙的 RNI 在非孕妇女 800 mg/d 的基础上，妊娠早期不增加，妊娠中期和晚期均应增加 200 mg/d。

②铁　成人体内铁的含量为 3~4 g，其中功能性铁占 60%~70%，贮备铁占 26%~36%。无论是功能性铁还是贮备铁均与蛋白质结合。60%~75% 的功能性铁在体内构成血红蛋白，在氧的转运和细胞呼吸中起重要作用，3% 的功能性铁构成肌红蛋白，参与肌肉活动，还有 1% 的功能性铁参与构成体内各种酶，在维持新陈代谢及正常智力活动，提高细胞免疫供能等方面起重要作用。

孕妇在妊娠期对铁的需要量显著增加，原因如下：妊娠期母体生理性贫血，需要额外补充铁；母体需要贮备相当数量的铁，以补偿分娩时失血造成的铁损失；胎儿肝脏内也需要贮备一部分铁，以供出生后 6 个月之内婴儿对铁的需要。因此，妊娠期膳食铁摄入量不足，除易导致孕妇的缺铁性贫血外，还会减少胎儿铁的贮备，使婴儿较早出现缺铁的症状。此外，妊娠早期缺铁还与早产及低出生体重有关。

动物肝脏、动物血、瘦肉是铁的良好来源，含量丰富、吸收好。此外，蛋黄、豆类、白菜、油菜、芥菜、菠菜和莴笋等也提供部分铁。妊娠期应注意补充含铁丰富的食物，必要时可在医生指导下加服铁剂。妊娠期膳食铁 RNI 在非孕妇女 20 mg/d 的基础上，妊娠早期不增加，妊娠中期和妊娠晚期分别应增加 4 mg/d 和 9 mg/d，可耐受最高摄入量(UL)为 42 mg/d。

③锌　成人体内锌的含量为 1.5~2.5 g，分布于全身各组织、器官、体液和分泌液中，尤其肌肉、骨骼等部位含量较高。锌是人体内 200 多种酶的活性成分，如碳酸酐酶、碱性磷酸酶等。锌可通过酶的作用调节细胞分化和基因表达，参与核酸和蛋白质代谢，促进生长发育，保证性器官和性功能的正常发育，促进伤口愈合，锌还参与维持生物膜的稳定及其功能等。

妊娠期妇女摄入充足的锌有利于胎儿发育和预防先天性缺陷。胎儿对锌的需要量在妊娠末期最高，此时胎盘主动转运锌的量为 0.6~0.8 mg/d。妊娠期妇女血浆锌水平一般在妊娠早期就开始下降，直到妊娠结束，比非妊娠妇女低约 35%，故在妊娠期应增加锌的摄入量。近年来的流行病学调查结果表明，胎儿畸形发生率的增加与妊娠期锌营养不良及血清锌浓度下降有关。妊娠期膳食锌 RNI 在非孕妇女 7.5 mg/d 的基础上，应在整个妊娠期增加 2 mg/d。

④碘　是人类和动物的必需微量元素之一。人体含碘量为 20~50 mg，其中 50% 集中在甲状腺内，碘作为合成甲状腺素的原料发挥对新陈代谢的调节作用，包括调节能量产生和蛋白质的合成等。对孕期妇女而言，碘可通过甲状腺素影响胎儿的体格和智力发育。

碘对人体发育的每一个过程(胎儿、新生儿、儿童和成人)都可产生影响。甲状腺素对人脑的正常发育和成熟非常重要。妊娠期妇女缺碘可导致胎儿甲状腺功能低下，从而引起以生长发育迟缓、认知能力降低为主要特征的呆小症。在孕期的不同阶段，碘缺乏引起的甲状腺功能低下导致的神经学损害不同，孕早期更为严重。因此，在孕早期纠正母体碘缺乏可预防呆小症的发生。妊娠中期基础代谢率开始升高，甲状腺素分泌增加导致碘的需要量增加。妊娠期膳食碘的 RNI 在非孕妇女 120 μg/d 的基础上应在整个妊娠期增加 110 μg/d。

(5)维生素

①维生素 A　妊娠期妇女缺乏维生素 A 可导致胎儿宫内发育迟缓、低出生体重及早产。但妊娠早期增加维生素 A 摄入不应过量，因为大剂量的维生素 A 可能导致自发性流产和胎儿先天畸形。因此，中国营养学会和世界卫生组织均建议孕妇通过摄取富含类胡萝卜素的食物来补充维生素 A。维生素 A 的 RNI 在妊娠早期不增加，妊娠中期和晚期在非孕妇女 700 μg RAE/d 的基础上均增加 70 μg RAE/d[①]，UL 为 3 000 μg RAE/d。

②维生素 D　与甲状旁腺素和降钙素共同作用维持血钙水平的稳定。维生素 D 是钙磷代谢的重要调节剂。血钙水平降低时，可促进钙在肾小管的重吸收，将钙从骨骼中动员出来，增加钙的吸收；当血钙过高时，促进降钙素的产生，增加钙磷经尿的排出。维生素 D 也是免疫调节剂，调节机体对感染的反应，抑制白血病、乳腺癌等肿瘤细胞的增长和分化。

维生素 D 可通过简单扩散经胎盘进入胎儿体内，孕期维生素 D 缺乏可导致母体和子代钙代谢紊乱，包括孕妇骨质软化症和新生儿低钙血症、手足抽搐及婴儿牙釉质发育不良等。但妊娠期维生素 D 过量也会导致婴儿发生高钙血症而产生维生素 D 中毒。

维生素 D 主要来源于紫外光照下皮肤的合成，在高纬度、缺乏日光的北方地区，尤其在冬季皮肤几乎不合成维生素 D，因而维生素 D 的补充极为重要。妊娠期维生素 D 的 RNI 与非孕妇女相同，为 10 μg/d，UL 为 50 μg/d。

③B 族维生素　维生素 B_1(硫胺素)是能量代谢中脱羧酶和转酮酶的辅酶，与能量产生有关。妊娠期缺乏或亚临床缺乏维生素 B_1 时孕妇可能不出现明显的脚气病症状，而新生儿却有明显的脚气病表现。维生素 B_1 缺乏也会影响胃肠道功能，尤其在妊娠早期由于早孕反应时食物摄入减少，易引起维生素 B_1 缺乏，从而导致胃肠功能下降，进一步加重早孕反应。妊娠期维生素 B_1 的 RNI 在妊娠早期不增加，妊娠中晚期在非孕妇女 1.2 mg/d 的基础上，分别增加 0.2 mg/d 和 0.3 mg/d。

维生素 B_2(核黄素)是黄素腺嘌呤二核苷酸和黄素单核苷酸的辅酶。参与三羧酸循环及呼吸链中的氧化还原反应与能量生成。黄素腺嘌呤二核苷酸和黄素单核苷酸作为辅酶参

---

①　RAE 为视黄醇活性当量(retinol activity equivalent)。

与色氨酸转变为烟酸，黄素腺嘌呤二核苷酸作为谷胱甘肽还原酶的辅酶，维持还原性谷胱甘肽的浓度，参与体内的抗氧化防御系统。妊娠期维生素 B_2 缺乏与胎儿生长发育迟缓、缺铁性贫血有关，妊娠期维生素 B_2 的 RNI 与维生素 B_1 相同。

维生素 B_6 又称吡多醇，还包括吡多醛和吡多胺两种衍生物。维生素 B_6 经磷酸化后参与体内氨基酸、脂肪酸和核酸的代谢。临床上常用维生素 B_6 辅助治疗早孕反应，其与叶酸、维生素 B_{12} 联用可预防妊娠高血压。妊娠期维生素 B_6 的 RNI 在非孕妇女 1.4 mg/d 的基础上，妊娠各期均应增加 0.8 mg/d，UL 为 60 mg/d。

叶酸在体内的活性形式是四氢叶酸，作为体内一碳单位转移酶的辅酶，参加氨基酸、核酸等重要物质的代谢。妊娠期叶酸缺乏可影响胚胎细胞增殖、分化，增加神经管畸形及流产的风险，备孕妇女应从准备怀孕前 3 个月开始每天补充 400 μg 膳食叶酸当量(dietary folic acid equivalent，DFE①)，并持续整个妊娠期。妊娠期叶酸的 RNI 在非孕妇女 400 μg DFE/d 的基础上，在整个妊娠期均应增加 200 μg DFE/d，UL 为 1 000 μg DFE/d。

7.1.2.2　妊娠期营养对母体和胎儿的影响

(1)妊娠期营养不良对母体的影响

母体在妊娠期发生代谢的改变，进行生理性代偿甚至牺牲自身组织以保证胎儿的生长发育。毫无疑问，这将影响母体的健康。

①营养性贫血　主要包括缺铁性贫血和缺乏叶酸、维生素 B_{12} 引起的巨幼红细胞贫血。妊娠期贫血以缺铁性贫血为主，其患病率在妊娠晚期最高。妊娠期患缺铁性贫血的主要原因是膳食铁摄入不足，来源于植物性食物的膳食铁吸收率差，母体和胎儿生长发育对铁的需要量增加，以及某些其他因素引起的失血等。轻度贫血对孕妇的影响较小，重度贫血时可导致心肌缺血，诱发贫血性心脏病；胎盘缺氧时易发生妊娠高血压综合征或妊娠高血压综合征性心脏病；贫血还会降低孕产妇的免疫力，易并发产褥感染，甚至危及生命。

②骨质软化症　妊娠期缺乏维生素 D 可影响钙的吸收，导致血钙浓度下降。为了满足胎儿生长发育所需要的钙，必须动用母体的骨骼钙，导致母体骨钙不足，引起脊柱、骨盆骨质软化，骨盆变形，甚至会造成难产。另外，妇女生育年龄多集中在 25~32 岁，该时期正值骨密度峰值形成期，若在妊娠期钙摄入量低，可能对母亲骨密度造成影响，而且这种影响是永久的。

③营养不良性水肿　妊娠期蛋白质的严重摄入不足可导致营养不良性水肿，蛋白质轻度缺乏者仅出现下肢水肿，严重缺乏者可出现全身水肿。此外，维生素 B_1 严重缺乏者亦可引起水肿。

④妊娠并发症　妊娠期营养不良的孕妇易患妊娠并发症。孕期营养不良，如贫血、低蛋白血症、缺钙以及 BMI>24 等均是妊娠高血压综合征的易患因素。此外，妊娠期营养不良还会导致流产、早产及婴儿死亡率升高等。

(2)妊娠期营养不良对胎儿的影响

大量的研究表明，孕期营养状况可影响胎儿的体格发育和智力发育。胎儿生长的主要决定因素是其营养与激素环境，尤其是营养素和氧的供给。因而，孕期营养不良会影响胎儿的健康。

---

① 膳食叶酸当量(DFE)的计算公式：DFE(μg)＝膳食叶酸(μg)＋1.7×叶酸补充剂(μg)。

①胎儿生长发育迟缓　妊娠期，尤其是中晚期的能量、蛋白质和其他营养素摄入不足，易导致胎儿生长发育迟缓，分娩出低体重儿。而胎儿生长发育迟缓与成年期的许多慢性病有关，如心脑血管疾病、高脂血症和糖尿病等。

②胎儿先天性畸形　妊娠早期，孕妇容易因某些微量元素、维生素摄入不足或过量而导致多种先天性畸形儿。例如，妊娠期的叶酸缺乏可导致以无脑儿和脊柱裂为主要表现的神经管畸形，维生素 A 摄入缺乏或过量会导致无眼或小头等畸形表现。

③胎儿脑发育受损　从妊娠期至出生后一年左右，是胎儿和新生儿脑细胞数量快速增长的时期，随后脑细胞数量不再增多，而细胞体积逐渐增大。所以，妊娠期的营养状况，尤其是妊娠后期母体蛋白质和能量的摄入是否充足直接关系到胎儿的脑生长，影响其智力发育。

④低出生体重儿　是指新生儿的出生体重小于 2.5 kg。低出生体重儿围产期死亡率是体重正常婴儿的 4~6 倍，不仅影响婴幼儿期的生长发育，还可抑制儿童期和青春期的体能与智力发育。低出生体重还与成年后慢性病（如糖尿病和心血管疾病等）的发生率密切相关。

⑤巨大儿　是指新生儿出生体重大于 4 kg。在某些大中城市，巨大儿的发生率呈现上升趋势，甚至已达 8% 左右。研究表明，妊娠后期血糖升高可引起巨大儿。孕妇盲目过量的进食或进补，可能会造成某些营养素和能量的摄入过多，导致妊娠期增重过多，还会导致婴儿过度生长。巨大儿不仅会在分娩过程中造成产伤，分娩困难，还与婴儿成年后慢性疾病（如肥胖、高血压和糖尿病等）的发生密切相关。

7.1.2.3　妊娠期的膳食原则

妊娠期妇女的生理和代谢变化以及胎儿的生长发育状况决定了孕妇膳食与非孕妇女的不同，应根据妊娠期的一系列变化进行合理调整。

中国营养学会根据备孕和孕期妇女的营养需要提出膳食指南，核心推荐包括 6 点：一是调整孕前体重至正常范围，保证孕期体重适宜增长；二是常吃含铁丰富的食物，选用碘盐，合理补充叶酸和维生素 D；三是孕吐严重者，可少量多餐，保证摄入含必需量碳水化合物的食物；四是孕中晚期适量增加奶、鱼、禽、蛋、瘦肉的摄入；五是经常户外活动，禁烟酒，保持健康生活方式；六是愉快孕育新生命，积极准备母乳喂养。

（1）妊娠早期的营养与膳食

妊娠早期胚胎生长速度较为缓慢，此时需要的营养与孕前没有太大差别。但是，该阶段是胚胎组织分化增殖和主要器官系统的形成阶段，胎儿对环境因素（包括营养素）的影响极为敏感，营养不良容易影响胎儿发育，导致胎儿发生畸形，如心脏畸形、无脑儿或脊柱裂等。另外，此时多数孕妇会有不同程度的恶心、呕吐和食欲下降等妊娠反应，使孕妇的饮食习惯发生改变，并因此影响营养素的摄入。

妊娠早期应当注意以下几点：

①选择清淡、易消化、促进食欲的食物　多数孕妇在妊娠早期食欲下降或口味改变，无论是食物种类还是口味，都应符合孕妇的喜好，不要太多忌口和偏食。另外，应选择容易消化的食物，如粥、面包干、馒头、饼干和甘薯等，以减少呕吐。

②少食多餐以保证进食量　妊娠反应严重的孕妇，不应规定进食时间，应想吃就吃。早孕反应在晨起和饭后最为明显，可在起床前吃些水分含量少的，含碳水化合物丰富的食

物，如饼干和面包等，可减轻呕吐，增加进食量。

③糖的补充　孕妇由于严重的早孕反应进食不足时，体内会分解脂肪产生酮体供能，酮体对胎儿早期脑发育会产生不良影响，因而应尽量摄入富含淀粉和糖的食物，以避免脂肪分解产生酮体的不良影响。

④补充叶酸　胎儿在母体子宫内着床，即孕第二周时神经管就开始分化发育，而此时大多数妇女还不知道自己怀孕。为避免胎儿神经管畸形，在计划妊娠前，就应开始补充叶酸，这对成功的妊娠而言极其重要。

(2)妊娠中期、晚期的营养与膳食

妊娠中期开始，胎儿生长开始加快，与此同时，母体子宫、胎盘和乳房等也逐渐增大。孕晚期，胎儿脑细胞分裂增殖加快，骨骼也开始钙化。因此，妊娠中、晚期对能量、蛋白质以及维生素和矿物质的需要均明显增加。

①补充充足的能量　从怀孕第4个月起，妊娠反应开始减轻或消失，食欲好转，此时，充足的食物可提供充足的能量和合理的营养，以满足胎儿和母体器官生长的需要。此外还应特别注意长链多不饱和脂肪酸的补充，以保证胎儿脑组织的正常发育。

②铁的补充　孕妇的生理变化主要从妊娠中期开始，血容量及红细胞迅速增加，并持续到分娩前，因此对铁的需要量也增加，孕期胎儿体内铁的贮备完全依赖母体获得并逐渐积累，孕期铁缺乏会影响胎儿发育，并导致婴儿因早期缺铁而出现智力和行为发育异常。富含铁、吸收率又高的食物包括动物肝脏和血、鱼肉，蔬菜中的苋菜、雪里蕻、小白菜和芥菜等含铁也较多，但吸收率低。

③保证其他营养素的供给　充足的动物性食物，如鱼、禽、蛋、瘦肉和奶等，能提供优质蛋白质、钙和铁；适量摄入干果，以供给脂溶性维生素和必需氨基酸；多摄入新鲜蔬菜和水果，以提供维生素和矿物质；保证充足的豆类、谷类和薯类以提供能量和充足的膳食纤维，防治孕妇便秘。此外，还应注意控制钠盐的摄入，以避免浮肿。

④保证适宜的体重增长　孕妇体重是反应妊娠期营养状况的重要标志，孕妇过多的体重增长将会增加难产的风险，孕期过少的体重增长可能导致胎儿营养不良并影响母体健康。因此，从孕中期开始应每周称量和记录体重，根据体重的增加调整食物的摄入。

7.1.3　哺乳期的生理特点

分娩后，产妇便进入以自身乳汁哺育婴儿的哺乳期。此时，母亲一方面要恢复本身的健康，同时又要担负泌乳与哺育婴儿的重任，需要较多的能量和营养素供给。

7.1.3.1　泌乳的过程

泌乳是一种复杂的神经反射过程，受神经内分泌因素的影响。在孕晚期，雌激素作用于乳腺的导管系统，孕酮作用于乳腺囊泡。分娩后，孕酮消退，催乳激素水平升高，促使乳汁分泌。乳汁分泌受两种反射的控制：一是产奶反射，在婴儿吸吮乳头时可刺激乳母垂体产生催乳素，引起乳腺囊泡分泌乳汁，并存留在乳腺导管内；二是下奶反射，婴儿吸吮乳头可引起乳母垂体后叶释放催产素，引起乳腺周围肌肉收缩而出现泌乳。

在产后第一周乳母分泌的乳汁称为初乳，呈淡黄色，质地黏稠，富含免疫蛋白，尤其是分泌型免疫球蛋白A和乳铁蛋白等，乳糖和脂肪含量较少。产后第二周分泌的乳汁称为过渡乳，其中的乳糖和脂肪含量逐渐增多。第二周以后分泌的乳汁称为成熟乳，呈乳白色，富含蛋白质、乳糖和脂肪等多种营养素。

7.1.3.2　乳母营养状况影响泌乳

哺乳期的乳母营养需求主要来自两个方面，一是满足母体恢复健康的需要，二是为泌乳提供物质基础。产后第一天的泌乳量约为 50 mL，第二天约为 100 mL，至第二周增加到 500 mL/d 左右，正常乳汁分泌量为 700~800 mL/d。泌乳量较少是乳母营养不良的一个表现特征，通常根据婴儿体重增长率判断泌乳量是否足够。

此外，乳母营养状况的好坏还将直接影响乳汁中营养素的含量，从而影响婴儿的健康状况。乳母膳食蛋白质质量差且摄入量严重不足时将会影响乳汁中蛋白质的含量和组成。乳母膳食营养素摄入量还会影响乳汁中脂肪酸、磷脂和脂溶性维生素的含量。

7.1.3.3　母乳喂养的优越性

母乳喂养是人类最原始的喂养方法，也是最科学、最有效的喂养方法。世界卫生组织和儿童基金会提出，鼓励、支持、保护和帮助母乳喂养。因此，我国多年来也大力提倡母乳喂养及母婴同室，这对母婴健康均有益处。

(1)母乳营养可满足 4~6 个月内婴儿的营养需要

母乳是婴儿最佳的天然食物和饮料，含有多种极为丰富的营养成分，分娩后 6 个月内母乳的量会随婴儿的生长而增加，能供给婴儿所需要的全部营养素，无须添加水及其他营养素。此外，母乳中所含的各种营养成分最适宜婴儿的消化吸收，母乳蛋白质易吸收，必需氨基酸较多，乳汁中的核苷酸利于合成代谢和生长发育。母乳中脂肪酶有利于脂肪吸收，胆固醇有利于神经组织的形成。

(2)母乳喂养可降低婴儿死亡率

初乳可为新生儿提供大量的母体抗体和免疫活性成分，这是其他任何人工婴儿配方奶粉无法相比的。婴儿的免疫系统在出生后数月内的发育并不成熟，母乳中含有的抗体，如免疫球蛋白、溶菌酶、乳铁蛋白、白细胞等，这些成分有助于预防婴儿发生腹泻、佝偻病、感冒和其他小儿疾病等。此外，母乳可以直接喂养不容易被污染、变质，因此可避免婴儿感染并降低死亡率，特别是在发展中国家或卫生条件较差的贫困地区。

(3)母乳喂养可增进母子感情，有助于婴儿的智力发育

在哺乳过程中，母亲可每日接触婴儿，对其进行目光交流、微笑和语言交流，这可增进母婴感情，有助于乳母和婴儿的情绪安定，利于婴儿的智力发育。此外，由于母乳喂养，母子接触密切，可使母亲及时了解婴儿的冷暖、饥饿和疾病，使婴儿得到更好的照顾。

(4)母乳喂养经济方便又不易引起过敏

母乳喂养经济方便，任何时间母亲都能提供温度适宜的乳汁给婴儿。母乳喂养的婴儿极少发生过敏，也不存在过度喂养的问题。从缘起效应来看，母乳喂养的儿童很少发生肥胖和糖尿病。

(5)母乳喂养有利于母亲的健康

①促进产后子宫的恢复。由于哺乳过程中婴儿对乳头的不断吮吸，刺激母体催产素的分泌而引起子宫收缩，可减少产后子宫出血的危险，还有助于促进子宫较快地恢复到孕前状态。②哺乳可促进母体乳房中乳汁的排空，避免发生乳房肿胀和乳腺炎。③延长恢复排卵的时间间隔。母乳喂养能够延长分娩后至恢复排卵的时间间隔，延迟生育。目前一致认

为婴儿吸吮乳汁的过程抑制了下丘脑促性腺激素释放激素的规律性释放，而促性腺激素释放激素对垂体黄体生成素的规律释放是必须的，而黄体生成素对卵泡的成熟及排卵又是必须的。④可预防肥胖。乳母在哺乳期分泌乳汁要消耗大量的能量，这将促使孕期贮存的脂肪被消耗，有利于乳母体重尽快复原，预防产后肥胖。⑤降低骨质疏松症的风险。研究认为母乳喂养可重新构建乳母的钙贮存，对降低乳母患骨质疏松症的危险性具有潜在意义。⑥可预防乳腺癌。大量研究证实，母乳喂养可降低乳母在将来发生乳腺癌和卵巢癌的风险。

7.1.4 哺乳期的营养与膳食

乳母的平衡营养在保证母体自身健康恢复的同时，还有利于乳母分泌充足的乳汁喂养婴儿，从而促进婴儿的健康生长发育。

7.1.4.1 哺乳期的营养需求

（1）能量

哺乳期母体对能量的需要量较大，一方面需要满足母体自身恢复对能量的需要；另一方面还要供给乳汁所含的能量以及分泌乳汁过程中消耗的能量。哺乳期每日泌乳量约为700~800 mL（平均750 mL），每100 mL乳汁含能量280~320 kJ（67~77 kcal）。乳母在孕期贮存了部分脂肪可以用于补充能量，此外，考虑到哺育婴儿的操劳以及乳母基础代谢率的增加，推荐乳母每日膳食能量需要量较非妊娠期妇女增加2.09 MJ（500 kcal）。

应当根据泌乳量和母亲体重来衡量乳母摄入的能量是否充足，当母体能量摄入适当时，其泌乳量既能使婴儿感到饱足，母体自身又能恢复到孕前体重。

（2）蛋白质

蛋白质的摄入量对乳汁分泌的数量和质量影响均较大。乳母膳食中蛋白质量少、质差时，乳汁分泌量将大大减少，并会动用母体组织蛋白以维持乳汁中蛋白质含量的稳定。在正常情况下，每天分泌的乳汁中含有约10 g蛋白质，母亲摄入的蛋白质变为乳汁中的蛋白质的转换率约为70%，而在摄入的蛋白质质量较差时，其转换率可能会降低。乳母蛋白质RNI应在非孕妇女基础上每日增加25 g，因而建议乳母多吃蛋类、乳类、瘦肉类、肝、肾、豆类及其制品。

（3）脂类

乳汁中的脂肪可为婴儿的生长发育提供能量，此外，由于婴儿中枢神经系统发育及脂溶性维生素吸收等的需要，乳母膳食中必须含有适量的脂肪，尤其是多不饱和脂肪酸。乳母每日脂肪的摄入量以占总能量的20%~30%为宜。

（4）矿物质

人乳汁中某些主要矿物质（钙、磷、镁、钾、钠）的浓度一般不会受到膳食水平的影响，而某些微量元素（碘和锌）的膳食水平增加时，其在乳汁中的含量也会相应增加。

①钙　人乳中钙的含量较为稳定，每天从乳汁中排出的钙约为300 mg。乳母的钙供给不足时，就会动用自身骨骼中的钙来满足乳汁中的钙含量。乳母缺钙会导致腰腿酸痛和抽搐，甚至发生骨质软化症。为保证乳汁中正常的钙含量，并维持母体的钙平衡，乳母应增加钙的摄入量。乳母钙的RNI在非妊娠妇女800 mg/d的基础上应增加200 mg/d。乳母应多摄入富含钙的食物，如乳类及其制品，此外也可在医师或营养师指导下合理选用钙剂

和骨粉等补充剂。

②铁　由于铁不能通过乳腺输送到乳汁，其在人乳汁中的含量较低。但为预防乳母发生缺铁性贫血，膳食中也应注意铁的补充。乳母铁的 RNI 在非妊娠期 20 mg/d 的基础上应增加 4 mg/d。

③碘和锌　乳汁中碘和锌的含量受乳母膳食的影响，它们与婴儿神经系统的生长发育及免疫功能关系较为密切。乳母碘的 RNI 在非孕妇女 120 μg/d 的基础上应增加 120 μg/d。锌的 RNI 在非孕妇女 7.5 mg/d 的基础上应增加 4.5 mg/d。

（5）维生素

维生素 A 可少量通过乳腺进入乳汁，尤其是产后两周内的初乳富含维生素 A，随着成熟乳汁的产生，乳汁中维生素 A 的含量逐渐下降，平均约为 60μg/100 mL。乳母维生素 A 的摄入量可影响乳汁中维生素 A 的含量，但膳食中的维生素 A 转移到乳汁中的数量有一定限度，到达一定限度后，乳汁中维生素 A 的含量将不再按比例增加。乳母维生素 A 的 RNI 为 1 300 μg RAE/d，我国膳食中维生素 A 一般供应不足，因此，乳母需要注意多摄入富含维生素 A 的食物。

维生素 D 几乎不能通过乳腺，故母乳中维生素 D 的含量很低。乳母维生素 D 的 RNI 为 10μg/d。我国日常膳食中富含维生素 D 的食物很少，故应通过多晒太阳来改善维生素 D 的营养状况以促进膳食中钙的吸收，必要时可在医生指导下补充维生素 D 制剂。

维生素 E 可促进乳汁的分泌，乳母维生素 E 的适宜摄入量（AI）为 17 mg α-TE/d①。如可通过多吃植物油，如豆油和葵花籽油等来满足对维生素 E 的需要。

水溶性维生素大多可通过乳腺，但乳腺可控制它们进入乳汁的水平，达到一定含量后它们在乳汁中的水平便不再增高。乳母维生素 B$_1$、维生素 B$_2$、烟酸和维生素 C 的 RNI 分别为 1.5 mg/d、1.5 mg/d、15 mg NE/d② 和 150 mg/d。

（6）水分

哺乳期摄入的水量与乳汁的分泌量有密切关系，水分摄入不足将直接影响乳汁的分泌量。乳母平均每日泌乳量为 750 mL，故每日应从食物及饮水中摄入比非妊娠期多 1 L 的水。乳母可通过多摄入水和流质食物来补充水分。

7.1.4.2　哺乳期的膳食原则

哺乳期的营养对乳母和婴儿来说都非常重要，因此需要合理调配膳食，做到品种多样、数量充足、营养丰富，以保证乳母和婴儿都能够获得足够的营养。《中国居民膳食指南》中，乳母膳食指南在一般人群膳食指南内容的基础上增加了 5 条核心推荐：一是产褥期食物多样不过量，坚持整个哺乳期营养均衡；二是适量增加富含优质蛋白质及维生素 A 的动物性食物和海产品，选用碘盐，合理补充维生素 D；三是家庭支持，愉悦心情，充足睡眠，坚持母乳喂养；四是增加身体活动，促进产后恢复健康体重；五是多喝汤和水，限制浓茶和咖啡，忌烟酒。

（1）产褥期膳食

产褥期是指从胎儿和胎盘娩出至产妇全身器官，除乳腺恢复或接近正常未孕状态外的

---

① α-TE 为 α-生育酚当量。

② NE 为烟酸当量。

一段时间，一般为 6 周。正常分娩后，产妇需要休息 1 h，之后即可进食易消化的流质食物或半流质食物，如红糖水、鸡蛋羹、牛奶、稀饭和肉汤面等，次日起可正常膳食，选择富含优质蛋白质的膳食，同时应多摄入含水分和膳食纤维较多的食物，每日 4~5 餐为宜，此外还应注意适量补充维生素和矿物质。

(2) 乳母膳食

①尽量做到食物种类齐全，不偏食，以保证营养素全面，同时摄入食物的数量也应当有所增加。

②应供给充足的优质蛋白质。应保证乳母每天摄入的蛋白质中有 1/3 以上是来自动物性食物的优质蛋白。另外，增加富含维生素 A 的动物性食物的摄入有利于提高母乳中维生素 A 的水平。

③多摄入含钙丰富的食品。乳母对钙的需要量增多，因而应注意钙的补充。奶制品、豆类、小鱼和小虾中都含有丰富的钙。

④增加新鲜蔬菜和水果的摄入。新鲜蔬菜和水果中含有多种维生素、矿物质和膳食纤维等，具有增加食欲、防止便秘，并促进乳汁分泌的作用。

⑤少摄入钠盐、腌制品和刺激性强的食物，以避免不良成分通过乳汁进入婴儿体内，对婴儿产生不利影响。

⑥采用适当的烹饪方法。对于动物性食品，如畜、禽、鱼类的烹调以煮或炖为最好，少用油炸和油煎等。食用时最好喝汤，即可增加营养，还能促进乳汁分泌。另外，在烹调食物时尽量选用碘盐。

7.2　婴幼儿营养

婴幼儿期是指从出生开始到 3 周岁的时间(0~3 岁)，这一阶段生长迅速，是人体生长发育的重要时期，这一时期的营养状况对体格生长、智力发育、免疫功能和成年后的健康状况会产生至关重要的影响。

7.2.1　婴幼儿的生理特点

7.2.1.1　生长发育

婴幼儿的生长发育是指机体各组织器官生长和功能发育成熟的过程，这一过程受遗传因素和环境因素(包括营养因素)的共同影响。婴幼儿又可分成婴儿期和幼儿期。

(1) 婴儿期的生长发育

婴儿期是指从出生到 1 岁，这一时期是人体生长发育的第一高峰期，尤其是出生后最初 6 个月的生长速度最快。

婴儿期的生长发育首先表现为体重的增加，婴儿平均出生体重为 3.3 kg(2.5~4.0 kg)，半岁以内的婴儿体重平均每月增加 0.6 kg，半岁至 1 岁的婴儿体重平均每月增加 0.5 kg。在出生 5~6 个月时体重可增至出生时的 2 倍，而 1 周岁时将增加至出生时的 3 倍。

身高(身长)是反映骨骼系统生长的指标，婴儿期内身高平均增长 25 cm，1 周岁时将增加至出生时的 1.5 倍。婴儿短期营养不良对身高(身长)的影响不明显，但长期营养不良可导致婴儿身高增加缓慢甚至停滞。

头围反映脑及颅骨的发育状态，对婴幼儿头围发育进行监测有重要意义。婴儿期内头围平均每月增加 1 cm，而且这一时期脑细胞数目持续增加，至 6 月龄时脑重增加至出生时的 2 倍(600~700 g)，至 1 周岁时，脑重达 900~1 000 g，接近成人脑重的 2/3。当婴儿头围小于平均值 2 倍标准差时，提示有脑发育不良的可能，小于平均值 3 倍标准差时，提示脑发育不良，而头围增加速度过快则提示有婴儿可能有脑积水。

胸围、上臂围在这一时期也得以迅猛增加，胸围反映婴儿胸廓和胸背肌肉的发育状况，出生时小于头围但迅速增长，至 1 周岁时与头围基本相等并开始超过头围(头胸围交叉)。上臂围反映婴儿上臂肌肉、骨骼和皮下脂肪的发育情况，在婴儿期可由 11 cm 增长至 16 cm。

(2)幼儿期的生长发育

幼儿期是指从 1 周岁到 3 周岁以前。幼儿期的生长发育虽不及婴儿期迅猛，但仍比成人旺盛得多。

幼儿期的体重每年增加约 2 kg，身长第二年增加 11~13 cm，第三年增加 8~9 cm，头围以每年约 1 cm 的速度增长。这一时期智力发育较快，幼儿的语言和思维能力均有所增强。

7.2.1.2　消化和吸收

营养素的消化和吸收是其被机体利用的关键，机体消化吸收功能的状态将直接影响营养素的利用。婴幼儿的消化系统尚处于发育阶段，功能不够完善，对食物的消化、吸收和利用都受到一定的限制。

(1)口腔和牙齿

婴幼儿口腔狭小，嘴唇黏膜皱褶较多，口腔黏膜相当柔嫩，血管丰富，易受损伤，所以应当特别注意保持婴儿的口腔清洁，避免口腔黏膜受损。婴儿出生时唾液腺细胞不发达，唾液分泌量少，淀粉酶含量低，3~4 个月时唾液腺逐渐发育完全，同时唾液内淀粉酶也逐渐增加，6 个月以后唾液的作用更为增强。

牙齿是食物消化过程中重要的器官之一，婴幼儿时期正是乳牙萌出的阶段，乳牙共 20 颗，一般 6 个月左右时开始出牙。因牙齿生长影响婴儿的咀嚼功能，故婴幼儿咀嚼食物的能力均较差。

(2)食管和胃

婴幼儿食管和胃壁的黏膜和肌肉层都较薄，弹性不好，易受损伤。婴儿食管比成人的细且较短，胃呈水平位且容量小，出生时为 25~50 mL，出生后第 10 天增加到 100 mL，6 个月后为 200 mL，1 岁以后可增加至 300~500 mL。此外，由于婴幼儿胃幽门括约肌发育良好，而贲门括约肌发育不完善，加之自主神经调节功能较差，故易引起幽门痉挛而出现溢乳或呕吐现象。

(3)肠道

婴幼儿肠壁黏膜细嫩，血管和淋巴结丰富，透过性强，有利于营养物质的吸收。但肠壁肌肉较薄，肠蠕动能力较差，食物在肠腔内停留时间较长，这一方面有利于食物的消化吸收；另一方面，如果大肠的蠕动功能不协调可能会发生大便滞留或功能性肠梗阻。此外，婴儿出生时已有乳糖酶和蔗糖酶，有利于乳糖和蔗糖的吸收利用。婴幼儿肠壁刷状缘也已能够产生肠激酶和肽酶，有助于蛋白质的消化和吸收。

(4)胰腺和肝脏

婴幼儿时期胰腺发育不成熟，所分泌的消化酶活力低。5~6 个月以下的婴儿只分泌少量的胰淀粉酶，因此，3~4 个月以前的婴儿不宜添加淀粉类的辅食。婴儿出生时胰脂酶最少，在出生后 1 周内可增加 5 倍，1~9 个月内可增加 20 倍，故婴儿脂肪消化能力较弱，但胰蛋白酶和胰凝乳酶在出生时已很充足。婴幼儿肝脏相对较大，血管丰富，但肝细胞分化不完善，肝功能较差，胆汁分泌较少，对脂肪的消化吸收能力较弱。

7.2.2 婴幼儿的营养与膳食

7.2.2.1 婴幼儿的营养需要

(1)能量

婴幼儿的能量需要除了基础代谢、身体活动、食物特殊动力作用和排泄耗能外，还包括快速生长发育所需要的能量贮备，维持能量摄入与消耗的正平衡是婴幼儿健康成长的基础。

①基础代谢 婴幼儿基础代谢率高，婴儿期基础代谢所需能量约占总能量的 60%，每天约需要 230 kJ/kg(相当于 55 kcal/kg)，之后随着年龄增长逐渐降低。

②食物热效应 婴儿期的食物热效应约占总能量消耗的 7%~8%，而幼儿为 5% 左右。

③体力活动 1 岁以内的婴儿活动量较少，故肌肉活动等消耗的能量较低，平均每天为 62.8~82.7 kJ/kg。

④生长发育耗能 婴幼儿每增加 1 g 新组织需要能量 18.4~23.8 kJ(4.4~5.7 kcal)，如能量供给不足，可导致生长发育迟缓。

⑤排泄耗能 是指部分未经消化吸收的食物排出体外所丢失的能量，约占基础代谢的 10%。

综上，中国营养学会推荐婴幼儿每日能量摄入量：0~6 月龄为 0.38 MJ/(kg·d)[90 kcal/(kg·d)]，7~12 月龄为 0.33 MJ/(kg·d)[80 kcal/(kg·d)]，1~2 岁的男女孩分别为 3.77 MJ/(kg·d)[900 kcal/(kg·d)]和 3.35 MJ/(kg·d)[800 kcal/(kg·d)]，2~3 岁的男女孩分别为 4.60 MJ/(kg·d)[1 100 kcal/(kg·d)]和 4.18 MJ/(kg·d)[1 000 kcal/(kg·d)]。如果能量长期摄入不足，会导致生长迟缓或停滞，而能量摄入过多可导致肥胖。因而，通常根据婴幼儿的健康状况、是否出现饥饿症状，以及婴幼儿体重增加情况来判断能量供给量是否适宜。

(2)蛋白质

蛋白质是维持婴幼儿新陈代谢和机体器官、组织、细胞生长所必需的物质基础，蛋白质的质和量都会影响婴幼儿的生长发育。

处于迅速生长发育期的婴儿，每千克体重对必需氨基酸的需要量高于成人，人乳中的氨基酸模式是婴幼儿最理想的需要模式，因而母乳喂养有利于满足婴幼儿对蛋白质和必需氨基酸的需要量，同时可减少肝肾的代谢负担。婴幼儿膳食中应保证优质蛋白质占蛋白质总摄入量的 1/2，如牛奶、鸡蛋、肉末和豆腐等。

膳食蛋白质供给不足时，会导致婴幼儿发生生长发育迟缓或停滞、消化吸收障碍、肝功能障碍、免疫力下降、消瘦、腹泻、水肿和贫血等。相反，由于婴幼儿的肾脏及消化器官发育尚不完善，过高的蛋白质摄入会对机体产生不利影响。

婴儿蛋白质的需要量是以营养状态良好的母亲喂养婴儿的需要量为标志来判断的，在母乳喂养充足时，婴儿蛋白质的摄入量相当于每千克体重 1.6~2.2 g，其他食物蛋白质的营养价值低于母乳蛋白，因而其需要量会相应增加。中国营养学会建议婴幼儿蛋白质的 RNI：0~6 月龄(AI)为 9 g/d，7~12 月龄为 20 g/d，1~3 岁为 25 g/d。

（3）脂类

脂类是机体能量和必需脂肪酸的重要来源，也是机体成分和能量的贮存形式，婴儿每千克体重对脂肪的需要量高于成人。在出生后 6 个月内的婴儿每日摄入母乳约 750 mL，可获得脂肪 36.5 g/L，占总能量的 48.3%。2013 年中国营养学会推荐 6 月龄以内的婴儿脂肪的 AI 为总能量的 48%，7~12 月龄婴儿膳食脂肪的 AI 为总能量的 40%，1~3 岁的幼儿膳食脂肪供能应由总能量的 40% 逐渐降低到 35%。

必需脂肪酸对婴幼儿神经髓鞘的形成和大脑、视网膜光感受器的发育和成熟具有非常重要的作用，因此婴幼儿对必需脂肪酸的缺乏非常敏感，易导致皮肤干燥或发生脂溶性维生素的缺乏。婴幼儿对 n-6 与 n-3 多不饱和脂肪酸的需要量最佳比例约为 6∶1。由于早产儿大脑中的 DHA 含量低，体内促使 α-亚麻酸转变成 DHA 的去饱和酶活力较低，且需要量相对较大，所以早产儿需要额外补充 DHA。人工喂养儿的食物来源主要是牛乳及其他代乳品，牛乳中 DHA 含量较低，不能满足婴幼儿的生长需要，因此也需要额外补充 DHA。EPA+DHA 的 AI 在 0~3 岁为 0.1 g/d。

2013 年中国营养学会推荐婴幼儿亚油酸和 α-亚麻酸的 AI 及其供能比见表 7-2 所列。

表 7-2　中国营养学会推荐婴幼儿亚油酸和 α-亚麻酸的 AI

年龄	亚油酸/(g/d)	供能比/%	α-亚麻酸/(mg/d)	供能比/%
0~6 月	4.2	7.3	500	0.87
7~12 月	4.6	6.0	510	0.66
1~4 岁	—	4.0	—	0.60

（4）碳水化合物

作为主要的供能营养素，碳水化合物有助于完成脂肪氧化并起到节约蛋白质的作用，同时还是脑能量供给的主要来源。婴幼儿乳糖酶的活性比成人高，这有利于其对奶类中含有的乳糖的消化和吸收。但 3 个月以内的婴儿体内缺乏淀粉酶，因此，在此之前不应添加淀粉类食物作为辅食。2013 年中国营养学会推荐碳水化合物的 EAR[①]，0~6 月龄为 65 g，7~12 月龄为 80 g，1 岁以上为 120 g。对于 1 岁以内的婴儿，其主要能量来源是乳糖，2~3 岁以上的儿童乳糖酶活性开始下降，对乳糖的消化能力也开始减弱。而婴儿体内淀粉酶的活性在 4 月龄后逐渐增强，因此建议 6 月龄以后的婴儿开始添加淀粉类辅食。

（5）矿物质

婴儿生长必需而又容易缺乏的矿物质元素主要有钙、铁、锌，此外我国某些地区的碘缺乏也较为常见。其他矿物质如钾、钠、镁、铜、氯、硫等也是机体生长发育所必需的，但在健康婴儿中均不易缺乏。

①钙　出生时，婴儿体内的钙占体重的 0.8%，成年人体内的钙含量为体重的 1.5%~

---

① EAR 为平均需要量(estimated average requirement)。

2.0%，这说明在生长过程中需要贮存大量的钙。母乳喂养的婴儿一般不会出现明显的钙缺乏，人乳的含钙量约为 242 mg/L，母乳喂养的婴儿每天可摄入钙约 182 mg。虽然人乳中的钙含量比牛乳中的低，但其钙磷比(2∶1)比牛乳(1.4∶1)合理，因而人乳中的钙吸收率高，纯母乳喂养的 0~6 月龄的婴儿不易缺钙。中国营养学会建议婴儿钙的 AI 在 6 月龄以前为 200 mg/d，UL 为 1 000 mg/d；6 月龄后为 250 mg/d，1~3 岁的幼儿钙的 RNI 为 600 mg/d，7 月龄到 3 岁的 UL 为 1 500 mg/d。

②铁　正常新生儿体内含铁总量约为 300 mg，基本可满足婴儿出生后 4 个月内对铁的需求。母乳中的铁含量低(仅 0.45 mg/L)，但其吸收率高，可以满足婴儿对铁的需求。4~5 月龄后，婴儿的铁贮备逐渐消耗，且对铁的需求量也在增加，此时母乳中的铁已不能满足其对铁的需求，因此 6~12 月龄的婴儿易发生缺铁性贫血，需要从膳食或补充剂中摄入铁。铁强化的配方奶、动物性食品(如肝泥、肉末和血制品等)都是铁的良好来源。中国营养学会推荐 0~6 月龄铁的 AI 为 0.3 mg/d，7~12 月龄为 10 mg/d，1~3 岁的幼儿为 9 mg/d。

③锌　锌元素对机体的免疫功能、激素调节、细胞分化和味觉形成等均有重要影响。婴幼儿缺锌会表现为缺乏食欲、生长停滞、性发育不良、脑发育受损、味觉异常或异食癖、认知行为改变等。正常的新生儿体内也有一定量的锌贮备，但母乳中的锌含量相对不足。母乳喂养的婴儿在 4~5 月龄后贮备锌会逐渐消耗掉，因而需要从膳食中补充。锌的较好来源包括婴幼儿配方食品、肝泥和蛋黄等。中国营养学会推荐 0~6 月龄婴儿锌的 AI 为 2.0 mg/d，7~12 月龄为 3.5 mg/d，1~3 岁为 4.0 mg/d。

④碘　在促进婴幼儿体格发育、脑发育和调节新陈代谢等过程中发挥重要作用。婴儿缺碘会引起以智力低下(产生不可逆性神经损害)和体格发育迟缓为主要特征的克汀病。0~6 月龄的婴儿碘的 AI 为 85 μg/d，7~12 月龄的 AI 为 115 μg/d，1~3 岁的幼儿碘的 RNI 为 90 μg/d。

(6)维生素

哺乳期的膳食和营养状况对母乳中的维生素尤其是水溶性维生素的含量影响较大，膳食状况良好的乳母乳汁中的维生素一般能够满足婴儿的需要。而几乎所有的维生素缺乏都会对婴幼儿的生长发育造成影响，其中最为重要的是维生素 A、维生素 D、维生素 E、维生素 K、维生素 C、维生素 B_1、维生素 B_2、维生素 B_{12} 和叶酸。

①维生素 A　摄入不足可影响婴幼儿体重的增长，并导致上皮组织角质化、眼干燥症和夜盲症等缺乏症状。而维生素 A 过量摄入会引起中毒，主要表现为呕吐、昏睡、头痛和皮疹等症状。0~6 月龄婴儿维生素 A 的 AI 为 300 μg RAE/d，7~12 月龄为 350 μg RAE/d，1~3 岁婴幼儿的 RNI 为 310 μg RAE/d。母乳中含有丰富的维生素 A，所以母乳喂养的婴儿一般不需要额外补充。浓缩鱼肝油是常用的维生素 A 补充剂，补充时应注意适量。

②维生素 D　可维持血液中钙磷的稳定，还与骨钙及牙齿的形成有关。维生素 D 缺乏主要引起佝偻病。母乳中的维生素 D 水平较低，因此婴幼儿应适当给予补充，并应多晒太阳。但长期过量摄入维生素 D 也会引起中毒。

③维生素 E　新生儿体内维生素 E 的贮备量较少，因而，早产儿和低出生体重儿易发生维生素 E 缺乏，细胞膜的脆性增加，易引起溶血性贫血症。母乳中维生素 E 的含量约为

3.3~4.5 mg α-TE/L，初乳中含量更为丰富，因而可满足婴儿的需要量。牛乳中维生素 E 的含量远低于人乳，所以牛乳喂养的婴幼儿应注意补充维生素 E。0~6 月龄的婴儿维生素 E 的 AI 为 3 mg α-TE/d，7~12 月龄为 4 mg α-TE/d，1~3 岁的婴幼儿为 6 mg α-TE/d。

④维生素 K 作为形成凝血酶原等凝血相关因子的必要营养素，维生素 K 的缺乏易引起出血性疾病。新生儿体内几乎没有维生素 K 的贮备，肠道内合成维生素 K 的优势菌群双歧杆菌群尚未建立，而人乳中维生素 K 的含量也很低，因而新生儿，尤其是纯母乳喂养的婴儿易出现维生素 K 缺乏引起的出血性疾病。美国儿科学会建议对新生儿给予维生素 K(0.5~1 mg)作为保护措施。0~6 月龄的婴儿维生素 K 的 AI 为 2.0 μg/d，7~12 月龄为 10 μg/d，1~3 岁的幼儿为 30 μg/d。

⑤维生素 C 可提高机体免疫力、具有抗氧化和促进铁吸收等作用。0~1 岁的婴儿维生素 C 的 AI 为 40 mg/d，1~3 岁的幼儿维生素 C 的 RNI 为 40 mg/d。母乳喂养的婴儿通常不易缺乏维生素 C，而人工喂养的婴儿应及时补充，在添加辅食时可进一步补充富含维生素 C 的新鲜蔬果，如绿色叶菜汁和橙汁等。

⑥B 族维生素 作为人体内多种酶的重要组成成分，维生素 B_1 主要参与体内的糖代谢。中国营养学会推荐 0~6 月龄的婴儿维生素 B_1 的 AI 约为 0.1 mg/d，7~12 月龄为 0.3 mg/d，1~3 岁的幼儿 RNI 为 0.6 mg/d。哺乳期的乳母膳食中维生素 B_1 供给充足时，母乳中含有的维生素 B_1 完全能满足婴儿的需要，而当乳母膳食主要为精米白面又未补充维生素 B_1 时，婴幼儿会出现维生素 B_1 缺乏，引起脚气病。

维生素 B_2 主要参与人体内的生物氧化反应与能量的生成，并参与维生素 B_6 和烟酸的代谢。人乳中维生素 B_2 的含量比较稳定，可以为婴儿提供充足的维生素 B_2。婴幼儿维生素 B_2 缺乏的症状与成人相似。中国营养学会建议 0~6 月龄婴儿维生素 B_2 的 AI 约为 0.4 mg/d，7~12 月龄约为 0.5 mg/d，1~3 岁的幼儿 RNI 为 0.6 mg/d。

维生素 B_{12} 缺乏会导致巨幼红细胞贫血、同型半胱氨酸血症和神经损害。哺乳期的乳母血清中的维生素 B_{12} 水平正常时，就可以供给婴儿充足的维生素 B_{12}。膳食中的维生素 B_{12} 主要来源于动物性食物，若乳母为素食主义者，婴幼儿应补充维生素 B_{12} 0.1 μg/d，以预防其缺乏。中国营养学会建议 0~6 月龄的婴儿维生素 B_{12} 的 AI 为 0.3 μg/d，7~12 月龄为 0.6 μg/d，1~3 岁的幼儿 RNI 为 1.0 μg/d。

叶酸在人体内与氨基酸代谢、核酸合成和 DNA 甲基化有关，婴幼儿缺乏叶酸时易诱发巨幼红细胞贫血和同型半胱氨酸血症。中国营养学会建议 0~6 月龄的婴儿叶酸 AI 为 65 μg DFE/d，7~12 月龄为 100 μg DFE/d，1~3 岁的幼儿 RNI 为 160 μg DFE/d。

7.2.2.2 婴幼儿的营养及膳食

保证婴幼儿正常生长发育所需要的能量和各类营养素均通过合理喂养来获取，应当结合乳母的生理状况、婴幼儿生长发育及其胃肠道功能的特点来确定喂养方式。

(1) 婴儿的喂养方式

根据母亲和婴儿的生理状况，婴儿的喂养方式可分为 3 种：母乳喂养(breast feeding)、人工喂养(artificial feeding)和混合喂养(mixture feeding)。

①母乳喂养 母乳是婴儿最理想的食物，纯母乳喂养可满足 6 月龄以内婴儿所需要的全部营养素。

i. 母乳成分最适合婴儿需要，消化吸收利用率高。尽管母乳中的蛋白质含量低于牛奶，但母乳以乳清蛋白为主，在胃酸作用下可形成细小而柔软的乳凝块，婴儿容易消化吸收；母乳中必需氨基酸的比例适当，牛磺酸含量较高，是牛乳中含量的 10 倍。母乳中含有的脂肪颗粒较小且含有乳脂酶，更易被消化吸收，其中丰富的必需脂肪酸、长链多不饱和脂肪酸、卵磷脂和鞘磷脂等有利于婴儿的智力发育。母乳中含有的乳糖在促进乳酸杆菌生长的同时还能有效抑制其他有害菌群的生长，乳糖还有助于钙、铁和锌的吸收，提高其生物利用率。此外，母乳中适宜的钙磷比(2∶1)提高了钙的吸收率。

ⅱ. 母乳中含有丰富的免疫因子。母乳中的免疫物质有助于增强婴儿的抗感染能力，主要包括各种免疫球蛋白，如 IgA、IgG、IgM 和 IgD 等，其中，IgA 占了 90%，多为分泌型 IgA，能够抵抗肠道微生物。乳铁蛋白是一种乳清蛋白，可与三价铁离子结合，从而与需要游离铁离子的病原微生物竞争铁，进而抑制它们的代谢和增殖。溶菌酶是一种低分子单链蛋白，主要由上皮细胞、中性粒细胞和单核巨噬细胞产生，其在母乳中的含量比牛乳中高 300 倍以上，可水解细胞壁上的乙酰氨基多糖而溶解细菌，发挥抗炎杀菌作用。双歧杆菌因子是一种含氮多糖，能促进双歧杆菌的生长，降低肠道 pH 值，抑制腐败菌的生长。母乳中上述多种免疫因子在婴儿体内形成了有效的防御体系，保护其免受感染。

ⅲ. 婴儿不容易发生过敏。由于婴儿肠道功能发育尚不完善，故与人乳蛋白质存在差异的牛乳蛋白在被婴儿肠黏膜吸收后可作为过敏原引起过敏反应。目前，约有 2% 的婴儿对牛乳蛋白过敏，主要表现为湿疹、支气管哮喘和胃肠道症状，如腹泻和呕吐等。而母乳喂养的婴儿极少出现过敏。

ⅳ. 母乳喂养经济、方便、卫生。母乳由母亲自然产生，无需购买，故与人工喂养相比节省了大量的资源；乳母在任何时间都可直接用温度适宜的乳汁喂养婴儿，十分方便；此外，母乳本身无菌，且可直接喂养，不易发生污染。

ⅴ. 可增进母婴交流、促进产后恢复。母乳喂养可帮助乳母子宫收缩、推迟月经复潮，并促进脂肪的消耗。在哺乳过程中，母亲可通过与婴儿的皮肤接触、眼神交流、微笑和语言以及爱抚等增进母婴情感交流，有利于促进婴儿心理和智力的发育。此外，母乳喂养的婴儿在其成年后患肥胖和糖尿病的风险均较低，母乳喂养也能降低母亲发生肥胖、骨质疏松和乳腺癌的风险。

②人工喂养　由于疾病或其他原因而无法进行母乳喂养时，可采用牛乳或其他代乳品来喂养婴儿。完全进行人工喂养的婴儿最好选择婴儿配方奶粉。

对于患有先天缺陷而无法耐受母乳的婴儿(如苯丙酮尿症、乳糖不耐受和乳类蛋白过敏等)，需要在医生指导下选择特殊婴儿配方食品。苯丙酮尿症患儿应选用限制苯丙氨酸的奶粉；乳糖不耐受患儿应选用去乳糖的配方奶粉；对乳类蛋白过敏的患儿可选用以大豆为蛋白质来源的配方奶粉。

③混合喂养　当母乳不足时，可采用婴儿配方奶粉或其他乳品、代乳品补充进行混合喂养，其原则是采用补授法，即先喂母乳，不足时再给予其他乳品。每天应哺乳 3 次以上，使婴儿按时吮吸乳头，刺激乳汁分泌，以防止母乳分泌量的减少。

(2)婴幼儿膳食

①婴儿膳食指南　0~6 月龄的婴儿母乳喂养指南：母乳是婴儿最理想的食物，坚持 6 月龄内纯母乳喂养；生后 1 h 内开奶，重视尽早吸吮；回应式喂养，建立良好的生活规律；适当补充维生素 D，母乳喂养无须补钙；一旦有任何动摇母乳喂养的想法和举动，都

必须咨询医生或其他专业人员，并由他们帮助做出决定；定期监测婴儿体格指标，保持健康生长。

7~24 月龄婴幼儿的喂养指南：继续母乳喂养，满 6 月龄起必须添加辅食，从富含铁的泥糊状食物开始；及时引入多样化食物，重视动物性食物的添加；尽量少加糖、盐，油脂适当，保持食物原味；提倡回应式喂养，鼓励但不强迫进食；注重饮食卫生和进食安全；定期监测体格指标，追求健康生长。

②婴儿辅食添加　婴儿生长到 6 月龄时，母乳的质和量都已不能满足他们的需要，同时婴儿的消化吸收功能也日趋完善，乳牙萌出，咀嚼能力增强，可逐渐适应半固体和固体食物，所以自 6 月龄起可以添加辅助食品，以补充婴幼儿的营养需要，也为断乳做好准备。

辅食添加的原则：应在婴儿健康、消化吸收功能正常时添加辅食；由少到多，由细到粗，由稀到稠，次数和数量逐渐增加，待适应数日(约 1 周)后再增加新品种；保持原味，不加糖、盐以及刺激性的调味品，1 岁以后可逐渐尝试清淡口味的家庭膳食。由于婴儿对食物的适应能力和爱好存在个体差异，辅食开始添加的时间和品种、数量增加的快慢均应根据具体情况灵活掌握。

③幼儿膳食　幼儿膳食是指从婴儿期以乳类为主的膳食过渡到以谷类为主，奶、蛋、鱼、畜、禽和蔬果为辅的混合膳食，其烹调方法与成人不同，幼儿膳食原则如下：

ⅰ.平衡膳食，幼儿每日应供给牛奶或相应的奶制品至少 350 mL，在此基础上逐渐添加谷类食品、畜、蛋、禽、鱼、奶类和豆类及其制品。每周应摄入一次动物肝脏和动物血，一次海产品，以补充维生素 A、铁、锌和碘。

ⅱ.合理烹调，幼儿的主食应交替食用软饭、麦糊、面条、馒头、面包、饺子和馄饨等，蔬菜应切碎煮烂，瘦肉应做成肉糜或肉末，易咀嚼、吞咽和消化。坚果和种子类食物，如花生、黄豆等应制成泥糊状，以免呛入气管。另外，幼儿食物烹调应采用蒸和煮等，以原汁原味最好，不添加味精等调味品。

ⅲ.膳食安排应合理，每日除三餐外，可额外增加 1~2 次点心，养成规律的进餐习惯。早餐应提供一日所需能量和营养素的 25%，午餐 35%，晚餐 25%~30%，每日 10%~15%的能量和营养素可从零食或点心中获得。晚饭后，除水果和牛奶外不应进食，尤其睡前忌食甜食，以保证良好睡眠，预防龋齿。

综上，婴幼儿期的营养状况不仅直接影响其体力和智力发育，对其成年后的身体素质和疾病的发生也有重大意义。而这一时期乳母的营养状况不仅会影响其近期的身体健康，还对产后身体的恢复和远期健康状况产生深远影响。

7.3　学龄前和学龄儿童营养

学龄前儿童是 3~6 岁的儿童，该时期生长发育的速率仍然较高。经过婴幼儿期膳食模式的过渡和转变，学龄前儿童摄入的食物种类和膳食结构已开始接近成人，是形成饮食习惯和生活方式的关键时期。这一阶段儿童活动能力和活动范围增加，生活自理能力也不断提高，自主性、好奇性、学习能力和模仿能力都很强。学龄儿童是处于 6~12 岁的儿童，他们的体格在学龄前的基础上继续稳步增长，除生殖系统外的其他器官和组织，包括脑的形态已逐渐接近成人水平，独立活动能力逐步加强，可以接受成人的大部分饮食。学龄前和学龄儿童期是培养儿童良好饮食习惯的重要时期。

7.3.1 学龄前儿童的生理特点

（1）身高体重稳步增长

与婴幼儿期相比，学龄前儿童的体格发育速度相对减慢，但这一时期仍保持稳步增长，每年体重增长约 2 kg，身高增长约 5~7 cm。

（2）消化吸收能力有限

幼儿在 3 岁时 20 颗乳牙已长齐，6 岁时恒牙开始萌出，但这一时期的咀嚼及消化能力仅是成人的 40%，消化能力也仍有限，需要较长的时间适应固体食物。因此，在这一时期还不可给予成人膳食，以免造成消化功能紊乱，导致营养不良。

（3）神经系统发育逐渐完善

3 岁时儿童神经系统的发育已基本完成，达成人脑重的 86%~90%，神经冲动的传导速率明显高于婴幼儿期，但脑细胞体积的增大和神经纤维的髓鞘化仍在继续，随着神经纤维髓鞘化的完成，运动转为由大脑皮质中枢调节，神经冲动传导的速度加快，从而改变了婴儿期各种刺激引起的神经冲动传导缓慢，易于泛化、疲劳而进入睡眠的状况。

（4）心理发育特点

3~6 岁的儿童注意力容易分散，无法专心进食，在食物选择上倾向于自我做主，且模仿能力很强，在这一时期应特别注意培养他们良好的饮食习惯。

7.3.2 学龄前儿童的营养与膳食

7.3.2.1 学龄前儿童的营养需要

中国营养学会推荐学龄前儿童每日能量需要量男童高于女童，学龄前儿童蛋白质的 RNI 为 10~25 g/d，其中至少应包含一半的动物性蛋白质。脂肪提供的能量应由婴幼儿期的 35%~40% 减少到 30%~35%，但仍高于成年人。碳水化合物是学龄前儿童能量的主要来源，其供能比为 50%~65%，且以淀粉类食物为主，应避免糖类和甜食过多摄入。

此外，学龄前儿童的生长发育需要充足的各类矿物质和维生素。中国营养学会推荐 4~6 岁的儿童钙、铁、锌和碘的 RNI 分别为 800 mg/d，10 mg/d，5.5 mg/d 和 90 μg/d。维生素 A、维生素 B_1、维生素 B_2 和烟酸的 RNI 分别为 360 μg RAE/d、0.8 mg/d、0.7 mg/d 和 8 mg NE/d。此外，尽管 3 岁以下的婴幼儿易缺乏维生素 D 而导致佝偻病，但学龄前儿童骨骼生长仍需要维生素 D 以促进钙的吸收，所以维生素 D 的缺乏仍然常见。学龄前儿童维生素 D 的 RNI 为 10 μg/d（400 IU/d）。

7.3.2.2 学龄前儿童的合理膳食

中国营养学会在《中国居民膳食指南》中针对学龄前儿童的膳食指南，在一般人群膳食指南基础上特别增加了以下 5 条：一是食物多样，规律就餐，自主进食，培养健康饮食行为；二是每天饮奶，足量饮水，合理选择零食；三是合理烹调，少调料少油炸；四是参与食物选择与制作，增进对食物的认知和喜爱；五是经常户外活动，定期体格测量，保障健康成长。

由此设定的学龄前儿童的膳食原则如下：

①供应足量食物，保持平衡膳食和规律就餐。这是学龄前儿童获得全面营养和良好消化吸收的保障。每日安排早、中、晚 3 次正餐和 2 次加餐。平均每天食物种类数达到 12 种以上，每周达到 25 种以上，烹调油和调味品不计算在内。一日三餐的能量分配为早餐 30%，午餐 35%，晚餐 25%，加餐点心占 10% 左右。培养饮奶习惯，首选白水，控制含糖饮料。应尽量定时、定量、定点进食，注意饮食卫生。

②选择易于消化吸收的烹调方式加工食物。烹调方式应符合学龄前儿童的消化功能和特点，应注意色香味美，促进孩子食欲。食物的温度应适宜，软硬适中，易被接受。

③不挑食、不偏食、不暴饮暴食，选择正确、安全的零食。

7.3.3　学龄儿童的生理特点

处于学龄期的儿童生长迅速，代谢旺盛，每年体重约增加 2~3 kg，身高每年可增高 4~7 cm。脑的发育仍较为迅速，7~8 岁脑重接近成人。运动方面发展最为明显，奔跑的速度和强度明显提高，运动灵活性也越来越强。在感觉和直觉方面，6 岁以后视力达到 1.0，5~7 岁的儿童能辨认自己左右方位，7 岁时掌握相对性的时间概念，8 岁儿童对时间知觉的准确性和稳定性开始接近成人。

7.3.4　学龄儿童的营养与膳食

7.3.4.1　学龄儿童的营养需要

处于学龄期的儿童基础代谢率高，活泼爱动，体力和脑力活动量大，故每千克体重需要的能量接近或超过成人。学龄儿童学习任务繁重，思维活跃，因而必须保证供给充足的蛋白质。学龄儿童膳食脂肪的供能比为 20%~30%，碳水化合物的供能比为 50%~65% 较为适宜。

由于学龄儿童骨骼快速生长发育，矿物质的需要量明显增加，必须保证充足的供给。此外，由于体内三大营养素代谢反应活跃，因此，与能量代谢、蛋白质代谢和维持正常视力、智力相关的维生素必须供给充足，尤其应注意维生素 A 和维生素 B_2 的供应。

7.3.4.2　学龄儿童的膳食

中国营养学会在《中国居民膳食指南》中关于学龄儿童的膳食指南在一般人群膳食指南基础上特别增加了以下 5 条：一是主动参与食物选择和制作，提高营养素养；二是吃好早餐，合理选择零食，培养健康饮食行为；三是天天喝奶，足量饮水，不喝含糖饮料，禁止饮酒；四是多户外活动，少视屏时间，每天 60 min 以上的中高强度身体活动；五是定期监测体格发育，保持体重适宜增长。

由此设定的学龄儿童的膳食原则如下：

①食物尽量多样化，平衡膳食。尽量摄入粗细搭配的多种食物，保证鱼、禽、蛋、畜、奶类和豆类等食物的供应。

②重视早餐。早餐供给的能量即营养素相当于整日供给量的 1/3。不吃早餐会使儿童因缺乏能量而导致学习行为的改变，如注意力不集中，数学运算能力、逻辑推理能力及运动耐力等的下降。

③培养良好的生活习惯及卫生习惯。定时定量进食，少吃零食，做到不挑食、不偏食，不暴饮暴食。

7.4 老年人营养

老年人一般是指 65 岁以上的人群，80 岁以上的人群称为高龄老人。根据我国第六次人口普查的结果，到 2015 年，我国 65 岁及以上的人口达到 1.37 亿，占总人口的 10.1%，其中高龄老人的数量超过 2 300 万，并以每年 100 万的速度增加。膳食营养是保证老年人健康的基石，合理营养有助于延缓衰老进程、促进健康和预防慢性退行性疾病，以提高生活质量。

7.4.1 老年人的生理特点

老年人生理特点主要表现为随着年龄的不断增长，呈现出一系列退化性的变化，在外表形态、组织结构和各种生理功能均有所表现。

7.4.1.1 消化系统功能减退

进入老年后，消化器官的功能会随着机体的衰老而逐渐减退，例如，因牙齿脱落而对食物的咀嚼能力下降；因味蕾、舌乳头和神经末梢的改变而导致味觉和嗅觉功能减退；因胃酸和胃蛋白酶的分泌减少而使蛋白质、矿物质和维生素的生物利用率下降；因胃肠蠕动的减慢和胃排空时间的延长引起食物在消化道内的发酵，而导致胃肠胀气或便秘；因胆汁分泌减少而降低了对脂肪的消化能力。此外，人体肝脏功能的下降也会降低消化和吸收功能。

7.4.1.2 器官功能改变

多数老年人由于心肌细胞功能减退，心脏中胶原和弹性纤维增多，心脏输出量减少，心脏瓣膜硬化、纤维化，使瓣膜增厚，弹性减退，可能导致出现瓣膜狭窄和关闭不全。同时，血管日趋硬化，往往以升高血压来补偿，多数人血压随着年龄增长而升高，因而老年人群高血压的患病率远远高于其他人群。老年人眼球晶体失去弹性，眼肌的调节能力减弱，视力减退，还易发生白内障、青光眼等眼部疾患。

7.4.1.3 代谢功能降低

随着年龄的增长，老年人体内的代谢活性组织减少，使得机体基础代谢率降低。与年轻人相比，60 岁的老年人的基础代谢率降低 15%~20%。老年人机体合成代谢降低，分解代谢增高，合成与分解代谢失去平衡，引起细胞功能下降。此外，随着年龄的增长，胰岛素分泌减少，组织对胰岛素的敏感性也下降，导致葡萄糖耐量的下降。

7.4.1.4 身体成分改变

随着年龄的增长，身体细胞的数量呈下降趋势，细胞数量逐年减少，突出表现为肌肉组织的重量减少，出现肌肉萎缩等现象。身体水分也有所减少，并且，主要以细胞内液减少为主，这将会影响到身体的体温调节功能，使得中老年人对环境温度改变的适应能力有所降低。中老年人身体成分的变化还表现在骨骼上，骨组织矿物质和骨基质均减少，骨密度降低，骨强度下降，易出现骨质疏松，尤其在女性中更加明显，40~50 岁的女性骨质疏松发生率为 15%~30%，60 岁以上可达 60%。此外，老年人体内脂肪组织逐渐增加，且在体内的分布也有所变化，表现出向心性的分布趋势，即由肢体逐渐转向躯干。

7.4.1.5　神经系统变化

老年人记忆力、听力、视力、体温调节和神经系统反应能力等均下降，手脚动作不到位导致老年人易发生意外伤害。而触觉、温度觉、痛觉降低使老年人容易烫伤。

7.4.1.6　免疫系统功能的改变

在衰老过程中，老年人胸腺萎缩、重量减轻，体内 T 淋巴细胞数目明显减少，因而免疫力下降。对环境的伤害、刺激的应激能力下降，对各种传染性疾病更为敏感，且自身免疫性疾病增加，如出现银屑病、红斑性狼疮、结节病、类风湿性关节炎等，细胞免疫功能下降，肿瘤发病率及死亡率增加。

7.4.2　老年人的营养与膳食

7.4.2.1　老年人的营养需要

（1）宏量营养素

由于基础代谢率的下降，老年人对能量的需要量降低，膳食能量的摄入主要以体重来衡量。老年人的体重应维持在正常稳定水平，不应过度减重，老年人的 BMI 应不低于 20，以降低营养不良风险和死亡的风险。

进入老年阶段，由于身体瘦体组织的减少，老年人容易出现负氮平衡，且由于肝脏和肾脏功能降低，摄入蛋白质过多会增加其负担，因而建议老年人膳食蛋白质的 RNI 男女分别为 65 g/d 和 55 g/d，优质蛋白质应占总蛋白质摄入量的 50%。

老年人胆汁分泌减少、酯酶活性降低，因而对脂肪的消化功能下降，因此脂肪的摄入不应过多，脂肪供能占膳食总能量的 20%～30% 为宜。亚油酸的摄入量应达到总能量的 4%，α-亚麻酸应达到 0.6%。

老年人的血糖调节作用减弱，糖耐量降低，容易发生血糖升高，过多的葡萄糖在体内还会转变为脂肪，引起肥胖和高脂血症等疾病。因而建议碳水化合物的摄入量占总能量的 50%～65% 为宜。此外，老年人应降低单糖、双糖和甜食的摄入量，增加膳食纤维的摄入量。

（2）矿物质

老年人的钙吸收率一般低于 20%，对钙的贮存和利用能力低，容易发生钙摄入不足或缺乏而导致骨质疏松症。中国营养学会推荐老年人钙的 RNI 为 1 000 mg/d，UL 为 2 000 mg/d。老年人对铁的吸收利用率也降低，且造血功能减退，血红蛋白含量减少，易出现缺铁性贫血。因此，推荐老年人铁的 RNI 为 12 mg/d，UL 为 42 mg/d。此外，老年人的钠盐摄入应以 < 6 g/d 为宜，对于高血压和冠心病的病人以 < 5 g/d 为宜。

（3）维生素

老年人对维生素的利用率降低，户外活动的减少使得皮肤合成的维生素 D 减少，加之肝脏和肾脏功能的衰退，导致了活性维生素 D 生成的减少，维生素 D 的补充有利于预防骨质疏松症；维生素 E 是一种天然的脂溶性抗氧化剂，可延缓衰老；维生素 B_6 和维生素 C 对保护血管壁完整性，改善脂质代谢和预防动脉粥样硬化等方面有良好作用；叶酸和维生素 B_{12} 能促进红细胞的生成，预防贫血，叶酸还有利于胃肠黏膜的正常生长并可预防消化道肿瘤；此外，叶酸、维生素 B_6 和维生素 B_{12} 还能降低血中同型半胱氨酸的水平，有防治动脉粥样硬化的作用。因此，应保证供给老年人充足的各种维生素，以促进代谢、延缓机体功能衰退并增强免疫力。老年人各类维生素的推荐摄入量见表 7-3 所列。

表7-3 老年人各种维生素的推荐摄入量

年龄 （岁）	维生素A RNI/μg RAE	维生素D RNI/μg	维生素B$_1$ RNI/mg	维生素B$_2$ RNI/mg	维生素B$_6$ RNI/mg	维生素B$_{12}$ RNI/μg	维生素C RNI/mg	泛酸 AI/mg	叶酸RNI /μg DFE	烟酸RNI /mg NE
65~男	800	15	1.4	1.4	1.6	2.4	100	5.0	400	14
65~女	700	15	1.2	1.2	1.6	2.4	100	5.0	400	11
80~男	800	15	1.4	1.4	1.6	2.4	100	5.0	400	13
80~女	700	15	1.2	1.2	1.6	2.4	100	5.0	400	10

7.5.2.2 老年人的营养与膳食原则

中国营养学会在《中国居民膳食指南》中就老年人的膳食指南分为两部分，为65~79岁的一般老年人和80岁及以上的高龄老年人。两个老年人膳食指南是在一般人群膳食指南基础上，针对老年人特点的补充建议。

（1）一般老年人膳食指南

①食物品种丰富，动物性食物充足，常吃大豆制品；②鼓励共同进餐，保持良好食欲，享受食物美味；③积极户外活动，延缓肌肉衰减，保持适宜体重；④定期健康体检，测评营养状况，预防营养缺乏。

（2）高龄老年人膳食指南

①食物多样，鼓励多种方式进食；②选择质地细软，能量和营养素密度高的食物；③多吃鱼禽肉蛋奶和豆，适量蔬菜配水果；④关注体重丢失，定期营养筛查评估，预防营养不良；⑤适时合理补充营养，提高生活质量；⑥坚持健身与益智活动，促进身心健康。

7.5 素食人群营养

素食人群是指以不食畜禽肉、水产品等动物性食物为饮食方式的人群，主要包括全素和蛋奶素。素食人群更应认真设计自己的膳食，合理利用食物，搭配恰当，以确保满足营养需要和促进健康。建议素食人群尽量选择蛋奶素。所有素食者更应做到食物多样化，保证每周25种以上；谷类是素食者膳食能量主要来源，全谷物、薯类和杂豆可提供更多的蛋白质、维生素、矿物质、膳食纤维和其他膳食成分，应每天食用；大豆及其制品是素食者的重要食物，含有丰富的蛋白质、不饱和脂肪酸和钙；发酵豆制品中还含有维生素B$_{12}$，建议素食者应比一般人摄入更多大豆及其制品，特别是发酵豆制品；蔬菜水果含有丰富的维生素C、胡萝卜素、膳食纤维、矿物质及植物化合物，应足量摄入；藻类（特别是微藻）含有n-3多不饱和脂肪酸及多种矿物质，菌菇、坚果含有丰富营养和有益的植物化合物，均应当经常适量食用；选择多种植物油，特别是亚麻籽油、紫苏油、核桃油，以满足素食者n-3多不饱和脂肪酸的需要；定期监测营养状况，及时发现和预防营养缺乏。

中国营养学会在《中国居民膳食指南》中关于素食人群营养的核心推荐包括：一是食物多样，谷类为主，适量增加全谷物；增加大豆及其制品的摄入，选用发酵豆制品；常吃坚果、海藻和菌菇；蔬菜、水果应充足；合理选择烹调油；定期监测营养状况。

第8章 营养与营养相关疾病

"药食同源"既是古老的东方智慧，也是食品科学的立足原点。掌握合理膳食是食品应用的要点和需求，而让现代营养学服务于国民健康是食品研究的义务和延伸。党的十八届五中全会制定的《"健康中国2030"规划纲要》中指出，要引导合理膳食，深入开展食物营养功能评价研究，全面普及膳食营养知识，而党的十九大将"实施健康中国战略"纳入国家整体发展战略，统筹推进，更具有重大现实意义和深远历史意义。

"营养"二字，既是美味的直接体现，也是健康的间接内涵。"营"是采纳、汲取、补充、吸收，"养"是梳理、巩固、保藏、融通，一张一合间，食物和人相互成就，自下而上，食物构建了生命所必需的物质基础，而人类升华了食物的格致，成为自然馈赠的精神寄托。

本章将以营养和营养相关疾病的基本病征、饮食风险、膳食预防和营养干预为线索，介绍肥胖、糖尿病、心脑血管疾病、阿尔兹海默症、痛风和癌症等常见慢性疾病。内容既包含经典科学理论，也包含前沿研究探索，力求深入浅出，为读者建立基本理论框架，并启发未来的研究兴趣。

【本章学习目的与要求】
- 掌握营养与肥胖、糖尿病、高血压、动脉粥样硬化、痛风和癌症等营养相关疾病的关系；
- 掌握肥胖、糖尿病、高血压、动脉粥样硬化、痛风和癌症等营养相关疾病的营养防治策略。

8.1 营养与肥胖

8.1.1 肥胖概述

8.1.1.1 肥胖的定义

临床上主要使用体质指数(body mass index，BMI)来界定肥胖[BMI=体质量/身高的二次方(kg/m^2)]。目前世界卫生组织推荐BMI≥25.0 kg/m^2为超重，BMI≥30.0 kg/m^2为肥胖。中国肥胖问题工作组根据我国成人的数据汇总分析提出BMI≥24 kg/m^2为超重，BMI≥28 kg/m^2为肥胖。

8.1.1.2 肥胖相关指标

(1)体质指数

BMI是目前国际上常用的衡量人体胖瘦程度的一个标准，也是世界卫生组织对肥胖程度的诊断标准。该标准不仅简单易行，并且与体脂有良好的相关性，适用于18~65岁人群。需要注意的是，BMI并不直接体现身体脂肪含量，即不同个体或有相同的BMI数值，但其体脂含量水平可能相差很大。

（2）体脂率

体脂率是指人体内脂肪质量在人体总体重中所占的比例，又称体脂百分比（body fat percentage，BF%），反映人体内脂肪含量及其增减变化的情况，是评价肥胖程度和运动减肥效果的指标。2009 年，美国肥胖治疗医师协会（American Society of Bariatric Physician，ASBP）以体脂率作为标准，将肥胖定义为男性 BF%≥25%，女性 BF%≥30%。目前，使用 BF% 定义肥胖的广泛性不及 BMI。

（3）标准体重

标准体重能够有效衡量一个人的健康水平。身高体重简单易测，较为方便，但是准确性也有限。世界卫生组织推荐：男性标准体重=（身高−80）×70%；女性标准体重=（身高−70）×60%。实际体重超过标准体重的 20% 为超重，超过 20%～50% 为轻度肥胖，超过 50% 为重度肥胖。

（4）腰臀比

腰臀比（WHR）是腰围和臀围的比值，用于判定中心性肥胖（内脏型或腹型肥胖），准确程度比 BMI 高。计算时需分别测量肋骨下缘至髂前上棘之间中点的径线（腰围）与股骨粗隆水平的径线（臀围）。我国预防医学科学院判定正常成人 WHR：男性<0.90，女性<0.85，超过此值为中心性肥胖。

8.1.1.3　肥胖的分类

（1）儿童肥胖症

在肥胖儿童中，有 95% 以上为单纯性肥胖。儿童单纯性肥胖症是与生活方式密切相关，以过度营养、运动不足、行为异常为特征的全身脂肪组织过度增生堆积的一种慢性疾病。由于能量摄入和消耗之间的不平衡，体内脂肪积聚过多所致，即营养过剩所致，是单纯由某种生活行为因素所造成的肥胖。

（2）女性肥胖症

女性一生中，青春期、妊娠期及产后、绝经期这 3 个时期最容易因为脂肪堆积而发胖。青春期 12～18 岁是女性的青春发育期，此阶段的女性，卵巢开始发育，雌激素和孕激素大量分泌，促使女性皮下脂肪增多，如果此时内分泌异常或营养过剩，则可发生肥胖；怀孕时体重增加是正常的，孕期体重增加过多是导致产后肥胖的主要原因；绝经期肥胖妇女的脂肪主要囤积在腹部。

（3）老年肥胖症

老年性肥胖的原因主要有：老年人体力活动减少，新陈代谢率减慢，过剩的热能转化为脂肪；经常食用含糖和脂肪丰富的食物，造成热能摄入超过消耗；老年人内分泌发生异常变化，如胰岛素抵抗、垂体功能低下、肾上腺皮质激素变化等；老年人机体衰老致身体成分改变，体内水分减少而脂肪组织增多。

8.1.1.4　肥胖的常见并发症

（1）糖尿病

糖尿病是以高血糖为主要特征的代谢性疾病，可累及患者的肾、心脏、血管、眼、神经等全身组织器官。糖尿病，尤其是 2 型糖尿病的重要危险因素之一即为肥胖，约 80% 的糖尿病患者为肥胖患者，长期肥胖患者的糖尿病发病率为非肥胖人群的 5 倍以上，且糖尿病的患病风险与肥胖患者的肥胖时间长短呈正相关。大量的流行病学调查表明，肥胖者存在着明显的胰岛素抵抗，其标志为代偿性的高胰岛素血症，而体重减轻后，机体胰岛素敏感性可以改善。糖尿病也是慢性肾病和后天失明的首要原因，70%~80%的肥胖患者存在代谢异常或心血管病变等，所以肥胖患者的体重控制具有非常重要的健康意义。

（2）高血压

高血压是肥胖人群中最为常见的并发症，也是心脑血管疾病重要的危险因素，可引起脏器损伤，最终导致脏器的功能衰竭。有结果表明，肥胖患者患高血压的可能性较一般人群高 2~3 倍，且体重均与血压呈显著正相关，与腰臀比也呈正相关。近年来，全球近 10 亿高血压患者中有 70%~80% 成年人高血压源于过度肥胖。人群调查发现：BMI 与血压呈正相关，BMI 每增加 3 kg/m^2，4 年内男性发生高血压的风险增加 50%，女性增加 57%。

（3）心脑血管疾病

肥胖患者由于本身的体脂和血脂水平较高，极易引发动脉粥样硬化，导致脑中风、冠心病等疾病的发生。冠心病患者的体重普遍高于非冠心病患者，重度肥胖和短期内肥胖患者的冠心病发病率较体重正常人群高约 4 倍。另外，脑中风是仅次于心脏疾病的第三大死因，而肥胖与超重均为缺血性中风的危险因素。因此，对肥胖患者体重的控制对其心脑血管疾病的防治均具有重要意义。

（4）呼吸系统疾病

肥胖患者胸壁和腹部脂肪堆积，可明显影响膈肌的运动而导致胸腔的顺应性下降，影响通气功能。有研究表明，肥胖会增加哮喘的发病率及其严重程度，此外肥胖也与阻塞性睡眠呼吸暂停综合征密切相关，肥胖人群阻塞性睡眠呼吸暂停综合征的发病率高达 40%，体重每增加 10%，阻塞性睡眠呼吸暂停综合征的发病率可增加 30%。另外，肥胖与低通气综合征、呼吸道感染、特发性肺纤维化、急性呼吸窘迫综合征、慢性阻塞性肺疾病、急性肺损伤、肺栓塞、肺癌等多种呼吸系统疾病密切相关。因此，肥胖患者体重的控制也有利于其呼吸系统疾病的防治。

除以上 4 类并发症之外，肥胖不仅会对人体形体美观造成严重破坏，还与肝胆疾病、骨关节疾病、心理疾病以及育龄妇女的妊娠结局等密切相关，不但影响患者的生存质量，严重者还会影响健康甚至危及生命。

8.1.2　肥胖的诱因

肥胖的成因十分复杂。过去，人们一般认为：肥胖的基本原因是摄入的能量过多，但消耗的能量较少，从而导致脂肪在体内的过度堆积。实际上肥胖形成的过程并非如此简单，而是遗传物质与环境因素共同作用的结果。影响肥胖的因素较多，影响单纯性肥胖的因素既包括遗传性、孕前营养、母乳喂养及宫内因素等先天性因素，也包含环境污染物等外部因素，还有膳食模式、睡眠时间、身体活动等自身行为因素；引起继发性肥胖的因素是内分泌紊乱或代谢障碍；引起药物性肥胖的因素是治疗疾病药物的副作用。

8.1.2.1　肥胖的先天诱因

肥胖是一种复杂的可遗传疾病，其先天诱因有遗传性、孕前营养、母乳喂养和宫内发育等因素。

（1）遗传性

肥胖是多基因作用的加合结果，其中一些基因具有遗传性。肥胖相关基因中最重要的

是 *ob* 基因和 *ob* 受体(*ob-R*)基因，二者的产物分别是瘦素(leptin)和瘦素受体。而瘦素通过抑制食欲、减少能量摄取，抑制脂肪合成，增加能量消耗 3 条途径来调节体脂。

（2）孕前营养

母亲孕前营养与其子女的肥胖有着密切的联系。有调查显示，在控制混杂因素后，与怀孕前 BMI 正常的母亲相比，怀孕前肥胖的母亲所生的孩子发生肥胖的危险性较大。

（3）母乳喂养

有研究表明，母乳喂养的婴儿长大后肥胖的发生率较低，母乳喂养 3 个月以上的婴儿在 4~6 岁时肥胖的发生率仅为人工喂养及母乳喂养 3 个月以下婴儿的 30%~50%。

（4）宫内发育

有研究表明，出生体重与成年后的 BMI 存在正相关。出生体重偏高者成年后的 BMI 指数也偏高，发展成肥胖的可能性更大。并且还有研究显示，低出生体重的孩子在成年后更容易出现腰部脂肪异常聚集，表现为中心性肥胖和胰岛素抵抗。

8.1.2.2 肥胖的后天诱因

大量研究证实，遗传是影响肥胖发生、发展的重要因素，但不是唯一的决定因素。遗传基因决定的易感性，提示个体在特定环境下可能出现肥胖。是否真的发生肥胖，还与该个体对环境作用的敏感性有关。导致肥胖的主要原因还来自不良的生活行为习惯。

（1）膳食模式

膳食模式是营养与健康的关键，进食量、进食品种、进食速度、进食餐次、进食环境等因素都会对肥胖的发生有所影响。进食速度过快是促进肥胖发生的最危险因素之一；膳食模式中产能营养素——脂肪、蛋白质、碳水化合物摄入过多是人体发胖的根源。高脂肪、高蛋白、高糖等高热量饮食模式是大多数肥胖人群的饮食习惯，如进食品种搭配不合理，进食高能量食物次数较多等，都容易导致肥胖的发生。

（2）睡眠时间

研究发现，睡眠时间与肥胖呈负相关，且存在剂量应答关系，并独立于其他风险因子。英国 Taheri 大样本的横断面调查指出睡眠时间同影响食欲和能量消耗的代谢激素的改变相关联，结论是睡眠减少者瘦素(leptin)水平下降，饥饿素(ghrelin)水平升高，BMI 增高。

（3）身体活动

肥胖的发生是能量摄入和能量消耗长期不平衡所致，身体活动是能量消耗的重要组成部分。Janssen 等研究发现，超重、肥胖儿童闲暇时间的身体活动水平低于正常体重儿童。美国学者调查发现，不参加集体活动的男孩发生超重、肥胖的危险性比参加集体活动的男孩增加了 13%($P<0.05$)。但 Calderon 对 344 名德国一年级学生进行的队列研究表明身体活动与肥胖不相关。

（4）环境污染物

《环境健康》发表的一项研究发现，在 10 岁儿童中，那些在婴儿时期受过空气污染暴露的孩子比没有受过污染的孩子平均体重重 1 kg。美国南加州大学的研究小组针对二氧化氮污染对儿童体重的影响进行了跟踪调查。研究发现，出生第一年生活在空气污染地区的儿童，体重增长更快。研究表明，婴儿时期对人的成长非常关键，而空气污染则会加速儿童体重增长，导致儿童肥胖。所以说，环境污染物也在影响着人们的肥胖。

8.1.3 肥胖的膳食预防

上文已经提到，肥胖的发生受到遗传背景、膳食模式等多种因素的影响。其中，膳食因素伴随终生，是人体能量摄取的主要途径，因此膳食是预防和控制肥胖较直接的切入点之一。能量过剩会导致体重增加，要建立有效的控制体重的方案，首先需要了解膳食中的能量密度(energy density)、碳水化合物、脂肪、蛋白质、维生素和矿物质对体重的影响。

能量密度指单位重量的食物中可获得的热量，单位重量的食物所提供的能量越多，进食所获得的总热量就越多，容易造成能量过剩。常见的高能量密度食物有花生、腊肉、奶油、饼干及巧克力等，这些食物大多脂肪比例高，膳食纤维少，因而饱腹感低，容易被过量摄入。

与肥胖紧密相关的碳水化合物因素主要包含总碳水化合物摄入量、单糖、膳食纤维、加糖饮料以及血糖生成指数(GI)等。果糖的过量摄入将导致肝脏脂肪增加和胰岛素抵抗；加糖饮料较相同热量的食物饱腹感低，容易导致能量摄入过多进而导致肥胖；高 GI 膳食摄入后将导致餐后血糖迅速升高，最终促进脂肪的贮存；膳食纤维虽不能被人体消化吸收，但可增加粪便黏性、延长其停留时间，刺激肠道，增加饱腹感抑制能量摄入，同时提高物理屏障，减少脂肪吸收。膳食中的脂肪是人体贮存脂肪的直接来源，对肥胖的促进作用来自多个方面，不同种类的膳食脂肪酸对肥胖和相关代谢性疾病风险的影响也可能存在差异。与相同热量的碳水化合物和脂肪相比，蛋白质具有更强的饱腹感。蛋白质摄入升高会导致急性的食物热力学效应增加，进而消耗更多热量。维生素和矿物质虽然不直接提供能量，但是参与到人体代谢的方方面面。多项横断面研究表明，肥胖患者伴随有多种维生素缺乏，包括维生素 E、维生素 C、β-胡萝卜素、维生素 A、维生素 D 和 B 族维生素，以及矿物质缺乏，包括钙、铁、硒、锌等。

因此，均衡的膳食是保持身体健康的重要组成部分，对于预防包括肥胖在内的各种疾病起到一定的积极作用。在肥胖和相关并发症的管理上，目前国际上流行的趋势是关注饮食模式而非单个食物或营养素，并从关注膳食的总量到强调质量对健康的影响。膳食指南是将健康饮食科学证据转化为实践建议的膳食指导，帮助人们做出明智的食物选择和膳食安排。

8.1.4 肥胖的膳食干预

体重管理的核心是通过饮食调节、认知行为干预、运动等方式促使机体形成"能量负平衡"（即摄入能量<消耗能量），从而达到减轻或维持目标体重的目的。其中，肥胖的膳食治疗是限制饮食所提供的能量，同时给予充足的必需氨基酸、维生素、矿物质等营养素，使摄入能量小于消耗能量，达到减重目的。膳食治疗是一种安全、不良反应小的治疗方式，是减重的基本措施。根据其原理不同，大致可以将膳食干预的方法分为以下三大类，即基于宏量营养素含量调节的饮食方式、基于限制特定食物和/或食物类别的饮食方式以及基于间歇性能量限制的饮食方式。这三大类膳食干预手段又可以继续细分为多种具体的常见饮食干预方式，将在下文进行详细介绍。

8.1.4.1 低热量平衡膳食

根据摄入能量的不同，可以将低热量平衡膳食分为以下三大类：限能量平衡膳食

(calorie restrict diet，CRD)，摄入能量男 1 500~1 800 kcal/d，女 1 200~1 500 kcal/d；低能量平衡膳食(low calorie diets，LCD)，摄入能量 800~1 200 kcal/d；极低能量平衡膳食(very low calorie diets，VLCD)；摄入能量 400~800 kcal/d。后两种需要在医生或者营养师的指导下进行。相比之下，LCD 的短期减重效果较 VLCD 差，但在长期减重或者体重维持方面有较好的效果，不良反应较少，安全性好。低碳水化合物膳食(low carbohydrate diets，LCH)是通过限制碳水化合物的摄入(<30 g/d)，限制热量摄入，增加蛋白质和脂肪的消耗，是基于"阿特金斯饮食(Atkins diet)"产生的，因会产生酮症，也称"生酮饮食"。当采用 LCH 时，在胰岛素分泌减少和胰高血糖素增加的双重作用下，体内脂肪氧化水平升高，进而达到减肥的效果。该方式在短期内能有效、安全地减重，改善血糖、血脂等代谢指标，但也可能会导致酮症、腹泻、头晕、头痛、肌肉痉挛等不良反应。此外，基于该膳食干预模式的研究主要人群是西方人群，对于习惯于高碳水化合物的中国以及其他亚洲人群，其干预的有效性和安全性仍需要开展更多的研究去证实。

8.1.4.2 低脂膳食

脂肪是导致肥胖的直接物质基础，脂肪产热量较相同质量的蛋白质和碳水化合物高，故减少脂肪的摄入可起到减重的作用。研究表明，每减少 1% 的脂肪摄入，体重可减轻 0.37 kg，降低 10% 的脂肪摄入，可减轻 4.4 kg。然而，作为传统的膳食减重策略，低脂膳食虽然可以在短期内降低体重，其长期有效性还有待于更多研究予以阐明，且还可能增加人体必需氨基酸缺乏的风险。

8.1.4.3 高蛋白膳食

高蛋白质膳食，是一类每日蛋白质摄入量超过每日总能量的 20%[或 1.5 g/(kg·d)]，但一般不超过每日总能量 30%[或 2.0 g/(kg·d)]的膳食模式。这种膳食模式的肥胖干预原理主要包括诱导热效应增加能量消耗、增强饱腹感、减少能量摄入以及介导糖异生反应，进而减少体内脂肪堆积，维持体重及改善代谢机能。现阶段高蛋白膳食对于健康的不利影响主要集中在增加肾脏代谢负荷和心脑血管疾病风险，不过对于大多数健康人而言，在短期内进行高蛋白膳食干预体重是安全且有效的，但长期的干预效果还有待进一步研究。

8.1.4.4 地中海膳食

地中海膳食是指起源于地中海地区的一种膳食模式，主要流行于西班牙、希腊和意大利南部等地区。该膳食在营养成分上的突出特点是富含单不饱和脂肪酸与膳食纤维，饱和脂肪酸含量低。具体地讲，该膳食含有丰富的植物来源食物(包括水果、蔬菜、面包、粮谷类、豆类、坚果和种子等)，以鲜果为点心，以橄榄油为主要的脂肪来源，经常使用奶制品(奶酪和酸奶)，少量到中等程度的鱼、禽肉摄入，较低的红肉摄入以及少量到中等程度的葡萄酒摄入。地中海膳食营养丰富、搭配合理，是一种适合多种情况的健康饮食模式。和其他膳食干预相比，地中海膳食的短期减肥效果虽不明显，但其可降低机体炎症反应并减少心血管疾病风险，对于健康管理具有积极的作用，鲜有报道其潜在的不良反应。

8.1.4.5 间断性禁食

间歇性禁食是采用正常饮食与禁食交替进行的新兴饮食方式，包括定期禁食或 5：2 饮食，即一周内 5 d 正常进食，2 d(非连续)摄取平常 1/4 能量的饮食模式。然而，目前膳食方式对机体产生的积极影响的报道多数处于动物试验阶段，其有效性、适用人群以及不同个体最低安全能量摄入量等问题仍有待于进一步研究。该膳食干预需要在医生或临床营养师的指导下进行。

8.1.4.6　代餐

代餐是指一种市面上可以买到的以液体、粉末或小吃等形式来代替一天当中一至两顿餐，但至少有一餐食用正常食物，用来限制能量摄入的富含矿物质和维生素的非处方产品。与其他的膳食干预相比，代餐饮食能有效降低肥胖者的食欲，控制能量密度，与此同时还能防止饮食摄入过程中必需营养素的缺乏。代餐依从性较好，有助于维持长期减重效果，甚至改变饮食行为习惯。目前关于代餐的不良反应虽少见报道，但是仍需观察未来可能出现的不良反应以及研究其在肥胖防治中的机制。

8.2　糖尿病

8.2.1　糖尿病概述

8.2.1.1　糖尿病的定义

糖尿病(diabetes mellitus，DM)是一组因胰岛素(insulin)绝对或相对分泌不足和(或)胰岛素利用障碍引起的碳水化合物、蛋白质、脂肪代谢紊乱性疾病，以高血糖为主要标志。

8.2.1.2　糖尿病的类型

世界卫生组织于 1999 年将糖尿病分为 1 型糖尿病、2 型糖尿病、特殊类型糖尿病及妊娠期糖尿病 4 种类型。

(1)1 型糖尿病

1 型糖尿病少见，常在幼年和青少年阶段发病，在我国占糖尿病患者的 1% 以下。病因上可分为免疫介导性和特发性(发病机制不明)。发病机制主要为因胰岛细胞被破坏，导致胰岛素绝对缺乏或显著减少。

(2)2 型糖尿病

2 型糖尿病常见，在我国占糖尿病患者的 95% 以上，病因包括胰岛素抵抗、胰岛素进行性分泌不足或两者兼有。

(3)特殊类型糖尿病

①胰岛细胞功能遗传性缺陷所致糖尿病　罕见，多有家族遗传史。基因突变导致胰岛细胞功能缺陷，进而使胰岛素的产生减少。

②胰岛素作用遗传性缺陷所致糖尿病　罕见，可有家族遗传史。胰岛素受体基因异常，胰岛素不能发挥作用导致的胰岛素抵抗。

③胰腺外分泌疾病所致糖尿病　罕见，继发于胰腺疾病或全身代谢性疾病，如血色病。多见于创伤、胰腺切除术后，胰腺炎、胰腺肿瘤等疾病或代谢性疾病所导致的胰岛损伤或缺失。

④其他内分泌疾病所致糖尿病　罕见，继发于其他内分泌疾病。多见于肢端肥大、胰高血糖素瘤、嗜铬细胞瘤等过度产生有升高血糖作用激素的内分泌疾病。

⑤药物或化学品所致糖尿病　罕见，与药物的副作用有关。很多药物如肾上腺皮质激素类药物、PD-1 类抗肿瘤药物会导致血糖升高或胰岛分泌功能损伤。

⑥感染所致糖尿病　罕见，一些糖尿病患者在发病前可有病毒感染。在遗传易感个体中，某些病毒感染可导致胰岛细胞受损，导致糖尿病，可能参与了免疫介导1型糖尿病的发生。

⑦不常见的免疫介导性糖尿病　罕见，多见于女性，可同时伴发其他自身免疫病，可能与免疫介导产生胰岛细胞抗体有关。

⑧其他与糖尿病相关的遗传综合征　多有遗传综合征伴糖尿病，如血色病、脂肪营养不良综合征等。多数病因不明。

（4）妊娠期糖尿病

妊娠前和妊娠早期无糖尿病，妊娠期24周后首次发现的高血糖。病因主要为妊娠后胰岛素抵抗增加和胰岛素分泌相对不足导致高血糖。

8.2.1.3　糖尿病的症状

糖尿病典型的临床表现为"三多一少"，即多饮、多尿、多食和体重下降，以及血糖高、尿液中含有葡萄糖等。2型糖尿病患者早期往往无症状，发病前常较为肥胖，若得不到及时诊断，随疾病发展，也会出现"三多一少"症状。1型糖尿病起病较急，发病早期即可出现"三多一少"症状。

随着糖尿病病程的延长，发病后期可引起多系统损害，导致眼、肾、神经、心脏、血管等组织器官的慢性进行性病变、功能减退及衰竭，病情严重或应激时容易并发各种细菌、真菌感染等，可引起急性严重代谢紊乱。可见，糖尿病是导致心脑血管疾病、截肢、失明、肾功能衰竭和心力衰竭乃至死亡的重要原因。

8.2.1.4　糖尿病的诊断指标

糖尿病的诊断标准包括：有糖尿病症状（多尿、多饮及不能解释的体重下降），并且随机（餐后任何时间）血浆葡萄糖（venous plasma glucose，VPG）≥11.1 mmol/L（200 mg/dl）；或者空腹（禁热量摄入至少8 h）血浆葡萄糖（fasting plasma glucose，FPG）≥7.0 mmol/L（126 mg/dl）；或者口服葡萄糖耐量试验（oral glucose tolerance test，OGTT），即75 g脱水葡萄糖溶于水中服用2 h后的血浆葡萄糖（2 h PG）≥11.1 mmol/L（200 mg/dl）。

此外，糖尿病的确诊还需要依据患者出现症状的具体表现和时间、日常饮食习惯、疾病史、家族史等，并测量身高、腹围、体重、血压、心率等。化学检验还包括尿糖、尿酮体、糖化蛋白（糖化血红蛋白、糖化血清蛋白、糖化血浆蛋白）、胰岛 β 细胞功能检查等。诊断糖尿病后要进行分型，最重要的就是鉴别1型糖尿病和2型糖尿病。

8.2.2　糖尿病的饮食风险

除了部分特殊类型的糖尿病，绝大多数糖尿病目前的病因和发病机制尚未完全阐明，通常认为遗传因素和环境因素以及二者之间的相互作用是发生糖尿病的主要因素。首先，糖尿病发病具有种族和家族遗传易感性。值得注意的是，遗传因素仅仅赋予个体一定程度的易感性，而糖尿病的发生往往需要外界因素和体内环境的共同作用。流行病学及临床医学研究表明，病毒感染（如风疹病毒、巨细胞病毒、心肌病毒等）、对胰岛 β 细胞有毒性的药物和化学物质（如四氧嘧啶、链脲佐菌素戊双咪、苯丙噻二嗪等）是导致1型糖尿病发病的主要环境因素。与此同时，在遗传因素和环境因素的共同作用下，自身免疫系统缺陷也会造成胰岛 β 细胞损伤和消失并最终导致胰岛素分泌减少或缺乏而引起疾病的发生。

在 2 型糖尿病的发生中，环境因素显得尤其重要。其中，不科学的生活模式，如膳食不平衡、热量摄入过多、嗜烟好酒、缺少体力活动等是最主要的诱发因素。由此导致的肥胖或超重更是 2 型糖尿病最直接的危险因素之一，40 岁以上发病的 2 型糖尿病患者中约 2/3 于发病前体重超重 10%，女性更为显著。

"安身之本，必须于食，不知食宜者，不足以全生"。中医在认识糖尿病时十分重视饮食因素和饮食调理。金元·刘河间就曾归纳其病因首先为饮食失宜。对中国慢性病主要行为危险因素的归因疾病负担研究也表明，饮食行为对疾病负担的影响居于不同危险因素的首位。饮食荤素搭配、口味偏好、主食粗细粮比例、吃饭速度等均与糖尿病患病密切相关，且这些因素对不同年龄组人群糖尿病患病风险的影响不同。

近年来，有关各类主要膳食因素与 2 型糖尿病风险的流行病学研究大量涌现，包括短、中期的人群干预研究以及长期随访的观察性、前瞻性队列研究。目前的研究结果一致表明，食用全谷物和饮用咖啡可逆转 2 型糖尿病的发生率，而进食红肉和加工肉制品以及含糖饮料则会增加 2 型糖尿病的风险。然而，其他主要食品或饮料与 2 型糖尿病之间，或者整体无显著关联（如果蔬类、新鲜土豆、坚果、豆类及其制品、鱼肉、禽肉、蛋类等）；或者因现有的研究结果的多样性而尚无法得出结论（如大量摄入米饭、面条等精制谷物）；或者虽然有显著关联，但现有的研究证据很少而缺乏说服力（如部分果蔬、炸薯条、食用油、部分乳制品等）；或者研究证据受限于研究人群而可能存在重大缺陷（如酒精研究无法排除戒酒者，甜味剂饮料的研究无法评估个体的长期含糖饮料饮用史等）。此外，上海交通大学附属瑞金医院宁光院士团队在《中国饮食偏好与糖尿病风险：一个全国性的大规模网络数据基础研究》中证实了油炸食品、烧烤食品、甜食与糖尿病患病率、高血压患病率及肥胖度呈显著正相关，血糖也更加难以控制。这可能是因为油炸食品和烤制食品经过高温处理产生了多种有害物质（如反式脂肪酸和糖基化终产物），这些物质已被证明会促进代谢疾病的发生。同时蔗糖和果糖的摄入过量也是代谢性疾病的潜在病因之一。

饮食会直接或间接影响胰岛素敏感性及 β 细胞功能，进而影响糖尿病发病。高脂饮食（HFD）作为一个公共健康问题，可以使个体容易患上肥胖症和糖尿病，并促进细胞磷脂酰胆碱（PC）的过量产生和胰岛素抵抗。而胰岛素抵抗是 2 型糖尿病的一个标志，并与代谢紊乱有关。最新的研究表明，HFD 诱导的肠源性外泌体可能是胰岛素抵抗发展的潜在因素。已知外泌体通过至少两种不同的机制来调节胰岛素敏感性，即通过调节炎症或通过与胰岛素反应性器官的直接相互作用。HFD 将正常动物外泌体（L-Exo）中以磷脂酰乙醇胺（PE）为主的脂质组成改变为肥胖动物的外泌体（H-Exo）中的磷脂酰胆碱，肠道 H-Exo 被巨噬细胞和肝细胞吸收后结合并激活芳香烃受体（AhR），导致抑制胰岛素激活信号通路必不可少的基因（包括 *IRS-2*）及其下游基因 *PI3K* 和 *Akt*。

综上可见，增加日常饮食中高质量碳水化合物（全谷物）、高质量脂肪（新鲜鱼肉、禽肉、植物性食用油如橄榄油等）和高质量蛋白质（新鲜鱼肉、禽肉、豆制品、低脂和发酵的乳制品等）的摄入比重，控制油炸、烧烤、腌制、高糖食品的摄入，是有效预防糖尿病尤其是 2 型糖尿病的膳食策略。

在探究饮食习惯与糖尿病发病之间关联的过程中，高质量的流行病学研究成果（包括营养素、日常生活中的食品、膳食模式）为防治糖尿病提供了大量科学依据。尤其是膳食模式研究对指导人群的膳食行为具有重要价值。膳食模式的分析方法总体上可分为两大类：①先验法，又称假设法，常见的先验膳食模型有地中海膳食、健康饮食指数（AHEI）、替代健康膳食指数（AHEI、AHEI-2010）、DASH膳食等；②后验法，又称数据法或探索法，常见的构建方法包括主成分分析法、聚类分析法和降秩回归法等。

此外，在研究糖尿病及其并发症的发病机制、治疗和预防措施中，建立合适的糖尿病动物模型十分必要。常见的DM动物模型可分为自发性、诱发性和基因工程动物模型：①自发性DM动物模型，绝大多数采用有自发性糖尿病倾向的近交系纯种动物，正常饲养条件下可自发成模；②诱发性DM动物模型，包括手术诱导、化学药物诱导、饮食诱导（高脂高糖饲料加链脲佐菌素或高能饮食）、肾上腺素（AD）诱导、病毒诱导等；③转基因和基因敲除动物模型，即将胰岛素信号转导通路中的某个基因特异性敲除以模拟先天性代谢疾病。

8.2.3　糖尿病的膳食预防

8.2.3.1　健康的膳食方法

糖尿病这类代谢性疾病与人们的饮食存在很密切的关系，做好膳食预防对糖尿病的整体防治具有重要意义。预防糖尿病需要人们保持健康合理的膳食方法，针对其膳食预防而言，总的原则是要低糖、低脂、多样化饮食，控制总热量、少量多餐、高纤维饮食等，在控制血糖水平的同时保证营养的均衡。膳食预防是糖尿病的一级预防，与其他疾病的膳食预防基本类似。一般包括以下几点：

第一，需要做到平衡，即保持人体一日摄入的总热量相对恒定。应做到清淡饮食，避免暴饮暴食，建议少盐、少油，足量饮水，限制饮酒。建议少稀多干、少盐多醋、少食多餐、少吃多动。

第二，营养均衡，即应合理搭配营养素，包括碳水化合物、脂肪、蛋白质、维生素、矿物质等。蛋白质类的食物每顿一两为佳，包括鸡、鱼、肉、蛋、奶等，蔬菜的摄入量每日要达到300~500 g。在热量摄入比较达标的情况下，可在两餐之间适量补充水果，推荐食用升血糖指数（GI值）较低的水果，如青苹果、柚子、猕猴桃等。日常生活中可通过膳食颜色来初步预判维生素与营养素的含量，保证每顿饭菜颜色5种左右，保证营养均衡。

第三，选择健康的烹调方式。尽量少吃油煎、油炸以及勾芡的食物。烹调方式上应以清蒸、水煮、慢炖、凉拌为主，尽量少用动物油，每顿主食切忌过量食用，可以适当配合粗粮，最好减少外源糖分的过度摄入。食盐的摄入建议每日6 g以内。对于胆固醇含量较高的食物要注意食用量，不可贪食，如动物内脏等。

第四，可以多食用一些具有有效控制血糖作用的天然健康食品及其衍生物，如苦瓜与苦瓜茶等。

另外，已有研究表明，每日限量饮食与采用隔日限量饮食的方法对预防2型糖尿病具有重要作用。每日限制饮食，即每日热量卡路里的限制，一般可以对每日热量的摄入减少15%~40%，长期维持每日的摄入热量在1 200~1 800 cal会在减重方面效果明显。也可以采用隔日限制饮食，即一日进食所需能量的75%，而另一日则自由进食，通俗地讲就是"限制一天，休息一天"。这两种方法都具有减轻体重，控制空腹血糖，减少内脏脂肪含量，改善胰岛素抵抗等作用，从而达到预防糖尿病的目的，但由于前者会使人处于饥饿状态，一般难以长期坚持，所以后者更容易为人接受和坚持。

目前有助于预防糖尿病的膳食方法主要有地中海饮食、DASH 饮食、弹性素食饮食、梅奥诊所饮食、素食法和容积式饮食。它们与我国新版《中国居民膳食指南》中的高纤维素、高维生素、低脂的饮食指导原则是一致的，是现代营养学所推荐的膳食模式，可以为平衡健康膳食以预防糖尿病做指导。

8.2.3.2 预防糖尿病发生的健康食品

有助于预防糖尿病的几种膳食方法为人们提供了健康食品摄入的有关参考。

地中海饮食是以新鲜蔬果、鱼类、豆类、五谷杂粮和橄榄油为主的膳食模式，具有低脂、低热量、高纤维素和维生素、优质蛋白的饮食结构，能抗氧化、降血脂、保护心脑血管和肾脏系统、减缓代谢综合征的发展、有效改善胰岛素敏感度。健康食品推荐：水果和蔬菜应占据饮食金字塔的重要部分，每周至少 2 次，最好增加更多的植物性食物；橄榄油的使用也是地中海饮食中相当重要的一环；增加全谷物、坚果和豆类的摄入，五谷杂粮主要有小麦、大麦、燕麦、大米、稞麦、玉米等，而且为了防止维生素、矿物质、纤维被破坏，加工烹饪的时候应尽量简化；建议鱼类和海鲜至少每周 2 次；适度饮用葡萄酒。

DASH 饮食建议人们减少饮食中钠的摄入量，并且食用多种富含钾、钙、镁等有助于降血压的食物。这种饮食方法也有助于预防和管理糖尿病，与降低罹患 2 型糖尿病的风险之间存在相关性。健康食品推荐：全谷物食品（每天 6~8 份），水果和蔬菜（每天 4~5 份），无脂或低脂肪乳制品（每天 2~3 份）。

弹性素食者饮食指的是大多数时候吃素食，考虑到需要补充蛋白质，可偶尔摄入一些肉类的饮食模式。主要包括以下 3 项原则：第一，在大量食用植物性食物的基础上，根据个人情况适度食用动物性食物，一般每周 1 次，最多不超过 3 次。第二，动物性食物主要以鱼类为主，尽量避免畜肉类。第三，尽量保持健康的烹饪方式，同时注意食物品种多样化，以实现营养均衡。健康食品推荐：豆腐、豆类、坚果、种子类食物、鸡蛋、水果、蔬菜、乳制品。

梅奥诊所饮食的核心在于用好的饮食习惯代替坏习惯，如要求禁止在电视机前吃东西，零食也只能选择水果和蔬菜。健康食品推荐：蔬菜和水果是此种饮食模式的核心；全谷物含有较低热量，也推荐摄入；可以食用鱼类、白肉、去脂乳制品但不宜过多。

素食饮食模式主张完全素食，禁止食用一切肉类，包括鱼类和家禽，而以水果、蔬菜、绿叶蔬菜、全谷物、坚果、种子和豆类为主要食物来源。此种饮食模式对糖尿病和心血管疾病均有好处，并且可以减重，但也有缺点，即可能无法提供人体所需所有营养素，需要按照个人身体情况选择。健康食品推荐：水果、蔬菜、豆类（如扁豆、豌豆等）、豆奶、杏仁奶、椰奶、燕麦奶、坚果、种子类食物、橄榄油。注意禁止摄入肉、家禽、鱼类、牛奶、蛋黄酱、蜂蜜；限制摄入含糖食物（如饼干、蛋糕和果糖）和精制谷物（如白面包）。来自观察性研究的汇总数据表明，坚持植物性饮食的结果是患 2 型糖尿病的风险会降低。

容积式饮食根据能量密度将食物分类，一些食物的能量密度比其他食物低，每克食物含有的能量较少，因此可以减少相对摄入能量，易产生饱腹感。这类饮食法将食物分为 4 类：第一类是“非常低密度食物”，包括非淀粉类蔬菜、部分水果、脱脂牛奶、肉汤等；第二类是“低密度食物”，包括淀粉类蔬菜、部分水果、谷物、低脂肉类、豆类等；第三类是“中等密度食物”，包括肉类、奶酪、沙拉酱、冰激凌和蛋糕等；第四类是“高密度食物"，包括饼干、薯片、巧克力、糖果、黄油和各类油脂等。这种饮食法建议人们多吃第一类和第二类食物，控制第三类食物的摄入量，并严格限制第四类食物的摄入。

8.2.3.3 糖尿病膳食预防的机理

地中海饮食是可以有效预防糖尿病及代谢综合征患者心血管疾病进展的科学饮食结构，其中含有大量抗氧化剂、镁、多酚、膳食纤维和不饱和脂肪酸。临床试验证明维生素抗氧化剂和镁能改善胰岛素的敏感性，在预防冠心病、动脉粥样硬化等代谢性疾病上发挥着重要的作用。此外，膳食纤维、不饱和脂肪酸等被认为是能够有效改善糖尿病、肥胖以及代谢综合征的饮食成分。橄榄油是地中海饮食的核心，经常食用能降低胆固醇含量。BMI 是表示营养状态的最常用指标，TG、TC 和 HDL-C 也是反映糖尿病并发症的重要指标，此干预方法可有效控制糖尿病血糖值以及预防糖尿病并发症的发生。

DASH 饮食方法使用常规食物，不依赖于营养补充剂或奶昔，所以很容易被纳入饮食计划，而且饱腹感强。素食饮食方法的机制，是植物性饮食的成分增强胰岛素敏感性、平稳血压、减少炎性反应，并有助于保持健康的体重。此外，植物性饮食还可以改善肥胖相关的风险标志物水平，包括瘦素、脂联素、超敏 C 反应蛋白和白细胞介素 6。

而弹性素食者饮食是"灵活的素食主义"，不要求严格纯素食饮食，可以选择吃蛋喝奶，根据自身的情况选择每周吃几次素食，具体的时间安排可以依据环境和心情。灵活安排是弹性素食饮食最大的优点。少吃肉多食素有助于减肥，患上糖尿病的风险也会变低。

梅奥诊所饮食模式中，水果和蔬菜位于金字塔的最底部，摄入比例应最大，并且将健康饮食作为一种终生习惯，虽然最初不是为糖尿病患者开发，但能够带来相关获益。

容积式饮食是食用能量密度低的食物从而预防胰岛素抵抗。该饮食法有一定的灵活性，允许人们临时"放纵"一下，所以更容易遵循，而且这种饮食法有助于降低空腹胰岛素水平，预防慢性疾病。

8.2.4 糖尿病的饮食干预

8.2.4.1 可有效控制血糖升高的食品

（1）果蔬类

糖尿病患者应选择具有控制血糖水平的功能性食品配合药物治疗。在选用该类食品时，应尽量选择脂肪含量低、纤维含量高、维生素与微量元素含量丰富、能避免引起血糖大幅度波动的食品。

水果和蔬菜中的膳食纤维、维生素、多酚类等物质通过协同作用，可有效预防糖尿病的发生。苹果中的儿茶素、绿原酸、根皮苷、槲皮苷等活性成分有一定的降血糖功效。柑橘黄酮类物质有助于控制人体血糖水平。火龙果中的多酚、抗坏血酸、甜菜色素等抗氧化性成分能够抑制氧化应激，减少高血糖引起的主动脉损伤并降低其僵硬程度。火龙果中的甜菜红素还可以通过调节肠道微生物的种群来减少胰岛素抵抗，它的机理是使肠道内具有调节黏液厚度、维持肠道屏障完整性功能的嗜黏蛋白阿克曼氏菌（拟杆菌门类）数量增加，从而减少糖分的吸收，达到降低血糖、改善胰岛素抵抗的目的。苦瓜汁中的苦瓜甙和类似胰岛素的物质可起到降血糖的作用。洋葱含有和降糖药甲磺丁脲相似的物质，且能在人体中形成具有强利尿作用的皮苦素。黄瓜中的葡萄糖苷和果糖不参与通常的糖代谢，以黄瓜代替淀粉类食物，血糖不升反降。

有色果蔬中富含的花色苷可通过减少氧化应激、减轻胰岛素抵抗来控制糖尿病病情。研究发现桑葚中的矢车菊素−3−芸香糖苷和矢车菊素−3−葡萄糖苷能够改善糖尿病小鼠的功能障碍和胰岛素抵抗，桑葚花色苷提取物能减轻胰岛素抗性、增加葡萄糖消耗。紫色马铃薯中的花色苷能够抑制 α−淀粉酶、α−葡萄糖苷酶、麦芽糖酶的活性，使机体消化葡萄糖的效率降低，从而使糖尿病人血糖下降，且紫色马铃薯中的天竺葵花色苷与咖啡酸或阿魏酸的酰化抑制麦芽糖酶效果最佳。富含花色苷的蓝莓提取物能有效缓解高糖诱导的 INS832/13 β 细胞毒性，降低细胞内甘油三酯水平，促进胰岛素分泌。研究发现，用蓝莓花色苷提取物喂养糖尿病大鼠能降低大鼠血糖，减缓糖尿病带来的体重下降。

番茄红素是一种存在于植物性食物中的类胡萝卜素，它能改善糖尿病的微血管病变，具有抑制糖尿病肾脏炎症的作用。番茄红素不能化学合成，只能通过日常饮食摄入，故糖尿病人应选择含番茄红素较多、成熟度较高的果实食用。番茄富含番茄红素，有消炎利尿，生津止渴的作用，是糖尿病人的保健食材。

水果中的果胶、海带和紫菜中的藻胶、某些豆类中的胍胶和魔芋粉等具有控制餐后血糖上升程度、改善葡萄糖耐量和降低血胆固醇的作用。

2 型糖尿病发病机制之一是胰岛 β 细胞数量进行性减少，这主要是由氧化应激、炎症等引起的。芹菜中的芹菜素可利用保护胰岛 β 细胞线粒体损伤及抗氧化应激来减少胰岛 β 细胞的凋亡。芹菜素通过抑制环氧化酶−2 的表达减少氧化应激反应，还可以通过减少活性氧自由基对胰岛细胞的损伤和减少氧化应激所导致的炎症反应，达到保护胰岛 β 细胞的作用。

糖尿病患者在选用具有减肥降糖功效的果蔬类食品时需要注意果蔬中的含糖量，尽管果蔬中营养物质丰富，但往往含糖量较高，糖尿病人食用后容易引起短时间内的血糖升高，从而加重患者病情。故糖尿病患者应严格控制果蔬类摄入量，严重糖尿病者不宜多吃水果。

（2）谷物类

摄入全谷物能够有效降低糖尿病发生的风险。不经加工的谷物能较高程度地保留谷物的营养成分，如藜麦、燕麦、玉米、糙米、黑米、小麦等粮食在摄入后消化较慢，使得胰岛素和葡萄糖的反应降低，血糖升高程度较缓，适合糖尿病患者食用。玉米富含在体内不易消化的抗性淀粉，与胰岛素反应较低，有类似果蔬膳食纤维的效果，适合糖尿病人群食用。黑米富含花青素，可防止大鼠高果糖诱导的胰岛素抵抗，改善葡萄糖清除率，降低血糖水平。糙米血糖生成指数低，利于平稳控制血糖。

（3）乳制品类

富含微量元素的乳制品对糖尿病有潜在的干预作用。食用低糖或无糖、低脂的酸奶能有效控制血糖。也可适量选择脱脂牛奶。

（4）豆制品类

豆类食品（如黄豆、黑豆、蚕豆等）淀粉消化率和血糖生成指数较低，且含有大量蛋白质和膳食纤维，提高饱腹感的同时能有效控制血糖水平。2 型糖尿病人在食用菜豆汁后血糖水平的浮动较小。豆类和谷物搭配食用的膳食纤维比食用单一食物的膳食纤维胰岛素抵抗效果好，故糖尿病患者可根据自身情况进行适量谷物、豆类搭配。

8.2.4.2　可减轻由于降糖或减肥药诱导的副作用的食品

服用磺酰脲类或胰岛素促泌剂的糖尿病患者应避免服药后发生低血糖。故其应保证服药同时摄入适量的碳水化合物，如山药、南瓜及其他粗粮。

长期服用二甲双胍的糖尿病患者会出现维生素 B_{12} 缺乏，继而损伤神经，同时引起巨幼细胞性贫血。故该类患者应注意补充含维生素 B_{12} 较多的食品，如适量的肉类、苹果、梨等。

8.3　营养与高血压

8.3.1　高血压概述

8.3.1.1　高血压的定义

高血压（hypertension）是一种以体循环动脉收缩期和（或）舒张期血压持续升高为主要特征的心血管疾病。高血压分为原发性和继发性，原发性高血压以单纯性血压升高为特征，其病因不明，占高血压的95%以上，可能与多种因素有关，包括遗传、性别、超重或肥胖、某些营养素不足或缺乏、过量饮酒、精神压力、衰老等因素。继发性高血压是指血压升高是由明确的病因引起，如原发性肾病、内分泌功能障碍、原发性醛固酮增多等，占高血压的5%以下，若消除引起高血压的病因，高血压症状可随之消失。

高血压是全球范围内重大公共卫生问题，具有发病率高、致残率高、死亡率高的"三高"特征，并且可引起心、脑、肾并发症，是脑卒中、冠心病、心功能衰竭、肾衰竭的危险因素，血压越高，危险越大。2020年5月，国际高血压学会（International Society of Hypertension，ISH）发布了最新版的《ISH2020国际高血压实践指南》，提出连续测量2~3次诊室收缩压（systolic blood pressure，SBP）≥140 mmHg和（或）舒张压（diastolic blood pressure，DBP）≥90 mmHg即可诊断为高血压，这与我国《中国高血压防治指南（2018年修订版）》相同。对血压水平的定义和分类见表8-1和表8-2。

表8-1　基于诊室血压水平的定义和分类

分类	收缩压（SBP）/mmHg		舒张压（DBP）/mmHg
正常血压	<130	和	<85
正常高值血压	130~139	和/或	85~89
1级高血压	140~159	和/或	90~99
2级高血压	≥160	和/或	≥100

表8-2　基于诊室血压、动态血压和家庭血压的高血压标准

分类		收缩压（SBP）/舒张压（DBP）/mmHg
诊室血压		≥140 和/或 ≥90
动态血压	24h 平均值	≥130 和/或 ≥80
	白天（或清醒状态）平均值	≥135 和/或 ≥85
	夜晚（或睡眠状态）平均值	≥120 和/或 ≥70
家庭血压		≥135 和/或 ≥85

与旧版高血压防治指南相比，新版指南简化了高血压的分类，1 级和 2 级高血压的两级分类法，即 1 级高血压是指诊室血压 SBP/DBP 在 140~159 mmHg/90~99 mmHg 之间，2 级高血压是指 SBP/DBP ≥ 160 mmHg/100 mmHg 的血压水平，去掉了 SBP/DBP ≥ 180 mmHg/110 mmHg 为 3 级高血压的提法，简化分类的同时强调高血压对健康的威胁作用。

8.3.1.2 高血压的流行情况

我国在 1928—1959 年、1979—1980 年、1991 年和 2002 年进行过几次大规模高血压调查，15 岁及以上居民高血压粗患病率分别为 5.1%、7.7%、13.6% 和 17.6%，虽然各时期高血压的诊断标准有所调整，但高血压患病率总体呈上升趋势。中国高血压调查（2012—2015 年）显示，我国 18 岁及以上居民高血压粗患病率为 27.9%，《中国居民营养与慢性病状况报告（2020）》显示，18 岁及以上成年人高血压患病率为 27.5%，此外，我国儿童高血压患病率也在逐年上升。一项涉及全国 31 个省份 170 万 35~75 岁人群的高血压管理调查研究显示，44.7% 的参与者患有高血压，年龄标准化和性别标准化的高血压患病率、知晓、治疗和控制分别是 37.2%、36.0%、22.9%、5.7%。《中国心血管健康与疾病报告（2019）》推算我国高血压患者大约 2.45 亿。仅 2017 年，我国有 254 万人死于高收缩压。

8.3.2 膳食营养与高血压

高血压的发病因素复杂，包括遗传因素和环境因素，分别占 40% 和 60%，在环境因素里面，膳食营养起主要作用。

8.3.2.1 超重、肥胖与高血压

肥胖是高血压的独立风险因素，肥胖者患高血压的概率明显高于正常体重者，高血压患者 60% 以上有超重或者肥胖。大量研究表明，体质指数（BMI）与血压水平呈正相关，若降低体重，就有可能降低过高的血压。我国一项涉及 24 万人的调查资料显示，BMI ≥ 24 的人群患高血压的概率是 BMI<24 的 2.5 倍，BMI ≥ 28 的人群患高血压的概率是 BMI<24 的 3.3 倍。高血压不仅与 BMI 相关，还与肥胖类型有关，中心性肥胖的人群患高血压的概率最高，是体型正常人的 4 倍以上。超重或肥胖导致高血压的机制可能是由于体重增加，导致血容量增加，而外周阻力并没有相应下降，还可能与激活肾素-血管紧张素-醛固酮系统、胰岛素抵抗、高瘦素血症等因素有关。

8.3.2.2 矿物质与高血压

（1）钠与高血压

大量流行病学研究显示，钠盐的摄入量与高血压发病率呈正相关关系。钠盐摄入过多，是高血压发病的重要因素。钠盐增加体液渗透压，下丘脑饮水中枢产生口渴而使饮水增加，下丘脑视上核和室旁核释放抗利尿素，增加人体对水的重吸收，从而增加血容量，钠盐还可以提高交感神经兴奋性提升外周阻力，使血压升高。

（2）钾与高血压

钾的摄入量与血压呈负相关，高钠、低钾膳食是我国高血压发病率高的最主要原因。钾具有扩张血管的作用，改变肾素-血管紧张素-醛固酮系统对肾钠的控制，促进钠尿排出，缓冲高钠的危害。另外，钾还能激活钠泵，减少交感神经的兴奋，从而降低血压。

（3）钙和镁与高血压

研究发现，钙摄入不足使血压升高，而补充钙则可使血压降低。美国全国健康和膳食调查结果显示，每日钙摄入量低于 300 mg 者患高血压的风险是每日钙摄入量 1 200 mg 者的 2~3 倍。钙有利尿作用，一般认为，每日钙摄入量低于 600 mg 则增加高血压发病风险。镁的摄入量也与高血压发病风险负相关，可能与镁降低血管的紧张性与收缩性有关。

8.3.2.3 脂肪与高血压

脂肪摄入过多，引起超重或肥胖，增加高血压发病的风险。另外，研究发现，增加多不饱和脂肪酸摄入和减少饱和脂肪酸摄入都有利于降低血压。

8.3.2.4 蛋白质与高血压

增加优质蛋白质的摄入量，可降低高血压的发病率。研究发现，一些氨基酸如色氨酸、酪氨酸、蛋氨酸、牛磺酸具有一定的降血压作用。

8.3.2.5 碳水化合物与高血压

研究发现，一些简单的碳水化合物如葡萄糖、蔗糖和果糖等摄入过多，引起体内糖脂代谢紊乱，高血压发病风险增加，而膳食纤维，尤其是可溶性膳食纤维可通过影响肠道功能间接影响糖脂代谢与胰岛素和胆固醇代谢，起到降低血压的作用。

8.3.3 高血压的营养防治

高血压的营养防治在于控制和维持适宜的体重，减少钠盐的摄入，增加钾、钙、镁的摄入，控制饱和脂肪酸和胆固醇的摄入，增加膳食纤维的摄入。

（1）控制总能量的摄入，维持适宜的体重

体重与血压呈正相关，控制体重、避免肥胖可使高血压的发病率降低 28%~40%，建议 BMI 应控制在 24 以下。控制体重主要通过两个方面来实现，一是控制总能量摄入，对于超重和肥胖者，应逐步减少一日总能量的摄入，调整膳食结构，适当减少脂肪和碳水化合物功能比，增加蛋白质功能比；二是增加体力活动，加强锻炼，增加能量消耗，达到理想体重和体型。

（2）限制钠盐的摄入

高钠盐摄入是高血压发病的主要因素之一，限制钠盐摄入是高血压的一级预防措施。世界卫生组织建议每人每日钠盐摄入量应低于 6 g，老年人应低于 5 g，《中国居民膳食指南（2022）》同样建议我国居民每日钠盐摄入量以不超过 5 g 为宜。2002 年，我国"第四次居民营养与健康调查"数据显示，我国居民每日钠盐平均摄入量为 12 g，远高于建议的 5 g。我国膳食中的钠盐 80% 来自于烹饪时的调味品和含盐高的腌制品，因此，限制钠盐摄入应从两个方面着手，一是限制烹调用盐以及含盐高的调料，如酱油、味精、豆瓣酱等；二是减少腌制品及其他含盐高的加工食品的摄入，如腌肉、腌鱼、咸蛋、咸菜、酱菜、火腿等。

（3）增加钾的摄入

高钠低钾膳食是导致我国高血压发病率高的重要因素。限制钠盐摄入的同时，增加含钾丰富食物的摄入可降低高血压的发病率，对于高血压患者更应该增加钾的摄入，保证钾与钠的摄入比例不低于 1.5∶1。中国营养学会推荐，成年人每日应摄入钾 2 000 mg，可以多吃含钾丰富的食物，如赤豆、杏干、蚕豆、扁豆、冬菇等。大部分水果和蔬菜含钾较多，含钾最高的蔬菜有蛇豆、榛蘑、慈姑、百合、鱼腥草、毛豆、竹笋、红心萝卜、红苋菜、豌豆，水果有鳄梨、椰子、枣、沙棘、芭蕉、菠萝蜜、山楂、香蕉等，建议多吃。

（4）增加钙和镁的摄入

增加钙和镁的摄入，有可能降低高血压发病风险。建议多吃富含钙和镁的食物，含钙丰富的食物有奶和奶制品、虾、鱼、蛋、豆类等，含镁丰富的食物有绿色蔬菜、各种糙粮、坚果、香菇等。

（5）减少膳食脂肪的摄入，增加优质蛋白质的摄入

有研究显示，即使不降低体重和不减少钠盐摄入，当脂肪摄入量占总能量的 25% 以下，且饱和脂肪酸、单不饱和脂肪酸和多不饱和脂肪酸比例维持 1：1：1 时，仍可有效降低高血压发病的风险。因此，建议减少总脂肪的摄入，并适当增加含单不饱和脂肪酸和多不饱和脂肪酸油脂的摄入比例，如棕榈油、茶油、橄榄油、花生油、菜籽油、玉米油、葵花籽油、亚麻籽油等以及鱼贝类等海产品。增加优质蛋白质的摄入，尤其是含蛋白质高且含脂肪较少的食物，如鱼类、禽类、瘦肉、大豆以及奶类等。

（6）保证适量维生素和膳食纤维的摄入

多吃水果和蔬菜以及糙粮，增加钾摄入的同时，保证维生素与膳食纤维的摄入，有助于高血压的防治。

（7）限制饮酒和戒烟

限制饮酒和不饮酒可显著降低高血压发病的风险。世界卫生组织建议，饮酒越少越健康，高血压患者应当戒酒。吸烟是引起心血管疾病的重要因素，建议高血压患者戒烟。

（8）高血压膳食

多食用全谷物、水果、蔬菜和乳制品，减少含糖、饱和脂肪酸和反式脂肪酸较高的食物，如采用 DASH 饮食模式，增加全谷物食物、蔬菜、水果和低脂奶的摄入，减少红肉、油脂、精制糖及含糖饮料的摄入，摄入适量的豆类和坚果，为人体提供丰富的钾、钙、镁以及维生素、优质蛋白质和膳食纤维等营养素，降低钠盐和饱和脂肪酸以及胆固醇摄入水平。

8.4　营养与动脉粥样硬化

8.4.1　动脉粥样硬化概述

8.4.1.1　动脉粥样硬化的定义

动脉粥样硬化（atherosclerosis，AS）是一种炎症性、多阶段的退行性复合病变，使受损的动脉管壁增厚变硬，失去弹性，管腔缩小。动脉粥样硬化病理过程复杂，主要分为 4 个时期：动脉血管内膜功能紊乱期、血管内膜脂质条纹期、典型斑块期和斑块破裂期。受累动脉的病变从内膜开始，局部有脂质条纹、平滑肌细胞迁移、纤维组织增生和钙质沉着，形成斑块。由于在动脉内膜聚集的斑块由脂类、炎性细胞、平滑肌细胞和纤维组织组成，呈粥糜样，故称动脉粥样硬化。

脂质在血管壁沉积是动脉粥样硬化的基本过程，因此，高脂血症是动脉粥样硬化的最主要危险因素。另外，肥胖、高血压、糖尿病、吸烟、精神压力、缺乏体育锻炼以及遗传等都是动脉粥样硬化的危险因素，膳食营养对动脉粥样硬化的发展有重要影响。

8.4.1.2 动脉粥样硬化的流行情况

动脉粥样硬化造成动脉血管的狭窄和堵塞，累及身体内的大中动脉，引起相应组织和器官的缺血或坏死，导致动脉粥样硬化性心血管疾病的发生。例如，负责心脏供血的冠状动脉硬化引起心肌缺血、缺氧会导致冠状动脉粥样硬化性心脏病，又称冠心病；负责脑部供血的颈动脉硬化严重者导致缺血性脑卒中，俗称脑梗。心血管疾病在许多发达国家和发展中国家都是引起死亡的第一原因。据《中国心血管健康与疾病报告（2019）》显示，我国心血管疾病患病率及死亡率仍处于上升阶段，心血管疾病死亡占城乡居民总死亡原因的首位，目前总患病人数3.3亿，其中脑卒中1 300万，冠心病1 100万，下肢动脉疾病4 530万。

8.4.2 膳食营养与动脉粥样硬化

8.4.2.1 脂类与动脉粥样硬化

膳食脂类被小肠吸收后进入血液循环，血浆中的脂类主要包括甘油三酯、胆固醇、胆固醇酯、磷脂以及游离脂肪酸，其中甘油三酯和胆固醇是血浆脂蛋白的主要成分。高脂血症即是指血浆中的甘油三酯和胆固醇异常升高。

（1）血浆脂蛋白与动脉粥样硬化

除游离脂肪酸以外，血浆中的脂类不能游离存在，必须与载脂蛋白结合形成脂蛋白才能被运输至组织并被转运进入细胞进行代谢。由于所含蛋白质和脂类的组成和比例不同，不同脂蛋白的颗粒大小、密度、电泳表现有所差异。用超速离心的方法可以将脂蛋白分为乳糜微粒（chylomicron，CM）、极低密度脂蛋白（very low density lipoprotein，VLDL）、低密度脂蛋白（low density lipoprotein，LDL）、高密度脂蛋白（high density lipoprotein，HDL），也可以用电泳的方法将脂蛋白分为乳糜微粒、α-脂蛋白、前β-脂蛋白、β-脂蛋白。

不同脂蛋白的生理功能各有不同：

①CM由小肠黏膜细胞合成，转运外源性（膳食来源）甘油三酯和胆固醇进入血液循环。

②VLDL由肝细胞合成，转运内源性甘油三酯至全身组织。

③LDL主要由血浆VLDL转化生成，转运内源性胆固醇至全身组织，是含胆固醇最多的脂蛋白，其直径相对较小，可穿过血管内膜层。LDL通过细胞膜上的LDL受体将胆固醇转运进外周组织细胞被利用，而LDL极易被氧化转变成氧化型低密度脂蛋白（Ox-LDL），Ox-LDL不能被LDL受体识别，其携带的胆固醇便大量积存在动脉壁上，当与巨噬细胞结合，巨噬细胞吸收胆固醇转变成泡沫细胞。

④HDL可由肝脏和小肠合成，逆向转运外周组织胆固醇至肝脏代谢和排出，还可以自由穿过血管壁并摄取血管壁沉积的LDL、胆固醇和甘油三酯，转运至肝脏进行代谢。研究发现，HDL还具有抗LDL氧化的作用，并促进受损伤内皮细胞的修复。

因此，血浆中CM、VLDL和LDL的升高是动脉粥样硬化的危险因素，尤其是Ox-LDL是首要的致动脉粥样硬化的脂蛋白，而HDL是动脉粥样硬化的保护因子。

（2）脂肪酸与动脉粥样硬化

大量流行病学研究表明，膳食脂肪摄入总量，尤其是饱和脂肪酸的摄入量与动脉粥样硬化发病率呈正相关。相比于脂肪摄入总量，脂肪酸种类和饱和程度对动脉粥样硬化的影响更大。

①饱和脂肪酸(SFA)被认为是导致血清胆固醇含量升高的主要脂肪酸。SFA 通过抑制 LDL 受体活性，升高血浆 LDL 以及低密度脂蛋白胆固醇(LDL-C)，同时降低 HDL 水平。研究表明，含 12~16 个碳原子的饱和脂肪酸如豆蔻酸($C_{14:0}$)、棕榈酸($C_{16:0}$)和月桂酸($C_{12:0}$)对血清胆固醇的影响最大。

②单不饱和脂肪酸(MUFA)可以降低血清 LDL 和 LDL-C 水平，但不降低 HDL 水平。研究表明，摄入富含 MUFA 的橄榄油和茶油，如地中海饮食，动脉粥样硬化的发生率较低。

③多不饱和脂肪酸(PUFA)包括 n-6 和 n-3 系列 PUFA，n-6 系列 PUFA 如亚油酸($C_{18:2}$)升高 LDL 受体活性，降低血清 LDL 与 LDL-C 水平，但同时降低 HDL 水平，n-3 系列 PUFA 如 α-亚麻酸($C_{18:3}$)、EPA($C_{20:5}$)和 DHA($C_{22:6}$)抑制肝脏脂蛋白的合成，降低血清总胆固醇、甘油三酯、LDL 和 VLDL 水平，但能升高 HDL 水平。值得注意的是，PUFA 含有较多不饱和双键，易被氧化，导致机体氧化应激水平升高，从而加速动脉粥样硬化的发生，而 MUFA 则相对不易被氧化，可能对动脉粥样硬化的预防作用更好。

④反式脂肪酸(TFA)摄入过多会升高血清 LDL 水平、降低 HDL 水平，明显增加心血管疾病的风险，导致动脉粥样硬化的作用比 SFA 更强。

(3)胆固醇与动脉粥样硬化

膳食来源的胆固醇占体内总胆固醇的 30%~40%，当膳食胆固醇增加时，会使肠道胆固醇的吸收率降低并反馈抑制肝脏内源性胆固醇的合成，从而维持体内总胆固醇的相对稳定。过去曾认为膳食胆固醇会使血清胆固醇水平上升，增加心血管疾病的风险，最新研究发现，膳食胆固醇与血清胆固醇之间的因果关系仍不明确。近年来，很多国家如美国和我国在最新版的膳食指南上已经取消了对膳食胆固醇摄入量的限制。但是，一些对胆固醇敏感者以及本身存在血脂紊乱甚至心血管疾病风险的个体，如果过量摄入膳食胆固醇仍然会增加心血管疾病发生的风险。

(4)磷脂与动脉粥样硬化

磷脂是一种强乳化剂，能够使血浆中胆固醇颗粒变小并保持悬浮状态，降低血液黏稠度，避免胆固醇在血管壁的沉积，有利于胆固醇穿过血管壁被组织利用，降低动脉粥样硬化的发生风险。

(5)植物固醇与动脉粥样硬化

植物固醇与胆固醇具有类似结构，可在肠道与胆固醇竞争性形成"胶粒"，抑制胆固醇的吸收，降低血清胆固醇水平，有利于防治动脉粥样硬化。

8.4.2.2　碳水化合物与动脉粥样硬化

当热能摄入过量时，多余的能量在体内转化成脂肪贮存起来，引起超重或肥胖，导致血脂代谢异常，增加动脉粥样硬化发生的风险。

摄入过量的碳水化合物尤其是单糖和双糖会促进肝脏 VLDL 合成，升高血清甘油三酯、胆固醇、LDL 水平，引起高脂血症，增加动脉粥样硬化发生的风险。

膳食纤维能够降低膳食胆固醇的吸收，降低血清胆固醇和 LDL 水平，有利于降低血脂和防治动脉粥样硬化。可溶性膳食纤维对血脂的调节作用强于不溶性膳食纤维。

8.4.2.3　蛋白质与动脉粥样硬化

蛋白质与动脉粥样硬化的关系尚不明确，有动物试验显示，过量摄入动物性蛋白质有增加动脉粥样硬化发生的风险，而用大豆蛋白等植物蛋白质替代动物蛋白质则能够降低血清胆固醇水平。另外，研究发现，蛋氨酸摄入过量引起血浆同型半胱氨酸升高，导致高同型半胱氨酸血症，而高同型半胱氨酸血症是动脉粥样硬化的重要危险因素。

8.4.2.4 维生素与动脉粥样硬化

维生素 C 参与体内多种活性物质的羟化反应，如参与脯氨酸的羟化反应，促进羟脯氨酸的合成，从而促进胶原蛋白的合成，维持血管的弹性；参与肝脏胆固醇代谢成胆酸的羟化反应，降低血清胆固醇水平。维生素 C 还具有清除自由基的作用，降低 LDL 的氧化和血管内皮细胞的氧化损伤，保护血管，有利于防治动脉粥样硬化。

维生素 E 是一种脂溶性抗氧化剂，能够降低脂肪酸和 LDL 的氧化，降低血管内皮细胞的氧化损伤，促进胆固醇代谢和排泄。作为脂溶性抗氧化剂，维生素 E 可以抑制细胞膜脂质的过氧化，保护细胞膜。研究表明，膳食维生素 E 的摄入量与动脉粥样硬化发生的风险呈负相关。

维生素 B_6、维生素 B_{12} 和叶酸是同型半胱氨酸向蛋氨酸、胱氨酸转化的辅酶，当维生素 B_6、维生素 B_{12} 和叶酸缺乏时，发生高同型半胱氨酸血症，诱导动脉粥样硬化发生。

8.4.2.5 矿物质与动脉粥样硬化

镁可以改善体内脂质代谢，降低血清胆固醇，对心血管系统具有保护作用，镁的摄入水平与心血管疾病呈负相关；镁和钙都具有舒张血管和降血压的作用；钙能够调节脂质代谢，促进体内脂类的排出，缺钙可引起血清胆固醇和甘油三酯的升高；铜和锌是超氧化物歧化酶的组成部分，硒是谷胱甘肽过氧化物酶的核心成分，均具有抗氧化作用，有利于保护血管内皮细胞；铬是人体内葡萄糖耐量因子的组成成分，缺铬会引起糖脂代谢紊乱，导致血脂升高；钠盐摄入过多引起血压升高，增加动脉粥样硬化发生的风险。

8.4.2.6 其他膳食因素

研究表明，茶和咖啡中的茶多酚、咖啡因、绿原酸等抗氧化物质可以减少胆固醇在动脉壁的沉积，抑制血小板凝集，降低动脉粥样硬化发生的风险。其他抗氧化性植物化合物如黄酮、花青素等均具有降低血清胆固醇和防治动脉粥样硬化的作用。过量饮酒会引起肝脏损伤和糖脂代谢紊乱，导致血清胆固醇和甘油三酯升高，增加动脉粥样硬化发生的风险。

8.4.3 动脉粥样硬化的营养防治

动脉粥样硬化的发生和发展与膳食营养密切相关，通过改变膳食营养，可实现对动脉粥样硬化的防治，其原则是在平衡膳食的基础上，控制总能量和总脂肪的摄入，限制 SFA 的摄入，保证充足的膳食纤维和多种维生素以及矿物质的摄入，适量补充天然植物化合物。

（1）控制总能量摄入

能量摄入过多导致超重或肥胖，是动脉粥样硬化的重要危险因素。控制总能量的摄入，增加运动，保持理想体重，是预防动脉粥样硬化性心血管疾病的最有效途径。

（2）限制总脂肪和饱和脂肪酸摄入

限制总脂肪、SFA、TFA 和胆固醇的摄入，是防治动脉粥样硬化性心血管病的重要措施。膳食中脂肪摄入量应占总能量的 20%~25%，SFA 应少于总能量的 10%，MUFA 不应少于总能量的 10%，PUFA 应占总能量的 10%，尽量用 MUFA 和 PUFA 替代 SFA，适当增加 EPA 和 DHA 的摄入，不摄入反式脂肪酸或每天摄入反式脂肪酸应少于总能量的 1%。

（3）提高植物性蛋白质摄入

膳食蛋白质摄入量应占总能量的 15%，植物性蛋白质应占总蛋白质的 50% 以上，增加大豆蛋白的摄入。

（4）保证充足的膳食纤维摄入，少吃甜食

多吃粗粮，增加膳食纤维尤其是可溶性膳食纤维的摄入，膳食纤维摄入每日不超过30 g。少吃甜食，限制单糖和双糖的摄入，控制含糖饮料的摄入。

（5）保证充足的维生素和矿物质摄入

多吃新鲜蔬菜和水果，每日摄入 400~500 g，保证维生素 C、维生素 E 和 B 族维生素等维生素以及钙、镁、锌、硒、铬等矿物质的摄入，控制钠盐的摄入。

（6）戒烟限酒，多吃富含植物化合物的食品

应当戒烟限酒，可以适当增加茶和咖啡的饮用，鼓励多吃富含植物化合物的食物，如大豆、洋葱、大蒜、香菇等。

8.5 营养与痛风

8.5.1 痛风概述
8.5.1.1 痛风的定义和分类

痛风是一种代谢性疾病，由嘌呤代谢紊乱和（或）肾小管源性的尿酸排泄障碍引起。临床特征通常表现为慢性或间歇性高尿酸血症。高尿酸血症是由 37℃ 时血清中的尿酸含量判定。无论男性还是女性，非同日 2 次血尿酸水平超过 420 μmol/L（70 mg/L）时，称为高尿酸血症。持续升高的血尿酸超过其在血液或组织液中的饱和度时，形成尿酸盐结晶，沉积于不同组织，引起炎症反应和组织破坏，即为痛风。高尿酸血症与痛风是一个连续、慢性的病理生理过程。据统计，5%~12% 的高尿酸血症患者最终发展成为痛风患者。随着新的更敏感、更特异性的影像检查方法的广泛应用，无症状高尿酸血症与痛风的界限渐趋模糊。因此，对痛风的管理需要长期、甚至终生的病情监测与管理。

临床上根据病因将痛风分为原发性和继发性两类。原发性痛风多由先天性嘌呤代谢异常或尿酸排泄障碍所致，常伴高脂血症、肥胖、糖尿病、高血压病、动脉硬化和冠心病等，属遗传性疾病。继发性可由肾脏病、血液病及药物等多种原因引起。

痛风诊断的关键证据是查见尿酸盐结晶。临床上一般也可根据症状史，第一跖趾关节这一特征性部位，以及经常多关节发病的特点，结合血尿酸水平做出诊断。如果不能明确诊断，或者临床表现为踝、膝或腕关节的单关节受累，则应通过关节穿刺抽取关节滑液检测尿酸盐结晶以排除外感染。

痛风是一种终身性疾病，无肾功能损害及关节畸形者，经治疗可以正常生活。关节炎和关节畸形影响生活质量，肾功能损害预后不良。临床上一般可将痛风分为 4 期描述，但并不是每位痛风患者都会依序经过这 4 个时期。痛风的 4 个分期包括：

①无症状的高尿酸血症　仅表现为持续性或波动性高尿酸血症，无临床上的关节炎、痛风石或尿酸结石等症状。

②急性关节炎期　急性关节炎是痛风最常见的首发症状，表现为凌晨关节痛而惊醒，剧痛如刀割样，在 24~48 h 达到高峰，首次发作多为单关节炎。可伴有全身表现，如发热、头痛、寒战等。

③间歇期　痛风两次急性发作之间的静止期称为间歇期，多数患者在初次发作之后有 1~2 年的间歇期，少数病人终生仅发作一次。发作越频，间歇期越短，症状越重。

④痛风石与慢性关节炎期　痛风石是痛风的特征性表现，外观为不规则黄白色赘生物，其核心是尿酸钠结晶。多在发病 10 年后出现，是病程进入慢性期的标志。常见于耳郭、关节内、关节周围、皮下组织、内脏器官等。长期痛风病累及上下肢各关节，形成慢性关节炎以及肾脏病变，如痛风性肾病和尿酸性肾结石。

8.5.1.2　痛风的流行情况

痛风在世界各地均有发病，并存在明显的种族、民族、地域和性别等方面的差异。近年来，随着人类饮食水平的上升，痛风患病率有逐年上升和年轻化趋势。世界卫生组织数据显示，全球痛风的发病率为 0.2%~0.35%。欧美地区高尿酸血症患病率为 2%~18%，痛风的患病率为 0.2%~1.7%。我国高尿酸血症和痛风患者也随着经济水平的提高和饮食结构的变化逐年增加，高尿酸血症患病率为 13.3%，痛风为 1.1%，已成为中国继糖尿病之后的第二大代谢类疾病。我国痛风的流行特点是南方高于北方，沿海高于内地，老年人高于年轻人，男性高于女性。并且，男性发病有逐年年轻化的倾向，女性绝经期后发生风险增高。

8.5.1.3　痛风的危险因素

（1）遗传因素

痛风和高尿酸血症的发生有一定的家族聚集性。研究发现，遗传因素会导致多种关键酶活性改变，使尿酸生成过多或排泄障碍。如嘌呤代谢 3 种关键酶[5-磷酸核糖-1-焦磷酸（PRPP）合成酶、PRPP 酰基转移酶、次黄嘌呤-鸟嘌呤磷酸核糖转移酶]缺陷会引起痛风。此外，同一家族成员长期生活在一起，地域、饮食结构和生活习惯等相似也是导致痛风家族聚集的原因。

（2）饮食习惯

饮食（包括饮酒）与高尿酸血症和痛风的发生有密切关系。人体的尿酸 80% 来源于体内合成和核酸代谢，20% 来源于富含嘌呤的食物。但是，食物中的嘌呤在人体内绝大部分生成尿酸，最终排出体外，很少能被机体利用。因此，从食物中摄取嘌呤量对尿酸水平影响很大。高嘌呤饮食，尤其是饮酒通常是诱发痛风急性发作的主要原因。

（3）地理位置和种族

流行病学数据显示，高尿酸血症和痛风的发病有明显的地域和种族差异。欧美等国家和沿海地区患病率较高，这与经济发展状况和沿海地区海鲜等高嘌呤饮食有关。种族方面的差异与遗传、地域和饮食习惯有关。美国痛风的患病率约为 3.9%，其中黑种人高尿酸血症和痛风发病率高于白种人。法国：0.9%，英国：1.4%~2.5%，德国：1.4%，新西兰：3.2%（欧洲裔）~6.1%（毛利人裔）。种族差异在痛风的发病中仍扮演着重要的角色。

（4）年龄与性别

流行病学研究显示，年龄和性别与高尿酸血症和痛风的发病密切相关，随着年龄的增长，血尿酸水平逐年增加。近年来，高尿酸血症和痛风的发病日趋年轻化。血尿酸水平也存在明显的性别差异，在大多数研究中，男性均高于女性。男性在青春期后血尿酸水平增加较女性快，并于 50 岁达到高峰。而女性在更年期之前，血尿酸水平上升都不明显，更年期后才明显上升，最终与男性血尿酸水平相近。

（5）疾病与药物

痛风患者多伴有肥胖、代谢综合征、糖尿病、高脂血症、高血压等其他慢性病。研究发现，大约有 50% 的痛风病人超重或肥胖；39.7% 的高血压患者患高尿酸血症；25% 的糖尿病患者患高尿酸血症。这些疾病都会减少肾脏对尿酸的排泄作用，特别是肾功能不全的患者尿酸排泄减少更为常见。此外，某些药物如阿司匹林、噻嗪类利尿剂、吡嗪酰胺、硝苯地平等的长期应用也会阻碍尿酸的排泄而导致痛风。

8.5.2 营养与痛风的关系

8.5.2.1 食物中的嘌呤

几乎所有的动、植物食物中都有核酸成分。核酸由嘌呤和嘧啶碱基构成。食物来源的嘌呤绝大部分生成尿酸，很少被机体利用。因此，从食物中摄取的嘌呤数量对机体尿酸的浓度影响很大，高嘌呤食物会使高尿酸血症或痛风的风险增高。因此，痛风或高尿酸血症患者要限制摄入含嘌呤高的食物。不同食物所含的嘌呤量差别很大，动物性食品含嘌呤较多。嘌呤含量从高到低的顺序是动物内脏、海鲜、红肉、白肉、干豆、坚果、叶菜、谷类、水果。

8.5.2.2 酒精

大量研究表明，血清尿酸值与饮酒量呈高度正相关。饮酒会增加痛风的发病风险。一方面，酒精代谢过程中产生高乳酸血症，乳酸在肾脏与尿酸竞争，从而减少了尿酸的排出。另一方面，酒精代谢过程中大量增加生物能载体 ATP 的消耗，增加腺嘌呤核苷酸的产生，而腺嘌呤核苷酸是尿酸合成的原料。此外，酒精还会导致血糖降低，酮体生成增加，酮酸症也会一定程度上降低肾脏尿酸的排泄。痛风的发病风险与酒的种类有关。白酒作为酒精含量最高的一类，本身虽不含嘌呤，但通过上述多个途径导致体内嘌呤代谢紊乱，升高血尿酸水平；黄酒中含有丰富的嘌呤，尤其是陈年黄酒，空气缓慢进入坛内，经过氧化生成有机酸，酸性物质抑制尿酸的排出；啤酒虽然酒精含量低，但它由大量麦芽发酵酿造，含有大量嘌呤，造成血尿酸浓度升高。研究显示，每天喝两听啤酒以上可明显增加痛风的发病风险。葡萄酒适量饮用（每日不超过 10 g）对痛风的影响不明显。

8.5.2.3 果糖

痛风迅速增加的年代，正是果糖大量消费的年代。研究表明，含糖软饮料摄入与痛风、高尿酸血症呈高度相关。哥伦比亚大学和哈佛医学院对 4.6 万名 40 岁以上无痛风史的男性进行了 12 年的跟踪调查，发现每天喝 2~3 罐软饮料（即不含酒精的饮料）者，比每月平均摄入不足一罐饮料的人患痛风的风险要高 85%，比酒精的影响还要严重。男性如果摄入大量果汁或橙子等富含果糖的水果后，痛风患病率也会增高。果糖在肝脏代谢消耗大量的 ATP，增加了嘌呤代谢的原材料，引起血尿酸升高。此外，果糖摄入导致能量平衡失衡，增加胰岛素抵抗及循环胰岛素水平，导致血尿酸排泄减少。

8.5.2.4 蛋白质

动物性食物含嘌呤较多，同时富含蛋白质。高蛋白膳食意味着嘌呤摄入量增多，此外，蛋白质促进内源性嘌呤的合成和核酸的分解。

8.5.2.5 脂肪

高脂膳食使机体酮体增多，血酮浓度增加，会与尿酸竞争并抑制尿酸的排泄。此外，高脂饮食能量过剩，导致肥胖、高血压、脂代谢紊乱、糖代谢异常等，诱发痛风。

8.5.2.6 维生素与矿物质

研究显示，适量的 B 族维生素有助于缓解炎症和降低血尿酸水平；维生素 C 可以促进组织沉积的尿酸盐溶解，有利于缓解痛风；维生素 D 缺乏的女性与体内维生素 D 水平正常的女性相比，血尿酸水平更高。矿物质的严重缺乏，如钙、锌、碘、铁等缺乏可引起核酸代谢障碍，嘌呤生成增加，增加痛风发作的风险；体内铁过量蓄积也影响尿酸的合成与排泄，诱发痛风；适量的钾有利于控制尿酸和预防痛风急性发作。

8.5.3 痛风预防的膳食原则

痛风是一种终身性疾病，目前尚无根治的办法，患者需要长期控制血尿酸水平。除了通过药物治疗外，建立合理的饮食习惯和良好的生活方式也非常重要。限制高嘌呤动物性食物，对减轻血尿酸负荷，降低痛风发生的风险或减少痛风急性发作的次数有重要影响；控制能量及营养素供能比例，保持健康体重，能够延缓相关并发症的发生与发展，有助于促进并维持患者机体适宜的营养状态。

（1）低嘌呤饮食

低嘌呤饮食大多为低蛋白饮食，可减轻痛风患者的肾脏负担。正常人每天嘌呤摄入量为 600~1 000 mg。痛风患者可根据病情的阶段，选择嘌呤含量不同的食物。在急性痛风发作期患者应严格控制嘌呤摄入，禁用嘌呤含量高（>150 mg/100 g）的食物，如动物内脏、海鲜、浓鸡汤或鱼汤等。宜选择嘌呤含量低（<25 mg/100 g）的食物，以牛奶及其制品、蛋类、蔬菜、水果等为主；在缓解期可限量选用嘌呤含量中等（25~150 mg/100 g）的食物，其中畜、禽、鱼用量每天不超过 120 g，尽量选用嘌呤含量低的食物。

一般将食物按嘌呤含量高低分为 3 类，供痛风和高尿酸血症患者选择食物时参考。

①嘌呤含量高的食物（>150 mg/100 g）　畜肉类：动物内脏、各种肉汤等；水产类：沙丁鱼、乌鱼、鲢鱼、凤尾鱼、带鱼、鲳鱼、蛤蜊、蚌蛤、牡蛎、干贝、鱼干等；其他类：鸡精、酵母粉、火锅汤等。

②嘌呤含量中等的食物（25~150 mg/100 g）　畜禽类：鸡肉、鸭肉、猪肉、牛肉、羊肉等；水产类：草鱼、鲈鱼、鲫鱼、鲤鱼、大比目鱼、对虾、螃蟹、鱼丸、海带等；蔬菜类：笋干、茭白、韭菜、四季豆、豌豆、豇豆等；豆类和豆制品：绿豆、红豆、豆腐、豆干、豆浆等；菌菇类：蘑菇、金针菇、银耳等；干果类：杏仁、板栗、莲子、腰果、花生仁等。

③嘌呤含量低的食物（<25 mg/100 g）　谷类：小麦、大米、小米、玉米等；薯类：土豆、红薯、芋头等；蛋奶类：鸡蛋、鸭蛋、牛奶等；蔬菜类：南瓜、胡萝卜、番茄、莴笋、洋葱、青椒、萝卜、茄子、白菜、芥蓝、甘蓝、芹菜、荠菜、韭黄、苦瓜等；水果类：橙子、橘子、苹果、葡萄、桃子等，但是不宜摄入含糖量高的水果，特别是果糖含量高水果；水产类：海参、海蜇等；其他类：苏打饼干、麦片、咖啡、茶等。

（2）控制总能量摄入

BMI 与高尿酸血症呈正相关，因此痛风病人应限制能量摄入，保持适宜体重。对于超重或肥胖患者，每日总热量摄入应较理想体重者减少 10%～15%。根据体力活动情况一般以每日每千克体重 104.5～125.4 kJ（25～30 kcal）计算为宜。减肥者应循序渐进，切记减肥过猛或剧烈运动，否则出现饥饿性酮症，会使乳酸、β-羟丁酸和草酰乙酸等有机酸增多，这些有机酸能竞争抑制肾小管尿酸的排泄，引起痛风急性发作。

（3）避免饮酒

饮酒与痛风发作风险呈正相关。即使长期少量饮酒也可刺激嘌呤合成增加，尤其是大量饮酒后再摄入禽肉类食物，会使嘌呤的摄入量加倍。酗酒更是急性痛风发作最常见的诱因，应严格限制饮酒。

（4）低蛋白质、低脂、适量碳水化合物饮食

由于食物中蛋白质与核酸共存，为了控制嘌呤的摄取，痛风病人应限制蛋白质的摄入量，可按每天每千克体重 0.8～1.0 g 计算，每日总量为 50～70 g。可以植物蛋白为主要蛋白质来源，如谷类、牛乳、鸡蛋、豆类等。当出现肾功不全时，要严格限制蛋白质的摄入量。脂肪氧化产生能量约为蛋白质和碳水化合物的 2 倍，为保持适宜体重，痛风患者应限制脂肪的摄入量，此外，脂肪可使尿酸排泄减少，而致血尿酸增高，在急性发作期更应降低脂肪的摄入，尽量选用低脂食物，同时采用蒸、煮、炖、煲等少油的烹调方法。碳水化合物有抗生酮作用和增加尿酸排泄的倾向。在控制膳食总能量的基础上，适当摄入碳水化合物，如谷类、薯类等。但是，应限制精制糖的摄入量，特别是果糖，如含糖软饮料等。

（5）低盐、低调料饮食

痛风患者多伴有高血压、高脂血症和慢性肾病，食盐摄入过多后尿钠增加，在肾内与尿酸结合为尿酸钠，易沉积于肾脏，造成肾脏损害。因此，应限制钠盐摄入，每日用盐量 2～4 g 为宜，忌用咸蛋、腊肠、咸鱼、酱菜、面酱等。一般鸡精中含有鸡肉、鸡骨粉及其浓缩物、呈味核苷酸二钠、谷氨酸钠等。鸡肉或鸡骨浓缩物和呈味核苷酸二钠嘌呤含量较高；而谷氨酸钠在小肠和肝脏中转化为谷氨酰胺，谷氨酰胺可为尿酸的合成提供氮，促进尿酸的合成。香辛料会刺激内源性尿酸生成增多，导致尿酸升高。因此，痛风患者应尽量避免调料。

（6）增加蔬菜、水果摄入

蔬菜、水果中丰富的维生素 C，能促进组织内尿酸盐的溶解；一般蔬菜、水果中水分含量很高，具有明显的利尿作用；此外，适量食用蔬菜水果，可增加机体多种微量元素、膳食纤维、B 族维生素等，对促进痛风患者健康有利。个别蔬菜如菠菜、蘑菇、芦笋含嘌呤较多，含果糖较高的水果如榴莲、芒果、木瓜等，不要一次性摄入过多。

（7）保证足量饮水

尿酸的水溶性较低，肾脏排泄尿酸必须保证有足够的尿量。为了使过多的尿酸排出，高尿酸血症和痛风患者每日需要 2 000 mL 的尿量，这就要求每日饮水量为 2 000～3 000 mL。要养成多饮水的习惯，晨起（起床至早饭前 30 min）、晚间（晚饭后 45 min）、两餐之间、睡前、运动后、出汗后、洗澡后均要喝一杯水，不要等到口渴明显时才想起喝水，因为口渴时体内已处于缺水状态。水、淡茶水、矿泉水及新鲜水果汁或富含水分的水果为主。如果伴有肾功不全时，要在医生的指导下饮水。

8.6 营养与癌症

8.6.1 癌症概述

8.6.1.1 癌症概述

癌症（cancer）是一组可影响身体任何部位的多种疾病的通称，也称为恶性肿瘤。肿瘤（tumor）是机体在内外有害因素的长期作用下，局部组织细胞发生过度增生及异常分化而成的新生物，通常以肿块的形式出现（以细胞增多为特征的白血病等血液肿瘤除外）。肿瘤分为良性肿瘤和恶性肿瘤。良性肿瘤是体内某些组织的细胞异常增殖形成的肿块，生长缓慢，对机体危害小，不侵入邻近的正常组织内，周围有包膜，手术就能切除干净，摘除后不转移，很少有复发。恶性肿瘤的特征是异常细胞生长失控并由原发部位向其他部位播散，还可以随着血液、淋巴液等在人体到处巡游，四处播撒种子，形成新的肿块，对机体危害大，治疗效果不佳，容易复发。

癌症发生是由多种因素长期综合作用的结果，既与外源性致癌因素的性质、强度和作用时间有关，也与人体的内在因素有重要关系。外源性致癌因素包括化学因素、物理因素、生物因素、饮食习惯和生活方式等；内源性致癌因素包括内分泌功能紊乱、免疫状态和遗传因素等。越来越多的证据显示，食物营养与人类癌症的发生、发展有密切关系，会影响癌症的风险和进程。当身体出现营养紊乱时，会造成累积损害基因的环境，因此导致癌症。开展科学膳食可以显著地减少癌症的发生风险。

8.6.1.2 癌症的流行情况

随着人口增长和老龄化不断攀升，全球的癌症发病数和死亡数在快速增长，癌症已成为严重危害人类健康的重大疾病。目前，癌症已居于大部分国家 30~69 岁居民死因的前 2 位。2018 年全球新增癌症病例约 1 800 万人，死亡人数约 960 万；2020 年全球新增癌症病例约 1 930 万人，死亡人数约 1 000 万。全球每 5 个人就会有 1 人在一生中罹患癌症，每 8 名男性和每 11 名女性之中，就会有 1 人因癌症去世，确诊罹患癌症后 5 年内仍然健在的人数为 5 060 万。2020 年，女性乳腺癌占到全球新增癌症病例的 11.7%，其次为肺癌（11.4%）、结肠直肠癌（10%）、前列腺癌（7.3%）和胃癌（5.6%）。在致死率方面，肺癌所导致的死亡人数最多，占到因癌症去世总人数的 18%，之后依次为结肠直肠癌（9.4%）、肝癌（8.3%）、胃癌（7.7%）和女性乳腺癌（6.9%）。作为世界上人口最多的国家，中国占新增癌症死亡数的 23.7%，其中 50% 的新病例来自肝癌、食管癌和胃癌，死亡人数约占全球的 30%。近几十年，中国的总体癌症发病率相对稳定，每年的变化率是 4%，癌症死亡率有所下降，生存率显著提高，从 30.9% 增加到 40.5%。在过去 40 年中，中国的肺癌死亡率增加了 4 倍。肺癌已取代胃癌成为癌症死亡的主要原因，它占中国所有癌症死亡的 27.3%。在过去 20 年中，乳腺癌和大肠癌的发病率呈快速上升趋势，尤其是在城市地区。中国城市与农村之间的癌症负担和癌症类型存在一定差异，但是呈现逐年缩小趋势。农村地区癌症发病率低，但死亡率高于城市地区。由于我国城市化飞速发展，未来农村的癌症发病率将超过城市。

尽管随着社会经济和医学的发展，一些癌症的预防、诊断和治疗已经取得了显著成效，但由于癌症的复杂性、医疗卫生资源分配不平衡等原因，全球未来癌症的负担和风险仍会进一步增加。专家预计到 2040 年，全世界的癌症病例增加数量可能会超过 60%，在中低收入国家中的增幅可能高达 81%。癌症将成为 21 世纪预期寿命增加的最大障碍。

8.6.2　营养与癌症

世界卫生组织指出，不健康饮食是世界癌症问题的主要危险因素之一，包括饮食结构和饮食习惯不合理、过量饮酒、抽烟等。其中，超重和肥胖与多种类型的癌症相关，如食道癌、结肠直肠癌、乳腺癌、子宫内膜癌和肾癌等。低膳食纤维膳食、过量食用红肉和腌制肉类可能会增加患结肠直肠癌和胃癌等的风险；过量饮酒诱发肝癌、口腔癌、咽癌、食管癌、肝癌等；烟草使用导致每年 22% 的癌症死亡。食物与癌症的发生、发展密切相关。食物中含有一些可能对抵抗多种癌症起到保护作用的营养成分，也含有一些由于食品本身、保藏或加工过程中产生的致癌物及致癌前体物。不同的膳食模式也会对人体健康产生不同的影响。如何科学地指导营养膳食是控制癌症的一个重要方法。

8.6.2.1　能量

能量摄入过多会导致超重和肥胖。超重和肥胖是非常明确的患癌风险因素，也是最广谱的致癌因素之一。肥胖导致的代谢变化和慢性炎症等会驱动肿瘤生长。2020 年哈佛医学院等研究人员发现肥胖会影响肿瘤微环境中的代谢，减少肿瘤内重要免疫细胞 CD8 和 T 细胞的数量和抗肿瘤活性，加速肿瘤的生长。目前已经发现肥胖与 10 多种癌症的发病风险增加和预后及生存率降低相关，包括胃癌、肾癌、肝癌、乳腺癌、子宫内膜癌、结肠癌和胰腺癌等。因此，尽量避免高脂高糖膳食模式。若有时没有限制高能量膳食，可通过增加运动来消耗机体的多余能量。

8.6.2.2　宏量营养素

适量的蛋白质不仅能满足机体生理需要，而且有助于防治癌症。但摄入过高和过低的蛋白质都能促进癌症的发生。当蛋白质摄入过高，特别是动物性蛋白质过高时，结肠癌、乳腺癌和胰腺癌的发生风险增加。当蛋白质摄入过低时，机体对致癌物的敏感性增加，易发生食管癌和胃癌。脂类与癌症的相关性更为明显。脂肪代谢时产生的脂质过氧化物和氧自由基可以攻击蛋白质和 DNA 大分子，促进癌症的发生；脂类中的胆固醇代谢产物次级胆汁酸是较强的促癌剂；高脂膳食导致肥胖，也与癌症的发生风险呈正相关。脂类摄入量与结肠癌、直肠癌、乳腺癌的发生率呈正相关。碳水化合物是重要的宏量营养素之一，分为好的碳水化合物和坏的碳水化合物。好的碳水化合物包括蔬菜、水果、豆类、马铃薯和全谷物等。这些健康的碳水化合物，富含具有功能活性的多糖、膳食纤维等，能够帮助预防癌症，如结肠癌、直肠癌和乳腺癌等。坏的碳水化合物包括含大量人工糖分或精制淀粉的食物，如含糖饮料和加工食品等。大量摄入这类坏的碳水化合物不仅会导致肥胖，还会大幅提高患癌风险。

8.6.2.3　维生素和矿物质

维生素具有很好的抗癌活性，缺乏维生素可能是一些癌症的诱发原因。维生素 A 包括类胡萝卜素及其人工合成的类似物等，能增强免疫系统，诱导多种肿瘤细胞分化、抑制增殖和促进凋亡。B 族维生素是构成机体辅酶的主要成分，与癌症的发生、发展密切相关。研究表明，核黄素缺乏与食管癌、胃癌、肝癌发病率有关。叶酸缺乏与结肠癌和食管癌相关。维生素 C 有清除自由基和抗氧化作用，对化学致癌物亚硝胺的形成有阻断作用，可抑制人体内亚硝胺的合成，高剂量的维生素 C 还可增强癌症患者的免疫治疗，减缓或阻止肿瘤生长。维生素 D 和钙的摄入量与大肠癌的发病率呈负相关，结肠癌死亡率与接受日光照射量呈负相关。维生素 E 能清除自由基致癌因子，保护正常细胞，可降低肺癌、宫颈癌、肠癌、乳腺癌等的风险。矿物质在癌症的发生和发展过程也起重要作用。硒可抑制多种化学致癌物诱发的食管癌、胃癌、肝癌、乳腺癌等。流行病学资料显示，土壤和植物中的硒含量，人类的硒摄入量以及血液中的硒浓度与消化系统和泌尿系统的癌症死亡率呈负相关。钙能与脱氧胆酸结合，减少次级胆汁酸对胃肠的损伤，因此钙与结肠癌和直肠癌呈负相关。习惯于高盐饮食的人群胃癌发病率明显增高。过量摄取锌可能增加白血病、结肠癌、乳腺癌、前列腺癌、胃癌等的发病风险。锌摄入过低会降低机体的免疫力，增强化学致癌物的作用而诱发肿瘤。碘可预防甲状腺癌。钼可抑制食管癌的发病率。

8.6.2.4 植物化学物

水果、蔬菜、粗粮等植物性食物中含有数以万计的植物化学物，如多酚黄酮类、类胡萝卜素、植物甾醇、萜类化合物和有机硫化物等。这些植物化学物具有较好的抗氧化性、防癌和抑癌作用。常见的多酚黄酮类化合物如姜黄素有抗肿瘤的功效；茶多酚对动物的消化系统、胰腺、乳腺等多个部位的肿瘤均有明显的抑制作用；葡萄中的原花青素和白藜芦醇可抑制结肠癌、乳腺癌、前列腺癌等细胞的增殖；大豆中的异黄酮对乳腺癌、卵巢癌和子宫内膜癌等有良好的预防作用；番茄红素能降低前列腺癌等的发病率；植物甾醇能阻断致癌物诱发细胞癌变，降低乳腺癌、结肠癌、胃癌、肺癌、皮肤癌等的发病风险；大豆皂苷对肝癌、结肠癌及急性粒细胞白血病有明显的抑制作用；大蒜中的有机硫化物能明显降低胃癌、结肠癌的发病风险；十字花科蔬菜中的异硫氰酸酯能明显降低前列腺癌、膀胱癌等的发病风险。

8.6.2.5 食物中的致癌因素

食物受到外来化学物质的污染，或在种植、养殖、生产、加工、烹调和保藏时可能生成一些致癌物，如残留的某些农药、激素、重金属、抗生素、氯丙醇、丙烯酰胺、亚硝基化合物、黄曲霉毒素、多环芳烃类化合物和杂环胺类化合物等。

8.6.3 癌症的膳食原则

世界卫生组织指出：1/3 的癌症完全可以预防；1/3 的癌症可以通过早期发现得到根治；1/3 的癌症可以运用现有的医疗措施延长生命、减轻痛苦、改善生活质量。膳食营养因素在癌症的预防方面起着非常重要的作用。

8.6.3.1 癌症预防的膳食原则

2018 年，美国癌症研究所(American Institute of Cancer Research，AICR)和世界癌症研究基金会(World Cancer Research Fund，WCRF)联合出版了《食物、营养、身体活动和癌症预防全球报告》。AICR 分别于 1997 年和 2007 年发布了该报告的第一版和第二版。本次发布的第三版报告基于数百项研究结果，5 100 万人数据，其中包括 350 万癌症病例，对现有文献进行最全面的评估，确认了食物、营养、身体活动和癌症发生的关系，提出了降低癌症风险的 10 项建议，这是迄今为止全球范畴内预防癌症最权威的行动基础。

①在正常体重范围内尽可能瘦。保持体重在健康范围内，可能是预防癌症最重要的方法之一。超重或肥胖增加了患某些癌症的危险性。避免成年后体重增加，如果儿童期和生

命早期超重，则成年后也容易超重和肥胖。

②将从事积极的身体活动作为日常生活的一部分。任何形式的锻炼均有助于降低癌症风险以及体重增加、超重和肥胖的发生。久坐的生活方式是一些癌症及体重增加、超重和肥胖的一个原因。

③限制摄入高能量密度的食物，如快餐和其他高脂肪、淀粉或糖的加工食品。限制这些食物主要是为了预防和控制体重增加、超重和肥胖。加工食品组成的食物通常含有大量的脂肪或糖，其能量密度往往高于含有大量新鲜食品的食物供应。含糖饮料提供了能量而没有产生饱腹感或能补偿性地减少随后的能量摄入，因此导致能量摄入过多，而使体重增加。

④以植物性食物（如蔬菜、水果、全谷类和豆类）为主。摄入较多植物性食物可能对各种部位的癌症均有预防作用。"以植物为主"是指富含营养素、膳食纤维和低能量密度的植物性食物为主的膳食。非淀粉蔬菜和水果很可能对某些癌症具有预防作用。由于能量密度很低，因此它们也可能预防体重增加。

⑤限制红肉摄入，避免加工肉制品。"红肉"指饲养动物的牛肉、猪肉、羊肉，包括在加工食品中含有的。加工肉制品指通过烟熏、腌制或加入化学防腐剂进行保存的肉类。肉类可以是营养素的重要来源，尤其是蛋白质、铁、锌和 B 族维生素，但过量的红肉和加工肉制品是某些癌症充分或很可能的原因。含大量动物脂肪的膳食其能量通常也相对高。

⑥限制含酒精饮料。研究表明，任何形式的酒精都是一种强致癌物。酒精引起的死亡率和各种疾病的发病率均高于吸烟。酒精与 6 种癌症密切相关，包括咽喉癌、食道癌、胃癌、肝癌、结直肠癌、乳腺癌。即便少量饮酒或酒精饮料，也会增加患癌风险。

⑦限制盐的摄入量，避免发霉的谷类或豆类。盐是人类健康和生命本身所必需的，但其需要量远远低于世界上大多数地区人群的一般摄入量。盐和腌制食物是某些癌症的很可能原因。食物和饮料及饮用水的微生物污染仍是全球性的公共卫生问题，特别是长期在温暖气候下保存的谷类或豆类的黄曲霉素污染是导致肝癌的主要原因。

⑧强调通过膳食本身满足营养需要，不推荐使用膳食补充剂来预防癌症。专家组认为最好的营养来源是食物，而不是膳食补充剂。有证据表明高剂量膳食补充剂能影响某些癌症的危险性。对健康人来说，从健康膳食中就能获得足够的营养。在某些情况下使用补充剂是适宜的，如孕妇和老年人。

⑨坚持母乳喂养。母乳喂养对预防母亲乳腺癌和儿童超重和肥胖都有帮助。母乳喂养能防止婴儿期感染，保护不成熟免疫系统的发育，预防其他儿童期疾病，且对母婴亲情关系的发展也很重要。

⑩癌症幸存者遵循癌症预防的建议。如有可能，所有确诊癌症的人都应该接受训练有素的专业人员提供的营养照顾。

8.6.3.2　癌症患者营养支持指南

随着治疗技术和方法的不断进步，癌症逐步成为一种可控可治的慢性疾病。癌症患者营养不良的发生率很高，营养不良不仅影响癌症治疗的临床决策，还会增加并发症的发生率和病死率。探讨适合癌症患者的营养风险和营养状况的评估方法，通过营养支持治疗以提高癌症治疗的疗效，提高患者的生存质量，已经成为癌症多学科综合治疗的重要组成部分。

进行合理的营养支持治疗，首先应正确评定每个癌症患者的营养状况，筛选出已发生营养不良或存在营养风险的患者，特别是发现存在营养风险但尚未出现营养不良的患者，结合临床情况，制订营养支持治疗计划，及时给予治疗。为了客观评价营养治疗的疗效，还需要在治疗过程中不断进行再评价，以便及时调整治疗方案。

营养支持治疗的内容包括：饮食指导、改善摄食、口服营养补充及人工营养支持。对于饮食摄入不足、存在营养不良或营养风险的癌症进展较缓慢的患者，营养支持可增加机体营养素的摄入量，改善机体的营养状态、组织器官功能和生活质量，增加癌症患者手术、放化疗耐受力、减少手术并发症等，从而获得较好的远期治疗效果。但对于机体消耗严重、肿瘤已累及多个器官的终末期癌症患者，营养支持只能起到缓减自身消耗的作用。

当化疗患者每日摄入能量低于每日消耗 60% 的情况超过 10 d 时，或者预计患者将有 7 d 或以上不能进食时，或患者体重下降时，应开始营养治疗，以补足实际摄入与理论摄入之间的差额，为了降低感染风险，推荐首选肠内营养。相比肠外营养，肠内营养更符合生理，有利于维持肠道黏膜细胞结构与功能完整性，并发症少且价格低廉。如果患者因为治疗产生了胃肠道黏膜损伤，可以采用短期的肠外营养，但一旦肠道功能恢复时，应尽早利用肠道。不推荐没有营养不良或营养风险的放疗患者常规使用肠外营养。

终末期癌症患者的营养治疗应以临床指征和社会伦理为依据，综合考虑肿瘤预后、患者的营养状况、营养支持的风险效益比，在尊重患者和家属权力和意愿的基础上，兼顾公平合理使用有限医疗资源的原则，以决定是否实施营养支持。终末期癌症患者往往伴随有严重的恶病质。恶病质是存在于癌症患者中的一种表现复杂的综合征，特点为慢性、进行性、不知不觉地体重下降，常伴有厌食症、饱腹感和乏力表现，且对营养治疗不敏感或部分敏感。终末期癌症患者营养治疗原则：减除肿瘤负荷，联合胃肠道功能调理、营养素及能量补充、代谢调理剂治疗，延缓恶病质进展，以达到改善生活质量的治疗目的。不主张对终末期癌症患者采用高能量营养治疗获得正氮平衡或氮平衡。在接近生命终点时，或生命体征不稳和多脏器衰竭者，原则上不考虑系统性的营养治疗。

附：相关名词定义

癌症患者（cancer patient）：诊断为恶性肿瘤，正在或等待接受根治、对症或姑息治疗的患者。

癌性恶病质（cancer cachexia）：由多种因素导致的肿瘤患者骨骼肌进行性丢失，伴随或不伴随脂肪含量的下降，这种丢失往往不能通过传统的营养支持得到完全纠正，并且可以进一步导致多器官功能障碍的临床综合征。

营养不良（malnutrition）：能量、蛋白质和（或）其他营养素缺乏、过剩或失衡导致对人体的形态（体形、体格大小和机体组成）、机体功能和临床结局产生可以观察到的不良影响的一种状态。

营养不足（undernutrition）：由于能量或蛋白质等营养物质摄入不足或吸收障碍，造成特异性营养素缺乏或失衡，或由于疾病、创伤、感染等应激反应，导致营养物质消耗增加，从而产生的营养素缺乏。

营养风险（nutritional risk）：指现存或潜在的营养因素相关的导致患者不利临床结局的风险。

营养筛查（nutrition screening）：医务人员利用快速、简便的方法了解患者营养状况，决定是否需要制订营养支持计划。

营养评定（nutrition assessment）：营养专业人员对患者的营养、代谢状况及机体功能等进行全面检查和评估，考虑适应症和可能的不良反应，以制订营养支持计划。

营养支持(nutrition support)：又称营养支持疗法(nutrition support therapy)，是指通过肠内或肠外途径为患者提供适宜的营养底物，其目的是使人体获得足够的营养素以保持新陈代谢正常进行，抵抗疾病侵袭进而改善患者的临床结局，使其受益。营养支持的含义包括补充、支持和治疗三部分，提供的方式包括肠外营养和肠内营养两种途径。

肠外营养(parenteral nutrition，PN)：经静脉途径为无法经消化道摄取或经消化道摄取营养物质不能满足自身代谢需要的患者提供氨基酸、脂肪、碳水化合物、维生素、矿物质及微量元素等营养素，以促进合成代谢、抑制分解代谢，维持机体组织、器官的结构和功能。

肠内营养(enteral nutrition，EN)：经消化道提供营养素。肠内营养制剂按氮源分为整蛋白型、氨基酸型和短肽型。根据给予方式分为口服和管饲。

补充性肠外营养(supplemental parenteral nutrition)：肠内营养不足时，部分能量和蛋白质等营养素由PN进行补充的混合营养支持方式。

口服营养补充(oral nutritional supplements，ONS)：是以增加口服营养摄入为目的，将能够提供多种宏量营养素和微量营养素的营养液体、半固体或粉剂的制剂加入饮品和食物中经口服用。

第9章 特殊用途食品的营养

本章中的特殊人群是指处于特殊生理阶段的人群，具体包括孕妇、乳母、婴幼儿、青少年、老年人。本章主要介绍了孕妇、乳母、婴幼儿、青少年及老年人营养，探讨生命周期中特殊时期人体对特定营养素和特殊食品的需要、常见营养问题及对策。培养关爱特殊人群的人文情怀，继承中华民族尊老爱幼的优良品质。在学习特殊人群区别于一般成年人生理特征和营养需求的过程中，体会在认识事物过程中普遍性与特殊性的辩证思维，锻炼分析问题时主要矛盾和次要矛盾的把握能力。

【本章学习目的与要求】
- 掌握营养强化食品、保健食品的分类和特点；
- 掌握婴幼儿配方奶粉和特殊医学用途配方食品的分类和特点。

9.1 特定人群饮食与营养重点

9.1.1 妊娠期饮食与营养重点

母亲妊娠期的营养状况不仅会影响到胎儿的生长发育状况，还可使胎儿产生持续性结构和功能改变，导致其成年后一系列疾病的发生。除此之外，孕期的营养状况还有可能会影响到分娩后母体自身恢复。妊娠期的营养状况在母体、胎儿及婴幼儿发育过程中发挥着"牵一发而动全身"的关键作用，因此关注妊娠期妇女的生理和营养需求的变化，为她们制定合理的饮食管理策略，对于提高妊娠期妇女和婴幼儿的生活质量是合理有效的。在妊娠期的营养重点中，需要抓住妊娠期妇女生理特征变化的本质，明确在妊娠期不同阶段的特殊营养需求的主要矛盾，为其主要矛盾制定合理的饮食管理。

9.1.1.1 满足孕期对叶酸的特殊需要

叶酸参与了机体的生化和代谢过程，当体内叶酸缺乏时，DNA 复制速度减慢，细胞分裂和增殖受到影响。在妊娠早期叶酸缺乏可能会引起胎儿的神经管发育异常，造成无脑儿、脊柱裂等疾病。我国是新生儿神经管缺陷高发国，发生率约为千分之一。叶酸缺乏可影响胚胎细胞增殖、分化，增加神经管畸形及流产的风险，还会引起血红蛋白合成减少，红细胞发育停滞，导致巨幼红细胞性贫血等。

成人叶酸每日摄入量建议为 $180\sim200\ \mu g\ DFE/d$①，通过平衡膳食便可补充机体需求，但孕妇机体处于特殊状态，叶酸需求量较普通成人呈倍数增长，而孕早期的妇女体内叶酸贮备往往不足以供应机体所需。因此，孕妇需要补充外源性叶酸。

孕期可通过食用含有丰富叶酸的食物补充机体需求。常见含叶酸的食物有绿色蔬菜、

---

① DFE 为膳食叶酸当量（dietary folic acid equivalent）。

由于食物叶酸的生物利用度仅为 50%，而叶酸补充剂与膳食混合时生物利用度为 85%，是单纯来源于食物的叶酸利用度的 1.7 倍，因此 DFE 的计算公式为：DFE（μg）＝膳食叶酸（μg）+1.7×叶酸补充剂（μg）。

水果、肉蛋类、豆类、坚果类、谷物类。天然食物中的叶酸是四氢叶酸的各种衍生物，均为还原型，长时间烹调加工可破坏叶酸，流失率可达 80%~90%，而合成的叶酸是氧化型单谷氨酸叶酸，稳定性好，生物利用率高。因此，孕期除了常吃富含叶酸的食物外，还应食用叶酸补充剂，补充量为 400 μg/d。

9.1.1.2 满足孕期对铁的特殊需要

妊娠期对铁的需求量显著增加。孕妇在妊娠期间出现生理性贫血，需额外补充铁，还要为分娩时失血造成的铁损失提前做好补充。胎儿肝脏内也要贮存铁以供出生后 6 个月内的铁需要。

孕妇铁的推荐摄入量（RNI），妊娠早期 20 mg/d，妊娠中期和哺乳期为 24 mg/d，妊娠晚期为 29 mg/d。在孕妇的膳食食谱中补充动物肝、血、瘦肉等食物，可增加铁的营养素密度，实现膳食铁的高效补充。若贫血严重也可通过服用铁剂补血。

9.1.1.3 满足孕期对钙的特殊需要

妊娠期对钙的需求量显著增加。胎儿从母体摄取大量的钙以供生长发育的需要，胎儿需贮存约 30 g 钙。除胎儿需要外，母体也需贮存部分钙以备泌乳需要。孕妇钙推荐摄入量在妊娠早期不增加，中期和晚期均增加 200 mg/d。必要时也可通过服用钙剂补充。

9.1.1.4 满足孕期对多种维生素的特殊需要

孕妇对维生素的需求量较大，这是因为孕妇要承担供给自己和胎儿的需要量，此外维生素还发挥着其他的作用。

维生素 A：维生素 A 缺乏与胎儿宫内发育迟缓、低出生率及早产有密切关系。而大剂量维生素 A 还可能导致自发性流产和胎儿先天畸形。孕妇维生素 A 推荐摄入量在妊娠早期不增加，中期和晚期均增加 70 μg RAE/d。

维生素 D：维生素 D 可促进钙的吸收和钙在骨骼中的沉积。维生素 D 缺乏与孕妇骨质软化症及新生儿低钙血症和手足抽搐有关，但过量也可导致婴儿发生高钙血症而产生维生素 D 中毒。孕妇维生素 D 推荐摄入量为 10 μg/d。

B 族维生素：维生素 B_1 与能量代谢有关，妊娠期缺乏维生素 B_1 容易造成新生儿出现明显脚气病，并导致孕妇胃肠道功能明显下降。孕妇维生素 B_1 推荐摄入量在妊娠早期不增加，中晚期分别增加 0.2 mg/d 和 0.3 mg/d。

维生素 B_2 也与能量代谢有关。妊娠期维生素 B_2 缺乏与胎儿生长发育迟缓、缺铁性贫血有关。孕妇维生素 B_2 推荐摄入量在妊娠早期不增加，中晚期分别增加 0.2 mg/d 和 0.3 mg/d。

维生素 B_6 与叶酸、维生素 B_{12} 联用可预防妊娠高血压。孕妇维生素 B_6 推荐摄入量在妊娠期各个阶段均需增加 0.8 mg/d。

孕期需要合理地补充维生素，但不宜过量，必要时可补充复合维生素。

9.1.1.5 满足孕期对 DHA 的特殊需要

DHA 是神经系统细胞生长及维持的一种主要成分，是大脑和视网膜的重要构成成分，在人体大脑皮层中含量高达 20%，在眼睛视网膜中所占比例最大，约占 50%。因此，对胎儿智力和视力发育至关重要。

孕妇 DHA 每天的摄入量应在 300 mg。最好怀孕 3 个月以后开始补充 DHA，补充到怀孕后 7 个月左右，这个时间段婴幼儿的脑细胞发育最快，是脑细胞发育的黄金时期。在孕期 DHA 能够优化胎儿大脑锥体细胞的卵磷脂的结构，并且对视网膜光感细胞的成熟有重要的作用。所以，怀孕 3 个月以后需要多吃含有 DHA 的食物，如海鱼、坚果类食物。必要时可服用 DHA 膳食补充剂。

9.1.2　婴幼儿饮食与营养重点

婴幼儿(0~3 岁)生长发育迅速，是人体生长发育的重要时期，生命早期的营养和发育状况通过体格生长、智力发育、免疫功能等方面影响婴幼儿时期及成年后的健康状况。婴幼儿的生长发育是机体各组织器官增长和功能成熟的过程，这一过程由遗传因素和环境因素的共同作用决定，其中营养因素是十分重要的方面。

婴幼儿在该阶段会存在生理发育状况和营养需求相互矛盾的情况，对于婴幼儿的饮食管理应更为细致，以更好地把握婴幼儿生理发育和营养需求两者的平衡点，以及婴幼儿饮食管理中的主要矛盾，为婴幼儿提供个性化的膳食指导建议。

9.1.2.1　婴幼儿配方奶粉

尽管母乳里面含有的营养是婴幼儿配方奶粉无法完全复制的，但不是所有母亲都能持续不断地为婴幼儿进行母乳喂养，也有很多母亲因为各种各样的原因不得已要给婴幼儿断奶。同时，也有一些婴幼儿因为体质等原因无法食用普通配方奶粉只能选择特殊配方奶粉。

特殊婴幼儿配方奶粉又称"母乳化奶粉"，是一种改良型的代乳品。顾名思义，这类奶粉实际上就是改变牛奶成分，去掉牛奶中不容易被婴幼儿吸收消化的成分，又在一般奶粉的基础上增加了微量元素、维生素或者一些氨基酸等对婴幼儿有益的成分进行充分调配后制成，无限接近母乳。目前，特殊婴幼儿配方奶粉分为不含乳糖奶粉、部分水解奶粉、深度水解奶粉以及氨基酸奶粉。

（1）不含乳糖的配方奶粉

这类奶粉适用于对乳糖无法耐受的婴儿，又分为以牛乳为基础的无乳糖婴儿配方奶粉和以黄豆为基础的无乳糖婴儿配方奶粉。

（2）部分水解配方奶粉

这类奶粉适用于较轻度腹泻的婴幼儿。它的原理是，采用先进的水解蛋白技术，把普通牛奶蛋白切碎变成小分子蛋白质，形成更加容易被婴幼儿吸收的凝乳。部分水解配方奶粉能够缓解婴幼儿各种消化不适的问题，也能够让婴幼儿慢慢适应完整蛋白分子。但是对于已经诊断为牛奶过敏的婴幼儿，吃这类奶粉是没有用的。

（3）深度水解配方奶粉

这类配方奶粉也是通过水解蛋白技术把牛奶蛋白进行水解，不同之处在于它是把大分子蛋白降解成了短肽和氨基酸，相比部分水解奶粉，蛋白分子被切得更加小了。但因为深度水解配方奶粉还是存在短肽链，所以仍然有过敏的可能性。

（4）氨基酸奶粉

氨基酸是蛋白质的基本单位，而氨基酸配方奶粉则是将蛋白质全部水解为小分子的氨基酸，百分百不含过敏原，无致敏性。对于过敏婴幼儿而言，氨基酸奶粉是回避牛奶蛋白食物期间最合适的饮食替代品。

9.1.2.2　给婴儿补充维生素 D

人乳中维生素 D 含量低，母乳喂养婴儿不能通过母乳获得足量的维生素 D。适当的阳光照射会促进皮肤中维生素 D 的合成，但鉴于养育方式及居住地域的限制，阳光照射可能不是 6 月龄内婴儿获得维生素 D 的最方便途径。在婴儿出生后 2 周左右，采用维生素 D 油剂或乳化水剂，每日补充维生素 D 10 μg（400 IU），可在母乳喂养前将滴剂定量滴入婴儿口中，然后再进行母乳喂养。

9.1.3　哺乳期饮食与营养重点

胎儿娩出后，产妇便进入以自身乳汁哺育婴儿的哺乳期。这一时期健康饮食既有利于产妇自身健康的恢复，也能为婴儿从母乳获取足够营养提供保证，对婴儿的智力发育也有很重要的作用。

乳母的营养状况对泌乳量和乳汁质量的影响很大。泌乳量少是乳母营养不良的一个特征性的表现，乳母的营养状况直接影响乳汁的各种营养素含量，从而影响婴儿健康状况。

9.1.3.1　哺乳期补充钙

为保证乳汁中正常的钙含量，维持母体钙平衡，应增加乳母钙的摄入量。乳母钙的适宜摄入量（AI）在非妊娠期基础上增加 200 mg/d，总量达到 1 000 mg/d。

钙的最好食物来源是奶及奶制品，100 g 纯牛奶中含钙量为 100~105 mg，建议乳母产后哺乳期内每天饮奶量达到 500 mL，但是最好不要一次喝完，分两次或多次喝，以增加钙的吸收率。除此之外，豆腐、小香干、绿叶菜、芝麻酱及部分海鱼、海虾等都是含钙食物。如果乳母饮食中钙的摄入量每天不足 1 000 mg，血钙浓度降低，就会动用身体中骨骼的钙，以满足婴儿对钙的需求，但对哺乳期妈妈来说，可能会造成血钙浓度降低、骨质疏松、腰酸背痛等。因此，饮食中钙的摄入量达不到时，哺乳期妈妈可以选择钙的补充剂（如钙片）来补充摄入钙质的不足。

9.1.3.2　哺乳期补充维生素 D

维生素 D 被称为"阳光维生素"，主要功能是促进小肠黏膜对钙的吸收，以及骨组织钙化，还可以提高人体免疫力、预防癌症等。

维生素 D 的食物来源主要是深海鱼肝脏、奶油、蛋黄、瘦肉、牛奶等，但除了深海鱼肝脏，其他食物来源含维生素 D 的量都极少。建议哺乳期的妈妈通过直接补充维生素 D（一般补充活性较强的维生素 D_3）来满足哺乳期对维生素 D（每天 400 IU）的需求。

9.2　营养强化食品

9.2.1　营养强化食品的基本定义

营养强化食品是指根据不同人群的需要，为保持食品原有的营养成分，或者为了补充食品中所缺乏的营养素，向食品中添加一定量的食品营养强化剂，以提高其营养价值。

20 世纪以来，人类一直尝试在食物中添加维生素、矿物质，这些早期的食品强化大多数目的在于解决营养素缺乏所导致的病症。当时营养学研究发现，补充某种特定营养素就能够缓解或消除相应的症状。1900 年，瑞士最先在家庭食用盐中加碘用于预防甲状腺肿；1936 年，美国营养审议会建议在牛乳和人造奶油中强化维生素 A 和维生素 D，由此消灭了美国婴幼儿的佝偻病；1941—1942 年间，美国食品强化走向了规范化，并公布了食品强化法，规定必须在白面和面包中强化维生素 B_1、维生素 B_2、烟酸和铁，以消灭癞皮病；直到 1955 年，世界卫生组织和世界粮农组织建议，向运往发展中国家的牛乳中强化维生素 A 和维生素 D。

我国于 1996 年规定所有食盐都必须强化碘。2000 年 6 月，卫生部等五部委派出国家评估组分赴 31 个省(自治区、直辖市)，对消除碘缺乏病工作进展情况进行全面评估，结果发现，经过几年的努力，我国 87.1% 的县(市、区)达到了实现或基本实现消除碘缺乏病的阶段目标。

9.2.2　营养强化食品遵循的基本原则

根据近一个世纪的食品营养强化的经验，食品与营养科学家总结出有关食品强化的 10 个基本原则，它们能够基本保证有效、安全的食品强化：

①在强化某种营养素之前，必须考虑膳食中该营养素的其他来源，一方面要保证摄入强化食品后该必需营养素水平不会过量；另一方面该营养素也不应该毫无意义、无关紧要。例如，碳水化合物和脂肪都是重要的营养素，但是，一般情况下这两种营养素在膳食中不会缺乏，也就无须进行特别、普遍性的强化。

②在食品中添加一种必需营养素后，不得对其他营养素的代谢产生不利影响。例如，磷的强化可能影响钙的吸收，这些因素需要认真考虑。

③在常规包装、贮存、销售和食用条件下，强化到食品中的营养素应该保证足够的稳定性。

④需要通过生理学研究，证实待强化的必需营养素随食品摄入确实具有生物可利用性。

⑤待强化的必需营养素不应对食品的特性，如色、香、味、质构、烹调性质等产生不良影响，也不得过分缩短食品的货架寿命。

⑥强化工艺和加工设备必须切实可行、容易获得，以保证将待强化的营养素顺利添加到食品中。

⑦添加必需营养素，不得以误导和欺骗消费者为目的，产品标示或包装上的描述均需绝对正确，不得宣传没有科学依据的超出该营养素营养功能和健康促进功能的其他益处。

⑧添加或强化某种必需营养素的费用对预期消费群体来说必须合理、可以承受。

⑨强化某种必需营养素必须同时提供其测定、水平监控的技术方法。

⑩向食品中添加营养强化剂，必须符合有关食品标准或法规，并要特别指明所考虑的或所要求的必需营养素是什么，以及在具体营养强化剂中其水平如何，摄入该水平必需营养素的食品后将达到怎样的预期效果。

9.2.3　营养强化食品的分类

9.2.3.1　强化大米

大米是包括中国、日本、泰国等在内的一些亚洲国家人民的主食，是较为重要的营养强化载体。

稻谷籽粒中的营养成分分布本来就不均衡，所以精加工过程会导致一些营养素严重损失。例如，维生素和脂肪等大多分布在皮层和胚芽中，碾米时碾脱大米的皮层和胚芽后，这些营养成分也随之流失。大米精度较高，口味好，利于消化，但营养成分损失也相应增多；此外，大米在淘洗和蒸煮过程中一些营养素损失严重。所以，解决现代人对大米营养、风味的双重要求，发展这种大众食品的强化工艺技术是十分必要的。

"强化米"是指在普通大米中添加某些天然稻米本身缺少或加工过程中易损失的营养素或特需的营养素而制成的产品。目前，用于大米强化的强化剂主要是维生素、氨基酸和矿物质。

9.2.3.2　强化面粉

小麦是世界上生产最广泛的谷类，在很多国家和地区都是主要食品原料，对于能量摄取十分重要。由于强化成本低、工艺简单，面粉强化是解决微量营养素缺乏问题的最佳选择之一。美国在面粉中强化了维生素 B_1、维生素 B_2、烟酸和铁，有效地帮助民众达到每日推荐摄入量需求。在发达国家，一般对面粉强化维生素 B_1、维生素 B_2、烟酸和铁等营养素，一些国家还添加钙和叶酸，也有添加维生素 A 和维生素 D 的。

9.2.3.3　强化调味品

食盐、味精、酱油、食糖等调味品都可能是实施营养强化的良好载体。

20 世纪 20 年代，北美和欧洲的一些国家开始制造碘强化食盐。无论社会经济状况如何，每个成年人全年每日摄入食盐的数量相对稳定，因此，食盐是强化碘的理想载体。

印度缺铁性贫血（IDA）严重，根据年龄、性别不同发生率在 40%～70%，后来研究确认使用铁强化食盐是控制 IDA 最简单、最经济的方法。铁强化采用硫酸亚铁作为铁强化剂，六偏磷酸钠作为铁螯合剂。

酱油是一种黑褐色的调味品，是一些国家的日常消费调味品。酱油的几个特点使其成为一种适宜的铁强化载体：它是一种液体，故铁强化剂在其中易于均匀分布；它呈深褐色，能隐蔽因添加铁强化剂可能引起的色泽变化；它风味复杂而强烈，可掩盖强化剂可能带来的铁腥味。酱油中铁的吸收率达到 5%～12%。

糖是人们重要的能量来源之一。目前，糖主要强化维生素 A，强化目的是使强化蔗糖产品能够满足维生素 A 缺乏症人群的需求，但同时应确保蔗糖消费量较大的人不会过量摄入维生素 A。

9.2.3.4　强化食用油脂

从功能上看，油脂主要提供能量、脂溶性维生素以及人体正常生长、发育所需的必需脂肪酸。植物油脂的生产和精炼本质上均是一种提取、浓缩的过程，维生素 A、维生素 D 和维生素 E 是脂溶性的维生素，易于在油脂中分散。维生素 A 在油脂中的稳定性较之其他任何食品体系都好，而且油脂促进机体对维生素 A 的吸收。几乎每个人都消费植物油，因此，通过强化植物油增加人们对脂溶性维生素摄入量是完全可行的。

若食品中富含多不饱和脂肪酸（PUFA），则有必要强化维生素 E。PUFA 是双键数目大于 1 的长链脂肪酸，易发生氧化，在油脂中脂质的氧化过程与细胞内一样。甘油三酯含量高的食品油脂也可含有或添加 PUFA，氧化产生氢过氧化物，导致食品酸败；在细胞水平上，氧化导致自由基形成，从而与癌症和心血管疾病发生关联。而加入的维生素 E 等抗氧化剂具有抗癌、防治心血管疾病的功能。此外，工艺技术的发展已经能够向人造奶油中添加包括维生素 C、B 族维生素、铁和钙等在内的水溶性微量营养素。

9.2.3.5　强化鲜乳和乳粉

乳的强化开始于 20 世纪前半叶。英国在乳中强化维生素 D 始于 1923 年，直到今天仍在自愿原则下实行乳的维生素 A 和维生素 D 强化。美国 1939 年提出牛乳维生素 D 添加量不应超过 423 IU/L，历史证明，后来美国人佝偻病发生率显著降低便得益于牛乳的维生素强化。1965—1977 年间，美国人膳食钙摄入的 50%～60% 来源于牛乳，此外，牛乳也是维生素 B_1、维生素 B_2 和维生素 A 重要来源。目前，美国强化乳和脱脂乳销量已超过天然乳。

9.2.3.6　强化蜂蜜

我国早已上市强化维生素 A、维生素 D 和钙的蜂蜜产品。蜂蜜制品较稳定、风味好，但天然蜂蜜营养并不完善，尤其是不含维生素 A（包括胡萝卜素）、维生素 D、维生素 E、维生素 B_{12}、维生素 C 等，维生素 B_1、维生素 B_2 等含量也较低，因此可进行强化提升其营养价值。

9.2.4　食品营养强化的基本方法

食品强化因其目的、内容以及食品本身性质等存在不同，强化方法也各异。有些强化食品是法令规定的，这些食品的强化内容大多是人们普遍缺少的必要营养成分，因而均在人们的必需食物或原料中预先加入，如制面包的面粉或饮用水等，某些法令上未规定的强化食品，则可根据商品性质，在食品加工过程中添加。有些食品原来含有某些营养素的前身，如维生素 D 的前身等，则可在加工过程中用物理方法处理后，将它转变为所需的营养素。

9.2.4.1　在原料或必需食物中添加

凡国家法令强制规定添加的强化食品，以及具有公共卫生意义的强化内容均属于这一类，如某些国家为了预防脚气病而添加维生素 B_1，有些地区为了预防甲状腺肿而添加碘，以及为了维持人们最低的健康水平添加维生素 A、维生素 D、铁和钙等。所强化的食品，往往是选择人们习惯上肯定或普遍食用的种类，如饮用水中添加碘，亚洲国家的强化米，西方国家将营养素添加到面粉中制成强化面包。

这一类预先添加的方法所遇到的主要问题是强化成分在贮藏过程中的损失，由于面粉、米在供应给人们之前必然有一定的贮藏时间，强化剂就会有一定程度的损失。这就给强化剂稳定性能的提高、贮藏中保存条件、包装等各方面带来技术性要求。

9.2.4.2　在加工过程中添加

这是强化食品最普遍采用的方法，如罐装和粉状的强化婴儿食品、罐装果汁和果汁粉、各种罐装食品、人造奶油以及各类糖果糕点等在加工过程中添加比较合理而且也易于掌握。强化剂加入后，通过若干工序可以使它与食品的其他成分混合均匀，因而由强化剂所引起的一些感官影响（如维生素 B_2 的黄色，维生素 C 的酸味等），均可均匀分布于整个食品中，不至于影响过大。但食品加工往往是与热、光和金属接触，难免受到损失，如赖氨酸、维生素 C 等对热敏感。因此，在加工过程中添加食品营养强化剂需适当调整工序和时间。

9.2.4.3　在成品中混入

为了减少强化剂在加工前原料的贮藏过程及加工中的破坏损失，有很多是采取在成品的最后工序中混入的方法。婴儿食品中的调制乳粉、母乳化乳粉等所添加的大多数强化剂均在喷制成粉状的成品中混入。军粮中的压缩食品也大多是在其他配料经烘干杀菌等工序处理后，再把维生素及矿物盐混合压缩，如军粮中的山楂糕，是将维生素 C 与糖浆混合后，于最后一道工序将它夹在山楂片的中间，这样的加工方法从强化剂的保存上来说是最合理的。但由于各种食品的性质和形式的不同，诸如罐装食品和某些糖果糕饼等只能在烤制杀菌加热等工序之前加入，因此不是所有的强化食品均能采用这种方法。

9.2.4.4 物理化学强化法

物理方法是将存在于食物自身中的物质转变成所需要的营养成分的方法。例如，牛乳中的麦角甾醇，经紫外线照射后可转变成维生素 D_2，因而有将牛乳用石英水银灯等紫外线发生装置照射的方法，以增加牛乳中维生素 D 的含量。利用化学方法提高食品营养价值，往往用酸处理，使蛋白质及糖类经初步水解成简单的结构，以利于消化吸收。

9.2.4.5 生物强化方法

应用生物强化方法也可使食物中原来含有的成分转变成需要的营养成分，或提高食物的消化吸收性能。如使用发酵方法，使含乳糖的食品转变成半乳糖以提高生物学价值。发酵大豆制品中蛋白质被消化，并在发酵过程中产生了大量的维生素，提高了食品的营养价值。日本在制造母乳化乳粉及新生儿的食品时也用胃蛋白酶或胰蛋白酶来分解牛乳蛋白质使其成为多肽物质。

豆类在发芽过程中，蛋白质的营养基本不变，而糖类中的棉子糖、鼠李糖等不能被人体吸收的且在人体内易产气的寡糖，在豆类发芽过程中就完全消失了。

9.2.5 营养强化食品的营养需求

食品营养强化的目的是改善人类营养状况。早期营养强化食品是在食物中添加维生素、矿物质和氨基酸。作为食品，首先应满足身体生理需要，具有促进成长发育、强健体魄、充沛精力和延年益寿等功能。至于色泽、味觉、形状等都从属于营养功能。

我国采取食品强化首先要面向大众，即优先对城市居民必需的主食大米、面粉、面条、面包、食用油、馒头等进行强化，如研制营养强化米、生产营养面粉等。其次面向农民，农民是我国大众的主体，而相当部分的农民营养状况堪忧，因此要把农民和农村当作开展食品营养强化的重点。再次面向日用品，即对居民日常消费的食盐、酱油、食醋等调味品进行强化，补充钙、铁、锌等微量元素。最后面向饮品，包括鲜奶、材料及罐头食品等。

随着改革开放的不断深入，国民经济及不同人群营养水平有很大提高，我国也在积极研发新的营养强化食品。

9.2.5.1 不同生长发育时期的营养需求

按生长发育时期，可以将人群区分为婴幼儿、儿童、青少年、中年人、老年人等。不同人群有不同营养需求，设计专用强化食品时应考虑不同生长发育时期人群的营养需求。

对婴幼儿特别重要且容易缺乏的矿物质有：钙、磷、铁、碘和锌等，维生素有维生素 A、维生素 D、维生素 B_1、维生素 B_2、维生素 C 和烟酸等。儿童和青少年是长身体阶段，强化优质蛋白质，钙、磷、铁、碘、锌、镁、铜等矿物质，维生素 A、维生素 D、维生素 C、维生素 B_1、维生素 B_2 和烟酸等通常是有必要的。中年人是社会的中坚，体力和脑力劳动负担都很大。中年人对膳食蛋白质利用率下降，应保证充分供应。但需要控制糖类、脂肪的摄入，以预防肥胖、心血管疾病等。中年人膳食需要强化膳食纤维，注意补充维生素 A、维生素 E、维生素 C 和 B 族维生素，以及钙、铁等矿物质营养素。老年人机体逐渐出现衰老退化现象，由于代谢平衡失调导致的各种疾病发生率增加。老年人肠道对钙的吸收率低，对钙的利用和贮存能力差，所以易缺钙导致骨质疏松症。总之，老年人膳食应注意强化优质蛋白质、卵磷脂、膳食纤维、钙、维生素 C 和维生素 E 等营养素，减少普通脂肪和蔗糖等的摄入量。

9.2.5.2　特殊生理时期的营养需求

特殊生理时期主要指孕、产、乳母时期；生病期、亚健康生理状态；长期运动等。

孕妇在妊娠中期之后(4 个月后)，即需要增加某些营养素摄入量。一般需要强化优质蛋白质、饱和和不饱和脂肪酸、碳水化合物等大量营养素，钙、铁、锌、碘等矿物质，以及各种维生素等，这些与普通生理状态的人完全不同。孕妇膳食中的某些营养素摄入量不足可能导致胎儿发育不良，因此需予以强化。

分娩之后，产妇应补充易于消化的优质蛋白质、各种维生素和矿物质等营养素，以帮助伤口愈合。乳母的营养需求特点与妊娠期类似，在乳母膳食中强化优质蛋白质可以增加泌乳量。一般来讲，乳母膳食蛋白质中能转变为乳汁蛋白质的仅为 70%。其他通常需要强化的营养素主要包括类脂质，钙、铁、铜、锌、碘等矿物质，维生素 A、维生素 E、维生素 D、维生素 B_1、维生素 C 和维生素 B_{12} 等。

运动员和其他有健身习惯的人，经常从事强烈的体力活动，同时还需具有高度的灵敏性和良好的耐力。葡萄糖和蔗糖等精制碳水化合物几乎能即时为机体提供能量，迅速提高血糖水平。肝脏有助于维持血糖水平，当血糖浓度太高时以糖原形式贮存葡萄糖，当血糖水平低时向血液释放葡萄糖。补充各种氨基酸、维生素、卵磷脂和多不饱和脂肪酸，有助于维护肝脏健康。

在高温环境下工作应该补充随汗液流失的水、无机盐和水溶性维生素；在高寒环境下工作应注意补充蛋白质解决负氮平衡问题，补充热能和维生素 A、维生素 B_1、维生素 B_2、维生素 C 和烟酸等维生素以及铁质。

9.2.5.3　不同心理状况下的营养需求

人的心理状况与生理状况往往密切相关。在轻松或压力两种精神状态下，人们经常表现为情绪愉悦或抑郁，二者生理活动强度差异很大。表 9-1 列出了特殊生理时期及生活方式的营养强化需求，包括节食、抽烟、饮茶和饮咖啡、生病服用抗生素、使用避孕药、患慢性疾病、手术后恢复等。

表 9-1　人的各个时期膳食营养强化需求

特定时期	需求原因	需要增加摄入的营养素
少年儿童时期	生长发育	复合维生素和矿物质
节食时期	食品摄入量减少	复合维生素和矿物质
妊娠和哺乳期	基础代谢增加、胚胎迅速发育	B 族维生素(特别是维生素 B_2、维生素 B_3、维生素 B_6 和维生素 B_{12})，叶酸；矿物质：Ca、Zn、Mg、Fe、P 等
老年期	食物摄入量减少，经常摄入劣质食品或低纤维膳食	维生素：B 族维生素以及维生素 C 和维生素 E；矿物质：Ca、Mg 和 Fe
情绪抑郁	神经反应加剧	B 族维生素、维生素 A、维生素 C 和维生素 E

（续）

特定时期	需求原因	需要增加摄入的营养素
锻炼	矿物质随汗液流失，增加了代谢活性	B 族复合维生素、维生素 A、维生素 C 和维生素 E，各种矿物质
哮喘、过敏、关节炎等慢性疾病	机体压力增加、营养需求独特	维生素：B 族复合维生素、维生素 C；特定营养需求：例如，类风湿性关节炎需要补充 Fe 和泛酸
急性疾病或摄入抗生素	抗生素破坏了正常的肠道菌群	B 族维生素
手术后	促进愈合	维生素：维生素 A、维生素 C、维生素 E 和 B 族维生素；矿物质：Zn、Ca/Mg（骨折）
吸烟	增加维生素 C 耗费量，需要抗氧化物质以防止自由基的损害	维生素 C，必需脂肪酸，抗氧化剂
污染严重的生活、工作环境	抗氧化剂有助于防止自由基损害	维生素：维生素 A、维生素 C 和维生素 E；矿物质：Se
摄入浓茶或浓咖啡	刺激神经系统	维生素：B 族维生素、维生素 C；补充从体内损失的铁质
服用避孕药	营养需求增加	维生素：维生素 B_6、维生素 B_{12}、维生素 C 和叶酸；矿物质：Zn 和 Ca
饮酒	造成多方面营养缺乏	维生素：维生素 A、B 族维生素（尤其是维生素 B_3、维生素 B_6）和维生素 C；矿物质：Zn 和 Mg；其他：各种必需脂肪酸

9.3　保健食品

9.3.1　保健食品的基本定义

目前，国际上并没有统一、明确的关于保健食品的定义。《保健（功能）食品通用标准》（GB 16740—1997）将保健食品定义为：保健食品是食品的一个种类，具有一般食品的共性，能调节人体的机能，适于特定人群食用，但不以治疗疾病为目的。日本将保健食品称为健康食品，以突出其健康作用。

2003 年 3 月，国家食品药品监督管理总局发出《关于开展中药保健药品工作的通知》，要求保健食品必须在"药"和"食"之间分清界限，符合药品要求的改发"药准字"文号，符合食品要求的改发"食准字"文号，符合保健食品规定的转为"食健字"文号；前三者均不符合的撤销文号，停止生产和销售。这进一步规范和明确了保健食品的概念。

2005 年 7 月 1 日《保健食品注册管理办法（试行）》正式施行，对保健食品进行了严格的定义：保健食品是指声称具有特定保健功能或者以补充维生素、矿物质为目的的食品，即适宜于特定人群食用，具有调节机体功能，不以治疗疾病为目的，并且对人体不产生任何急性、亚急性或者慢性危害的食品。

2006 年 7 月 1 日《保健食品注册与备案管理办法》正式施行，维持了之前对保健食品的严格定义。

9.3.2 保健食品遵循的基本原则

9.3.2.1 保健食品研发的指导原则

(1)发扬我国传统养生理论的特色

俗话说："三分病，七分养。""药补不如食补。"《黄帝内经》提到"上古之人，其知善者，饮食有节，起居有常，而尽终其天年，度百岁乃去。"《神农本草经》中有半数以上中药品种可食药兼用。《千金要方》中对"食养"(食疗、食治)做了专门论述，并将其作为养生保健、防治疾病的首选方法。这些都为我国发展保健食品提供了重要的传统理论。

(2)现代科学技术是促进保健食品发展的条件

应用现代科学技术的理论与技术，人们对传统"食补"的原料、配方、功能机理、功效成分/标志性成分有了新的认识，已经从"食补"的主要原料，即中草药中检测出生物碱类、黄酮类、多糖类、活性肽及多种酶类等成分，并在分析与研究中取得了相当的成果，成为研究和开发现代保健食品的基础。

(3)传统理论与现代研究相结合

在我国传统养生理论的指导下，逐渐形成具有中国特色的保健食品。可以充分利用我国大量的自然资源和民间食用配方，用现代的先进技术进行筛选、分析和研究，结合研制新成果。

9.3.2.2 保健食品研发的基本原则

①应考虑选择的产品在同类产品中具有较高起点，有较为先进的一面，可以在近期内有竞争能力，且在原料、取材、配方、工艺中都具备价廉质优的优势，使产品在进入营销市场时具有先进性、创新性，且易被市场所认可和接受。

②在选择某一项特定功能或某一种研究手段时，既要有超前意识，又要有科学性。

③保健食品在选材及配方方面应遵循人与大自然的规律，尽量提高人类生存的质量，延缓衰老进程。

9.3.3 保健食品的分类

按不同食用对象可将保健食品分为两大类：一类以健康人群为对象，以补充营养素，满足生命周期不同阶段需求为目的；另一类主要供给某些生理功能有问题的人食用，重点强调其在预防疾病和辅助康复的调节作用。

保健食品品种繁多，各国分类方法也不尽相同。一般从性质、功能和特定适用人群进行分类。不同国家(地区)保健食品分类见表9-2，世界卫生组织保健食品分类见表9-3。

表9-2 不同国家(地区)保健食品分类

国家(地区)	保健食品分类
欧盟	婴儿配方食品，低能量或减能量食品，低钠食品(包括无钠食品)，无谷朊食品，糖尿病人食品，断奶食品，婴儿食品，运动员食品以及用于特殊临床目的规定的食品
美国	带有特定声称的常规食品，膳食补充剂，强化食品，特殊膳食食品和疗效食品
德国	绿色食品，特点食品(食疗食品)和改良食品(纯净食品)
日本	特殊营养食品，特殊饮食用食品，病人用食品和指定保健食品

表 9-3　世界卫生组织保健食品分类

类型	产品举例	对身体作用和具备条件
营养型	蜂王浆	增加营养，改善体质
强化型	钙片、复合型维生素片	补充人体各阶段营养素需要
机能型	鱼油	对身体某个器官具有调节作用
机能因子	食用菌	对身体各个器官有保健和治疗作用，符合世界粮食及农业组织对保健食品的规定

9.3.4　保健食品的基本功能

"具有特定保健功能"是法律赋予我国保健食品的核心属性之一，也是保健食品发展的关键动力之一。2021 年 11 月 24 日，国家市场监督管理总局就《允许保健食品声称的保健功能目录　非营养素补充剂(2020 年版)(征求意见稿)》公开征求意见配套文件中的《保健食品功能声称释义(2020 年版)(征求意见稿)》中就 24 项保健食品功能给出了完整释义。

(1)有助于增强免疫力

免疫力是机体对外防御和对内环境维持稳定的反应能力，受多种因素影响。营养不良、疲劳、生活不规律时出现的免疫力降低，应注意调整和纠正这些因素。有科学研究提示，补充适宜的物质可以改善机体免疫力。

(2)有助于抗氧化

氧化是机体利用氧过程中的一个环节，抗氧化是机体控制过度氧化产生不利健康影响的过程，二者保持平衡，维持正常生命活动。抗氧化需要的外源性抗氧化物质主要来源于食物。有科学研究显示，补充适宜的抗氧化物质，可以帮助机体维持氧化与抗氧化过程的平衡。

(3)有助于改善记忆

人的记忆主要决定于先天禀赋和后天教育，补充记忆有关的营养物质，不能使人"过目不忘"，也不能阻止老年人的记忆减退。有科学研究提示，补充适宜的物质可以帮助维持正常记忆功能。

(4)有助于缓解视觉疲劳

视觉疲劳是长时间眼睛调节屈光产生的眼部不适感。视觉疲劳与用眼距离、时间、照明、眼镜、户外活动等因素有关。有科学研究提示，补充适宜的物质可以帮助缓解视觉疲劳感。

(5)有助于清咽润喉

饮水不足、言语过多、刺激性食物等因素可以引起咽喉部不清爽的感觉。有科学研究显示，补充适宜的物质可以帮助产生咽喉清爽的感觉。

(6)有助于改善睡眠

时差、倒班、睡眠不规律、精神压力、劳累、用脑过度、情绪变化等原因可以引起睡眠状况不佳。有科学研究提示，补充适宜的物质可以帮助改善睡眠。

(7)有助于缓解体力疲劳

体力疲劳是体力劳动、运动引起体力下降的感觉，不同于疾病、脑力劳动和心理压力伴随的"体力疲劳"感。体力疲劳与身体承受的体力负荷大小直接相关。有科学研究提示，补充适宜的物质可以帮助缓解体力疲劳感。

(8)加强机体耐缺氧能力

缺氧指氧气含量和大气压力较低的环境，与疾病引起的体内缺氧不同。改善机体对缺氧环境的适应和耐受能力，应注意调整饮食、运动和其他生活方式等因素。有科学研究提示，补充适宜的物质可以帮助机体耐受和适应低氧环境。

(9)有助于调节体内脂肪

体内过量脂肪蓄积不利于健康。控制饮食和增加运动是调节身体脂肪必不可少的措施。控制饮食以调节身体脂肪期间，适量补充蛋白质、维生素和矿物质等必需营养素，可以改善营养供给。有科学研究显示，补充适宜物质可以帮助调节身体脂肪。

(10)有助于改善骨密度

骨密度是反映骨健康的一个常用指标，受多种因素影响。中年以后，随着年龄增长，骨密度持续降低。有科学研究提示，补充适宜的物质可以帮助减缓骨密度的降低速度。

(11)有助于改善缺铁性贫血

膳食摄入的铁不足，是发生缺铁性贫血的风险因素。改善缺铁性贫血还应注意保持均衡合理的饮食。有科学研究显示，补充适宜的物质可以帮助改善缺铁性贫血。

(12)有助于改善痤疮

遗传、皮肤油脂多、毛囊角质化、细菌繁殖、精神压力、免疫功能下降、刺激性食物等因素都影响痤疮的发生发展。有科学研究提示，补充适宜的物质可以帮助缓解痤疮状况。

(13)有助于改善黄褐斑

黄褐斑为面部的黄褐色色素沉着，其发生和发展与妊娠、口服避孕药、月经紊乱等因素有关。改善黄褐斑，应注意紫外线照射、内分泌、饮食等因素。有科学研究提示，补充一些适宜的物质可以帮助改善黄褐斑。

(14)有助于改善皮肤水分状况

皮肤水分受多种因素影响。有科学研究提示，补充适宜的物质可以帮助改善皮肤的含水量。

(15)有助于调节肠道菌群

肠道菌群是肠道内生存的各种细菌群落，与肠道健康有关。肠道菌群受饮食、卫生习惯、成长环境等多种因素影响。有科学研究显示，补充适宜的物质可以帮助调节肠道菌群的平衡和有益菌群的生长。

(16)有助于改善消化

消化功能受饮食和生活方式等多种因素影响。有科学研究显示，补充适宜的物质可以帮助改善消化功能。

(17)有助于润肠通便

排便功能受饮食、运动和饮水等多种因素影响。有科学研究显示，补充适宜的物质可以帮助改善肠道的排便功能。

(18)有助于保护胃黏膜

胃黏膜与胃功能正常相关。胃黏膜健康受饮食(进食量、饮酒、刺激性食物)和生活方式(胃部受凉、气候、心理压力)等多种因素影响。有科学研究提示，补充适宜的物质可以帮助保护胃黏膜。

（19）有助于维持血脂健康水平

血胆固醇的合适水平为小于 5.2 mmol/L，血甘油三酯的合适水平为小于 1.7 mmol/L。血胆固醇在 5.2~6.2 mmol/L 或血甘油三酯在 1.7~2.3 mmol/L 之间为边缘升高，是心血管等疾病的风险因素。血胆固醇和血甘油三酯受多种因素影响。有科学研究显示，在健康饮食基础上，补充适宜的物质可以帮助血脂趋于健康水平。

（20）有助于维持血糖健康水平

空腹血糖的健康水平不宜高于 6.1 mmol/L，餐后血糖的健康水平不宜高于 7.8 mmol/L。空腹血糖在 6.1~7.0 mmol/L 之间或餐后血糖在 7.8~11.1 mmol/L 之间表明血糖代谢存在异常，是 2 型糖尿病的风险因素。血糖代谢受体重、饮食、运动等多种因素影响。有科学研究显示，在健康饮食基础上，补充适宜的物质可以帮助血糖趋于健康水平。

（21）有助于维持血压健康水平

成人的收缩压健康水平不宜高于 120 mmHg、舒张压健康水平不宜高于 80 mmHg。收缩压在 120~139 mmHg 之间、舒张压在 80~89 mmHg 之间为血压正常高值，是一些疾病的风险因素。血压受体重、饮食、运动、压力、年龄等多种因素影响。有科学研究提示，在健康饮食基础上，补充适宜的物质可以帮助血压趋于健康水平。

（22）有助于保护化学性肝损伤

内源性和外源性化学物质可以引起肝功能一过性异常。保护肝脏应避免劳累和运动过度，减少接触化学物质。有科学研究提示，补充适宜的物质可以帮助保护肝脏处理化学物质的能力，不能增加机体对酒精的耐受能力。

（23）有助于降低电离辐射导致的损伤

电离辐射指可以使物质发生电离现象的辐射，如 X 射线，不包括紫外线、微波等非电离辐射。防护电离辐射危害，应采取有效的物理防护措施，减少和避免不必要的电离辐射暴露。有科学研究提示，补充适宜物质，可以帮助降低电离辐射危害健康的风险。

（24）有助于排铅

铅是一种没有生理功能且对健康有严重危害的重金属元素。铅普遍存在于日常环境中，一些特殊职业和地区人群可以接触到过量的铅。有科学研究提示，补充适宜物质可以帮助机体排出随食物、饮水摄入的铅。

9.3.5　保健食品与健康

保健食品能够在世界范围迅速发展，是与世界经济和环境的变化密切相关的。据 1982 年联合国人口司估计，2025 年全世界 60 岁以上老年人将达 11 亿。人均寿命的延长带来了人口结构的变化，使老龄人口在总人口中比例增加。老年人口比例的全面增加，导致医疗保险费用支出迅速上升，成为社会及个人庞大的开支和沉重的负担。再加上药物副作用危害日益明显，使人们认识到从饮食上保持健康、预防疾病更为经济、安全，保健食品应运而生。

随着科学和公共卫生事业的发展，各种传染病得到了有效的控制，但是各种慢性疾病如心脑血管疾病、恶性肿瘤、糖尿病已占据疾病谱和死因谱的主要地位。慢性病与多种因素有关，常涉及躯体的多个器官和系统，生活习惯、行为方式（吸烟、酗酒、不良的饮食习惯、营养失调、紧张的行为方式和个性)、心理、社会因素等在患病过程中起重要作用。疾病模式的变化促使人们重新认识饮食与现代疾病的关系，寻找人们饮食习惯的弊病，从而引发了饮食革命，刺激了保健食品的消费，促进了保健食品的发展。

近半个世纪以来，生命科学取得了极其迅速的发展，特别是生物化学、分子生物学、人体生理学、遗传学及相关分支学科的发展，使人们进一步认识到饮食营养与身体健康的关系，认识到如何通过营养素的补充及科学饮食去调节机体功能进行疾病预防。科学的发展使人们懂得了如何利用功能性物质去研制开发某一功能的保健食品，使人们对保健食品的认识从感性阶段上升到理性阶段，从而推动了保健食品的发展。

保健食品原料主要包括多糖类、功能性甜味剂类、功能性油脂类、自由基清除剂类、肽与蛋白质类、活性菌类、微量元素类、其他类等。对于饮食不规律、营养不均衡导致的亚健康状况，需要通过一些营养补充剂来补充膳食的不足，另外还可以服用一些具有保健功能的保健食品。保健食品不能解决疾病的问题，但能降低疾病的风险。保健食品能起到生理调节功能，跟药物有区别，剂量比较低，长期作用产生了一个调节身体的功能，即保健功能。不同人群所需的营养素是不同的，要有针对性地选择适合自己的保健食品。老年人最缺乏的是钙，钙的缺失导致骨质疏松，伴有易骨折的现象。老年人还可以补充硒，硒是抗氧化的矿物质，对老年人体质改善非常有益。妇女更年期之后，体内雌性激素水平降低，需适当摄入一些异黄酮，因为雌激素水平低不仅导致女性各方面指标的下降，还会引起身体对钙的吸收能力锐减。发育阶段的孩童缺铁、缺钙都是普遍现象。我国5年一次的营养普查报告显示，国民营养结构存在严重偏颇，因此合理补充营养素对改善亚健康态是必要的。不过，要想真正远离亚健康态，一定要提高健康意识，做好个人的健康管理，养成健康的生活方式。

9.4 婴幼儿配方食品

9.4.1 婴幼儿配方食品概述

婴幼儿配方食品包括婴幼儿配方奶粉(其中又主要包括配方牛奶粉、配方羊奶粉)、婴幼儿配方米粉、婴幼儿营养面条、肉酥、果泥、磨牙饼干(分片状、条状等)、宝宝专用水等。

婴幼儿配方奶粉是指以牛乳(羊乳)及其加工制品为主要原料，加入适量的维生素、矿物质和其他辅料加工而成的，供婴幼儿(3周岁以内)食用的产品。它包括婴儿配方乳粉、较大婴儿配方乳粉、幼儿配方乳粉。

2021年，国家卫生健康委员会、国家市场监督管理总局联合印发公告，发布50项食品安全国家标准和4项修改单，其中3项关于婴幼儿配方食品的标准将于2023年开始实施。为保障婴幼儿健康，国家卫生健康委员会组织修订了涉及婴儿(0~6月龄)、较大婴儿(6~12月龄)和幼儿(12~36月龄)的配方食品标准，3项均属于强制性食品安全国家标准，将于2023年2月22日开始实施。新标准明确了"乳基"和"豆基"的概念，即产品中蛋白质的主要来源分别为乳类及乳蛋白制品，或大豆及大豆蛋白制品。对于婴儿和较大婴儿配方食品，"乳基"和"豆基"不可混合使用；对于幼儿配方食品，两者可以单独或同时使用。新标准还要求，婴儿和较大婴儿配方食品不应使用果糖、蔗糖及果葡糖浆等含有果糖、蔗糖的原料作为主要碳水化合物来源。鉴于胆碱、硒和锰对婴幼儿生长发育具有重要作用，国家卫生健康委员会将婴儿和较大婴儿配方食品中的胆碱从可选择成分调整为必需成分，将较大婴儿配方食品中的锰和硒从可选择成分调整为必需成分。

9.4.2　婴幼儿配方食品的适用范围

目前市场上存在婴幼儿配方食品的类别以及适用人群见表 9-4。

表 9-4　婴幼儿配方食品的类别

类　别	适用人群
无乳糖或低乳糖配方	乳糖不耐受婴儿
乳蛋白部分水解配方	乳蛋白过敏高风险婴儿
乳蛋白深度水解配方或氨基酸配方	乳蛋白过敏婴儿
早产/低出生体重婴儿配方	早产/低出生体重儿
氨基酸代谢障碍配方	氨基酸代谢障碍婴儿
母乳营养补充剂	早产/低出生体重儿

对于不同种类的特殊婴幼儿人群，应给予相应的特医奶粉，下面我们就几种常见的特殊婴幼儿人群进行介绍。

（1）早产儿

临床上，孕 37 周前出生的婴儿称为早产儿，出生体重低于 2 500 g 的婴儿称为低出生体重儿，早产儿多为低出生体重儿。为满足其追赶生长的营养需求，此类婴儿配方食品中能量、蛋白质以及一些维生素和矿物质的含量应明显高于足月儿配方食品。母乳强化剂是针对早产儿母乳的一种营养强化，因为纯母乳喂养所提供的能量、蛋白质和矿物质的含量远不能满足低体重早产儿生长发育的需求，从而需要在母乳喂养的同时使用母乳强化剂，使早产儿既受益于母乳喂养的好处，又能满足其快速生长的营养需求。

对于早产儿来说，特医食品如何实现支持追赶性生长与远期疾病的预防呢？

中华医学会儿科学分会新生儿学组的专家表示，早产儿的营养强化应遵循"母乳加母乳强化剂、必要时补充早产儿配方粉"，以保证早产儿获得比普通婴儿更多的能量、蛋白质和矿物质，包括铁、钙、磷等，满足其特殊生长发育需要。

母乳喂养自不必说，早产儿母乳与足月儿母乳不同，其中有更多适用于早产儿的营养成分与生物学价值，所以母乳仍然是早产儿营养补充的第一选择。母乳强化剂或早产儿配方奶粉，对于补充早产儿营养摄入也很重要。同时，除保证早产儿的营养摄取充足外，出生后较长时间的住院治疗以及出院后的营养管理也是不容忽视的重要环节。对于早产儿应进行定期随访，便于及时发现问题及早期干预，从而预防或减轻生长发育迟缓等问题的发生。

对于发展偏离正常或可能偏离正常的 3 岁以前的早产宝宝，通过早期干预等一系列有组织、有目的丰富环境的教育活动，可以使宝宝的体格、运动、智力、语言、行为能有所提高，或赶上正常儿童的发育。应根据宝宝的具体情况制订个体化的、以家庭为中心的干预计划，定期对早产宝宝的体格、运动、智力、行为进行评估，监控发育风险，并跟进评估结果对早产儿进行分级分类管理，尽量做到早预防、早发现、早干预。

（2）乳糖不耐受婴儿

对于适用于原发或继发乳糖不耐受的婴儿，其中粉状无乳糖配方食品中乳糖含量应低于 0.5 g/100 g；粉状低乳糖配方食品中乳糖含量应低于 2 g/100 g。液态产品可以按照稀释倍数做相应折算。

（3）乳蛋白过敏高风险婴儿

乳蛋白部分水解配方奶粉，是将牛奶蛋白经过加热和（或）酶水解为小分子乳蛋白、肽段和氨基酸，以降低大分子牛奶蛋白的致敏性。根据不同配方，此类产品的碳水化合物既可以完全使用乳糖，也可以使用其他碳水化合物部分或全部替代乳糖。其他碳水化合物指葡萄糖聚合物或经过预糊化的淀粉，但不能使用果糖。此类奶粉适用于乳蛋白过敏高风险婴儿，可以规避过敏风险。

乳蛋白深度水解配方或氨基酸配方奶粉是通过一定工艺将易引起过敏反应的大分子乳蛋白水解成短肽及游离氨基酸。氨基酸配方食品是由单体氨基酸代替蛋白质。上述配方食品将过敏原去除或不含过敏原，适用于乳蛋白过敏婴儿。

9.4.3　婴幼儿配方食品的营养要求

《食品安全国家标准　婴儿配方食品》（GB 10765—2021）、《食品安全国家标准　较大婴儿配方食品》（GB 10766—2021）、《食品安全国家标准　幼儿配方食品》（GB 10767—2021）是最新发布的婴幼儿配方食品相关标准，其中明确规定了婴幼儿配方食品的技术要求，包括原料要求、感官要求、必需成分、可选择成分等。

（1）婴儿配方食品的营养要求

产品中所有必需成分对婴儿的生长和发育是必需的。产品在即食状态下每 100 mL 所含能量应在 250～295 kJ（60～70 kcal）范围。能量的计算按每 100 mL 产品中蛋白质、脂肪、碳水化合物的含量，分别乘以能量系数 17 kJ/g、37 kJ/g、17 kJ/g（膳食纤维的能量系数为 8 kJ/g），所得之和单位为 kJ/100 mL，再除以 4.186 kcal/100 mL 的值。婴儿配方食品不应使用果糖和蔗糖作为碳水化合物的来源，可适当添加葡萄糖聚合物（其中淀粉经预糊化后才可加入）。对乳基婴儿配方食品，碳水化合物的来源应首选乳糖（乳糖占碳水化合物含量应≥90%）。

添加的维生素包括维生素 A、维生素 D、维生素 E、维生素 K_1、维生素 B_1、维生素 B_2、维生素 B_6、维生素 B_{12}、烟酸、叶酸、泛酸、维生素 C、生物素、胆碱。矿物质包括钠、钾、铜、镁、铁、锌、锰、钙、碘、氯、硒。可选择成分有肌醇、牛磺酸、左旋肉碱、二十二碳六烯酸、二十碳四烯酸。

（2）较大婴儿配方食品的营养要求

产品中所有必需成分对较大幼儿的生长和发育是必需的。产品在即食状态下每 100 mL 所含的能量应在 250～314 kJ（60～75 kcal）范围。添加的维生素包括维生素 A、维生素 D、维生素 E、维生素 K_1、维生素 B_1、维生素 B_2、维生素 B_6、维生素 B_{12}、烟酸、叶酸、泛酸、维生素 C、生物素、胆碱。矿物质包括钠、钾、铜、镁、铁、锌、钙、磷、碘、氯、硒、锰。可选择成分有肌醇、牛磺酸、左旋肉碱、二十二碳六烯酸、二十碳四烯酸。

（3）幼儿配方食品的营养要求

产品中所有必需成分对幼儿的生长和发育是必需的。产品在即食状态下每 100 mL 所含的能量应在 250～334 kJ（60～80 kcal）范围。添加的维生素包括维生素 A、维生素 D、维生素 E、维生素 K_1、维生素 B_1、维生素 B_2、维生素 B_6、维生素 B_{12}、烟酸、叶酸、泛酸、维生素 C、生物素。矿物质包括钠、钾、铜、镁、铁、锌、钙、磷、碘、氯。可选择成分有硒、胆碱、锰、肌醇、牛磺酸、左旋肉碱、二十二碳六烯酸、二十碳四烯酸。

9.4.4　婴幼儿配方食品的注意事项

（1）婴幼儿食品不得添加香精香料

香精香料、蔗糖和麦芽糖在 1 岁内不应添加。奶粉中常见的食品添加剂是香兰素、乙基香兰素、香荚兰豆浸膏等香精香料。《食品安全国家标准　食品添加剂使用标准》（GB 2760—2014）中规定，婴儿配方食品不得添加香精香料，但较大婴儿和幼儿配方食品中可以加入限量的香兰素、乙基香兰素、香荚兰豆浸膏。香精香料虽然可以改善奶粉的风味，但长期饮用或会影响宝宝的味蕾发育，在选购时应尽量避免。

（2）选择婴幼儿食品须把握的原则

第一，要根据宝宝的月龄和胃肠消化情况进行选择。

第二，尽量选择规模较大、产品质量和服务质量较好的品牌企业的产品。

第三，注意外包装的标识是否齐全。规范的外包装上必须标明厂名、厂址、生产日期、保质期、执行标准、商标、净含量、配料表、营养成分表及食用方法等项目。

第四，注意营养元素的全面性，要看营养成分表中标明的营养成分是否齐全，含量是否合理，有无对宝宝健康不利的成分。

9.4.5　婴幼儿配方奶粉与婴幼儿健康

婴幼儿配方奶粉作为母乳的有效替代品，其配方可模仿母乳的营养成分，必须包括适量的水、碳水化合物、蛋白质、脂肪、维生素和矿物质。

（1）蛋白质类

蛋白质是生命的物质基础，是构成细胞的基本有机物，占人体重量的 16%～20%，由 20 多种氨基酸构成。奶粉中的蛋白质有：

①乳清蛋白　是采用先进工艺从牛奶分离提取出来的珍贵蛋白质，纯度高、吸收率好，被称为"蛋白之王"。能够增强人体免疫力，促进消化。

②α-乳清蛋白　是母乳中含量最多的蛋白质，占总蛋白质的 27%，含有丰富的色氨酸，能够提高记忆力，调节婴儿睡眠、食欲和情绪。

③α-乳白蛋白　是牛乳清中第二大丰富的蛋白质，参与乳糖的合成，是乳糖合成酶的一部分，也是唯一能与钙结合的蛋白质，其成分接近母乳，不易过敏。

④色氨酸　是人体重要的神经递质 5-羟色胺的前体，是人体的必需氨基酸之一，可以调节精神节律和改善睡眠。

⑤酪蛋白　又分为 β-酪蛋白、κ-酪蛋白和 α-酪蛋白，其中 β-酪蛋白约占蛋白总量的 30%。酪蛋白可以提高新陈代谢率，促进钙、铁和锌的吸收，有助于宝宝神经发育。

⑥酪蛋白磷酸肽（CPP）　被称为"矿物质载体之王"，能够增强肠内可溶性矿物质的浓度，促进肠黏膜对钙、铁、锌、硒，尤其是钙的吸收和利用，还具有固齿、健齿、修复牙齿的作用。

⑦牛磺酸　在脑内的含量丰富、分布广泛，能促进神经系统的生长发育和细胞增殖、

分化，在脑神经细胞发育过程中起重要作用。早产儿脑中的牛磺酸含量明显低于足月儿，更需要补充牛磺酸。

⑧水解蛋白　就是经过水解工艺加工的蛋白，把完整的大分子蛋白进行切割，变成小分子的蛋白多肽甚至游离的氨基酸。防止有些宝宝因为牛奶蛋白过敏或肠胃不好不能消化吸收蛋白质大分子造成腹胀腹泻等症状。

（2）脂类

脂类与蛋白质、碳水化合物并称产能的三大营养素，也是人体细胞组织的组成成分，细胞膜、神经髓鞘都必须有脂类参与。

DHA 俗称脑黄金，对宝宝智力和视力发育至关重要，在人体大脑皮层中含量高达 20%，在眼睛视网膜中的比例为 50%。

ARA 是人体大脑和视神经发育的重要物质，对提高智力和增强视敏度具有重要作用，还能促进人体组织器官的发育。

亚油酸是人体必需的但又不能在人体自行合成的不饱和脂肪酸，必须在膳食中摄取。婴儿奶粉中含有充足的亚油酸，不过根据婴儿身体发育不同，亚油酸在宝宝身体里的合成能力也有差异。

OPO 结构脂能够防止便秘，促进钙、脂肪酸吸收，增强骨骼发育；促进乳酸杆菌、双歧杆菌生长，抑制梭菌、葡萄球菌生长；促进骨骼发育。

胆碱能够促进脑发育和提高记忆能力，保证信息传递，是构成生物膜的重要组成成分，可以促进脂肪代谢，降低血清胆固醇。

奶粉中使用磷脂，可以提高奶粉的溶解度，还可增强蛋白质的稳定性能。

人体所需的外源性胆碱 90% 是由卵磷脂提供，卵磷脂具有乳化、分解油脂的作用，可增进血液循环，改善血清脂质，提高皮肤的再生能力。

（3）糖类（碳水化合物）

糖类是人体维持生命活动所需能量的主要来源，糖类主要分成四大类：单糖、双糖、低聚糖和多糖。

乳糖是最主要的碳水化合物之一，乳糖为婴幼儿提供了大部分的能量，促进宝宝体重增长、保障生长发育，还可以保持宝宝体内水分的平衡，提供与脑和重要器官构成有关的半乳糖，对宝宝智力发育十分重要。

低聚半乳糖（GOS）是人体肠道中双歧杆菌、嗜酸乳杆菌等有益菌极好的营养源和有效的增殖因子，可以改善人体肠道的消化吸收功能，增强宝宝的免疫力。

低聚果糖（FOS）是一种天然活性物质，能够调节肠道菌群，增殖双歧杆菌，促进钙的吸收，调节血脂与免疫功能，抗龋齿。

（4）维生素

维生素是人体中的调节物质，在物质代谢中起重要作用。维生素在体内的含量很少，但不可或缺。

维生素 A 具有多种生理功能，对视力、生长、上皮组织及骨骼的发育、胎儿的生长发育都是必需的。能够预防夜盲症和增强视力。

B 族维生素主要有维生素 B_1、维生素 B_2、维生素 B_6、维生素 B_{12}。维生素 B_1 能够帮助消化，维持神经系统功能；维生素 B_2 参与细胞的生长代谢，具有抗氧化活性，促进皮肤、指甲、毛发的正常生长；维生素 B_6 是人体脂肪和糖代谢的必需物质，参与蛋白质合成与分解代谢；维生素 B_{12} 参与制造骨髓红细胞，防止恶性贫血，防止大脑神经受到破坏。

维生素 C 能够促进胶原蛋白的合成，治疗坏血病，预防牙龈萎缩、出血，提高人体的免疫力。

维生素 D 可坚固骨骼，预防儿童佝偻病，预防蛀牙。

维生素 E 具有抗氧化作用，能够调节免疫，降低血浆胆固醇水平，保护细胞膜。

(5) 矿物质

钙为凝血因子，能降低神经、肌肉的兴奋性，是构成骨骼、牙齿的主要成分。儿童缺钙会导致毛发稀疏、骨骼发育不良、易患佝偻病等。

铁是血红蛋白的组成成分，血红蛋白参与氧的运输和存储。如果体内铁的存储不能满足正常红细胞生成的需要而发生的贫血为缺铁性贫血。

锌是核酸、蛋白质、碳水化合物的合成和维生素 A 利用的必需物质，具有促进生长发育，改善味觉的作用。

硒对提高视力确有明显的作用；是维持心脏正常功能的重要元素，对心脏肌体有保护和修复的作用；硒与金属的结合力很强，能抵抗镉对肾、生殖腺和中枢神经的毒害。

(6) 其他可添加元素

叶黄素能够抗氧化，保护视力，是视网膜的主要色素成分。

益生菌包括对人体、动物体内有益的细菌或真菌，如酪酸梭菌、乳杆菌、双歧杆菌、放线菌、酵母菌等，能够预防腹泻或便秘，增强人体免疫力，缓解乳糖不耐受症状。

膳食纤维具有抗腹泻作用，治疗便秘，加速肠胃蠕动，促进消化。

9.5 特殊医学用途配方食品

9.5.1 特医食品的基本定义

特殊医学用途配方食品(foods for special medical purpose，FSMP，简称特医食品)隶属于肠内营养产品，是为了满足进食受限、消化吸收障碍、代谢紊乱或特定疾病状态人群对营养素或膳食的特殊需要，专门加工配制而成的配方食品。该类产品必须在医生或临床营养师指导下单独使用或与其他食品配合食用。国家食品安全标准对于该类产品的定义着重强调，一是用于特定人群，二是需要一定的加工工艺和配方，三是必须在医生或营养师指导下使用，以体现该类产品与普通天然食品的主要区别。特医食品针对的人群包括代谢紊乱人群、消化吸收障碍人群、进食受限人群以及特定疾病人群。当目标人群无法进食普通膳食或无法用日常膳食满足其营养需求时，特殊医学用途配方食品可以作为一种营养补充途径，起到营养支持作用。同时针对不同疾病的特异性代谢状态，对相应的营养素含量提出了特别规定，能更好地适应特定疾病状态或疾病某一阶段的营养需求，为患者提供有针对性的营养支持。

但此类食品不是药品，不能替代药物的治疗作用，产品也不得声称对疾病的预防和治疗功能。

9.5.2 特医食品遵循的基本原则

特殊医学用途配方食品所使用的原料应符合相关要求，禁止使用危害食用者健康的物质，不得违法添加非食用物质，不得添加对患者病情不利的物质，食品添加剂和营养强化剂的质量规格应符合相应的标准和有关规定。特殊医学用途配方食品的配方设计需遵循以下4点原则：①应当符合国家标准要求，同时还应符合特定疾病类型目标人群的营养特殊需求，确保可以起到为特定目标人群提供适宜的营养支持和改善其生活质量的作用。②全营养配方食品应包含人体所需的全部营养素，包括能量、蛋白质、脂肪、碳水化合物及各种维生素、矿物质等。③特定全营养配方食品应当在全营养配方的基础上，依据该年龄段人群特定疾病的病理生理变化而对部分营养素进行适当调整。④非全营养配方食品含有的营养素比较单一，不能作为单一营养来源满足目标人群的营养需求，故对营养素含量不做要求。

特殊医学用途配方食品和补充维生素、矿物质等营养物质的保健食品都需要添加维生素和矿物质，但二者在添加的种类和用量方面存在差异。全营养配方食品必须包括国家标准规定的13种维生素和12种矿物质，选择性地添加符合要求的其他物质；而补充维生素、矿物质等营养物质的保健食品，可以补充一种或多种维生素和矿物质，目前包括15种维生素和10种矿物质，其中矿物质主要包括磷、钠、氯等。在我国人群营养水平良好和普及碘盐政策的情况下，目前将碘列为不适宜额外补充的营养素；另外，对于铬、钼、胆碱几种营养素，特殊医学用途配方食品将其列入可选择性成分指标，并不要求必须添加。

特殊医学用途配方食品作为一种营养补充途径，为目标人群提供有针对性的营养支持。全营养配方食品单独食用时即可满足目标人群的全部营养需求；特定全营养配方食品单独食用时既可满足目标人群的营养需求，又可有针对性地适应不同疾病的特异性代谢状态；非全营养配方食品能够满足目标人群某一方面或者某几方面的营养需求，但不能作为单一营养来源满足目标人群的全部营养需求，应当根据个体的特殊医学状况，与其他食物配合食用。特殊医学用途配方食品必须在医生或临床营养师指导下，根据患者个体情况或医学状况的不同阶段进行调整，特殊医学用途配方食品既可以口服使用，也可以采用管饲途径，以便于进食受限的人群使用。

特殊医学用途配方食品通常为食品形态，如凝胶状食品、多孔状食品、粉状食品、糊状食品等。保健食品在产品形态上，多使用片剂、胶囊(软、硬)、水丸、颗粒(粉)剂、口服液、酒剂、袋泡茶等剂型，多为浓缩形态。特殊医学用途配方食品以提供能量和营养支持为目的，为了满足特定人群对于营养素和膳食的需求，可以单独食用或与其他食品配合食用；而保健食品以调节机体功能为目的，具有保健功能而非提供营养成分。特殊医学用途配方食品适用于有特殊医学状况、对营养素有特别需求的人群，如无法通过进食普通膳食满足营养需求的人群，所以其形态更接近于普通食品，充分考虑了饮食和使用的依从性；而保健食品根据原料和保健功能的不同具有特定的适宜人群，如免疫力低下者、中老年人、需要补充维生素的人群等，这类人群能够正常进食，故保健食品多为小剂量浓缩形态，不提供额外的能量。

基于不同的食用目的和目标人群，两类特殊食品均应当严格按照标准和法规进行产品配方设计。特殊医学用途配方食品应当包括蛋白质、脂肪、碳水化合物及各种维生素、矿物质等，且对各营养素的含量有严格要求，用以满足目标人群全部或部分的营养需求。

9.5.3　特医食品的适用人群

特殊医学用途配方食品的适用人群主要包括代谢紊乱人群、消化吸收障碍人群、进食受限人群以及特定疾病人群。具体包括：

①用于需要加强营养补充和(或)营养支持的人群。这类人群对特定营养素的需求没有特殊要求，如体弱、长期营养不良、偏食、长期卧床患者、老年人等长期营养素摄入不足的人群。

②由于特定疾病或医学状况而产生的对能量、营养素有特殊要求的，且无并发症或其他疾病患者群。对于某一特定疾病(如糖尿病)伴随其他疾病或有并发症的患者，应由医师或临床营养医(技)师决定是否可以选用此类食品。

③适用于对某种物质代谢障碍、有特殊要求或对食品形态有要求的人群，如推荐苯丙酮尿症患者使用限制苯丙氨酸配方。

9.5.4　特医食品的基本功能

良好营养对疾病的康复十分重要。特殊医学用途配方食品基本功能包括降低死亡率、降低并发症发病率、增加或者维持体重及改变身体组成和节约治疗成本。

(1)降低死亡率

目前临床研究已经证明，死亡率与营养不良的严重程度具有相关性，营养不良虽然不能直接导致死亡率上升，但可以促进某些疾病的产生或者发展，从而间接导致死亡率的上升。对埃塞俄比亚、马拉维、危地马拉和印度等地 0~4 岁儿童的死亡原因与营养不良的关系进行分析，结果发现营养不良的程度越严重，相对危险度就越高，有 42%~57% 的儿童死亡是由营养不良而加剧传染病造成的。根据 11 项随机临床研究对 1 965 名患者进行观察，结果表明，采用口服营养补充剂每日补充 250~600 kcal 能量的试验组的死亡率明显低于未补充组。这些研究都充分说明营养充足对降低死亡率发生具有重要意义。

(2)降低并发症发病率

并发症是营养支持过程中的常见问题。肠内营养与肠外营养两者给予途径不同，采用不同营养支持方式，产生并发症也有所不同，但两者并发症产生的原因都可以归结为产品原因和技术原因。肠内营养的并发症主要包括肠道并发症、机械性并发症、代谢性并发症及感染性并发症，肠外营养的并发症可分为技术性并发症、代谢性并发症和感染性并发症。产品原因主要是由产品自身特点导致的人体不耐受，如肠内营养渗透压过高会造成腹泻，肠外营养 pH 值过低可能造成注射疼痛。技术原因主要由临床操作技术造成，如肠外营养使用中心静脉导管的放置或留置可造成气胸、血管损伤、神经损伤、胸导管损伤、空气栓塞等，而肠内营养会造成造口处疼痛、不适感等。涉及 907 人共 18 项的随机临床研究比较了胃肠手术后采用口服营养补充剂或管饲进行术后营养支持的并发症发病率，结果表明，采用口服营养补充剂进行营养支持，可以有效降低伤口感染、呼吸系统感染、术后肠梗阻伤口裂开等术后并发症。

(3)增加或者维持体重及改变身体组成

营养不良最直观的表现就是体重下降。所以，采用特医食品进行干预是否有效的最直观指标也是观察体重是否有增加或者能维持。肠内营养可以有效地提高患者营养素或者能量的摄入量。有研究将一种含有 ω-多不饱和脂肪酸的特医食品对伴有恶病质的胰腺癌患者连续使用 8 周，可以有效减少患者体重下降，增加体重。

（4）节约治疗成本

营养治疗的成本包括直接成本、间接成本和隐形成本。影响直接成本的相关因素有住院时间、再住院率及发病并发症，即住院时间越短，再入院率越低，并发症发生率越低，则产生的直接成本也越低，反之则费用越高。在众多的临床研究中已经表明采用特医食品进行临床营养支持，较普通膳食管理组能够缩短住院时间，降低 30 d 再入院率及并发症的发生率，因此理论上采用特医食品进行临床营养支持，可以显著降低直接成本。

9.5.5　特医食品的分类

特殊医学用途配方食品，根据不同临床需求和适用人群分为 3 类，即全营养配方食品、特定全营养配方食品和非全营养配方食品。

9.5.5.1　全营养配方食品

全营养配方食品是指可作为单一营养来源，满足目标人群营养需求的特殊医学用途配方食品，按照不同年龄段人群对营养素的需求量不同分为两类，即适用于 1~10 岁人群和适用于 10 岁以上人群。

9.5.5.2　特定全营养配方食品

特定全营养配方食品是指可作为单一营养来源，能够满足目标人群在特定疾病或医学状况下营养需求的特殊医学用途配方食品，按照不同年龄段分为两类，即适用于 1~10 岁人群和适用于 10 岁以上人群。《特殊医学用途配方食品通则》（GB 29922—2013）附录中列出了目前临床需求量大，有一定使用基础的 13 种常见特定全营养配方食品，其配方特点见表 9-5 所列。特定全营养配方食品的适应人群一般指单纯患有某一特定疾病且无并发症或合并其他疾病的人群。目前科学证据充分，应用历史较长的特定全营养配方食品有 8 种，包括糖尿病病人用、慢性阻塞性肺疾病病人用、肾病病人用、肿瘤病人用、炎症性肠病病人用、食物蛋白过敏病人用、肥胖和减脂手术病人用、难治性癫痫病人用全营养配方食品等。另外 5 种营养素调整证据尚不充分，包括肝病病人用、肌肉衰减综合征病人用、创伤感染手术及其他应激状态病人用、胃肠道吸收障碍和胰腺炎病人用、脂肪酸代谢异常病人用全营养配方食品等。

特定全营养配方食品根据疾病的特殊营养需求或者疾病的能量代谢特征而设定。按照我国法规要求，特定全营养配方食品包含肿瘤、肾病、炎症性肠病等 13 类患者所适用的产品。

表 9-5　特定全营养配方食品特点

疾病类别	配方食品特点
糖尿病	对脂肪、蛋白质、碳水化合物功能无特殊要求，与普通全营养食品类似；血糖生成指数（GI）<55；钠含量 30~75 mg/kcal
慢性阻塞性肺疾病	提高脂肪供能，降低呼吸系统负担；脂肪供能 30%~55%，当脂肪供能>40% 时，其中中链甘油三酯（MCT）供能占 10%~20%，在增加脂肪供能比时，脂肪的摄入量增加，将加重肝脏负担。利用 MCT 独特的代谢特点以减少肝脏负担，减少并发症；增加 ω-3 多不饱和脂肪酸，利用其抑制炎症的作用降低并发症

（续）

疾病类别	配方食品特点
肾病	对于肾病非透析患者应采用低蛋白配方，以减轻肾脏负担；对于肾病透析患者，则使用高蛋白配方，以补充透析后的蛋白质损失，减轻并发症；对于肾病患者所用的特医食品需严格控制电解质的摄入量，以减轻肾脏负担
肿瘤	采用高蛋白配方，以保证患者摄入足够的蛋白质，预防或延缓肌肉减少症的发生；高脂肪、低碳水化合物配方可提供足够热量，以维持机体代谢需求；提高 ω-3 多不饱和脂肪酸含量，以获得炎症抑制、维持体重、改善免疫等效果，同时降低并发症
肝病	增加支链氨基酸（BACC）的摄入，以减轻肝脏负担；添加 MCT，以减轻肝脏代谢负担
肌肉衰减综合征	使用高蛋白配方设计，以满足肌肉合成代谢的需求；添加促进肌肉合成的成分
创伤、感染、手术及其他应激状态	采用高能量密度配方设计，以满足应激代谢情况下的能量需求
炎症性肠病	脂肪供能比≤40%；脂肪中 MCT 含量不低于总脂肪含量的 40%，以减轻肠道负担
食物蛋白过敏	采用水解蛋白、多肽或者氨基酸为蛋白源
难治性癫痫	采用高脂肪、低碳水化合物配方设计；补充适量蛋白质以保证机体功能正常
胃肠道吸收障碍、胰腺炎	采用水解蛋白、多肽或者氨基酸为蛋白源；低脂肪配方
脂肪酸代谢异常	降低脂肪供能比，减少脂肪摄入；降低不饱和脂肪酸摄入；采用功能性脂肪
肥胖、减脂手术	降低脂肪供能比；增加蛋白质摄入，以满足营养和饱腹感；增加维生素与微量元素的摄入，以维持机体功能

9.5.5.3 非全营养配方食品

非全营养配方食品是指可满足目标人群部分营养需求的特殊医学用途配方食品。非全营养配方食品是按照产品组成特征来进行分类的。由于非全营养配方食品不能作为单一营养来源满足目标人群的营养需求，该类产品应在医生或临床营养师的指导下，按照患者个体的特殊医学状况，与其他特殊医学用途配方食品或普通食品配合使用。根据国内外法规、使用现状和组成特征，常见的非全营养配方食品包括营养素组件、电解质配方、增稠组件、流质配方和氨基酸代谢障碍配方等。

蛋白质组件按照剂型分为两大类：肠内营养混悬液和肠内营养粉剂。按照原料水解与否，蛋白质组件分为以下三大类：

①氨基酸型 不刺激消化液分泌，不需要消化，吸收完全。
②短肽型 需少许消化液帮助吸收，有少量纤维素成分。
③整蛋白型 口感好，需要完全消化才能吸收。

9.5.6 特医食品与健康

9.5.6.1 特医食品与炎症性肠病治疗

炎症性肠病（inflammatory bowel disease，IBD）是多种病因引起异常免疫介导的肠道慢性炎症，以病情反复发作、迁延不愈为特征，主要包括溃疡性结肠炎（ulcerative colitis，UC）和克罗恩病（Crohn's disease，CD）。其发病机制至今仍尚未完全明确，可能与遗传、环境因素等多种因素有关。研究发现，抗生素的使用、吸烟、饮食与炎症性肠病的发病风险和发生发展密切相关。

炎症性肠病患者常出现营养不良，特别是克罗恩病病人，肠内营养在炎症性肠病的综合治疗中占有重要地位，有益于 IBD 的治疗，尤其是对广泛小肠病变和青少年克罗恩病有显著效果。肠内营养制剂的应用不仅能改善患者的营养状态，且有助于疾病缓解。

营养不良是 IBD 最常见的全身表现，在炎症性肠病的任何阶段均可能出现营养不良。营养不良降低患者的生活质量，削弱患者抗感染能力，延缓 IBD 儿童和青少年的生长发育，还会影响组织修复和细胞功能，影响手术切口和肠吻合口愈合，导致术后并发症增加，延长住院时间，增加病死率。营养治疗可改善营养状态、避免营养不良带来危害的同时，可促进黏膜愈合，改善患者自然病程，具有缓解 IBD 的作用。

由于 IBD 病变主要发生在消化道，既妨碍营养物质的摄入、消化和吸收，又造成营养物质从肠道不同程度的丢失。针对上述情况，配方应使用易消化吸收的蛋白质和脂肪来源，以改善患者的营养状况和临床症状。

炎症性肠病病人用全营养配方食品应满足如下技术要求：

①可以选用整蛋白食物，蛋白质水解物肽链和或氨基酸作为蛋白质的来源。

②脂肪供能比应不超过 40%，其中中链甘油三酯（MCT）含量应不低于总脂肪的 40%。

9.5.6.2 特医食品与肿瘤治疗

已报道有 31%~87% 的恶性肿瘤患者存在营养不良，约 15% 的患者在确诊后 6 个月内体重下降超过 10%。肿瘤营养不良的发病率具有如下特征：恶性肿瘤高于良性肿瘤，消化道肿瘤高于非消化道肿瘤，上消化道肿瘤高于下消化道肿瘤，实体肿瘤高于血液肿瘤，内脏肿瘤高于体表肿瘤，65 岁以上老人高于 65 岁以下人群。营养不良不仅发病率高，而且后果严重，营养不良显著提高了各种并发症发生率和死亡率，延长了住院时间，增加了医疗费，严重耗费了家庭、社会及国家的经济资源。

手术期恶液质期的恶性肿瘤患者由于肿瘤的消耗、进食和消化受阻、肿瘤对食欲的影响、患者精神抑郁等因素，伴随以体重下降为特征的营养不良的现象比较常见，因此应尽早对患者进行营养补充。该特定全营养配方产品应适当提高蛋白质的含量并调整与机体免疫功能相关的营养素含量，为患者提供每日所需的营养物质。

恶性肿瘤病人用全营养配方食品应满足如下技术要求：

①蛋白质的含量应不低于 0.8 g/100 kJ。

②ω-3 脂肪酸（以 EPA 和 DHA 计）在配方中的供能比应为 1%~6%，同时对亚油酸和亚麻酸的供能比不再做相应要求。

③可选择添加营养素（精氨酸、谷氨酰胺、亮氨酸）。如果添加精氨酸，其在产品中的含量应不低于 0.12 g/100 kJ；如果添加谷氨酰胺，其在产品中的含量应为 0.04~0.53 g/100 kJ；如果添加亮氨酸，其含量应不低于 0.03 g/100 kJ。

第 10 章　食品标签

食品标签作为食品包装上的主要展示部分，为消费者提供了最直观的各类食品信息。本章主要介绍了食品标签、食品营养标签以及食品营养标签对人们生活的指导作用。通过对食品标签内容的学习与判断，引导学生将辩证逻辑与形式逻辑相结合，锻炼学生主观思维和客观思维的相互转化，形成更加完整的世界观。同时，培养学生养成良好的购物习惯，从而对食品安全与健康起到宣传作用。

【本章学习目的与要求】

- 掌握食品标签的定义、适用范围，了解食品标签的基本要求及其标识内容；
- 理解食品营养标签的定义和内容，了解食品营养标签中的营养成分和营养功能；
- 了解食品标签在生活中的应用及其对健康的指导意义。

10.1　食品标签概述

食品标签的定义是一个不断完善和发展的概念。为进一步清晰规范食品标签，我国制定了一系列规范食品标签的法律法规和标准，如《中华人民共和国食品安全法》《中华人民共和国食品安全法实施条例》《食品安全国家标准　预包装食品标签通则》（GB 7718—2011）、《食品安全国家标准　预包装特殊膳食用食品标签》（GB 13432—2013）、《食品标识管理规定》（总局 2009 年第 123 号令）等。本节主要针对 GB 7718—2011 进行解读。

10.1.1　预包装食品标签通则中使用的定义和术语

（1）食品标签

食品标签是指预包装食品容器上的文字、图形、符号以及一切说明物。

（2）预包装食品

预包装食品是预先定量包装或者制作在包装材料和容器中的食品，包括预先定量包装以及预先定量制作在包装材料和容器中，并且在一定量限范围内具有统一的质量或体积标识的食品。

（3）配料

配料是在制造或加工食品时使用的并存在（包括以改性形式存在）于最终产品中的任何物质，包括食品添加剂。

（4）生产日期（制造日期）

生产日期（制造日期）是食品成为最终产品的日期，也包括包装或灌装日期，即将食品装入（灌入）包装物或容器中，形成最终销售单元的日期。

（5）保质期

保质期是预包装食品在标签指明的贮存条件下，保持品质的期限。在此期限内，产品完全适于销售，并保持标签中不必说明或已经说明的特有品质。

（6）规格

规格是统一预包装内含有多件预包装食品时，对净含量和内含件数关系的表述。

（7）主要展示版面

主要展示版面是预包装食品包装物或包装容器上最容易被观察到的版面。

10.1.2　食品标签的适用范围

食品标签适用于直接提供给消费者的预包装食品标签和非直接提供给消费者的预包装食品标签；不适用于为预包装食品在贮藏运输过程中提供保护的食品贮运包装标签、散装食品和现制现售食品的标识。

10.1.3　食品标签遵循的基本原则

①应符合法律、法规的规定，并符合相应食品安全标准的规定。

②应清晰、醒目、持久，应使消费者购买时易于辨认和识读。

③应通俗易懂、有科学依据，不得标示封建迷信、色情、贬低其他食品或违背营养科学常识的内容。

④应真实、准确，不得以虚假、夸大、使消费者误解或欺骗性的文字、图形等方式介绍食品，也不得利用字号大小或色差误导消费者。

⑤不应以直接或暗示性的语言、图形、符号，误导消费者将购买的食品或食品的某一性质与另一产品混淆。

⑥不应标注或者暗示具有预防、治疗疾病作用的内容。非保健食品不得明示或者暗示具有保健作用。

⑦不应与食品或者其包装物（容器）分离。

⑧应使用规范的汉字（商标除外）。具有装饰作用的各种艺术字，应书写正确，易于辨认。可以同时使用拼音或少数民族文字，拼音不得大于相应汉字。可以同时使用外文，但应与中文有对应关系（商标、进口食品的制造者和地址、国外经销者的名称和地址、网址除外）。所有外文不得大于相应的汉字。

⑨预包装食品包装物或包装容器最大表面面积大于 35 cm^2 时（最大表面面积计算方法见 GB 7718—2011 中附录 A），强制标示内容的文字、符号、数字的高度不得小于 1.8 mm。

⑩一个销售单元的包装中含有不同品种、多个独立包装可单独销售的食品，每件独立包装的食品标识应当分别标注。

⑪若外包装易于开启或透过外包装物能清晰地识别内包装物（容器）上的所有强制标示内容或部分强制标示内容，可不在外包装物上重复标示相应的内容；否则应在外包装物上按要求标示所有强制标示内容。

10.1.4　食品标签的内容

10.1.4.1　直接向消费者提供的食品包装标签内容

（1）一般要求

直接向消费者提供的预包装食品标签标示内容应包括食品名称、配料表、净含量和规格、生产者和(或)经销者的名称、地址和联系方式、生产日期和保质期、贮存条件、食品生产许可证编号、产品标准代号及其他需要标示的内容。

(2)食品名称

应在食品标签的醒目位置,清晰地标示反映食品真实属性的专用名称。

当国家标准、行业标准或地方标准中已规定了某食品的一个或几个名称时,应选用其中的一个或等效的名称。

无国家标准、行业标准或地方标准规定的名称时,应使用不使消费者误解或混淆的常用名称或通俗名称。

标示"新创名称""奇特名称""音译名称""牌号名称""地区俚语名称"或"商标名称"时,应在所示名称的同一展示版面标示真实属性规定的名称。

当"新创名称""奇特名称""音译名称""牌号名称""地区俚语名称"或"商标名称"含有易使人误解食品属性的文字或术语(词语)时,应在所示名称的同一展示版面邻近部位使用同一字号标示食品真实属性的专用名称。

当食品真实属性的专用名称因字号或字体颜色不同易使人误解食品属性时,也应使用同一字号及同一字体颜色标示食品真实属性的专用名称。

为不使消费者误解或混淆食品的真实属性、物理状态或制作方法,可以在食品名称前或食品名称后附加相应的词或短语。如干燥的、浓缩的、复原的、熏制的、油炸的、粉末的、粒状的等。

(3)配料表

预包装食品标签上应标示配料表,配料表中的各种配料应标示反映其真实属性的名称,食品添加剂应标识在 GB 2760—2014 中的食品添加剂通用名称。

配料表应以"配料"或"配料表"为引导词。当加工过程中所用的原料已改变为其他成分(如酒、酱油、食醋等发酵产品)时,可用"原料"或"原料与辅料"代替"配料""配料表",并按 GB 7718—2011 的要求标示各种原料、辅料和食品添加剂。加工助剂不需要标示。

各种配料应按制造或加工食品时加入量的递减顺序一一排列;加入量不超过 2% 的配料可以不按递减顺序排列。

如果某种配料是由两种或两种以上的其他配料构成的复合配料(不包括复合食品添加剂),应在配料表中标示复合配料的名称,随后将复合配料的原始配料在括号内按加入量的递减顺序标示。当某种复合配料已有国家标准、行业标准或地方标准,且其加入量小于食品总量的 25% 时,不需要标示复合配料的原始配料。

食品添加剂通用名称可以标示为食品添加剂的具体名称,也可标示为食品添加剂的功能类别名称并同时标示食品添加剂的具体名称或国际编码(INS 号)。例如,食品添加剂丙二醇脂肪酸酯可以选择标识为:丙二醇脂肪酸酯;乳化剂(477);乳化剂(丙二醇脂肪酸酯)。在同一预包装食品的标签上,应选择其中一种形式标示食品添加剂。当采用同时标示食品添加剂的功能类别名称和国际编码的形式时,若某种食品添加剂尚不存在相应的国际编码,或因致敏物质标示需要,可以标示其具体名称。食品添加剂的名称不包括其制法。加入量小于食品总量 25% 的复合配料中含有的食品添加剂,若符合 GB 2760—2014 规定的带入原则且在最终产品中不起工艺作用的,不需要标示。

在食品制造或加工过程中，加入的水应在配料表中标示。在加工过程中已挥发的水或其他挥发性配料不需要标示。

可食用的包装物也应在配料表中标示原始配料，国家另有法律、法规规定的除外。

食品配料可以选择按表 10-1 的方式归类标示。

表 10-1　配料标示方式

配料类别	归类标识方式
非油脂产品中添加的各种植物油	"植物油"或"精炼植物油"，如经过氢化处理，应标示为"氢化"或"部分氢化"
各种淀粉，不包括化学改性淀粉	"淀粉"
添加量不超过 2% 的各种香辛料或香辛料浸出物（单一的或合计的）	"香辛料""香辛料类"或"复合香辛料"
胶基糖果的各种胶基物质制剂	"胶姆糖基础剂""胶基"
添加量不超过 10% 的各种果脯蜜饯水果	"蜜饯""果脯"
食用香精、香料	"食用香精""食用香料""食用香精香料"

（4）配料的定量标示

如果在食品标签或食品说明书上特别强调添加了或含有一种或多种有价值、有特性的配料或成分，应标示所强调配料或成分的添加量或在成品中的含量。

如果在食品的标签上特别强调一种或多种配料或成分的含量较低或无时，应标示所强调配料或成分在成品中的含量。

食品名称中提及的某种配料或成分而未在标签上特别强调，不需要标示该种配料或成分的添加量或在成品中的含量。

（5）净含量和规格

净含量的标示应由净含量、数字和法定计量单位组成。

应依据法定计量单位，按以下形式标示包装物（容器）中食品的净含量：

①液态食品　用体积升（L）（l）、毫升（mL）（ml），或用质量克（g）、千克（kg）。

②固态食品　用质量克（g）、千克（kg）。

③半固态或黏性食品　用质量克（g）、千克（kg）或体积升（L）（l）、毫升（mL）（ml）。

净含量的计量单位应按表 10-2 标示。

净含量字符的最小高度应符合表 10-3 的固有规定。

表 10-2　净含量计量单位的标示方式

计量方式	净含量（Q）的范围	计量单位
体积	$Q<1\,000$ mL $Q\geqslant1\,000$ mL	毫升（mL）（ml） 升（L）（l）
质量	$Q<1\,000$ g $Q\geqslant1\,000$ g	克（g） 千克（kg）

表 10-3　净含量字符的最小高度

净含量(Q)的范围	字符的最小高度/mm
$Q \leqslant 50$ mL；$Q \leqslant 50$ g	2
50 mL$<Q \leqslant 200$ mL；50 g$<Q \leqslant 200$ g	3
200 mL$<Q \leqslant 1$ L；200 g$<Q \leqslant 1$ kg	4
$Q>1$ kg；$Q>1$ L	6

净含量应与食品属性名称标示在包装物或容器的同一展示版面。

容器中含有固、液两相物质的食品，且固相物质为主要食品配料时，除标示净含量外，还应以质量或质量分数的形式标示沥干物(固形物)的含量。

同一预包装内含有多个单件预包装食品时，大包装在标示净含量的同时还应标示规格。

规格的标示应由单件预包装食品净含量和件数组成，或只标示件数，可不标示"规格"二字。单件预包装食品的规格即指净含量。

(6)生产者、经销者的名称、地址和联系方式

应当标注生产者的名称、地址和联系方式。生产者名称和地址应当依法登记注册，能够承担产品安全质量责任的生产者的名称、地址。有下列情形之一的，应按下列要求予以标示：

①依法独立承担法律责任的集团公司、集团公司的子公司，应标示各自的名称和地址。

②不能依法独立承担法律责任的集团公司的分公司或集团公司的生产基地，应标示集团公司和分公司(生产基地)的名称、地址；或仅标示集团公司的名称、地址及产地，产地应当按照行政区划标注到地市级地域。

③受其他单位委托加工预包装食品的，应标示委托单位和受委托单位的名称和地址；或仅标示委托单位的名称和地址及产地，产地应当按照行政区划标注到地市级地域。

除此之外，依法承担法律责任的生产者或经销者的联系方式应标示以下至少一项内容：电话、传真、网络联系方式等，或与地址一并标示的邮政地址。

进口预包装食品应标示原产国国名或地区区名(如我国的香港、澳门、台湾)，以及在中国依法登记注册的代理商、进口商或经销者的名称、地址和联系方式，可不标示生产者的名称、地址和联系方式。

(7)日期标示

应清晰标示预包装食品的生产日期和保质期。如日期标示采用"见包装物某部位"的形式，应标示所在包装物的具体部位。日期标示不得另外加贴、补印或篡改。

当同一预包装内含有多个标示了生产日期及保质期的单件预包装食品时，外包装上标示的保质期应按最早到期的单件食品的保质期计算。外包装上标示的生产日期应为最早生产的单件食品的生产日期，或外包装形成销售单元的日期；也可在外包装上分别标示各单件装食品的生产日期和保质期。

应按年、月、日的顺序标示日期，如果不按此顺序标示，应注明日期标示顺序。

(8)贮存条件

预包装食品标签应标示贮存条件。

贮存条件可以标示"贮存条件""贮藏条件""贮藏方法"等标题，或不标示标题。贮存条件可以有如下标示形式：常温(或冷冻，或冷藏，或避光，或阴凉干燥处)保存；××-×× ℃保存；请置于阴凉干燥处；常温保存，开封后需冷藏；温度：≤××℃，湿度：≤××%。

(9)食品生产许可证编号

预包装食品标签应标示食品生产许可证编号，标示形式按照相关规定执行。

(10)产品标准代号

在国内生产并在国内销售的预包装食品(不包括进口预包装食品)应标示产品所执行的标准代号和顺序号。

(11)其他标示内容

①辐照食品　辐照食品指经电离辐射线或电离能量处理过的食品，应在食品名称附近标示"辐照食品"。经电离辐射线或电离能量处理过的任何配料，应在配料表中标明。

②转基因食品　转基因食品的标示应符合相关法律、法规的规定。

③营养标签　特殊膳食类食品和专供婴幼儿的主辅类食品，应当标明主要营养成分及其含量，标示方式按照《食品安全国家标准　预包装特殊膳食用食品标签》(GB 13432—2013)执行。

④质量(品质)等级　食品所执行的相应产品标准已明确规定质量(品质)等级的，应标示质量(品质)等级。

10.1.4.2　非直接提供给消费者的食品标签内容

非直接提供给消费者的预包装食品标签应标示食品名称、规格、净含量、生产日期、保质期和贮存条件，其他内容如未在标签上标注，则应在说明书或合同中注明。

10.1.4.3　标示内容的豁免

下列预包装食品可以免除标示保质期，主要包括酒精度大于等于10%的饮料酒、食醋、食用盐、固态食糖类(包括白砂糖、绵白糖、红糖和冰糖等，不包括糖果)和味精。

当预包装食品包装物或包装容器的最大表面面积小于 $10~cm^2$ 时，可以只标示产品名称、净含量、生产者(或经销商)的名称和地址。

10.1.4.4　推荐标示内容

(1)批号

根据产品需要，可以标示产品的批号。

(2)食用方法

根据产品需要，可以标示容器的开启方法、食用方法、烹调方法、复水再制方法等对消费者有帮助的说明。

(3)致敏物质

以下食品配料可能导致部分人群产生过敏反应，如用作配料，应在配料表中标示或在配料表邻近位置标示：①含有麸质的谷物及其制品(如小麦、黑麦、大麦、燕麦、斯佩耳特小麦或它们的杂交品系)；②甲壳纲类动物及其制品(如虾、龙虾、蟹等)；③鱼类及其制品；④蛋类及其制品；⑤花生及其制品；⑥大豆及其制品；⑦乳及乳制品(包括乳糖)；⑧坚果及其果仁类制品。

如加工过程中可能带入上述食品或其制品，宜在配料表临近位置加以提示。

（4）其他

按国家相关规定需要特殊审批的食品，其标签标识按照相关规定执行。

10.2　食品营养标签

我国现行关于食品营养标签的法律规范文件主要是《预包装食品营养标签通则》（GB 28050—2011）。食品标示营养标签内容有助于宣传普及食品营养知识，引导公众科学选择膳食；促进消费者合理平衡膳食和身体健康；有利于规范企业正确标示营养标签，科学宣传有关营养知识，促进食品产业健康发展。

10.2.1　食品营养标签定义及术语

（1）营养标签

预包装食品标签上向消费者提供食品营养信息和特性的说明，包括营养成分表、营养声称和营养成分功能声称。营养标签是预包装食品标签的一部分。

（2）营养素

食物中具有特定生理作用，能维持机体生长、发育、活动、繁殖以及正常代谢所需的物质，包括蛋白质、脂肪、碳水化合物、矿物质及维生素等。

（3）营养成分

食品中的营养素和除营养素以外的具有营养和（或）生理功能的其他食物成分。各营养成分的定义可参照《食品营养成分基本术语》（GB/Z 21922—2008）。

（4）核心营养素

营养标签中的核心营养素包括蛋白质、脂肪、碳水化合物和钠。

（5）营养成分表

标有食品营养成分名称、含量和占营养素参考值（NRV）百分比的规范性表格。

（6）营养素参考值

专用于食品营养标签，用于比较食品营养成分含量的参考值。

（7）营养声称

对食品营养特性的描述和声明，如能量水平、蛋白质含量水平。营养声称包括含量声称和比较声称。

（8）含量声称

描述食品中能量或营养成分含量水平的声称。声称用语包括"含有""高""低"或"无"等。

（9）比较声称

与消费者熟知的同类食品的营养成分含量或能量值进行比较以后的声称。声称用语包括"增加"或"减少"等。

（10）营养成分功能声称

某营养成分可以维持人体正常生长、发育和正常生理功能等作用的声称。

（11）修约间隔

修约值的最小数值单位。

(12)可食部

预包装食品净含量去除其中不可食用的部分后的剩余部分。

10.2.2 食品营养标签内容

食品营养标签包括营养成分表、营养声称和功能声称。这三部分可能不会同时标示于食品预包装中。营养成分表必须要标出，而对于营养声称和功能声称，若将其标示，则在标签中必须标出该营养成分含量及营养素参考值(NRV)的百分比。

对于食品营养标签来说，其应满足以下基本要求：预包装食品营养标签标示的任何营养信息应真实、客观，不得标示虚假信息，不得夸大产品的营养作用或其他作用；预包装食品营养标签应使用中文，如同时使用外文标示的，其内容应当与中文相对应，外文字号不得大于中文字号；食品企业可根据食品的营养特性、包装面积的大小和形状等因素选择特定营养标签的格式；营养标签应标在向消费者提供的最小销售单元的包装上。

10.2.3 食品营养标签的营养成分

营养成分必须严格按照规定标示能量和营养成分的名称及顺序。能量、蛋白质、脂肪、碳水化合物和钠，这五项是要求强制标示的。对于除上述5种之外的其他营养成分，企业可自愿对其进行标示。营养成分表中强制标示和可选择性标示的营养成分的名称和顺序、标示单位、修约间隔、"0"界限值应符合规定(表10-4)。当不标示某一营养成分时，依序上移。需要注意的是，当某营养素有2个名称时，如烟酸(烟酰胺)，可以选择标示其中一种，或者标示烟酸(烟酰胺)。

表 10-4　能量和营养成分名称、顺序、表达单位、修约间隔和"0"界限值

能量和营养成分的名称和顺序	表达单位[a]	修约间隔	"0"界限值(每100 g 或 100 mL)[b]
能量	千焦(kJ)	1	≤17 kJ
蛋白质	克(g)	0.1	≤0.5 g
脂肪	克(g)	0.1	≤0.5 g
饱和脂肪(酸)	克(g)	0.1	≤0.1 g
反式脂肪(酸)	克(g)	0.1	≤0.3 g
单不饱和脂肪(酸)	克(g)	0.1	≤0.1 g
多不饱和脂肪(酸)	克(g)	0.1	≤0.1 g
胆固醇	毫克(mg)	1	≤5 mg
碳水化合物	克(g)	0.1	≤0.5 g
糖(乳糖[c])	克(g)	0.1	≤0.5 g
膳食纤维(或单体成分，或可溶性、不可溶性膳食纤维)	克(g)	0.1	≤0.5 g
钠	毫克(mg)	1	≤5 mg
维生素 A	微克视黄醇当量(μg RE)	1	≤8 μg RE
维生素 D	微克(μg)	0.1	≤0.1 μg
维生素 E	mg α-生育酚当量(mg α-TE)	0.01	≤0.28 mg α-TE

（续）

能量和营养成分的名称和顺序	表达单位[a]	修约间隔	"0"界限值（每 100 g 或 100 mL）[b]
维生素 K	微克（μg）	0.1	≤1.6 μg
维生素 B_1（硫胺素）	毫克（mg）	0.01	≤0.03 mg
维生素 B_2（核黄素）	毫克（mg）	0.01	≤0.03 mg
维生素 B_6	毫克（mg）	0.01	≤0.03 mg
维生素 B_{12}	微克（μg）	0.01	≤0.05 μg
维生素 C（抗坏血酸）	毫克（mg）	0.1	≤2.0 mg
烟酸（烟酰胺）	毫克（mg）	0.01	≤0.28 mg
叶酸	微克（μg）或微克叶酸当量（μg DFE）	1	≤8 μg
泛酸	毫克（mg）	0.01	≤0.10 mg
生物素	微克（μg）	0.1	≤0.6 μg
胆碱	毫克（mg）	0.1	≤9.0 mg
磷	毫克（mg）	1	≤14 mg
钾	毫克（mg）	1	≤20 mg
镁	毫克（mg）	1	≤6 mg
钙	毫克（mg）	1	≤8 mg
铁	毫克（mg）	0.1	≤0.3 mg
锌	毫克（mg）	0.01	≤0.30 mg
碘	微克（μg）	0.1	≤3.0 μg
硒	微克（μg）	0.1	≤1.0 μg
铜	毫克（mg）	0.01	≤0.03 mg
氟	毫克（mg）	0.01	≤0.02 mg
锰	毫克（mg）	0.01	≤0.06 mg

注：a 营养成分的表达单位可选择表格中的中文或英文，也可以两者都使用。

b 某营养成分含量数值≤"0"界限值时，其含量应标示为"0"；使用"份"的计量单位时，也要同时符合每 100 g 或 100 mL 的"0"界限值的规定。

c 在乳及乳制品的营养标签中可直接标示乳糖。

食品营养成分特性也可以通过营养声称来具体表示。营养声称是对食品营养特性的描述和声明，如能量水平、蛋白质含量水平等。营养声称包括含量声称和比较声称。

含量声称是指通过规范用语来描述食品中能量或营养成分含量水平。标示含量声称时必须以每 100 g 或每 100 mL 为单位，声称用语包括"含有""高""低"或"无"等。每一种含量声称方式都对应着特定的含量要求，有的还具有限制性条件。

比较声称是指在与消费者熟知的同类食品进行对比后的声称，它主要对比的是营养素含量或能量值，可用"增加"或"减少"等声称用语。使用比较声称的条件是能量值或营养成分含量与参考食品的差异≥25%（参考食品：消费者熟知的、容易理解的同类或同一属类食品）。

含量声称和比较声称都是表示食品营养素特点的方式，它们之间也存在着差异。首先，声称依据不同。含量声称是根据规定的含量要求进行声称，比较声称是根据参考食品进行声称。其次，声称用语不同。含量声称用"含有""高""低"等用语；比较声称用"增加"或"减少"等用语。最后，产品营养素含量条件符合含量声称要求时，首选含量声称；产品不满足含量声称条件，但参考食品被消费者熟知，即可用比较声称说明其营养特点。

10.2.4　食品营养标签的营养功能

食品的营养功能可以通过营养成分功能声称具体表现在食品营养标签上。营养成分功能声称是指某营养成分可以维持人体正常生长、发育和正常生理功能等作用的声称。对于标示功能声称的营养成分没有数量限制，只要符合国标要求，即可标示该营养成分的功能声称。但对于功能声称用语有严格的限制，必须按照规定使用，不可以随意编写和更改。同时，只能对营养成分表中标示了含量以及占营养素参考值(NRV%)的营养素进行功能声称，还必须达到一定的条件。例如，对能量进行功能声称前，需满足能量的含量或比较声称，才能对能量的功能声称进行标示。能量和营养成分功能声称标准用语如下：

(1)能量

人体需要能量来维持生命活动；机体的生长发育和一切活动都需要能量；适当的能量可以保持良好的健康状况；能量摄入过高、缺少运动与超重和肥胖有关。

(2)蛋白质

蛋白质是人体的主要构成物质并提供多种氨基酸，对组织形成和生长起着关键作用。

(3)脂肪

脂肪提供高能量；每日膳食中脂肪提供的能量比例不宜超过总能量的 30%；脂肪是人体的重要组成成分，可辅助脂溶性维生素的吸收，提供人体必需脂肪酸。

饱和脂肪可促进食品中胆固醇的吸收，但摄入过多有害健康，会使胆固醇增高，摄入量应少于每日总能量的 10%。

每天摄入反式脂肪酸不应超过 2.2 g，或少于每日总能量的 1%。过多摄入有害健康，可使血液胆固醇增高，从而增加心血管疾病发生的风险。

成人一日膳食中胆固醇摄入总量不宜超过 300 mg。

(4)碳水化合物

碳水化合物是人类生存的基本物质和能量主要来源，也是血糖生成的主要来源，膳食中碳水化合物应占能量的 60% 左右。

(5)膳食纤维

膳食纤维是低能量物质，有助于维持正常的肠道功能。

(6)钠

钠能调节机体水分，维持酸碱平衡。成人每日食盐的摄入量不超过 6 g，摄入过高有害健康。

(7)维生素 A、维生素 C、维生素 D、维生素 E

维生素 A 和维生素 C 均有助于维持皮肤和黏膜健康。维生素 A 有助于维持暗视力。维生素 C 有助于维持骨骼、牙龈的健康，促进铁的吸收和抗氧化作用等。维生素 D 可促进钙的吸收，有助于骨骼和牙齿的健康。维生素 E 有抗氧化作用。

(8)维生素 B_1、维生素 B_2、维生素 B_6、维生素 B_{12}、烟酸、叶酸、泛酸

B 族维生素是能量代谢中不可缺少的成分。维生素 B_1 有助于维持神经系统的正常生

理功能；维生素 B_2 有助于维持皮肤和黏膜健康；维生素 B_6 有助于蛋白质的代谢和利用；维生素 B_{12} 有助于红细胞形成；烟酸有助于皮肤新陈代谢和维持神经系统的健康；叶酸有助于胎儿大脑、神经系统和红细胞的正常发育；泛酸参与能量代谢，维持机体正常发育。

（9）钙、镁、铁、锌、碘

钙参与许多生理功能，也是人体骨骼和牙齿的主要组成成分，有助于维持骨密度，使骨骼和牙齿更坚固；镁是能量代谢、组织形成和骨骼发育的重要成分；铁是血红细胞形成的重要成分；锌是儿童生长发育的必需元素，有助于改善食欲和皮肤健康；碘是甲状腺发挥正常功能的元素。

10.2.5　豁免强制标示营养标签的预包装食品

根据国际上实施营养标签制度的经验，营养标签标准中规定了可以豁免标识营养标签的部分食品范围。鼓励豁免的预包装食品按相关要求自愿标识营养标签。豁免强制标示营养标签的食品如下：生鲜食品，如包装的生肉、生鱼、生蔬菜和水果、禽蛋等；乙醇含量 $\geq$ 0.5% 的饮料酒类；包装总表面面积 $\leq 100 \ cm^2$ 或最大表面面积 $\leq 20 \ cm^2$ 的食品；现制现售的食品；包装的饮用水；每日食用量 $\leq 10 \ g$ 或 $10 \ mL$ 的预包装食品；其他法律、法规、标准规定可以不标示营养标签的预包装食品。

10.3　食品标签对生活的指导

10.3.1　营养成分表

人们通过食物获取营养以维持机体的健康运转，而饮食基本原则之一就是平衡饮食。世界卫生组织颁布的《膳食、身体活动与健康全球战略》倡导居民均衡饮食、锻炼身体，控制和预防慢性疾病，促进身体健康。参考国际食品法典委员会和国内外相关经验，我国出台了《食品营养标签管理规范》和《预包装食品营养标签通则》，标准规定在预包装食品上标示营养成分表，来引导民众均衡饮食。

营养成分表是标有食品营养成分名称、含量和占营养素参考值百分比的规范性表格。营养成分表应以一个"方框表"的形式表示（特殊情况除外），方框可为任意尺寸，并与包装的基线垂直，表题为"营养成分表"。如果产品根据相关法规或标准，添加了可选择性成分或强化了某些物质，则还应标示这些成分及其含量。为了加强管理，方便人们的生活，营养成分的表达方式有统一的标准。

10.3.1.1　营养成分表达方式统一标准

①预包装食品中能量和营养成分的含量应以每 100 克（g）和（或）每 100 毫升（mL）和（或）每份食品可食部中的具体数值来标示。当用份标示时，应标明每份食品的量，份的大小可根据食品的特点或推荐量规定。如有必要或相应产品标准中另有要求的，还应标示出每 100 kJ 产品中各营养成分的含量。

②营养成分表中强制标示和可选择性标示的营养成分的名称和顺序、标示单位、修约间隔、"0"界限值应符合《预包装食品营养标签通则》的规定。当不标示某一营养成分时，依序上移。

③食品的能量营养成分含量应以具体数值标示，数值可通过原料计算或产品检测获得。在产品保质期内，能量和营养成分含量的误差允许范围需符合表 10-5 的规定。

④当预包装特殊膳食食品中的蛋白质由水解蛋白质或氨基酸提供时，"蛋白质"项可用"蛋白质""蛋白质（等同物）"或"氨基酸总量"任意一种方式来标示。

表 10-5　能量和营养成分含量的允许误差范围

能量和营养成分	允许误差范围
食品的蛋白质，多不饱和及单不饱和脂肪（酸），碳水化合物、糖（仅限乳糖），总的、可溶性或不溶性膳食纤维及其单体，维生素（不包括维生素 D、维生素 A），矿物质（不包括钠），强化的其他营养成分	≥80%标示值
食品中的能量以及脂肪、饱和脂肪（酸）、反式脂肪（酸），胆固醇，钠，糖（除外乳糖）	≤120%标示值
食品中的维生素 A 和维生素 D	80%~180%标示值

10.3.1.2　营养标签格式示例

营养标签有多种格式，各食品企业可根据食品的营养特性、包装面积的大小和形状等因素选择使用。营养标签应标在向消费者提供的最小销售单元的包装上。

（1）标注多营养成分的营养标签（表 10-6）

表 10-6　营养成分表

项目	每 100 克（g）或 100 毫升（mL）或每份	营养素参考值%或 NRV%
能量	千焦（kJ）	%
蛋白质	克（g）	%
脂肪	克（g）	%
——饱和脂肪	克（g）	%
胆固醇	毫克（mg）	%
碳水化合物	克（g）	%
——糖	克（g）	
膳食纤维	克（g）	%
钠	毫克（mg）	%
维生素 A	微克视黄醇当量（μg RE）	%
钙	毫克（mg）	%

注：核心营养素应采取适当形式使其醒目。

（2）仅标示能量和核心营养素的营养标签（表 10-7）

表 10-7　营养成分表

项目	每 100 克（g）或 100 毫升（mL）或每份	营养素参考值%或 NRV%
能量	千焦（kJ）	%
蛋白质	克（g）	%
脂肪	克（g）	%
碳水化合物	克（g）	%
钠	毫克（mg）	%

（3）附有外文的营养标签（表 10-8）

表 10-8　营养成分表

项目	每 100 克(g)或 100 毫升(mL)或每份	营养素参考值%或 NRV%
能量	千焦(kJ)	%
蛋白质	克(g)	%
脂肪	克(g)	%
碳水化合物	克(g)	%
钠	毫克(mg)	%

（4）横排格式的营养标签（表 10-9）

表 10-9　营养成分表

项目	每 100 克(g)/毫升(mL)或每份	营养素参考值%或 NRV%	项目	每 100 克(g)/毫升(mL)或每份	营养素参考值%或 NRV%
能量	千焦(kJ)	%	碳水化合物	克(g)	%
蛋白质	克(g)	%	钠	毫克(mg)	%
脂肪	克(g)	%			

注：根据包装特点，可将营养成分从左到右横向排开，分为两列或两列以上进行标示。

　　除了表格形式的营养成分表，市场上也有很多食品包装上有添加图形化元素的营养成分表，图形化元素更直观地帮助消费者阅读营养标签。在预包装食品标签上对营养成分进行统一的图形化标示，可以提供形式一致、简洁明了的营养信息，有助于人们形成均衡饮食的理念。

　　营养成分图形化标示（iconic nutrition labeling），是在营养成分表的基础上以图形化形式对预包装食品中营养成分名称、含量和 NRV% 的进一步描述和说明。营养成分图标（nutrition component icon）是构成营养成分图形化标示的单个图标。正确的图形化标示应满足以下基本要求：有科学基础和事实依据、标识准确、通俗易懂、简洁明了、突出重点；标识项目、数据标识形式、修约间隔和允许误差应符合相关规定，图标中的数据信息来源于营养成分表，营养成分图形化标示项目应限于营养成分表所标示的范围；不应明示或暗示某种食品优于其他食品，也不得对食品某一特性进行歧视性标示，不得误导消费者；营养成分图标的颜色、图形设计方案和标示位置不得影响消费者的识读和认知。

　　营养成分图标以图形和文字构成，图形轮廓为长方形或变形的长方形；图标颜色能在视觉上与周边的食品包装颜色明显区分。营养成分图标设计如图 10-1 所示，图标中的文字、符号、数字应清晰可见，比例协调。同一食品包装上，包装正面、包装背面的图可等比例缩放。图标中文字字体大小应符合规定，并且不得大于包装正面产品名称字体大小。图标文字应包括标示单位［每份、每 100 克(g)、每 100 毫升(mL)］、能量或营养素名称、能量或营养素含量值及单位、占营养素参考值的百分比（未规定营养素参考值的除外），及每份的描述形式包括但不限于每份、每瓶、每袋、每杯、每包装、每××粒、每××块等。标示每份时可同时标示每份的质量或体积。同时标示包装正面

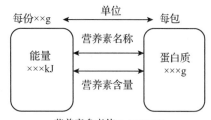

图 10-1　营养成分图标设计要素

图标和背面图标时，营养素参考值%可仅标示在包装背面图标。

10.3.2 营养素参考值

10.3.2.1 营养素参考值制定依据

人体通过摄入食物而获得各种营养素，保持机体健康。营养素的摄入要均衡且适量，长期过多或过少的摄入某种营养素可能产生相应的营养不足或营养过多的危害，为了避免这种危害的发生，营养学家提出了适合各类人群的膳食营养素参考摄入量（DRI）。DRI 是为了保证人体合理摄入营养素而设定的每日平均膳食营养素摄入量的一组参考值。DRI 有助于指导各类人群获得最佳的营养状态和生活水平，也为食品生产、食品加工、食品分配、食品强化、制定标准以及营养教育提供重要依据。随着营养学的不断发展，DRI 的内容也在不断丰富完善。DRI 不是一个单独的值，它主要包括 4 个指标：平均需要量、推荐摄入量、适宜摄入量和可耐受最高摄入量。平均需要量（estimated average requirement，EAR）是指膳食中摄取的营养素水平，能维持不同年龄和性别群体中 50% 个体的健康，而不能满足剩下个体对该营养素的需求。推荐摄入量（RNI）是个体适宜营养素摄入水平的参考数值，是健康膳食摄入营养素的目标。当营养素摄入长期满足 RNI 水平，机体不存在缺乏该营养素的危险，并且有适量贮存。适宜摄入量（AI）是能使某群体中所有个体维持健康状态的平均营养素摄入量。可耐受最高摄入量（UL），是平均每日可以摄入该营养素的最大值，这个最大值对一般群体中几乎所有人不造成损害。

DRI 在制定营养政策、膳食指南、食品营养标准、临床营养以及研发和评价营养食品中都起着重要作用。营养成分表中的营养素参考值制定依据是我国居民膳食营养素推荐摄入量（RNI）和适宜摄入量（AI），是单一摄入量，可以满足不同年龄群的摄入需求（特殊人群除外）。营养素参考值，是"中国食品标签营养素参考值"的简称，是专用于食品标签的、比较食品营养成分含量多少的参考标准，是消费者选择食品时的一种营养参照尺度。

10.3.2.2 营养素参考值使用方法

营养素参考值是某事物中的营养成分可给人体（特殊人群除外）一日提供的营养占比百分数。如表 10-10 某食品营养成分表中标示：每 100 g 碳水化合物的营养素参考值为 21%，表明可以给人体提供 1 d 所需碳水化合物的 21%。

表 10-10 某食品营养成分表

项目	每 100 g	NRV%
能量	2 040 kJ	24%
蛋白质	8.0 g	13%
脂肪	21.5 g	36%
——反式脂肪（酸）	0 g	
碳水化合物	63.0 g	21%
糖	690 mg	34%

营养成分表中常见的营养素包括蛋白质、脂肪、碳水化合物、矿物质及维生素等，正确阅读营养成分表，判断当日营养素摄入，对于平衡膳食有重要意义。平衡膳食是综合性概念，不仅要全面摄入不同的营养素，也要保证营养素之间的比例适宜。这样既能满足机体的

生理需要又可以避免过多或过少摄入某种营养素。碳水化合物、脂肪和蛋白质是三大功能物质，其理想占比为：碳水化合物不低于 55%，脂肪占比 15%~25%，蛋白质占比 15%~20%。

《预包装食品营养标签通则》规定的能量和 32 种营养成分的营养参考值见表 10-11。表 10-11 用于比较和描述能量或营养成分含量的多少，使用营养声称和零数值的标示时，用作标准参考值。使用方式为营养成分含量占营养素参考值的百分数；指定 NRV% 的修约间隔为 1，如 1%、5%、16% 等。

表 10-11　食品标签营养素参考值（NRV）

营养成分	NRV	营养成分	NRV
能量[a]	8 400 kJ	叶酸	400 μg DFE
蛋白质	60 g	泛酸	5 mg
脂肪	≤60 g	生物素	30 μg
饱和脂肪酸	≤20 g	胆碱	450 mg
胆固醇	≤300 mg	钙	800 mg
碳水化合物	300 g	磷	700 mg
膳食纤维	25 g	钾	2 000 mg
维生素 A	800 μg RE	钠	2 000 mg
维生素 D	5 μg	镁	300 mg
维生素 E	14 mg α-TE	铁	15 mg
维生素 K	80 μg	锌	15 mg
维生素 B_1	1.4 mg	碘	150 μg
维生素 B_2	1.4 mg	硒	50 μg
维生素 B_6	1.4 mg	铜	1.5 mg
维生素 B_{12}	2.4 mg	氟	1 mg
维生素 C	100 mg	锰	3 mg
烟酸	14 mg		

注：a 能量相当于 2 000 kcal；蛋白质、脂肪、碳水化合物供能分别占总能量的 13%、27% 与 60%。

营养成分含量占营养素参考值（NRV）的百分数计算公式如下：

$$NRV\% = \frac{X}{NRV} \times 100\%$$

式中，X 是食品中某营养素的含量；NRV 是该营养素的营养素参考值。

10.3.2.3　营养素参考值面临的挑战与机遇

目前世界上多个国家选择使用营养素参考值来标示营养素，营养素参考值在使用过程中也有一些问题，不同国家根据其居民膳食特点制定的营养素参考值是不同的，同一国家不同地区居民因其饮食结构不同其对营养素的需求也不同，这就给制定统一的营养素参考值造成了困难。制定适宜本国人民的营养素参考值是十分必要的，有利于人民均衡饮食，提高健康水平。

自 2013 年起，我国在食品营养成分表中强制标示营养素参考值已实施 9 年。制定营养素参考值工作是持续性的，是与时俱进的，要根据营养学发展和社会经济发展逐步完善。除了制定营养素参考值，还要向广大人民做好相关宣传工作，让人们更好地理解并能正确使用，这有助于消费者根据自身需求购买食品，以及控制营养素的摄入，避免过多或过少地摄入某种营养素而影响身体健康，这对降低当今社会肥胖率和相关慢性疾病发生率及提升社会营养水平有重大意义。

10.3.3 果汁类饮料食品标签

10.3.3.1 饮料、果汁类饮料的定义及分类

饮料是指经过定量包装的，供直接饮用或按一定比例用水冲调或冲泡饮用的，乙醇含量(质量分数)不超过 0.5% 的制品，也可为饮料浓浆或固体形态。根据《饮料通则》(GB/T 10789—2015)，可将饮料分为包装饮用水、果蔬汁类及其饮料、蛋白饮料、碳酸饮料(汽水)、特殊用途饮料、风味饮料、茶(类)饮料、咖啡(类)饮料、植物饮料、固体饮料、其他类饮料。

果汁类饮料是以水果为原料并添加其他材料，通过物理手段如加热、压榨、离心分离、均质等加工而成的果汁或果汁类制品。根据《果汁饮料总则》(NY/T 81—1988)，可将果汁类饮料分为 11 种，包括水果原汁、水果汁、水果露、水果水、水果原浆、水果浓缩汁、水果浓缩浆、水果糖浆、水果原汁粉、水果汁粉、特种水果饮料。果汁类饮料应满足《食品安全国家标准　食品添加剂使用标准》(GB 2760—2014)和《食品安全国家标准　食品营养强化剂使用标准》(GB 14880—2012)。

10.3.3.2 果汁类饮料食品标签

(1)果汁类饮料食品标签中的强制标示内容

①强制标示的内容包括能量、核心营养素(蛋白质、脂肪、碳水化合物、钠)的含量值及其占营养素参考值的百分比。当含有其他成分时，在营养成分表中可通过改变字体字号及其颜色，使能量和核心营养素的标示更加醒目。

②使用了营养强化剂的预包装食品，还应标示强化后食品中该营养成分的含量值及其占营养素参考值的百分比。

③食品配料含有或生产过程中使用了氢化和(或)部分氢化油脂时，还应标示出反式脂肪(酸)的含量。

④上述未规定营养素参考值的营养成分仅需标示含量。

(2)果汁类饮料食品标签中营养成分的表达方式

①预包装食品中能量和营养成分的含量应以每 100 克(g)和(或)每 100 毫升(mL)和(或)每份食品可食部中的具体数值来标示。

②营养成分表中强制标示和可选择性标示的营养成分的名称和顺序、标示单位、修约间隔、"0"界限值应符合 GB 28050—2011 中的规定。

(3)果汁类饮料食品标签还应符合下列要求

①制品名称、字体与字号　制品由哪一种水果制得，就用这类水果的名称代替制品名称中的"水果"或"果"字，如"苹果原汁""橙原浆"。凡水果原汁(或水果原浆)含量小于2.5%的饮料，不允许称为果汁饮料。食品名称中，果汁含量百分比必须标注在信息面上(针对带有信息面的包装)，靠近顶端。果汁含量百分比必须使用信息面上最大的字体标注。标签中不应该出现与水果或水果饮料无关的图形。

②浓缩度及浓缩物的使用　在水果浓缩汁和水果浓缩浆的标签上，必须给出浓缩度(或浓缩倍数)的说明。

③配料表　当糖分加入量小于 15 g/kg 时，配料表中可以不列出糖分。配料表中，抗坏血酸不允许写成"维生素 C"，可以写成"抗氧化剂"。

④特殊说明　当制品的 L-抗坏血酸含量大于 250 mg/kg 时，可以在标签上使用"含有丰富的维生素 C"的说明；当制品的 L-抗坏血酸含量大于 150 mg/kg 时，可以在标签上使用"含有维生素 C"的说明；否则不允许在标签上说明或暗示制品中含有维生素 C。

⑤其他要求　果汁(浆)的标示规定：只有符合"声称 100%"要求的产品才可以在标签的任意部位标示"100%"，否则只能在"营养成分表"附近位置标示"果汁含量：100%"。

若产品中添加了纤维、果粒等，应将所含(原)果蔬汁(浆)及添加物的总含量合并标示，并在后面以括号形式标示其中添加物(纤维、果粒等)的添加量。例如，某果汁饮料的果汁含量为 10%，添加果粒 5%，应标示为：果汁总含量为 15%(其中果粒添加量为 5%)。

10.3.3.3　果汁类饮料食品标签示例

(1)正确示例(表 10-12)

表 10-12　橙汁饮料

配料：水果葡糖浆、白砂糖、橙肉、浓缩橙汁、食品添加剂(柠檬酸、柠檬酸钠、β-胡萝卜素)、食用香精、维生素 C **声称：**含维生素 C	营养成分表		
	项目	每 100 mL	NRV%
	能量	180 kJ	2%
	蛋白质	0 g	0%
	脂肪	0 g	0%
	碳水化合物	10.3 g	3%
	糖	10.3 g	/
	钠	15 mg	1%
	维生素 C	7.5 mg	8%

(2)错误示例及原因分析(表 10-13)

表 10-13　某橙汁

橙汁饮料　橙汁含量≥10%				
配料	水、橙汁、白砂糖、食品添加剂(柠檬酸钠、柠檬酸、苹果酸)			
净含量	250 mL			
保质期	12 个月			
贮存条件	避免阳光直晒及高温			
产品标准号	GB/T 21731	营养成分表		
生产日期	2018 年 9 月 29 日	项目	每 100 g	NRV%
生产商	上海市××饮料有限公司	能量	204 kJ	2%
地址	上海市××路××号	蛋白质	0 g	0%
电话	021-××××××××	脂肪	0 g	0%
传真	021-××××××××	碳水化合物	12.0 g	4%
生产许可证	SC 3115 0601 ××××	钠	18 mg	1%
		维生素 C 可以促进铁的吸收。 维生素 C 有抗氧化作用。		

错误分析：该标签的名称不符合《食品安全国家标准　预包装食品标签通则》（GB 7718—2011）中 4.1.2.2.2 的规定。该标签的真实属性为橙汁饮料，产品名称标示的"橙汁"字体大于"饮料"，易使人误解为产品的属性为橙汁，应使用同一字号及同一字体颜色标示"橙汁饮料"。

该标签未标示功能声称的营养成分（维生素 C）的含量及其占营养素参考值的百分比，不符合《食品安全国家标准　预包装食品营养标签通则》中 4.2 的规定。

该标签产品标示"维生素 C 可以促进铁的吸收。维生素 C 有抗氧化作用。"是对营养成分"维生素 C"进行功能声称，需要在营养成分表中标示"维生素 C"的含量及其占营养素参考值的百分比。

10.3.4　乳饮料食品标签

10.3.4.1　乳饮料的定义

以乳或乳制品为原料，添加或不添加其他食品原辅料和（或）食品添加剂，经加工或发酵而成的饮料制品，包括配制型含乳饮料和发酵型含乳饮料。其中，含乳饮料可称为乳（奶）饮料、乳（奶）饮品。发酵型含乳饮料按照蛋白质含量又可分为乳酸菌饮料和乳酸菌乳饮料。

（1）配制型含乳饮料

以乳或乳制品为原料，加入水，以及白砂糖和（或）甜味剂、酸味剂、果汁、茶、咖啡、植物提取液等的一种或几种调制而成的饮料。

（2）发酵型含乳饮料

以乳或乳制品为原料，经乳酸菌等有益菌培养发酵制得的乳液中加入水，以及白砂糖和（或）甜味剂、酸味剂、果汁、茶、咖啡、植物提取液等的一种或几种调制而成的饮料，如乳酸菌乳饮料。根据其是否经过杀菌处理而区分为杀菌（非活菌）型和未杀菌（活菌）型。发酵型含乳饮料还可称为酸乳（奶）饮料、酸乳（奶）饮品。

（3）乳酸菌饮料

以乳或乳制品为原料，经乳酸菌发酵制得的乳液中加入水，以及白砂糖和（或）甜味剂、酸味剂、果汁、茶、咖啡、植物提取液等的一种或几种调制而成的饮料。根据其是否经过杀菌处理而区分为杀菌（非活菌）型和未杀菌（活菌）型。

10.3.4.2　乳饮料满足的指标

乳饮料应满足《含乳饮料》（GB/T 21372—2008）中的感官指标、理化指标、乳酸菌指标、卫生指标。关于食品添加剂和食品营养强化剂，乳饮料应满足《食品安全国家标准　食品添加剂使用标准》和《食品安全国家标准　食品营养强化剂使用标准》。乳饮料应使用德氏乳杆菌保加利亚亚种、嗜热链球菌等国家标准或法规批准使用的菌种。产品出厂前应接受相关部门对各个相关指标的检验。

10.3.4.3　乳饮料食品标签

①乳饮料食品标签应满足前文果汁类饮料食品标签中列出的相关标准及要求，还应标明产品的种类和蛋白质含量。

②发酵型含乳饮料及乳酸菌饮料产品标签应标示未杀菌（活菌）型或杀菌（非活菌）型。

③未杀菌（活菌）型发酵型含乳饮料及未杀菌（活菌）型乳酸菌饮料产品应标明乳酸菌活菌数。

④标示产品运输、贮存的温度。

10.3.4.4 乳饮料食品标签示例

（1）正确示例（表10-14）

表 10-14 低脂肪高钙牛奶

<table>
<tr><td rowspan="9">配料：鲜牛乳、乳矿物盐、食品添加剂（微晶纤维素、单硬脂酸甘油酯、卡拉胶、三聚磷酸钠、六偏磷酸钠、乳糖酶）、食用香精
声称：低脂肪、高钙</td><td colspan="3" align="center">营养成分表</td></tr>
<tr><td>项目</td><td>每100 g</td><td>NRV%</td></tr>
<tr><td>**能量**</td><td>180 kJ</td><td>2%</td></tr>
<tr><td>**蛋白质**</td><td>2.9 g</td><td>5%</td></tr>
<tr><td>**脂肪**</td><td>1.3 g</td><td>2%</td></tr>
<tr><td>**碳水化合物**</td><td>4.7 g</td><td>2%</td></tr>
<tr><td>**钠**</td><td>70 mg</td><td>4%</td></tr>
<tr><td>维生素 D</td><td>2.0 μg</td><td>40%</td></tr>
<tr><td>钙</td><td>250 mg</td><td>3%</td></tr>
<tr><td>生产地址</td><td>上海市××区××路××号</td><td>脂肪</td><td>3.6 g</td><td>6%</td></tr>
<tr><td>电话</td><td>021-×××××××</td><td>碳水化合物</td><td>4.5 g</td><td>2%</td></tr>
<tr><td>生产许可证编号</td><td>SC ×××× 0102 ××××</td><td>钠</td><td>50 mg</td><td>3%</td></tr>
</table>

（2）错误示例及原因分析（表10-15）

表 10-15 儿童牛奶

<table>
<tr><td>产品名称</td><td colspan="3">儿童牛奶</td></tr>
<tr><td>配料表</td><td colspan="3">生牛奶、白砂糖、乳矿物盐、酪蛋白磷酸肽、维生素 D₃、食品添加剂（黄原胶、结冷胶）、食用香精</td></tr>
<tr><td>净含量</td><td colspan="3">200 mL</td></tr>
<tr><td>产品标准代号</td><td colspan="3">GB 25191</td></tr>
<tr><td>生产日期</td><td colspan="3">2017.12.6</td></tr>
<tr><td>保质期</td><td colspan="3">6 个月</td></tr>
<tr><td>贮存条件</td><td colspan="3">常温保存</td></tr>
<tr><td>食品生产许可证</td><td colspan="3">SC ×××× 0501 ××××</td></tr>
<tr><td>生产者</td><td colspan="3">××××食品有限公司</td></tr>
<tr><td>生产地址</td><td colspan="3">××省××市××路××号</td></tr>
<tr><td>联系方式</td><td colspan="3">××××-×××××××</td></tr>
<tr><td>产地</td><td colspan="3">××省××市</td></tr>
<tr><td colspan="4" align="center">营养成份表</td></tr>
<tr><td>项目</td><td>每100 mL</td><td colspan="2">NRV%</td></tr>
<tr><td>能量</td><td>300 kJ</td><td colspan="2">7%</td></tr>
<tr><td>蛋白质</td><td>2.4 g</td><td colspan="2">8%</td></tr>
<tr><td>脂肪</td><td>2.8 g</td><td colspan="2">9%</td></tr>
<tr><td>碳水化合物</td><td>9.2 g</td><td colspan="2">6%</td></tr>
<tr><td>钠</td><td>68 mg</td><td colspan="2">7%</td></tr>
<tr><td>维生素 D</td><td>1.3 μg</td><td colspan="2">52%</td></tr>
<tr><td>钙</td><td>80 mg</td><td colspan="2">20%</td></tr>
<tr><td>非脂乳固体</td><td>8.5 g</td><td colspan="2">/</td></tr>
<tr><td>酪蛋白磷酸肽</td><td>2.6 mg</td><td colspan="2">/</td></tr>
</table>

错误分析：该标签能量和核心营养素的标示未更加醒目，不符合《食品安全国家标准　预包装食品营养标签通则》中 4.1 的规定。当标示其他成分时，应当采取适当的形式，如增大字号、改变字体和颜色等，使能量和核心营养素的标示更加醒目。

该营养标签成分表表题书写错误（营养成份表），不符合《食品安全国家标准　预包装食品营养标签通则》中 3.3 的规定。"营养成份表"中的"份"字标示错误，应该为"分"。

该标签在营养成分表中标示了非营养成分的内容，不符合《食品安全国家标准　预包装食品营养标签通则》中第 4 章和第 5 章的规定。非乳脂固体不属于营养标签标准中规定的营养成分，不应在营养标签的营养成分表中表示。如企业认为此类参数有必要在标签上表示，可以将其标示在营养成分表之外。

10.3.5　食品添加剂食品标签

食品添加剂的使用极大促进了现代食品工业的发展。世界各国对食品添加剂的定义不尽相同，联合国粮食及农业组织和世界卫生组织联合食品法规委员会（CAC）对食品添加剂定义为："食品添加剂是有意识地一般以少量添加于食品，以改善食品的外观、风味和组织结构或贮存性质的非营养物质。"《中华人民共和国食品安全法》将食品添加剂定义为："为改善食品品质以及色、香、味以及为防腐、保鲜和加工工艺的需要而加入食品中的人工合成或者天然物质，包括营养强化剂。"

10.3.5.1　食品添加剂定义及分类

在我国，随着食品工业的发展，食品添加剂的种类和数量也日益增加，《食品安全国家标准　食品添加剂使用标准》（GB 2760—2014）根据功能不同将添加剂分为 22 类：酸度调节剂、抗结剂、消泡剂、抗氧化剂、漂白剂、膨松剂、胶基糖果中的基础剂物质、着色剂、护色剂、乳化剂、酶制剂、增味剂、面粉处理剂、被膜剂、水分保持剂、防腐剂、稳定剂、甜味剂、增稠剂、食用香料、加工助剂和其他。不同的国家有自己的分类方法，如日本将食品添加剂分为 30 多类，美国将食品添加剂分为 32 类。在食品添加剂的日常使用过程中，为了改善食品品质、便于食品加工，将两种或两种以上单一品种的食品添加剂，添加或不添加辅料，经物理方法混匀而成复配食品添加剂。

10.3.5.2　食品添加剂标签标识基本要求

食品添加剂标签指食品添加剂包装上的文字、图形、符号等一切说明。食品添加剂标签应遵守《食品安全法》等相关法律、法规的规定，并符合《食品安全国家标准　食品添加剂使用标准》相应产品的标准。在制作食品添加剂标签时，应保证标签清晰、醒目、持久，易于辨认和识读，并能真实、准确，而非使用虚假、夸大、欺骗性的文字、图形或利用字号大小或色差误导食品添加剂使用者；不应采用违反《食品安全国家标准　食品添加剂使用标准》中食品添加剂使用原则的语言文字介绍食品添加剂，不应以直接或间接暗示性的语言、图形、符号，误导食品添加剂的使用；不应以直接或间接暗示性的语言、图形、符号，导致食品添加剂使用者将购买的食品添加剂或食品添加剂的某一功能与另一产品混淆，不含贬低其他产品（包括其他食品和食品添加剂）的内容；不应标注或者暗示具有预防、治疗疾病作用的内容。食品添加剂标识的文字和多重包装的食品添加剂标签的标识要求应符合《食品安全国家标准　预包装食品标签通则》中的规定。

10.3.5.3　食品添加剂标签及标识内容

（1）名称

食品添加剂名称应在标签的醒目位置，并清晰地标示"食品添加剂"字样。单一品种食品添加剂应按《食品安全国家标准　食品添加剂使用标准》、食品添加剂的产品质量规格标准和国家主管部门批准使用的食品添加剂中规定的名称标示食品添加剂的中文名称。复配食品添加剂的名称应符合《食品安全国家标准　复配食品添加剂通则》中的命名原则规定。除了标示上述名称外，可以选择标示"中文名称对应的英文名称或英文缩写""音译名称""商标名称""INS 号""CNS 号"及《食品安全国家标准　食品添加剂使用标准》中的香料"编码""FEMA 编号"等。

（2）成分或配料表

食品用香精中的食品用香料应以"食品用香料"字样标示，在食品用香精制造或加工过程中加入的食品用香精辅料用"食品用香精辅料"字样标示。食品用香精以外的食品添加剂成分或配料表的标示，应按照《食品安全国家标准　食品添加剂使用标准》、食品添加剂的产品质量规格标准和国家主管部门批准使用的食品添加剂中规定的名称列出各单一品种食品添加剂名称。

（3）使用范围、用量和使用方法

应在《食品安全国家标准　食品添加剂使用标准》及国家主管部门批准使用的食品添加剂的范围内选择标示食品添加剂使用范围和用量，并标示使用方法。

（4）日期标示

应清晰标示食品添加剂的生产日期和保质期。如日期标示采用"见包装物某部位"的形式，应标示所在包装物的具体部位。日期标示不得另外加贴、补印或篡改。

（5）贮存条件

应标示食品添加剂的贮存条件。

（6）净含量和规格

净含量的标示应由净含量、数字和法定计量单位组成。应依据法定计量单位，按以下方式标示包装物（容器）中食品添加剂的净含量和规格：

①液态食品添加剂　用体积升（L 或 l）、毫升（mL 或 ml），或用质量克（g）、千克（kg）。

②固态食品添加剂　除片剂形式以外，用质量克（g）、千克（kg）。

③半固态或黏性食品添加剂　用体积升（L 或 l）、毫升（mL 或 ml），或用质量克（g）、千克（kg）。

④片剂形式的食品添加剂　用质量克（g）、千克（kg）和包装中的总片数。

（7）制造者或经销者的名称和地址

应当标注生产者的名称、地址和联系方式。依法承担法律责任的生产者或经销者的联系方式可标示以下至少一项内容：电话、传真、网络联系方式等，或与地址一并标示的邮政地址。

（8）产品标识代号

国内生产并在国内销售的食品添加剂（不包括进口食品添加剂）应标示产品所执行的标准代号和顺序号。

（9）生产许可证编号

国内生产并在国内销售的属于实施生产许可证管理范围之内的食品添加剂（不包括进口食品添加剂）应标示有效的食品添加剂生产许可证编号，标示形式按照相关规定执行。

（10）警示标识

有特殊使用要求的食品添加剂应有警示标识。

（11）辐照食品添加剂

经电离辐射线或电离能量处理过的食品添加剂，应在食品添加剂名称附近标明"辐照"。

10.3.6 食品标签在生活中的应用

食品标签是指食品包装上的文字、图形、符号及一切说明物。我国对食品标签的管理是通过法律、法规和标准及其他技术性法规文件来实现的。食品标签标识又按照其包装形式不同分为预包装和非预包装两类进行管理。《食品安全国家标准　预包装食品标签通则》是关于预包装食品标签的通用要求。涉及预包装食品标签管理的还有《食品安全国家标准　预包装食品营养标签通则》、《食品安全国家标准　预包装特殊膳食用食品标签》、其他普通食品产品标准中对标签的规定和保健食品、转基因食品、绿色食品、辐照食品等的标签要求。

整个食品标签体系将食品企业、消费者和政府质量监督机构机密联系在一起，使食品企业、消费者和政府质监部门各司其职，各尽其责，齐抓共管。食品标签体系共同构建了以食品标签为纽带的全社会共同参与的"食品安全质量联盟"，将有利于推动我国食品安全质量的全面提升。

10.3.6.1 食品标签在日常生活中的功能

（1）食品标签的信息功能

食品标签包含了食品名称、配料表、配料的定量标示、净含量和规格、生产者、经销者的名称、地址和联系方式、日期标示、贮存条件、食品生产许可证编号、产品标准代号，以及是否为辐照或者转基因食品等。在日常生活中通过食品标签可以获取对于该食品的质量特性和安全特性等。

（2）食品标签的形象功能

为了更好地反映食品的质量和企业的形象，食品标签上除了基本的食品信息外，还会加印有"绿色食品""无公害农产品"等相关质量标志，以及添加相应的 HACCP 质量体系认证、ISO 9001 质量管理体系认证等标识，来促进产品竞争力和提高品牌形象。

（3）食品标签的承诺功能

食品标签上的信息和质量标志是食品生产企业向社会做出的质量承诺。其中食品标签标注"绿色食品"标志是企业向社会做出"无污染的安全、优质、营养"的承诺；而"有机食品"标志是食品企业向社会做出"天然、无污染，符合健康要求"的承诺。

10.3.6.2 日常生活中食品标签的应用

图 10-2 为某一牛奶硬糖的食品标签，在日常生活中，预包装食品都会具有同样内容的食品标签，该标签不仅作为向消费者传递产品信息的载体，也在日常生活中具有重要的应用。

（1）消费者应用食品标签指导购买行为

消费者可以通过标签上的文字、图形及其他说明了解食品的性状、生产者、经销者、

品名	草本清凉牛奶硬糖
净含量	31克
配料	葡萄糖浆、白砂糖、稀奶油、食品添加剂（磷脂、二氧化钛、柠檬黄、亮蓝）、麦芽糖精、食用香精、食盐
生产许可证编号	SC31**1301****
产品标准代号	SB/T 10018
产地	上海市
生产日期	2021年3月3日
保质期	18个月
贮存条件	请置于干燥阴凉处，避免阳光直射
生产商	上海**食品有限公司
地址	上海市**区**镇**路**号
联系方式	021-********

营养成分表		
项目	每份（31克）	营养素参考值%
能量	560千焦	7%
蛋白质	0克	0%
脂肪	2.6克	4%
碳水化合物	27.3克	9%
钠	41毫克	2%

图 10-2 某牛奶硬糖食品标签

生产日期、保质期、净含量等，还能通过配料表了解食品的成分，通过营养标签了解食品的营养信息等。以上食品标签信息指导消费者根据食品的营养特性进行合理选择。

（2）食品标签维护消费者自身利益

食品标签是食品生产经营者面向消费者对质量、信誉和责任的承诺。当食品标签出现虚假、夸大不能真实反映食品属性，而误导消费者消费，此时消费者可以通过食品标签中的责任方信息来维护自身利益。

（3）食品标签向监督机构提供必要信息

食品生产行业众多且专业性强，监管难度较大。食品标签中食品生产许可证编号、产品标准代号等信息是为监督管理机构监管提供便利性的重要手段。

（4）食品标签促进市场销售

标签是展示产品最好的广告手段之一。食品标签不仅可以展示商品的优越性吸引消费者购买，还能宣传企业形象。

（5）食品标签维护生产经营者合法权益

食品生产经营者在食品标签上明示的保质期、贮存条件等信息，超过标签上明示的保质期限，或消费者未按标签上标示的贮存条件贮存食品而出现问题，食品生产经营者不再承担责任，保护了食品生产经营企业合法的权益。

（6）食品标签应用于产品溯源系统

近年来，我国食品行业信息溯源的推广应用已进入快速发展阶段，在备受消费者关注的婴幼儿乳粉、白酒、肉类等行业以及高端农产品领域，越来越多的企业开始应用信息溯源技术。在酒、水、饮料、茶叶等行业，预包装食品的信息溯源标签已随处可见，帮助消费者"验明真身"。

10.3.7　食品标签对健康的指导意义

近年来随着我国的食品标签体系的完善，食品标签也实现了规范化管理。食品标签作为直接向消费者提供食品信息的唯一载体，也是与广大消费者联系最紧密的食品知识，利用食品标签引导公众树立均衡膳食的理念并养成良好的饮食习惯，也是提升国民健康素养、贯彻落实健康中国战略的重要组成部分。

10.3.7.1　食品标签重要信息解读

（1）生产日期和保质期

通过查看生产日期和保质期，消费者可以判断食品是否超出规定条件下的保藏期限，进而避免买到过期食品，对身体健康造成伤害。

（2）食品的贮藏条件

观察食品标签标示的贮藏条件，如冷藏、干燥等存放条件，消费者一方面可以避免自身购得变质食品，另一方面购得食品后按照标签的保存条件可延长食品的新鲜度。

（3）配料表

食品标签的配料表按照"食物用料量递减"的原则进行标示。其中配料表还包含了食品添加剂、复配食品添加剂和营养强化剂的使用情况。配料表能帮助消费者结合自身的需求和忌讳合理选购食品。

（4）营养标签

营养标签是食品标签中重要的组成部分。营养标签包括"营养成分表"和基于"营养成分表"中营养成分含量和健康作用的"营养声称"和"营养成分功能声称"。通过营养标签可以了解食品的营养是否符合个人和家人的营养健康需求，从而起到预防和减少营养相关疾病的作用。

10.3.7.2　应用食品标签指导健康生活

（1）食品标签普及了食品的营养特性

了解食品的营养特性，能提高人们日常的健康生活水平。生活中通过阅读食品标签的各部分内容，可帮助我们了解各种食品的功能特性和含有的营养要素含量情况，如每100 g（100 mL）的某一食品中能量、蛋白质、碳水化合物、脂肪、钠等营养元素的含量。此外还可以进一步了解该食品中能量和主要营养素含量占一日需要量参考值的百分比（NRV%）。消费者利用以上常见的食品营养成分信息，增加对食品的营养特性的了解。通过阅读营养标签中的营养声称可以明晰日常生活中哪些食物具有高钙、脱脂、富含维生素 C 等营养特性。

（2）食品标签指导消费者合理选择与搭配食物

消费者通过食品标签了解食品营养特性后，可根据自身需求合理地选择食物的种类和某种食物进食的数量。例如，某食品 150 g 中能量以及蛋白质、脂肪、碳水化合物等主要营养成分的含量分别占 NRV 的 33%、22.5%、31.5% 和 36%，因此该食物的摄入量不宜超过 150 g，否则就容易导致能量超标；若日常饮食中维生素 A 及维生素 B_1 的摄入量较低，在选择食品时应选择含维生素 A 及维生素 B_1 丰富的食物与之搭配；肥胖、糖尿病、高脂血症和高血压患者，可依据营养标签分别选择低能量、低糖或无糖、低脂和低钠食物。

(3)食品标签积累营养健康知识

食品标签中提供的信息，如"营养声称""营养成分功能声称"，除了能够帮助消费者了解食品自身的基本特性和营养属性外，还是向消费者传递大量的营养健康知识，对消费者进行营养宣教的重要工具。消费者通过阅读食品标签，可以丰富自己的营养学知识，从而有助于养成良好的饮食习惯，有利于维持健康的生活方式。

食品标签制度的强制性实施，会使越来越多的消费者去接触和阅读营养标签，通过养成阅读食品标签的习惯，使大众在生活中了解更多的食品营养信息。运用食品标签结合自身的饮食习惯选择适合自身的健康食品，促进社会饮食的膳食平衡。同时，消费者对食品营养属性的关注和对健康食品的需求反过来也会引导企业生产更健康、更营养的产品，从而形成一个良性循环。

第 11 章　公共营养

　　公众的营养与健康状况是反映一个国家或地区卫生保健水平、人民生活质量和人口素质的重要指标。近年来，中共中央、国务院相继印发了《"健康中国 2030"规划纲要》《国务院关于实施健康中国行动的意见》《健康中国行动(2019—2030 年)》等，这些规划均把人民健康放在优先发展的战略地位，明确了建设健康中国的战略方针和行动纲领，基本建立了中国特色基本医疗卫生制度框架。我国将推进全民健康生活方式行动，建立健全健康知识和技能核心信息发布制度，健全覆盖全国的健康素养和生活方式监测体系，将健康教育纳入国民教育体系，作为素质教育的重要内容。本章主要介绍了公共营养的概念、目的和内容，探讨营养状况评价的基本方法，营养监测的主要内容，膳食营养素参考摄入量的概念，膳食模式的概念和特点，营养食谱的编制，营养教育的重要意义等。培养学生关注人民健康的家国情怀，引导学生形成良好的职业道德和素养，增强社会责任感和使命感。

【本章学习目的与要求】
- 掌握公共营养的概念、目的、内容和特点；
- 掌握营养状况评价的概念、内容和基本方法，了解常见膳食评价方法与膳食质量评价；
- 掌握营养监测的概念、目的和内容；
- 掌握膳食结构的概念类型和特点，合理营养的概念和要求，中国居民膳食指南的内容；
- 掌握营养食谱的编制；
- 了解营养教育的重要意义。

11.1　公共营养概述

　　公共营养，又称社会营养，是研究饮食与营养的社会动态的科学，涉及膳食、健康、社会、文化、行为因素、经济和政治背景等。公共营养指通过营养监测和营养调查发现人群或社区中存在的营养问题，以及造成或决定这些营养问题的原因，再利用营养研究的科学理论有针对性地解决存在的营养问题。旨在阐述人群基础上的膳食和营养问题，并解释这些问题的程度、影响因素、结果以及如何制定政策、采取措施予以解决。与临床营养相比，公共营养的工作重点从个体水平转向群体水平，从微观营养研究转向范围更广泛的宏观营养研究，如营养不良的消除策略、政策与措施等。

　　随着营养学科的发展，公共营养的工作内容日益丰富，主要包括：①了解和提高对社会营养问题性质、原因、结果的认识。②流行病学监测和评估，了解疾病尤其是传染病、职业病、食源性疾病、中毒、老年人常见病、重大突发疫情等公共卫生事件在不同时间、不同地区及不同人群中的发生率、现患率或死亡率等，探讨病因与影响流行的因素及确定优先的预防方法和保健项目的卫生规划。③人群的营养素需要量和膳食指南，制定各年龄、性别及劳动、生理状态人群的每日膳食摄取数量及质量均适宜的营养素，是公共营养工作的基础。膳食指南对指导群众合理选择和搭配食物，改善营养状况，减少与膳食相关的疾病具有重要意义。④干预项目的设计、实施、管理和评价，常见的营养改善项目如食品强化、学生营养午餐、保健项目、提供安全饮水项目等。⑤社区营养，以社区为基础，通过开展营养调查、社区营养监测、干预、评价和教育等的营养工作，提高社区人群的营养知识水平。⑥公众教育，广泛开展群众性营养宣传活动，倡导合理的膳食模式和健康的生活方式，纠正不良饮食习惯等。⑦及时预警、干预和减轻危机，食物援助等。⑧倡导与人口学、环境等领域的合作。⑨多个部门间的合作，如经济发展、卫生、农业与教育等部门。

公共营养学是一门以人群为对象，将营养科学原理和技术应用于指导国民生活和社会实践的科学，具有实践性、宏观性、社会性和多学科性等特点。

①实践性　公共营养学基于人群层面，结合基础营养学的知识和技能，深入开展调查研究，统筹考虑人群的饮食习惯、社会资源、经济体制与国家政策，综合地分析和寻找措施，制定营养干预，是实践性很强的一门学科。

②宏观性　公共营养研究对象是特定的社会群体，以国家、省或地区的各种人群为对象，宏观地分析膳食习惯、膳食结构、地区经济水平、食物营养政策以及文化传统等因素之间的关系。

③社会性　公共营养的研究不局限于公共卫生领域，还涉及社会、经济、法律、文化、环境、人道援助、行为习惯以及宗教信仰等。

④多学科性　公共营养的研究方法离不开相关学科的基础和应用。需要联合临床医学、人类学、社会学、经济学和环境科学等学科相关优势资源，多学科交叉融合，共同促进公共营养的主要工作，为改善人口整体营养健康做出贡献。

11.2　营养调查

11.2.1　营养调查的概念

营养调查(nutritional survey)是了解特定人群或个人的膳食结构和营养状况的重要方法。国民营养与健康状况是反映一个国家或地区经济与社会发展、卫生保健水平和人口素质的重要指标。世界上许多国家，尤其是发达国家均定期开展国民营养与健康状况调查，并根据调查结果及时制定和评价相应的社会发展政策，为改善国民营养和健康、食物生产及慢性病防控策略的制定提供技术支持，促进社会经济的协调发展。我国自 1949 年以来分别于 1959 年、1982 年、1992 年、2002 年和 2010 年开展了 5 次全国性的营养调查，为了解我国居民的健康总体水平和长期变化趋势，开展疾病防治，改善居民营养和开展健康教育提供了科学依据。

营养调查根据调查对象和范围不同可以分为两类：①一定地区范围内全人群的抽样调查，指对全国、全省、全市、全县等一定地区范围内各年龄、性别及劳动状况人群的营养状况进行抽样调查。②特定人群的抽样调查，只针对某一社会成员或职业类型人群的营养状况，如儿童、中学生、运动员、农民等。根据调查的对象和范围，营养调查的具体目的主要包括：①了解被调查者膳食摄取情况并与本国的 DRIs 进行对比。②了解被调查者与营养有关的健康状况，并发现其存在的营养不平衡问题。③为营养监测奠定基础，根据调查结果提出有针对性的营养改善措施，为政府制定有关营养政策提供资料，也为医疗保健部门提供预防、诊断和治疗的依据。

11.2.2　营养调查的内容

营养调查通常应包括膳食调查、体格检查、营养缺乏病的临床检查和营养状况实验室检测 4 个方面。膳食调查是了解在一定时间内，被调查对象通过膳食所摄取的能量和各种营养素的数量和质量，以及其满足正常营养需要的程度。体格检查是应用临床方法评价受检者的体格、功能和体征，以确定受检者的营养水平和健康水平。营养缺乏病的临床检查是指运用自己的感官或借助于传统的检查器具来了解被检查者是否具有营养不良的相关症状等。营养状况实验室检测是借助生化的实验手段，检测机体的营养贮备水平，尽早掌握和发现营养失调和亚临床营养缺乏症，以便及时采取预防措施。上述 4 个方面分别采用不同的指标和方法对调查结果进行分析总结，互相联系、验证，才能客观和全面地反映一个地区或一组人群的总体营养水平。

11.2.2.1　膳食调查

膳食调查是定量了解被调查人群或个体在一段时间内的营养构成，然后折算出每人每日的平均营养素摄入量，最后对照 DRIs 评价被调查人群或个体摄取能量和营养素是否满足正常营养需要的重要手段，主要有回顾法、记账法、称重法和化学分析法等。

（1）回顾法

根据回顾时间的长短可分为 24 h 回顾、一周回顾或更长时间的膳食史回顾。由经过培训的调查人员用引导性提问的方式，通过面对面、电话、自动询问的方式了解调查对象过去 24 h、一周或更长时间实际的膳食摄入情况，包括所有食物的种类和数量，并根据其食物摄入量进行计算和评价。回顾法常用于个人或家庭的调查。在实际工作中，一般选用 3 d 连续调查方法，即 24 h 回顾法，对所有家庭成员进行连续 3 d 个人食物摄入量调查，记录消耗的所有食物量，再计算每人每天营养素的摄入量。该方法是目前最常用的一种膳食调查方法，所需时间短，简便易行，应答率较高，但准确性差。

（2）记账法

记账法是指通过调查记录一定时期内的食物消耗总量，并根据同期的进餐人数，计算每人每日的平均摄入量。常用于有详细账目的集体伙食单位，如学校、部队、机关等。

该法具体分为两部分：

①食物消耗量的记录　在调查开始和结束时要各做一次食物盘点。开始调查前称量集体食堂库存的食物（包括库存、厨房、冰箱内的所有食物），对所有食物的品种、配料、数量进行准确的记录，如肉类需标明猪肉、牛肉或其他肉类，其肥瘦情况也应说明。根据需要也可以按食物成分表中各种食物的可食百分比将重量转化成可食部分（净重）。调查期间所购食物也应按品种记录其数量。此外，详细记录每日各种食物的购入量和废弃量。调查结束后，将调查开始时盘点库存的食物量加上调查期中购入的食物量，减去结束时盘点的食物量和废弃量，即为调查期中被调查人群的实际食物消耗量。由于食物消耗量随季节变化较大，采用不同季节内多次短期调查的结果比较可靠。

②进餐人数的登记　调查人员要详细记录每日每餐进食人数，然后计算总人日数。为了后期对调查对象所摄入的食物及营养素进行评价，调查人员还需详细记录进餐人的性

别、年龄、劳动强度和生理状态(如乳母、孕妇等)。

记账法的优点在于所费人力少,操作较简单,费用低,较为准确,适用于调查时间较长的大样本膳食调查。缺点在于这种方法的调查结果只能得到集体中人均的摄入量,难以分析个人摄入情况。

(3) 称重法

称重法是指通过对食物进行称重,了解调查对象食物消耗量的方法。称重法记录的天数根据研究目的来决定,通常适用于调查 3~7 d 的项目。由于不同地区不同季节的人群膳食结构存在差异,为了使调查结果具有良好的代表性和准确性,最好在不同的季节分次调查,一般每年应进行 4 次(每季 1 次)。调查对象的选择和样本量的大小应有足够的代表性。在进行称重食物记录时,对每餐食用前的各种食物及时进行称量、记录,对剩余或废弃部分进行称重并加以扣除,从而得出个人每种食物的准确摄入量。除三餐之外,调查时还要记录水果、点心、花生、瓜子等零食的摄入量。由于我国的食物成分表多以食物原料为基础,因此称重食物记录时需要将食物的重量利用生熟比换算成原料量,以便计算各种营养素摄入量。部分熟食成品如馒头、米饭、糕点、面条及包装食品等,已经有熟食的食物成分表,可不换算。具体的调查步骤如下:

①称重 称出每餐所用食物的生重,烹调后该食物的熟重,用餐结束时再称出剩余食物的重量(熟重)。最后计算出各种食物的实际消耗量(熟重)。

实际消耗量(熟重)= 烹调后熟食重量–熟食剩余量

②生熟折合率 根据烹调前后食物的重量计算生熟折合率(生熟比)。

生熟比 = 食物熟重÷食物生重

例如,2 kg 大米煮熟后重量为 5 kg,那么其生熟比是 5÷2 = 2.5,根据生熟比可以计算出每种食物熟食重相当于的生食重。

实吃的熟重 = 熟重–剩余熟重

实吃的生重 = 实吃的熟重÷生熟比

③统计每餐就餐人数 统计每餐就餐人数,并计算出总人日数,如果年龄、劳动强度、生理状态相差很大,应将各类别的总人日数分别进行登记。

④计算出每人每日平均摄入各种食物原料的生重,以水饺的生熟比值换算(表 11-1)为例,再通过食物成分表计算所摄入的各种营养素。

平均摄入量 = 各种食物实际消耗量(生重)÷总人日数

表 11-1　称重食物生熟比值换算法

原料	包子 5 000 g 所用原料/g	原料比值	某人吃 500 g 包子相当原料量/g
芹菜	2 000	0.4	200
肉	1 000	0.2	100
面粉	1 000	0.2	100
油	120	0.024	12
盐	30	0.006	3
水	850	0.17	85

与其他方法相比，称重法能准确计算和分析每人每日营养摄入量，是个体膳食摄入调查较为理想的方法，也因其准确性，常被用作标准来衡量其他方法的准确性。但是称重法需要耗费大量的人力和时间，不适合大规模调查。

（4）化学分析法

化学分析法是在实验室中测定调查对象一日内全部食物的营养成分，准确地分析检测各种营养素的摄入量。样品的收集方法有两种：①双份饭菜法。烹调人员在每餐烹调时，额外加大 1 倍的饭菜数量，为调查者制作两份完全相同的饭菜，一份供被调查者食用，另一份作为分析样品。②收集相同成分法。收集整个调查期间消耗的各种未加工的食物或从当地市场上购买相同食物作为样品。但在质量和数量上，收集的样品可能与食用的存在差异。

化学分析法收集样品容易，能准确地得到个体消耗食物中各种营养素的实际摄入量。由于需要用许多精密仪器，操作复杂，费用很高，因此除非特殊需要精确测定的（如在研究某些营养素或与疾病相关的生物活性成分在体内的吸收与代谢情况时），一般的膳食调查都不采用化学分析法，常与其他调查方法结合使用。

（5）食物频率法

食物频率法是指在各种食物都比较充裕的条件下，以问卷的形式调查个体在指定时期内摄入某些食物的频率的方法。根据每日、每周、每月甚至每年所食各种食物的次数或种类来评价膳食营养状况。问卷主要包括食物名单和食物的频率两方面。根据调查目的确定食物名单，选择被调查者经常食用的食物，或含所要研究营养成分的食物或被调查者之间摄入状况差异较大的食物。如需进行综合性膳食摄入状况评价，则采用被调查对象常用食物；如研究与营养有关的疾病和膳食摄入的关系，则采用与相关疾病有关的几种食物或含有特殊营养素的食物。在实际应用中，可分为定性和定量的食物频率法。①定性：通常调查每种食物一定时期内所吃的次数，而不收集食物重量、份额大小的资料。但是对营养素摄入量的计算必须有量的资料，有时为了能计算营养素摄入量，用估计的平均量大小来计算。②定量：要求被调查者提供所吃食物的数量，常借助于测量辅助物。通常用于调查不同人群食物和营养素的摄入量，并分析膳食因素与疾病的关系。

食物频率法能够得到日常食物摄入种类和摄入量，反映长期营养素摄取模式。其结果也可作为在群众中进行膳食指导宣传教育的参考，或为流行病学中研究膳食与疾病的关系提供依据。食物频率法对调查员要求不高，方法简单，费用少，不影响应答者的饮食习惯，应答率较高。应答者的负担取决于所列食物的数量、复杂性以及量化过程等。与其他方法相比，食物频率法对食物份额大小的量化不准确；不能提供每天的变异信息；较长的食物表或回顾时间经常会导致摄入量偏高；当前的食物模式可能影响对过去的膳食回顾，从而产生偏差，准确性较差。

11.2.2.2 膳食调查结果的评价

（1）平均每日食物摄入量

①就餐人日数　人日数是被调查者用餐的天数。通常定义一个人吃早、中、晚三餐为 1 个人日。然而在实际调查中，不一定能收集到整个调查期间被调查者的全部进餐次数，应根据餐次比（早、中、晚三餐所摄入的食物量和能量占全天摄入量的百分比）来折算。例如，规定餐次比为早餐占 20%，午餐占 45%，晚餐占 35%，若在实际调查工作中，对

某一调查对象仅仅询问到了午、晚两餐，则当人日数为 1×45%＋1×35%＝0.8 人日。在进行集体膳食调查时，如某机关食堂调查，如果三餐能量比分别占 1/4、1/2 和 1/4，早餐有 20 名、午餐有 40 名、晚餐有 20 名，则总人日数为 20×1/4＋40×1/2＋20×1/4＝30 人日。

②平均每日食物摄入量　将调查对象在调查期间所消耗的食物量除以就餐人日数就是平均每日食物摄入量。单位为千克数，以便用食物成分表计算平均能量和营养素摄入量。

③平均每人每日营养素摄入量　根据食物成分表中各种食物的能量和营养素的含量来计算。计算时要注意所调查食物是生重还是熟重，注意调查的生重食物是净重还是毛重，如果是毛重要按照食物成分表中各种食物的可食部分换算成净重。

（2）与 DRIs 的比较

对个体膳食评价主要是将其日常摄入量与需要量比较。注意在任何情况下个体的真正需要量和日常摄入量只是一个估算的结果，对结果进行解释需谨慎，应结合体格检查或实验室测定结果综合评价，以确定某些营养素的摄入量是否充足。

对群体的评价主要是评估人群中摄入不足或摄入过多的流行情况。对于有平均需要量的营养素，摄入量低于平均需要量在群体中占的百分数即为摄入不足的比例数。对于有适宜摄入量的营养素，只能比较群体平均摄入量和适宜摄入量的关系。当平均摄入量低于适宜摄入量时，不能判断摄入不足的比例。日常摄入量超过可耐受最高摄入量所占的百分数就是这个人群中有过高摄入风险的比例。

11.2.2.3　体格检查

体格检查主要指身高和体重的测量。体格的大小和生长速度是非常灵敏的营养状况指标，特别是儿童的体格检查结果，常用来评价某一地区人群的营养状况。体格检查的具体指标如下：①身长/身高；②体重；③头围（3 岁以下儿童）；④胸围；⑤腰围；⑥臀围，即臀部向后最突出部位的水平围度；⑦膝高，即胫骨平台上缘至胫骨内踝下缘之间的垂直距离；⑧上臂围，包括上臂肱二头肌最大限度收缩和松弛时的围度；⑨皮褶厚度，包括肱三头肌皮褶厚度、肱二头肌皮褶厚度、肩胛下角皮褶厚度等。

体格检查指标的评价方法主要有：

①体质指数（BMI）　评价 18 岁以上成人群体营养状况的常用指标，不仅反映体型胖瘦程度，而且与皮褶厚度、上臂围等营养状况指标相关。目前有世界卫生组织、亚洲、中国不同的评价标准（表 11-2）。

$$BMI＝体重(kg)/[身高(m)]^2$$

表 11-2　不同的 BMI 指标标准

体型状态	WHO 标准	亚洲标准	中国标准
偏瘦	<18.5	<18.5	<18.5
正常	18.5~24.9	18.5~22.9	18.5~23.9
超重	≥25	≥23	≥24
偏胖	25.0~29.9	23.0~24.9	24.0~27.9
肥胖	30~34.9	25~29.9	≥28
重度肥胖	35~39.9	≥30	—
极重度肥胖	≥40	—	—

②腰臀比　腰围与臀围的比值。腰臀比能够反映一个人内脏脂肪的情况，是判定中心性肥胖的重要指标。中心性肥胖也叫腹型肥胖或向心型肥胖，主要特征是其他部位肥胖不明显，但腹部脂肪堆积严重。WHO 以男性腰臀比>1.0，女性>0.9 时为中心肥胖。

③体脂率　体脂率指人体脂肪重量在总体重中所占的比例，反映人体内脂肪含量的多少。同等重量情况下，脂肪体积是肌肉体积的几倍，因此仅通过体重来判断是否肥胖并不准确。男性和女性由于性别和身体构造的差异，正常体脂率的标准差距比较大。一般正常成年人的体脂率分别是男性 15%~18%，女性 25%~28%。体脂率的计算公式为：

$$体脂率 = 1.2 \times BMI + 0.23 \times 年龄 - 5.4 - 10.8 \times 性别(性别：男性=1，女性=0)$$

体脂率可以通过生物电阻抗分析（BIA）、水下称重（密度法）、医院放射科双能 X 射线吸收法、计算机断层扫描和磁共振成像通过三维建模计算得出。

④均值离差法　体重、身高和头围等连续性变量，通常是呈正态分布的，变量值用平均值±标准差（SD）表示。均值±1 个 SD 包括样本的 68.26%，均值±2 个 SD 包括样本的 95.44%，均值±3 个 SD 包括样本的 99.72%。通常均值离差法以均值±2 SD（样本的 95%）为正常范围。当小于均值−3SD 或大于均值+2SD 时为异常。为了更精确地反映与均值的距离，可计算偏离的程度，即 Z 评分。Z 评分有利于进行不同组别（年龄、性别、生长指标）之间的比较。

$$Z = (变量值 - 均值) / SD$$

当变量值等于均值，Z=0；当变量值小于均值，Z 为负数；当变量值大于均值，Z 为正数。

⑤百分位数法　将不同性别各年龄参考标准的原始数据从小到大分为 100 份，每一等分为一个百分位。第 1 份的数据即第 1 百分位，第 25 份数据即第 25 百分位。当变量呈正态分布时，第 50 百分位相当于均值。第 3 百分位接近于均值减 2 个 SD，第 97 个百分位接近于均值加 2 个 SD。通常以 3%~97% 为正常范围，包括样本的 94%。当小于 3%，或大于 97% 时，为异常。这种方法常在儿科采用，方便调查儿童的身高或体重数值达到同年龄、性别参考标准中位数的百分比，以此来评价儿童生长情况。

11.2.2.4　营养缺乏病的临床检查

对于个体是否存在营养不足、营养素缺乏或营养失调的情况，需要根据个体的临床症状和医务人员的检查来判断。但营养缺乏病的症状大多数缺乏特异性，有些非营养性疾病可能也存在类似的症状，必须结合膳食调查和生化检验的结果，才能准确判断出现的症状是否是营养缺乏所导致的。营养缺乏病的常见类型有：

(1) 蛋白质−能量营养不良症

蛋白质−能量营养不良一般是因蛋白质严重缺乏或能量摄入严重不足引起的。原因可能有以下几种：①摄入不足。由于饥荒、战乱、经济落后等原因造成食品匮乏或不平衡；精神失常、精神性厌食或上消化道梗阻等疾病导致病人不能正常摄食。②消化吸收不良。伴发于其他疾病的顽固而长期的呕吐、腹泻和消化吸收障碍。③机体需要增加而供给不足。多见于婴幼儿、妊娠和哺乳期妇女。此外，甲状腺功能亢进症、肿瘤、结核、糖尿病等消耗性疾病也会增加体内各种营养物质消耗，若补充不足也会发生蛋白质−能量营养不良。重度蛋白质−能量营养不良又可以分为以下 3 种：①水肿型营养不良（Kwashiorkor）。主要见于经济落后的国家或地区的婴幼儿，有蛋白质缺乏病史。以全身浮肿为特征，生长发育迟缓或停止；头发干燥、稀少、无光泽且无弹性；

指甲脆弱有横沟；肝脾肿大，常有腹泻或大量水样便，有腹水、轻度贫血等。主要表现为淡漠、嗜睡、厌食、动作缓慢等。②消瘦型营养不良（marasmus）。以消瘦为主要特征。儿童表现为明显矮小消瘦，皮肤干燥无弹性和光泽，头发稀疏易脱落等；成人表现为消瘦无力，常并发干眼症、腹泻、呕吐等。③混合型。混合型较为多见，症状临床表现不一，综合前两者的共同特征。

（2）维生素缺乏症

维生素缺乏症较为常见，主要有以下类型：①维生素 A 缺乏症。主要表现为患者四肢两侧有毛囊角化性丘疹，暗适应障碍或夜盲，结膜干燥，严重者可发生角膜软化，甚至穿孔。②维生素 D 缺乏症。主要会导致佝偻病（主要是儿童）、骨软化症（多见于妊娠多产的妇女和体弱多病的老人）、骨质疏松症（多见于老年人）。③维生素 C 缺乏症。牙龈肿痛、牙龈炎；全身点状出血，皮下、黏膜出血，重者皮下、肌肉和关节出血及血肿等。④维生素 B_1 缺乏症。外周神经炎，皮肤感觉异常或迟钝，体弱、疲倦、失眠、胃肠症状、心动过速，甚至出现心衰和水肿等。⑤维生素 B_2 缺乏症。口腔-生殖系统综合征，口角炎、唇炎、舌炎，口腔黏膜溃疡，脂溢性皮炎，阴囊皮炎和会阴皮炎等。⑥维生素 B_3（烟酸）缺乏症。皮炎、腹泻、抑郁或痴呆。

（3）矿物质缺乏症

常见的主要有：①碘缺乏症。表现为甲状腺增生肥大，巨大肿块压迫气管可导致呼吸困难、智力低下、精神发育不全等。②锌缺乏症。主要表现为生长迟缓、食欲不振、皮肤创伤不易愈合、性成熟延迟、第二性征发育障碍、性功能减退等。③硒缺乏症。主要表现为心脏扩大、急性心源性休克及严重心律失常，严重时出现死亡。

11.2.2.5　营养状况实验室检测

当人体营养缺乏或过剩时，需经过一定时间之后才能出现明显的临床症状。实验室生化检测客观、灵敏，常常用于评估临床症状出现前已有的变化。实验室检测对人体营养水平的鉴定、营养缺乏症的早期发现与预防治疗具有重要的意义。评价营养状况的实验室检查测定内容基本分为：①测定血液中的营养成分或标志物水平。如血浆脂蛋白和脂质的测定能够协助诊断高脂蛋白症、动脉粥样硬化症等。②测定尿中营养成分或代谢产物。如水溶性维生素在体内没有特殊的贮备组织和器官，当机体处于缺乏状态时，一次性摄入大剂量水溶性维生素，将首先满足机体的需要，因此从尿中排出量相对较少；如果机体营养状况良好，则从尿中排出就多。③测定与营养素有关的血液成分或酶活性的改变。如全血谷胱甘肽还原酶活性的测定，红细胞谷胱甘肽还原酶活力大小可以准确反映组织中核黄素的状态。表 11-3 和表 11-4 为实验室检测常用指标。

表 11-3　人体营养状况的生化检测常用指标

检查项目	常用指标
蛋白质	血清总蛋白、血清白蛋白（A）、血清球蛋白（G）、白/球（A/G）、血液比重、空腹血中氨基酸总量/必需氨基酸、尿羟脯氨酸系数、游离氨基酸、每日必然损失氮（DNL）等
血脂	总脂、甘油三酯、α 脂蛋白、β 脂蛋白、胆固醇（其中胆固醇脂）、游离脂肪酸、血酮等
钙、磷、维生素 D	血清钙（包括游离钙）、血清无机磷、血清钙磷乘积、血清碱性磷酸酶、血浆 25-OH-D_3、血浆 1,25-$(OH)_2$-D_3 等

（续）

检查项目	常用指标
锌	发锌、血浆锌、红细胞锌、血清碱性磷酸酶活性
铁	全血血红蛋白浓度、血清运铁蛋白饱和度、血清铁、血清铁蛋白、血细胞比容(Hct 或 PCV)、红细胞游离原卟啉、平均红细胞体积(MCV)、平均红细胞血红蛋白量(MCH)、平均红细胞血红蛋白浓度(MCHC)等
维生素类	维生素 A，血清视黄醇、血清胡萝卜素 维生素 B_1，RBC 转酮醇酶活力系数、5 mg 负荷尿试验 维生素 B_2，RBC 谷胱甘肽还原酶活性系数、5 mg 负荷试验 维生素 B_3，50 mg 负荷尿试验 维生素 C，血浆维生素 C 含量、500 mg 负荷尿试验 叶酸，血浆叶酸、红细胞叶酸等
其他	尿糖、尿蛋白、尿肌酐、尿肌酐系数、全血丙酮酸等

表 11-4　血液营养状况实验室检测的常用指标

检验物	营养素	检查项目	参考值
血液	蛋白质	血清总蛋白	60~80 g/L
		血清白蛋白(A)	35~50 g/L
		血清球蛋白(G)	20~30 g/L
		白/球(A/G)	(1.5~2.5)：1
		空腹血中氨基酸总量/必需氨基酸	>2
		血液比重	>1.015
		游离氨基酸	40~60 mg/L(血浆)；65~90 mg/L(红细胞)
	血脂	总脂	4.5~7.0 g/L
		甘油三酯	0.2~1.1 g/L
		α 脂蛋白	30%~40%
		β 脂蛋白	60%~70%
		胆固醇(其中胆固醇酯)	1.1~2.0 g/L(70%~75%)
		游离脂肪酸	0.2~0.6 mmol/L
		血酮	<20 mg/L
	钙	血清钙(其中游离钙)	90~110 mg/L(45~55 mg/L)
	磷	血清无机磷	儿童 40~60 mg/L 成人 30~50 mg/L
	维生素 D	血清 Ca×P	>30~40
		血浆 25-OH-D_3	36~150 nmol/L
		血浆 1,25-$(OH)_2$-D_3	62~156 pmol/L
	锌	血浆锌	800~1 100μg/L
		红细胞锌	12~14 mg/L
	铁	全血血红蛋白浓度(g/L)	成人男>130　女、儿童>120；
		血清运铁蛋白饱和度	成人>16%；儿童>7%~10%
		血清铁蛋白	>10~12 mg/L
		血细胞比容(HCT 或 PCV)	男 40%~50%；女 37%~48%
		红细胞游离原卟啉	<70 mg/L RBC
		血清铁	500~1 840 μg/L

（续）

检验物	营养素	检查项目	参考值
尿液	蛋白质	尿羟脯氨酸系数	>2.0~2.5 mmol/L
		尿肌酐	男 23 mg/kg，女 17 mg/kg
		每日必然损失氮（DNL）	男 58 mg/kg，女 55 mg/kg
	维生素类	5 mg 负荷尿试验	空口服用某维生素 4 h 后尿排出量
	其他	尿糖，尿蛋白等	—
酶	钙 磷 维生素 D	血清碱性磷酸酶活性	成人 1.5~4.0 布氏单位 儿童 5~15 布氏单位
	维生素 B_1	红细胞转酮醇酶活力系数	TPP 16%~25%
	维生素 B_2	全血谷胱甘肽还原酶活性	33~73

11.3 营养监测

11.3.1 营养监测简介

通过营养调查确定人群膳食摄入情况和营养水平，仅仅是营养学工作中发现问题的第一步，更重要的是要解决出现的营养问题。由于营养问题与环境、社会、经济、农业、畜牧业等多方面因素都存在必然联系，仅靠营养调查提出膳食指导改进意见是不够的，应着眼全局，从环境、社会经济条件等方面调查人群的营养状况，从宏观上采取措施，改善人群的营养状况。因此，营养监测的概念逐步形成。

营养监测（nutrition surveillance）是指长期动态地监测人群的营养状况，收集与人群营养状况有关的社会经济等方面的资料，预测居民的营养状况可能发生的动态变化，探讨从政策上和社会措施上改善营养状况的途径。营养监测与营养调查既有区别，又相互联系，两者相互配合。综合营养监测与营养调查两者的结果，才能使营养问题得到根本的解决。营养监测的特征是对调查人群的营养状况进行持续性的监测，定期提供人群营养状况、人群食物消费状况和影响营养状况的各方面因素信息。营养监测的目的是为政府有关部门决策、制定干预项目提供信息。

11.3.2 营养监测的主要内容

营养监测的主要内容包括以下 4 个方面：

（1）用于制定国家发展计划和政策的营养监测内容

营养监测的资料对制定国家的发展规划和政策是至关重要的。根据营养监测提供的信息，可以确定是否需要对已有的营养规划或政策进行修改。同时，制定新的营养改善计划、食品强化计划、食品援助计划和与营养有关的卫生政策等。世界卫生组织推荐的制定国家发展规划和政策的营养监测指标主要有：

①卫生政策指标　卫生资源的分配及公平程度；社区卫生保健的实施；组织机构和管理程序。

②与营养有关的社会经济指标　人口增长率；国民总产值和家庭总产值；收入分配；工作条件；成人识字率；居住条件；可获得的食品。

③卫生保健指标　卫生预防措施；初级卫生保健范围；免疫接种；转院治疗系统范围。

④营养健康状况指标　儿童的营养状况和社会心理发展；婴幼儿死亡率；出生体重；出生或某个年龄的预期寿命；母亲死亡率。

(2)为预警和实施干预计划而进行的营养检测内容

由于自然灾害、农作物病虫害、重大传染病疫情、食物价格上涨等原因可能导致食物供给不足，甚至出现暂时性食物短缺，引起人群的营养不良。应针对重点人群的短期营养状况恶化，尽早地掌握食物供给不足的征象，通过预警和实施有针对性的干预计划，避免严重的食物短缺。根据引起食物短缺的原因实施早期、中期和后期干预：

①针对引起食物供给不足的基本因素　如发生病虫害，应提供杀虫剂；发生干旱，应提供灌溉设备；出口农产品跌价时，由政府提供补贴等。

②针对引起食物供给不足的继发因素　如遇到重大疫情引起的收入减少，消费品涨价等，可实施价格补贴、消费品限价等。

③启动供膳和营养康复计划　如上述干预未能达到预期效果，则需要启动免费发放食物、供膳、营养康复规划等。

④减轻或消除长期的不良影响　包括减轻长期的不良影响或避免再度发生饥荒的措施。

与这类营养监测关系最密切的自然环境和经济指标有降水量、种植条件、病虫害情况、粮食价格等。营养状况指标主要有身高、体重、临床症状和体征。

(3)用于评价营养改善计划的营养监测内容

营养改善计划包括公共卫生措施、卫生预防措施、营养补充、营养康复、营养强化等营养干预项目。为了评价这些营养改善计划的效果，需要对改善计划的实施过程进行监测，监测实施前后相关指标的变化。世界卫生组织推荐的监测指标主要分为：

①针对学龄前儿童营养干预的主要指标　身体和体重的变化；疾病的发病率、发生次数、持续时间；幼儿死亡率。

②学校供膳计划的主要指标　身体和体重的变化；入学、到校人数；食物消耗量；教学质量指标。

③孕妇营养加餐的主要指标　孕期体重的变化；婴儿出生体重的变化；围产期婴儿死亡率。

(4)针对与营养有关的慢性病危险因素而进行的营养监测内容

随着经济社会发展和卫生健康服务水平的不断提高，人均预期寿命不断增长，与营养相关的慢性病，如心脑血管疾病、高血压、糖尿病、肥胖、肿瘤等患者生存期不断延长。这些慢性病病程长、病因复杂、对健康损害大，社会危害严重。早发现、早诊断和早治疗对这些慢性病的发生、发展和预后至关重要。因此，对这些慢性病发病和死亡相关的营养危险因素进行监测非常必要。

针对慢性病常用的监测内容有：

①人群的营养状况　包括食物和营养素的摄入量、钠摄入水平、膳食结构。

②临床监测　包括身高、体重、腰臀比、血糖、血脂、血压、心电图、B 超等检查。

③行为危险因素监测　包括个人病史、家族史、吸烟、酗酒、运动不足、熬夜、生活无规律、知识态度和行为的改变等。

④人文环境监测　包括暴露于不良的生活或生产环境。

⑤死因监测　人群的死亡率、死亡原因和死因谱的变化等。

通过营养监测，了解居民膳食结构、营养水平和相关慢性疾病的流行病学特点及变化规律，发现健康危险因素，对这些危险因素进行综合评价，为患者拟订健康维护计划，并进行健康生活行为方式指导，对亚健康患者或患者进行健康促进诊疗管理。将对慢性病的诊疗模式由"以治疗为主"转变为"以预防为主和健康管理为核心"。

11.3.3　营养监测的工作程序

营养监测的工作实质是不断地收集人群的营养健康状况及各种可能影响营养状况、食物生产和消费的可变因素资料，并对这些营养状况和影响因素进行分析研究，再制定或修订和执行营养改善措施。营养监测的工作程序由以下几部分构成：

(1)监测点的选择和监测人群的确定

监测点通常可以是一个行政区(县)，也可以是一个社区、一个学校。选择的监测点需具备以下基本条件：①监测点组织健全，具有充足的经过专门培训的营养监测工作人员，能够领导、协调和开展营养监测工作，并能分析和利用当地的营养检测资料。②有健全的工作制度、工作程序和资料管理制度，能保质保量地完成检测任务。③具有营养监测必需的基本设备。

监测人群的确定既要保证样本具有代表性，又要避免过多地耗费人力和财力。通常采用随机抽样的方法。通常监测人群的人数应该多一些，在监测营养状况的变化趋势时，样本量可以少一些。

(2)确定监测指标

通常根据监测的主要目的来确定监测指标。为了使营养工作顺利进行，选择的指标宜少不宜多，并尽可能选择无损伤、灵敏性强、特异性强、可行性好的指标，如身高、体重等这些人体测量学指标，能够灵敏地反映儿童的生长状况，而且通常容易被监测人群接受。

在评价营养改善措施的效果时，要尽可能地选用措施实施前后变化明显的指标。营养监测常见的指标主要有：

①健康指标　包括体格测量、临床检查、生化测定指标等。医疗保健等健康方面的指标可以通过医疗和妇幼保健系统、全国学生体质健康检测网络和卫生防疫部门等得到。

②食物消费和饮食行为方面的指标　食物消费包括年人均粮食的占有量和消费量，年人均动物性食品的占有量和消费量，日人均能量和蛋白质的摄入量，谷类食物与动物性食物的供能比等；饮食行为包括吸烟率、饮酒率、吃早餐率、偏食率等。

③社会经济指标　包括恩格尔系数即家庭用于食品的开支占家庭总收入的比值，反映经济收入与食物消费水平的关系，可作为划分贫富的标准；收入弹性指数即食品购买力增

长与收入增长的比值；人均收入及人均收入增长率；人均动物性食品增长率等。

(3)营养监测数据的收集

为了保证监测资料的质量和可比性，要求各监测点都按照统一的标准进行资料的填写、收集、复核、录入、汇总和整理。并且在这一系列过程都要求检测人员客观、认真仔细，避免人为因素造成的错误。同时要求收集的资料完整、无遗漏。

(4)营养监测资料的分析和利用

选择合理的统计指标和方法对收集的资料进行分析，得出有价值的结论。数据的分析可以是地区与地区之间，或现在与过去的数据之间的比较分析等。监测结果的公布可以通过学术会议、新闻发布会、简报、杂志、电视等。信息的利用即将监测调查的结果提供给相关政府部门作为制定营养政策、法规和强化、改善计划的科学依据。

11.4　膳食营养素参考摄入量

11.4.1　营养素需要量与推荐膳食营养素供给量

11.4.1.1　营养素需要量

营养素需要量(nutritional requirement)是指机体为了维持"适宜的营养状况"所需要的营养素量，是维持机体正常生理功能所需营养素的最低量，也称"生理需要量"，受年龄、性别、生理状况和体力活动水平等多种因素的影响。

如果营养素摄入量低于该需要量，会对机体产生不良影响。当发生某种营养素摄入不足时，机体会首先动用贮存在组织中的该营养素，当进一步缺乏时则会出现明显的营养素缺乏临床症状。因此，鉴于对"适宜的营养状况"不同的认定标准，营养素需要量分成3个水平：

①基本需要量(basal requirement)　是指为预防临床可察知的功能损害所需要的营养素量。满足了基本需要量，机体能够正常生长和发育，但机体组织很少或没有该营养素贮存，短期的膳食供给不足便会造成缺乏。

②贮备需要量(normative requirement)　是指维持组织有一定贮存所需要的营养素量，这种贮存可以在必要时候用来满足机体的基本需要，避免造成可察知的功能损害。

③预防明显的临床缺乏症的需要量　是指比基本需要量更低水平的营养素量，低于该需要量就会造成明显的临床缺乏症。

11.4.1.2　推荐膳食营养素供给量

推荐膳食营养素供给量(recommended dietary allowances，RDA)是指为了满足机体需要，每日必须由膳食提供的营养素量，是在营养素需要量的基础上，考虑了人群中个体差异、饮食习惯、食物生产、社会发展等因素而制定的膳食中必需含有的各类营养素的量。因此，人群的RDA略高于营养素需要量，而能量一般不建议再增高，人群的推荐能量供给量应等于该人群的能量需要量平均值，用平均能量需要量表示。

以上营养素需要量和膳食营养素供给量均是针对特定群体的需要量和供给量，在制定时应根据实际情况，保证满足机体对各类营养素和能量的需要，同时维持营养素需要量和推荐膳食营养素供给量之间的平衡。

11.4.2 膳食营养素参考摄入量的应用

DRIs 主要用于膳食评价和膳食计划两个方面。在膳食评价中，可根据 DRIs 来评价个体或群体中膳食营养素的摄入水平是否适宜；在膳食计划中，可根据 DRIs 来建议个体或群体中膳食营养素应达到的适宜摄入水平。

营养素安全摄入范围如图 11-1 所示。摄入量低于 RNI 水平存在营养素缺乏的危险，当摄入量等于 EAR 时，营养素缺乏危险的概率为 0.5。摄入量达到 RNI 水平后，营养素缺乏危险的概率为 0，而当摄入量超过 UL 水平后，存在营养素过量的危险。因此，RNI 和 UL 之间是膳食营养素的安全摄入范围。

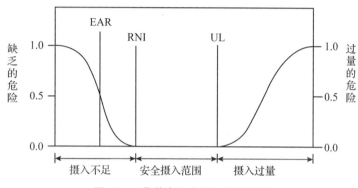

图 11-1　营养素安全摄入范围示意

11.5　膳食结构与膳食指南

11.5.1　膳食结构

膳食结构是指膳食中各类食物的数量及其在膳食中所占的比重。膳食结构具有很强的地区性，它不仅反映了某地区居民的饮食习惯和生活水平的高低，还反映了该地区的经济发展、文化、科技水平、环境和资源等方面的情况。因此，不同地区、不同社会发展阶段、不同人群的膳食结构存在较大差异，一般可根据各类食物所能提供的能量及各种营养素的数量和比例来衡量膳食结构的组成是否合理。虽然膳食结构在短期内相对稳定，但可通过适当的干预，促使其向更利于健康的方向发展。

合理的膳食结构应该是平衡膳食，即膳食中所含的营养素种类齐全、数量充足、比例适宜，膳食提供的营养素和能量与机体的需要保持平衡，从而达到合理营养，促进健康和预防疾病的发生。

11.5.1.1　典型膳食结构的特征

依据植物性食物和动物性食物在膳食结构中的比例，世界上典型的膳食结构主要分为 4 种类型，即以植物性食物为主的膳食结构、以动物性食物为主的膳食结构、动植物食物平衡的膳食结构和地中海膳食结构。每种膳食结构都有其优势与不足之处，可以互相借鉴。

(1)以植物性食物为主的膳食结构

该膳食结构以植物性食物为主，动物性食物为辅，世界上大多数发展中国家的膳食结构属于此类型。其特点是谷物食物消费量大，平均每日 550 g 以上；动物性蛋白质占蛋白质摄入总量的 10%~20%，甚至更低，优质蛋白质摄入较少；能量摄入基本满足需要，平均每日 2 000~2 400 kcal，植物性食物供能占总能量的近 90% 甚至 90% 以上；蛋白质和脂肪摄入量均较低，膳食纤维摄入充足，主要来自动物性食物的营养素(如钙、铁、维生素A)的摄入常出现不足。该膳食结构人群容易出现蛋白质-能量营养不良，导致体质较弱、劳动能力较低以及健康状况不良；但由于膳食纤维摄入充足，以致 2 型糖尿病和冠心病、脑卒中等心血管疾病等慢性病的发病率低。

(2)以动物性食物为主的膳食结构

该膳食结构以动物性食物为主，植物性食物为辅，世界上多数发达国家的膳食结构属于此类型。其特点是粮谷类食物消费量小，平均每日 150~200 g；动物性食物与食糖的消费量大，平均每日肉类 300 g 左右，乳和乳制品 300 g，蛋类 50 g，食糖高达 100 g，蔬菜和水果摄入较少；能量摄入较高，平均每日 3 300~3 500 kcal，蛋白质 100 g 以上，脂肪130~150 g，膳食纤维摄入低。该膳食结构具有高热能、高蛋白、高脂肪和低膳食纤维的特征，容易造成营养过剩，从而增加肥胖、高血压、糖尿病以及心血管等慢性疾病的发病风险。

(3)动植物食物平衡的膳食结构

该膳食结构中动物性食物和植物性食物的比例适宜，以日本为代表。其特点是谷类食物消费量平均每日 300~400 g，动物性食物消费量平均每日 100~150 g，其中，海产品的消费比例占 50%，乳和乳制品消费量 100 g，蛋类 40 g，豆类 60 g；平均每日能量摄入 2 000 kcal 左右，蛋白质 70~80 g，动物蛋白占蛋白质摄入总量的 50% 左右，脂肪 50~60 g。该膳食结构既保留了以植物性食物为主膳食结构特征，又融合了以动物性食物为主膳食结构的优点，提供的膳食能量能满足人体需要，又不至于过剩，具有少油、少糖、多海产品特征，有利于避免营养素缺乏症和因营养过剩引起的慢性疾病。

(4)地中海膳食结构

该膳食结构是居住在地中海地区居民特有的膳食结构，以意大利和希腊为代表。其特点是膳食结构中富含植物性食物，包括谷类(每天 350 g 左右)、蔬菜、水果、豆类、果仁等；每天食用适量的鱼、禽肉和少量的蛋类；每天食用适量的奶酪和酸奶；食用红肉(猪肉、牛肉、羊肉及其产品)较少，每月仅有数次；食用油主要是橄榄油，大部分成年人有饮食葡萄酒的习惯；脂肪提供能量占总能量的 25%~35%，饱和脂肪酸所占比例较低，不饱和脂肪酸所占比例较高。该膳食结构的突出特点是饱和脂肪酸摄入少，不饱和脂肪酸摄入高，且含有大量的复合碳水化合物，蔬菜和水果摄入量高，心血管疾病和糖尿病等慢性疾病的发病风险较低。

11.5.1.2 我国居民膳食结构的特点

(1)我国居民传统的膳食结构特点

我国历史悠久，幅员辽阔，不同地区居民的膳食结构各具特色。在总体上，我国居民传统膳食是以植物性食物为主的膳食结构，谷类、薯类和蔬菜的摄入量较高，肉类的摄入量较低，豆制品总量不高且各地区有所差异，乳类摄入量在大多数地区较少。我国居民传统的膳食结构具有以下特点：

①高碳水化合物　我国南方居民大多以大米为主食，北方居民大多以小麦为主食，谷类食物提供的能量占总能量的 70% 以上。

②高膳食纤维　谷类食物和蔬菜富含膳食纤维，谷类和蔬菜的摄入量高，膳食纤维的摄入量也很高。

③低动物脂肪　动物性食物摄入较少，动物脂肪的摄入量也较少，动物脂肪提供的能量不超过总能量的 10%。

（2）我国居民膳食结构现状

改革开放以后，随着国民经济的快速发展，人民的生活水平得到极大提高，物质也得到极大丰富，充足和丰富的食物供应，使得我国居民的膳食结构正在发生变化，膳食质量显著提高。目前，我国居民的膳食结构多样，主要有 3 种膳食结构并存，即部分贫困和边远地区仍保留以植物性食物为主的膳食结构，经济发达地区居民的膳食结构接近于以动物性食物为主的膳食结构，其他地区则处在从以植物性食物为主的膳食结构向以动物性食物为主的膳食结构过渡阶段。《国民营养计划（2017—2030 年）》明确指出，目前我国居民的营养健康现状是营养缺乏和营养过剩并存，营养过剩引起的肥胖、心脑血管疾病、糖尿病等慢性疾病高发。

《中国居民膳食指南科学研究报告（2021）》显示，目前，我国大部分地区居民的膳食结构仍是以植物性食物为主，谷类食物仍是能量的主要食物来源，但碳水化合物的供能比在逐渐下降，蔬菜摄入量较为稳定，平均每日 270 g 左右，动物性食物的摄入量逐渐增加，优质蛋白质的摄入量增加。全国居民膳食中来源于动物性食物蛋白质比例从 1992 年的 18.9% 增长到 2015 年的 35.2%，农村地区碳水化合物的供能比从 1992 年的 70.1% 下降到 2015 年的 55.3%。

美国人群的队列研究表明，碳水化合物的供能比与全因死亡率呈 U 形关系；当碳水化合物供能比为 50%~55% 时，死亡风险最低；低碳水化合物摄入和高碳水化合物摄入比中等碳水化合物摄入（50%~55%）人群具有更高死亡风险。不合理的膳食是我国居民疾病发生和死亡的最主要因素，仅 2017 年，我国有 310 万人因膳食不合理死亡。2012 年我国成人由于膳食质量不佳导致的心血管疾病的死亡率为 20.8%，在所有膳食因素与心血管疾病死亡率的归因中，高钠摄入占 17.3%，低水果摄入占 11.5%，低水产类 ω-3 脂肪酸摄入占 9.7%。

遵循膳食平衡原则，维持以植物性食物为主，多吃蔬菜和水果、水产品和奶，吃适量的肉、禽、蛋类，清淡少油的膳食结构，如我国江南沿海一带地区居民的膳食结构，更有利于健康，可以降低 2 型糖尿病、妊娠糖尿病、代谢综合征、乳腺癌、冠心病和非酒精性脂肪肝的发病风险，降低人群的全因死亡风险。

（3）改善我国居民膳食结构的措施

我国地大物博，食物种类丰富，尤其是随着我国社会经济的快速发展以及健康中国战略的实施，国民膳食质量显著提高，膳食能量和蛋白质摄入充足，国民营养健康水平得到极大提升。但是，我国居民膳食结构在较短时间内经历了从"吃得饱"到"吃得好"，从"吃得好"到"吃得健康"的跳跃式发展，营养缺乏与营养过剩并存、慢性疾病高发等问题是我国今后一段时期内迫切需要解决的国民营养健康问题。针对目前我国居民膳食结构存在的问题，可以从多个方面采取措施，逐渐调整和优化我国居民的膳食结构，达到平衡膳食。可采取的措施包括但不限于：完善国民营养健康监测制度和方法，全面了解影响居民营养健康的各种因素；加强营养与健康教育，普及营养与健康科学知识和生活方式；加强基础研究，制定基于我国人群资料的膳食营养素参考摄入量，明确营养素对健康和慢性疾病的影响机制；加强技术创新，研究完善食物、人群营养监测与评估的技术与方法，完善食物成分、人群营养与健康大数据；瞄准未来发展趋势，探索适合我国人群的营养和膳食模式，实现精准营养。

11.5.2　膳食指南

膳食指南是依据营养学理论，结合本国居民实际情况制定的用于教育国民采用平衡膳食，摄取合理营养，促进健康的指导性意见。膳食指南的意义在于运用营养知识指导大众科学合理选择食物，调整膳食，防止出现营养缺乏或营养过剩，预防膳食相关慢性代谢性疾病的发生，促进国民健康。

11.5.2.1　中国居民膳食指南制定与修订情况

1989 年中国营养学会制定了我国第一个膳食指南，并分别于 1997 年、2007 年、2016 年和 2022 年进行了 4 次修订。

《中国居民膳食指南（1989 年）》包含 8 条内容：食物要多样；饥饱要适当；油脂要适量；粗细要搭配；食盐要限量；甜食要少吃；饮酒要节制；三餐要合理。

《中国居民膳食指南（1997 年）》包含 8 条内容：食物多样，谷类为主；多吃蔬菜、水果和薯类；每天吃奶类、大豆及其制品；常吃适量的鱼、禽、蛋和瘦肉，不吃肥肉和荤油；食量与体力活动要平衡，保持适宜体重；吃清淡少盐的膳食；适量饮酒；吃清洁卫生、不变质的食物。

随着我国社会经济的发展，国民营养健康问题开始呈现多极化发展，不同地区、不同人群面临的营养健康问题各有不同。因此，《中国居民膳食指南（2007 年）》在前期基础上作了较大调整，由一般人群膳食指南、特定人群膳食指南和平衡膳食宝塔 3 个部分组成。一般人群指南包含 10 条内容：食物多样，谷类为主，粗细搭配；多吃蔬菜、水果和薯类；每天吃乳类、大豆或其制品；常吃适量的鱼、禽、蛋和瘦肉；减少烹调油用量，吃清淡少盐膳食；食不过量，天天运动，保持健康体重；三餐分配要合理，零食要适当；每天足量饮水，合理选择饮料；饮酒应限量；吃新鲜卫生的食物。特定人群包括孕妇、乳母、婴幼儿、学龄前儿童、儿童青少年和老年人。

2014 年起再次启动膳食指南修订工作，根据《中国居民营养与慢性病状况报告（2015）》中指出的我国居民面临营养缺乏和营养过剩双重挑战的情况，结合中华民族饮食习惯以及不同地区食物可及性等多方面因素，参考其他国家膳食指南制定的科学依据和研究成果，对部分食物日摄入量进行调整，提出符合我国居民营养健康状况和基本需求的膳食指导建议。《中国居民膳食指南（2016）》于 2016 年 5 月 13 日正式发布。为提高膳食指南的可操作性和实用性，《中国居民膳食指南（2016 年）》在 2007 版的基础上作了简化，不仅融入了饮食文化，还兼顾了科学性与科普性。为方便应用，还特别推出了《中国居民膳食指南（2016）》科普版，帮助人们做出有益健康的饮食选择和行为改变。

2022 年 4 月 26 日上午，中国营养学会正式发布《中国居民膳食指南（2022）》。该指南是经过近三年的努力，在对近年来我国居民膳食结构和营养健康状况变化做充分调查的基础上，依据营养科学原理和最新科学证据，结合制止餐饮浪费等有关要求，最终形成的。

11.5.2.2　中国居民膳食指南 2022 版

《中国居民膳食指南（2022）》包含 2 岁以上大众膳食指南，以及 9 个特定人群指南。为方便百姓应用，还修订完成《中国居民膳食指南（2022）》科普版，帮助百姓做出有益健康的饮食选择和行为改变。同时还修订完成了中国居民平衡膳食宝塔（2022）、中国居民平衡膳食餐盘（2022）和儿童平衡膳食算盘（2022）等可视化图形，指导大众在日常生活中进行具体实践。

（1）一般人群膳食指南

一般人群指南适用于 2 岁以上所有健康人群，提炼出了平衡膳食八准则：

①食物多样，合理搭配　核心推荐：

·坚持谷类为主的平衡膳食模式。

·每天的膳食应包括谷薯类、蔬菜水果、畜禽鱼蛋奶和豆类食物。

·平均每天摄入 12 种以上食物，每周 25 种以上，合理搭配。

·每天摄入谷类食物 200～300 g，其中包含全谷物和杂豆类 50～150 g；薯类 50～100 g。

②吃动平衡，健康体重　核心推荐：

·各年龄段人群都应天天进行身体活动，保持健康体重。

·食不过量，保持能量平衡。

·坚持日常身体活动，每周至少进行 5 d 中等强度身体活动，累计 150 min 以上；主动身体活动最好每天 6 000 步。

·鼓励适当进行高强度有氧运动，加强抗阻运动，每周 2～3 d。

·减少久坐时间，每小时起来动一动。

③多吃蔬果、奶类、全谷、大豆　核心推荐：

·蔬菜水果、全谷物和奶制品是平衡膳食的重要组成部分。

·餐餐有蔬菜，保证每天摄入不少于 300 g 的新鲜蔬菜，深色蔬菜应占 1/2。

·天天吃水果，保证每天摄入 200～350 g 的新鲜水果，果汁不能代替鲜果。

·吃各种各样的奶制品，摄入量相当于每天 300 mL 以上液态奶。

·经常吃全谷物、大豆制品，适量吃坚果。

④适量吃鱼、禽、蛋、瘦肉　核心推荐：

·鱼、禽、蛋类和瘦肉摄入要适量，平均每天 120～200 g。

·每周最好吃鱼 2 次或 300～500 g，蛋类 300～350 g，畜禽肉 300～500 g。

·少吃深加工肉制品。

·鸡蛋营养丰富，吃鸡蛋不弃蛋黄。

·优先选择鱼，少吃肥肉、烟熏和腌制肉制品。

⑤少盐少油，控糖限酒　核心推荐：

·培养清淡饮食习惯，少吃高盐和油炸食品。成年人每天摄入食盐不超过 5 g，烹调油 25～30 g。

·控制添加糖的摄入量，每天不超过 50 g，最好控制在 25 g 以下。

·反式脂肪酸每天摄入量不超过 2 g。

·不喝或少喝含糖饮料。

·儿童青少年、孕妇、乳母以及慢性病患者不应饮酒。成年人如饮酒，一天饮用的酒精量不超过 15 g。

⑥规律进餐，足量饮水　核心推荐：

·合理安排一日三餐，定时定量，不漏餐，每天吃早餐。

·规律进餐、饮食适度，不暴饮暴食、不偏食挑食、不过度节食。

·足量饮水，少量多次。在温和气候条件下，低身体活动水平成年男性每天喝水 1 700 mL，成年女性每天喝水 1 500 mL。

·推荐喝白水或茶水，少喝或不喝含糖饮料，不用饮料代替白水。

⑦会烹会选，会看标签　核心推荐：

·在生命的各个阶段都应做好健康膳食规划。

·认识食物，选择新鲜的、营养素密度高的食物。

·学会阅读食品标签，合理选择预包装食品。

·学习烹饪、传承传统饮食，享受食物天然美味。

·在外就餐，不忘适量与平衡。

⑧公筷分餐，杜绝浪费　核心推荐：

·选择新鲜卫生的食物，不食用野生动物。

·食物制备生熟分开，熟食二次加热要热透。

·讲究卫生，从分餐公筷做起。

·珍惜食物，按需备餐，提倡分餐不浪费。

·做可持续食物系统发展的践行者。

（2）特定人群膳食指南

2022 版膳食指南除了包含 2 岁以上大众膳食指南，还包括了 9 个特定人群指南。这 9 类人分别是：备孕和孕期妇女、哺乳期妇女、0～6 月龄婴儿、7～24 月龄婴幼儿、学龄前儿童、学龄儿童、一般老年人、高龄老年人、素食人群。其中，除了 24 月龄以下的婴幼儿和素食人群外，其他人群都需要结合平衡膳食八准则来应用。

（3）中国居民平衡膳食宝塔和平衡膳食餐盘

《中国居民平衡膳食宝塔（2022）》是根据一般人群膳食指南的核心内容，直观地告诉每天应摄入的食物种类和数量，帮助大众在日常生活中实践合理营养和平衡膳食。《中国居民平衡膳食宝塔（2022）》共分 6 层，对应每天应吃的 5 类食物和饮水量，而各层的位置和面积体现各类食物在膳食中的地位和应占的比重（图 11-2）。

《中国居民平衡膳食餐盘（2022）》根据膳食指南核心推荐内容，在不考虑烹调用油的情况下，描述了一个人一餐中膳食的食物组成和大致比例，形象直观地展现了一餐膳食的合理组合与搭配，适用于 2 岁以上的健康人群（图 11-3）。餐盘分成 4 个部分，分别是蔬菜类、提供蛋白质的动物性食品（如鱼、肉、蛋及豆类）、谷薯类、水果类，其中，蔬菜类和谷薯类面积最大，水果类和动物性食品面积较小，对应的是每天应摄入蔬菜类 300～500 g，谷薯类 250～400 g，水果类 200～350 g，动物性食品鱼肉蛋类 120～200 g 以及适量豆制品。餐盘旁一杯牛奶对应的是每天应摄入奶及奶制品 300～500 g。按照重量比例来选择食物，

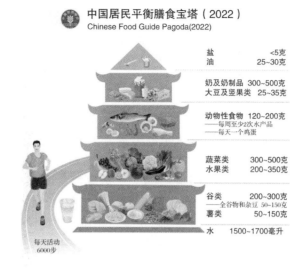

图 11-2　中国居民平衡膳食宝塔（2022）

或者计划膳食，易于达到营养需求。另外，餐盘旁边放置的一双筷子和勺子强调了饮食文化的重要性。

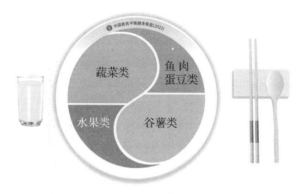

图 11-3　中国居民平衡膳食餐盘（2022）

11.6　营养配餐与食谱编制

11.6.1　营养配餐

营养配餐是按照人体对能量和营养素的需要，根据食物中各种营养素的含量，设计一天、一周或者一月的食谱，使人体摄入的蛋白质、脂肪、碳水化合物、矿物质和维生素等营养素比例合理，达到平衡膳食。营养配餐是实现平衡膳食的重要措施，而平衡膳食的原则需要通过食谱才能体现出来。

11.6.1.1　营养配餐的目的和意义

营养配餐可将各类人群的膳食营养素参考摄入量具体落实到每日膳食中，既保证摄入足够的能量和各种营养素，义防止能量和营养素摄入过高。

可根据群体对各种营养素的需要，结合当地食物的品种、生产季节、经济条件和厨房烹调水平，合理选择各种食物，达到平衡膳食。

通过编制营养食谱，可指导食堂管理人员有计划地管理食堂膳食，也有助于家庭有计划地管理家庭膳食，并且有利于成本核算。

11.6.1.2　营养配餐的依据

(1)中国居民膳食营养素参考摄入量

DRIs 是每日平均膳食营养素摄入量的参考值，也是营养配餐中能量和营养素需要量的确定依据。DRIs 中的 RNI 是个体膳食营养素摄入的目标，因此，在编制营养食谱时，需要以各营养素的 RNI 为依据确定需要量，一般以能量需要量为基础。制定出食谱后，还需要以各营养素的 RNI 为参考评价编制的食谱是否合理，如果各营养素的摄入量与 RNI 相差不超过 10%，说明编制的食谱合理可用，否则需要适当调整。

(2)中国居民膳食指南和平衡膳食宝塔

膳食指南的意义在于指导合理膳食，达到平衡膳食，因此，膳食指南的原则就是营养配餐的原则，编制食谱时需要根据膳食指南来合理选择食物的种类和数量。平衡膳食宝塔不但有食物种类和数量的建议，还有实际应用的建议，特别是同类食物互换的方法，对制定营养食谱具有指导意义。

(3)食物成分表

食物成分表详细统计了各种食物原料所含各类营养的种类和数量，是营养配餐必不可少的工具。根据食物成分表，可以在编制食谱时将营养素的需要量转换为食物的需要量，从而确定食物的种类和数量。在营养食谱评价时，同样需要食物成分表确定摄入营养素种类和数量是否满足机体需要。

(4)营养平衡理论

①三大产能营养素之间的平衡　三大产能营养素之间需要保持一定的比例，才能保证膳食平衡。按照各自提供的能量占总膳食能量的比例，对于一般人群，蛋白质、碳水化合物和脂肪分别应占 10%~15%、50%~65% 和 20%~30%。

②优质蛋白质与一般蛋白质之间的平衡　肉、乳、蛋等动物性蛋白及大豆蛋白的氨基酸模式与人体接近，营养价值高，是优质蛋白质，而大多数植物蛋白的氨基酸模式与人体相差较大，存在限制性氨基酸，营养价值低，是半完全蛋白或不完全蛋白。为满足机体的需要，膳食中优质蛋白质应占总膳食蛋白质的 1/3 以上，并且尽量将不同蛋白质尤其是植物性蛋白搭配食用，提高蛋白质营养价值。

③饱和脂肪酸、单不饱和脂肪酸和多不饱和脂肪酸之间的平衡　脂肪酸对机体健康的影响与其不饱和程度和比例有关，对于一般人群，膳食脂肪提供能量应占总膳食能量的 30% 以下，其中，饱和脂肪酸、单不饱和脂肪酸和多不饱和脂肪酸之间的比例以 1:1:1 为宜。

11.6.2　食谱编制

食谱是对一段时间内膳食的调配计划，包括食物的种类、数量、烹调方法、用餐时间等，可以分为一餐食谱、一日食谱、一周食谱和特殊食谱等。制定合理的营养食谱，是平衡膳食的具体体现。通过营养食谱的编制，可将机体对能量和营养素的需求落实到每日每餐饮食中，实现合理营养，平衡膳食。

11.6.2.1 食谱编制的原则

食谱编制的总原则是满足合理营养和平衡膳食的要求，包括以下几个方面：

(1)满足营养需求

根据膳食营养素参考摄入量和膳食指南，合理选择食物的种类和数量，满足在一段时间内用餐者对能量和各种营养素的需求，同时防止能量和营养素摄入过量。

(2)保证营养平衡

各营养素之间的比例要合理。三大产能营养素的供能比、优质蛋白质在总膳食蛋白质中的占比和饱和脂肪酸、单不饱和脂肪酸与多不饱和脂肪酸的比例均要适宜，矿物质和维生素的摄入也要保证平衡。

(3)食物多样

按照膳食指南以及平衡膳食宝塔的要求，选择食物时尽量做到多样化，搭配合理，包括主副食搭配、粗细搭配、荤素搭配等。即使同一类食物，也可以更换品种和采用不同的烹调方法，注意菜肴的色、香、味、形。

(4)合理的膳食制度

三餐分配要合理，如有加餐，应适当调整分配比例，用餐时间应相对固定，保证能量和营养素的摄入和分布要均匀。

(5)合适的烹调方法

选择合适的烹调方法可以最大程度减少营养素的流失，并且保证食物良好的感官性状，提高菜肴的适口性。

(6)兼顾市场供应与经济条件

部分食物受季节、地域、环境和经济水平等因素的影响，市场供应和价格有较大波动，在选择食物时要兼顾市场供应与经济条件。

(7)注意饮食习惯和文化

在满足营养需求的同时尽量照顾用餐者的饮食习惯和文化。

11.6.2.2 食谱编制方法

(1)计算法

①确定用餐对象一日能量需要量　根据用餐对象的性别、年龄、身高、体重、体力活动水平等因素，计算出一日能量需要量。如果是集体用餐，可根据集体用餐对象的平均年龄、平均身高、平均体重，以及80%以上用餐对象的体力活动水平，计算出一日能量需要量。

②计算3种产能营养素一日应提供的能量　按照蛋白质、脂肪和碳水化合物提供的能量分别占总膳食能量的10%~15%、20%~30%和50%~65%，例如，可取蛋白质、脂肪和碳水化合物提供的能量分别占15%、25%和60%，计算出蛋白质、脂肪和碳水化合物一日应提供的能量。

③计算3种产能营养素一日需要量　根据蛋白质、脂肪和碳水化合物的产能系数，即每克蛋白质、脂肪和碳水化合物在体内可分别产生16.7 kJ(4.0 kcal)、37.6 kJ(9.0 kcal)和16.7 kJ(4.0 kcal)的能量，计算出蛋白质、脂肪和碳水化合物一日需要量。

④计算3种产能营养素每餐需要量　根据一日三餐的能量分配比例，即早餐、午餐和晚餐提供的能量分别占一日总膳食能量的30%、40%和30%，计算出早餐、午餐和晚餐应

摄入的蛋白质、脂肪和碳水化合物数量。

⑤确定主食的种类和数量 根据每餐应摄入碳水化合物的数量来确定主食的种类和数量，具体做法是首先选择每餐主食的种类（如米饭、馒头、面条等）以及互相之间的比例，由食物成分表确定各种主食的碳水化合物含量，结合上述计算的每餐应摄入碳水化合物的数量，计算出每餐各种主食的数量。

⑥确定副食的种类和数量 根据每餐应摄入蛋白质的数量来确定副食的种类和数量，具体做法是首先计算主食中所含蛋白质的数量，用每餐应摄入蛋白质的数量减去主食中蛋白质的数量，即为副食应提供的蛋白质数量。设定副食中蛋白质的构成比例，例如2/3来自动物性食物，1/3来自豆制品，通过食物成分表获得不同食物蛋白质含量，确定副食中蛋白质的食物来源及数量。

确定了动物性食品和豆制品的摄入量后，再确定蔬菜的种类和数量，一般选3~5种，可根据动物性食品和豆制品进行适当的搭配。最后，根据市场供应、个人喜好以及经济水平等因素选择合适的水果，水果的数量和种类可适当调整。

⑦确定纯能量食物 以食用油为纯能量食物的来源，利用每餐脂肪应摄入的量减去主食和副食中所含脂肪的量，即得到每餐食用油的需要量，而用脂肪一日应摄入的量减去三餐中主食和副食所含脂肪的量，即得到一日食用油的需要量。

⑧形成食谱 根据上述计算得到的每餐主食和副食的种类和数量，绘制成表，即可得到一日食谱。

（2）食物交换份法

食物交换份法是将常用食物按其所含营养素的近似值归类，计算出每类食物每份所含能量、各种营养素数量以及食物重量，汇总成表供交换使用。食物交换份法将常用食物分成谷薯组、果蔬组、肉蛋组和油脂组四大组，进一步细化成谷薯类、蔬菜类、水果类、大豆类、奶类、肉蛋类、坚果类和油脂类共八大类，凡能提供376 kJ（90 kcal）能量的食物称为一个交换份，因此，每个交换份食物所含能量相同，但含蛋白质、脂肪和碳水化合物的种类和数量不同。在使用时，根据用餐对象对能量和蛋白质、脂肪和碳水化合物等营养素的需要，计算出各类食物的交换份数和实际重量，按食物交换表选择食物，同种类食物之间可交换，不同类食物之间不能交换。

食物交换份法的具体操作步骤是：①根据用餐对象应摄入的能量计算出总的食物交换份数；②根据膳食平衡宝塔将总食物交换份数分配到八大类食物中；③根据膳食营养素参考摄入量和膳食指南，选择具体食物的种类和数量；④将所选的所有食物合理分配到一日三餐中；⑤根据需要可以进行同类食物之间的交换。

食物交换份法操作简单，同类食物可以互换，食物的可选择范围广，对正常健康人群和病人都适用。按照食物交换份法制定的营养食谱，一般都能够达到平衡膳食。

11.6.2.3 食谱的评价与调整

食谱编制完成后，还需要对食谱进行评价，即依据食物成分表对食谱中食物所含的能量和各种营养素的量进行核算，根据核算结果判断所编制的食谱是否科学合理，以及按照食谱指导膳食是否能达到合理营养、平衡膳食。

食谱评价的内容应包括以下几个方面：

（1）食物种类和数量

将所有食物归类，判断食物种类是否齐全，数量是否充足，食物种类包括谷薯类、鱼肉蛋类、蔬菜水果类、豆类与奶类、油脂类。

（2）能量和营养素是否满足需要

计算食谱中所有食物所含有的总能量和各种营养素的量，并与 RNI 进行比较，如果相差在 10% 之内，则认为达到要求，否则要对食谱进行相应调整，避免能量和营养素摄入不足或者摄入过量。

（3）产能营养素供能比例

计算蛋白质、脂肪和碳水化合物的供能比，对于一般成年人，蛋白质、脂肪和碳水化合物提供的能量分别占总膳食能量的 10%～15%、20%～30% 和 50%～65%。

（4）优质蛋白质与一般蛋白质比例

来自动物性食物和豆类的优质蛋白质应占总膳食蛋白质的 1/3 以上，以保证充足的优质蛋白质摄入。

（5）三餐能量分配比例

早餐、午餐和晚餐提供的能量应分别占一日膳食总能量的 30%、40% 和 30%。

（6）烹调方法

食物的烹调方法应适宜，既最大限度降低营养素的损失，又促进食品的色、香、味、形；既健康又卫生。烹调方法应避免单一，不同的食物应采取不同的烹调方法。

11.7　营养教育

11.7.1　营养教育概述

营养教育，简称食育，指通过食物营养知识信息的交流，帮助个体或群体获得食物与营养知识，培养良好饮食习惯和健康生活方式的教育活动和过程。营养教育包括食物生产、食物营养、食品加工与烹饪、食品安全、膳食搭配、健康饮食习惯培养等知识与技能教育，也包括节约爱惜食物意识培养、饮食文化教育、农耕文化教育、识农认农，乃至科学素养培养、生命价值认知、环境保护与可持续发展意识培养等内容。

营养教育是改善公众营养状况的有效措施之一，具有投入少、产出高、效益大的优点。日本、欧美等发达国家很早就认识到营养教育的重要性，并通过一系列的营养立法、营养师培训、营养专业的设置等促进和推广营养教育，达到提高国民体质的目标。日本明治时期(1898 年)，医师石塚左玄在其所著的《通俗食物养生法》一书中提到"体育、智育、才育，归根到底皆是食育"，从营养学的角度论述营养教育的重要性，营养教育是一切教育的基础。历经百年，日本对"食育"的认识不断完善。第二次世界大战后初期，为了增强国民体质，日本政府先后制定《饮食生活指南》《营养改善法》《学校给食法》等相关法律法规，并通过"一天用一次煎锅"运动、"多摄取些油脂"和"一杯牛奶，强壮一个民族"等各种营养教育宣传方式，取得了一定成效。真正形成统一的"营养教育"概念是进入 21 世纪以后。2005 年，日本《食育基本法》获得通过，该法明确了食育的地位，编撰了《食育白皮书》，实施食育推进计划，建立了日本的营养教育体制。通过政府和民间举办各种丰富多彩的营养教育活动，使食育理念日益深入人心，对增强国民身体素质发挥了重要的作用。美国在 1946 年就颁布了《国家学生午餐法》，对提高国民素质起了决定性作用。1966年，在《儿童营养法案》中提出，鉴于营养知识的缺乏和对营养与健康关系认知的不足可能导致儿童拒绝高营养价值的食物并主张浪费，营养教育应列入学校教育体系优先考虑内容。1977 年，美国国会通过了关于国立学校午餐法和儿童营养修正案的公共法，确定由美国农业部直接负责学校营养教育培训计划。2000 年，随着美国《2000 年教育目标法》的通过，确定了所有在校学生都必须接受健康营养教育。此外，美国还重视营养师的培养。美国营养师学会负责营养师资格的考核评审，指导营养师的学历和职前教育。各州县配备营养官员，负责营养教育、咨询和管理工作。营养师遍及美国的医院、诊疗所、学校、社区、饮食业、食品研制、生产和营销部门、公共餐饮机构、商业部门等，分别从事计划、管理、指导、教育和咨询服务等。其他国家如德国、法国、英国、意大利等都通过多年的营养教育实践带来了丰硕的成果，有效地提高了国民的营养知识水平，预防了营养相关疾病的发病，降低致死率，提高了国民健康素质。

相比于其他国家，我国饮食文化历史悠久，现存最早的医学典籍《黄帝内经》就已经较为系统地记载饮食养生和饮食治疗的相关内容。虽然我国营养教育的理念早已产生，但是营养教育的实践还处于起步阶段。1990 年，我国政府要求在全国中小学校开设健康教育课程。但是 2001 年启动的基础教育课程改革又将"健康教育课程"散编至其他课程，削弱了营养教育的独立性和重要性。近年来，我国政府越来越重视国民营养教育。2014 年，国务院发布的《中国食物与营养发展纲要（2014—2020 年）》明确提出要把营养教育纳入国民教育体系，并对中小学健康教育的内容提出了具体要求。2017 年，党的十八届五中全会提出了《"健康教育 2030"规划纲要》，提出将"健康教育纳入国民教育体系"，再次提升了营养教育的地位。2018 年，《中国学龄儿童膳食指南》正式出版，书中明确提出了具体的营养教育内容。2019年，我国发布《学校食品安全与营养健康管理规定》，建立了学校集中用餐岗位责任制度，并提出了培养专业营养人才，在学校推广营养教育的理念。目前，我国营养教育的法规体系和工作制度基本健全，营养教育实践也取得了明显的进步，国民营养健康状况明显改善，但仍面临居民营养不足与过剩并存，营养相关疾病多发，不合理饮食模式依然存在，营养健康生活观念尚未普及等问题，我国的营养教育在疾病预防控制工作中仍任重道远。

营养教育不仅是营养知识、饮食习惯和饮食文化等的教育，还与食物生产过程中自然资源和社会资源的投入，以及食品消费过程中人类健康及其可持续发展密切相关。推进营养教育不仅可以改善国民健康，缓解食物、土地、水等自然资源和生态环境的压力，而且有利于人类社会长期繁荣和发展。

11.7.2　营养教育的主要内容

营养教育通过信息的交流，结合个体食物的来源与需要，通过认识、态度、环境作用以及对食物的理解过程，形成科学、合理的饮食习惯，从而达到改善营养状况的目的。营养教育的主要内容包括：①培养健康饮食习惯的教育，包括基本的营养概念和食品安全知识，如食物的种类及营养价值、营养标签与食品选购、食品中常见的污染物、合理膳食与吃动平衡等，重点针对幼儿园和中小学生开展。②基于当地自然、人文、地域特色的营养教育，包括当地食物资源的生长周期、特色、食物的制作方法等，针对幼儿园、小学、中学和大学学生开展。③传承国家特色饮食文化的营养教育，引导学生避免跟风式迷恋西方快餐文化，认识我国传统饮食文化的魅力，且有助于培养孩子们的家国情怀，适合针对幼儿园、小学、中学和大学学生开展。④特殊年龄段人群营养教育，包括对孕妇、乳母、婴幼儿和老年人等促进健康，延长预期寿命的营养教育。⑤临床营养教育，教育民众了解与营养相关慢性疾病（如肥胖、高血压、糖尿病、痛风、癌症等）的发病率、致死率和危险因素等，改善与营养相关慢性疾病人群营养状况。⑥基于健康状况、环境承载力，致力于培养珍惜粮食，保护地球的可持续发展观念教育，适合针对不同层次人群开展。

11.7.3　营养教育的实施者与接受者

开展营养教育的实施者指能够运用营养学知识和技能进行营养和膳食指导的科学工作者，主要包括：

①社区医务人员　社区医护人员是社区卫生服务的主要承担者，在社区居民中具有较高的知名度和可信度，而且与社区居民之间的联系最为直接与及时，可以在门诊或入户指导时进行社区健康营养教育。

②疾控中心人员　国家和各级疾控中心除了进行营养、食物与健康专业研究外，还为国家或各地区提供技术指导与咨询，是各级营养与健康业务技术指导中心。疾控中心人员具有坚实的营养知识基础，是从事营养教育的专业人员。

③高校研究人员　在营养健康研究一线的高校研究工作者，对营养知识和合理膳食有着深刻的理解，而且具有较高的权威性，是进行大众营养教育的重要实施者。

④各级各类学校教师　随着世界各国都将营养教育纳入中小学课程，各级各类中小学教师已经成为营养教育的重要力量。

⑤专业营养师　专业营养师掌握全面的营养知识与营养诊断专业技能，同时具备基础的医学知识与医学护理技能，能对教育对象进行全方位健康诊断，针对教育对象身体情况从饮食、起居、运动、日常保健等多方面设计个性化的健康干预与精确调理方案，也是营养教育的专业实施者。

营养教育的接受者主要包括：

①儿童、青少年　儿童和青少年处于认知发展的初级阶段，具有较强的求知欲和接受能力。同时，儿童青少年期也是饮食习惯和价值观培养的关键时期，营养是影响他们的生长发育和健康状况重要的因素，此时开展营养教育是最佳时机。各级各类学前教育机构和学校要加强教师的营养培训，使教师通过对食物原料的生长周期、特点和营养价值，以及食物的加工、运输和消费环节的教育提升幼儿和青少年的营养认知能力，并通过他们使营养知识由学校传播到家庭，进而传播到整个社会。

②家长　3 岁以内的幼儿通常是分散在各个家庭中，幼儿智力发育水平还达不到主动学习的程度。家长尤其是母亲担负着生育、哺乳的重任。生命早期 1 000 d 是一个人生长发育的机遇窗口期，良好的营养和科学的喂养对宝宝的体格、智力发育和免疫系统都至关重要。通过对家长进行营养教育，使他们能够对食物做出合乎营养的选择，进行合理的搭配，对幼儿的生长发育和健康饮食习惯的养成起到关键作用

③中老年人　近年来，全球与营养相关的慢性疾病发病率逐年增加，患者主要集中于中老年人群。受慢性疾病的长期影响，加上中国老年人群免疫功能较差，其营养状况不佳。为这类人群制订更具针对性的营养干预计划，通过强化营养健康教育，使他们对营养

相关慢性疾病有正确的认识，合理控制自身行为，为慢性疾病的预防和治疗提供指导。

④其他社会阶层　包括餐馆、食品店、医院、诊所、卫生部门等各种社会职能机构，尤其是一线从事食品生产、加工、烹饪、贮藏、运输和销售的人员；只有全民重视，全民参与，社会共治，才能形成现代的营养教育体系，提高整体国民体质。

11.7.4　营养教育的方式

营养教育的方式主要有：

①大众传播　定期以传统载体（如宣传册、折页、海报、板报和橱窗等）和其他载体（限盐勺、限油壶、计算转盘和食物模型等）发放的资料，通过电视、广播、电影、报刊、书籍、社交媒体、网页等进行宣传。大众传播可以向人们公开、迅速、大量地提供信息，同时可通过舆论导向，公众人物的示范、社会教育等方式改变人们的健康营养观念，引导健康行为的养成。

②人际交流方式　通过定期举办合理营养报告、教学演示与示范、座谈会、知识竞赛、咨询活动、现场讨论、同伴教育、入户指导等进行营养教育。建立良好的人际关系是进行人际交流的重要前提。在人际交流的营养教育方式中，要注意个人的仪表形象，运用恰当的语言，谈话或授课时内容明确，重点突出，创造适宜的时空，充分尊重教育对象，注重共同参与，倾听教育对象存在的问题、对问题的想法及产生的原因，才能有效地进行营养教育工作。

③行为干预　具体包括制订营养处方、运动计划、制定食谱和被动式食物干预等。

④综合方式　指两种或两种以上方式同时进行。

11.7.5　营养教育计划的设计

为确保营养教育活动有依据、有针对性、有目标地进行，有必要提前制订一个完善的营养教育计划。可以通过调查、访谈、专题讨论等多种方式，了解教育对象的需要和接受能力，有针对性地设计营养教育计划。设计营养教育计划的具体步骤如下：

①健康诊断评估风险因素　了解教育对象存在哪些与营养健康有关的问题，与营养相关疾病的危险因素有哪些。

②对教育对象进行细致分类　将有相同营养健康相关问题的人群细分，教育的针对性越强，教育的效果会更有效。

③分析问题原因　确定可转变的行为规范和态度，分析与知识、态度、行为有关的营养教育问题，如在碘缺乏或铁缺乏方面哪些行为可以改变，哪些行为不能改变或很难改变，均需要调查研究。

④资源分析　确定进行营养教育的资源，包括人力资源、财力资源、物力资源、政策资源、信息资源和时间资源等。

⑤制订初步的营养教育计划　根据现有的资源，制订初步的营养教育计划，使教育对象知道行为和态度做出转变的必要性，确定行为改变的目标，以及应该采取何种方法达到所指定的目标，并通过预实验，对初步的计划进行验证和调整。

⑥制订有效的传播、教育和干预计划　考虑哪些传播、教育和干预计划能更有效地达

到目标。

⑦实施营养教育计划 严格按照之前制订的计划实施。

⑧评价营养教育计划结果 对营养教育计划的结果主要围绕以下问题来评价：是否达到了预期的目的；发生行为改变的因素是否是营养教育计划或是别的因素；教育对象在计划实施前后营养知识、态度和行为发生了哪些变化；计划的实施是否符合要求，经费使用是否合理；从此次营养教育计划可以得到哪些经验从而使下一次计划更成功；最后通过营养教育项目的效果评价，写出评价报告，为将来指导社区营养教育工作提供依据。

参考文献

蔡路昀，年琳玉，吕艳芳，等，2017. 海洋生物活性物质主要功能特性的研究进展[J]. 食品工业科技，38(7)：376-380，384.

曹枚，欧阳露，2015. 植物甾醇的抗肿瘤作用及其机制研究进展[J]. 实用药物与临床(9)：1104-1107.

曹少谦，刘亮，张超，等，2015. 桑葚花色苷的分离纯化及其热降解动力学研究[J]. 中国食品学报，15(5)：54-62.

曾红菊，胡细玲，陈波，等，2017. 体重管理在成人肥胖伴原发性高血压病病人中的应用效果观察[J]. 全科护理，15(14)：1738-1740.

常景玲，2007. 天然生物活性物质及其制备技术[M]. 郑州：河南科学技术出版社.

陈国崇，2018. 膳食与 2 型糖尿病风险的前瞻性队列研究[D]. 苏州：苏州大学.

陈明道，潘长玉，杨利永，2011. 2 型糖尿病血糖控制达标患者现状调查报告[J]. 中华内分泌代谢杂志，27(8)：625.

陈伟，李子建，2019. 应用生活方式干预战胜肥胖症[J]. 中国医学前沿杂志(电子版)，11(12)：1-6.

陈晓丽，计仁军，2008. 糖尿病病因与发病机理[J]. 中国现代药物应用(24)：189-190.

陈月英，2009. 食品加工技术[M]. 北京：中国农业大学出版社.

成龙，申竹芳，孙桂波，等，2015. 糖尿病动物模型研究进展及在中药研究中的应用[J]. 药学学报，50(8)：951-958.

程时，丁海勤，2002. 谷胱甘肽及其抗氧化作用今日谈[J]. 生理科学进展，33(1)：85-90.

程音，2015. 单一谷物与谷豆组合膳食纤维的物理特性及其对胰岛素抵抗的影响[D]. 扬州：扬州大学.

程玉娇，李贵节，翟雨淋，等，2019. 食品中挥发性硫化物的研究进展[J]. 食品与发酵工业，45(4)：233-239.

初峰，2010. 食品保藏技术[M]. 北京：化学工业出版社.

邓泽元，2016. 食品营养学[M]. 4 版. 北京：中国农业出版社.

董加毅，王培玉，秦立强，2013. 膳食与 2 型糖尿病的一级预防：来自 Meta 分析的证据[J]. 中华预防医学杂志(2)：183-185.

CSCO 肿瘤营养治疗专家委员会，2012. 恶性肿瘤患者的营养治疗专家共识[J]. 临床肿瘤学杂志，17(1)：59-73.

冯思敏，宁可，邵平，等，2018. β-谷甾醇和豆甾醇对小鼠急性结肠炎的治疗作用研究[J]. 中国粮油学报，33(12)：80-86.

冯玉珠，2009. 烹调工艺学[M]. 北京：中国轻工业出版社.

葛均波，徐永健，王辰，2018. 内科学[M]. 9 版. 北京：人民卫生出版社.

谷雨，毛敏，2017. 植物固醇的研究现状[J]. 河北医药，39(16)：2514-2516，2519.

郭力，李延俊，2016. 肥胖症预防与调养[M]. 北京：中国中医药出版社.

韩文凤，郭红英，贾娟，等，2019. 果蔬多酚及其抗氧化性研究进展[J]. 保鲜与加工，19(4)：191-194.

韩旭，孟佳珩，2020. 肌酸类运动营养品的研究现状及其对运动员的影响[J]. 食品安全质量检测学报，11(21)：7766-7770.

何文森，2013. 植物甾烷醇衍生物的制备、功效及降胆固醇机理研究[D]. 无锡：江南大学.

贺静，2015. 沙棘酒主发酵过程中不同处理条件下类胡萝卜素、多酚及抗氧化性变化的研究[D]. 杨凌：西北农林科技大学.

胡珍，2011. 牛奶风味活性物质的研究进展[J]. 中国畜牧兽医文摘，27(3)：183.

黄宁，2017. 蓝果忍冬叶片类黄酮成分鉴定及抗氧化活性研究[D]. 哈尔滨：东北农业大学.

黄巧娟，黄林华，孙志高，等，2015. 柠檬烯的安全性研究进展[J]. 食品科学，36(15)：277-281.

惠俊楠，李若楠，李玲茜，等，2020. 类胡萝卜素应用的研究进展[J]. 畜牧与兽医，52(4)：143-147.

季梦遥，袁磊，董卫国，2017. 类胡萝卜素在非酒精性脂肪性肝病中的作用研究进展[J]. 胃肠病学和肝病学杂志(8)：952-954.

姜立，朱长甫，于婷婷，等，2020. 类胡萝卜素的研究进展[J]. 生物化工，6(6)：136-139.

姜迎，李建文，刘爱东，等，2017. 国内外食物编码发展现状及启示[J]. 中国公共卫生，33(10)：1536-1541.

靳青，毕宇霖，刘晓牧，等，2014. 类胡萝卜素代谢及功能研究进展[J]. 动物营养学报，26(12)：3561-3571.

井永法，陈玲玲，连华锋，等，2019. 代餐在肥胖防治中相关机制研究进展[J]. 世界最新医学信息文摘，19(46)：76-79.

靖会，佐健锋，2019. 特殊医学用途配方食品开发技巧与实践[M]. 北京：中国医药科技出版社.

李安，2012. 卫生部解读《预包装食品营养标签通则》[J]. 农产品加工(创新版)(8)：9-11.

李朝霞，2010. 保健食品研发原理与应用[M]. 南京：东南大学出版社.

李景明，马丽艳，温鹏飞，2006. 食品营养强化技术[M]. 北京：化学工业出版社.

李静，赵海峰，2017. 多酚类化合物的主要食物来源[J]. 卫生研究，46(1)：169-173.

李玲，2017. 食品营养标签制度研究[D]. 重庆：西南政法大学.

李龙柱，张富新，贾润芳，等，2012. 不同哺乳动物乳中主要营养成分比较的研究进展[J]. 食品工业科技(19)：396-400.

李亚利，2015. 大蒜皮化学成分及其提取物抗氧化活性研究[D]. 开封：河南大学.

李镒冲，刘世伟，王丽敏，等，2015. 1990年与2010年中国慢性病主要行为危险因素的归因疾病负担研究[J]. 中华预防医学杂志，49(4)：333-338.

林旭，刘鑫，黎怀星，等，2017. 肥胖的膳食控制策略[J]. 内科理论与实践，12(4)：245-255.

刘史浩，金恩泽，2019. 硫胺素在心血管疾病中的研究进展[J]. 现代医学，47(5)：623-626.

刘晓荻，王欣，2020. 素食能降低患糖尿病风险[J]. 基础医学与临床，40(5)：661.

刘智宇，江蔚新，吴斌，2012. 皂苷类成分吸收分布和代谢及排泄研究进展[J]. 中国现代药物应用，6(21)：121-124.

陆东林，王文秀，徐敏，等，2014. 不同动物乳脂肪酸组成的比较分析[J]. 新疆畜牧业(4)：7-10.

吕鹤，2010. α-硫辛酸、辅酶Q10混合剂对抗力竭运动疲劳的动物实验研究[D]. 长春：吉林体育学院.

吕双双，李书国，2014. 植物甾醇性质、功能、安全性及其食品的研究进展[J]. 粮食加工，39(4)：40-44，47.

马海田，韩正康，邹思湘，等，2005. 大豆异黄酮植物雌激素在大鼠离体小肠中吸收的研究[J]. 食品科学(6)：249-252.

农志荣，黄卫萍，黄夏，等，2011. 以食品标签为纽带，构建食品安全质量联盟[J]. 食品安全质量检测学报，2(1)：32-38.

潘红，孙亮，2018. 食品安全标准应用手册[M]. 浙江：浙江工商大学出版社.

庞道睿，刘凡，廖森泰，等，2013. 植物源多酚类化合物活性研究进展及其应用[J]. 广东农业科学，40(4)：91-94.

彭土生，刘英姿，余桂芳，2013. 抗氧化剂N-乙酰半胱氨酸治疗慢性乙型肝炎肝纤维化的疗效[J]. 广东医学(6)：948-951.

钱荣立，2000. 关于糖尿病的新诊断标准与分型[J]. 中国糖尿病杂志(1)：4-5.

钱文文，辛宝，孙娜，等，2016. 肥胖的流行病学现状及相关并发症的综述[J]. 科技视界(18)：53-54.

邵俊杰，2001. 保健食品工程[M]. 长沙：湖南科学技术出版社.

沈焕玲，张莹，2018. 肥胖的饮食和药物治疗的研究现状[J]. 医学综述，24(10)：1998-2003.

苏彦萍，杨昆，刘相佟，等，2018. 成年人饮食习惯与糖尿病患病风险的研究[J]. 中国慢性病预防与控制，26(7)：481-485.

眭红卫，贺习耀，2008. 食品营养标签的解读与应用[J]. 武汉商业服务学院学报(1)：56-58.

孙明晓，2014. 营养支持与口服降糖药的科学选择[J]. 药品评价，11(1)：8-11.

孙远明，何志谦，2010. 食品营养学[M]. 北京：中国农业出版社.

孙远明，柳春红，2019. 食品营养学[M]. 北京：中国农业大学出版社.

孙长颢，2017. 营养与食品卫生学[M]. 8 版. 北京：人民卫生出版社.

王彬，林亮，陈敏氢，等，2017. 南瓜类胡萝卜素含量的超高效液相色谱分析[J]. 农学学报(12)：22-27.

王华，杨媛，李茂福，等，2017. 臭氧影响植物花青素与类胡萝卜素代谢的研究进展[J]. 植物生理学报(10)：1824-1832.

王梅仙，2020. 中式得舒饮食在社区高血压糖尿病患者中应用的效果初探[D]. 重庆：重庆医科大学.

温昀斐，岳凌生，慈宏亮，等，2020. 高蛋白膳食干预对肥胖及相关慢性疾病的影响[J]. 生命科学，32(2)：170-178.

吴开华，张青荣，2004. 儿童肥胖症的危害与健康干预[J]. 中国社区医师(综合版)(8)：73-74.

吴茂江，2011. 硫与人体健康[J]. 微量元素与健康研究，28(2)：67-68.

吴婷，杨月欣，张立实，2014. 食物的营养学评价方法研究进展[J]. 营养健康新观察(1)：16-20.

夏婷，赵超亚，杜鹏，等，2019. 食品中多酚类化合物种类、提取方法和检测技术研究进展[J]. 食品与发酵工业，45(5)：231-238.

夏阳，吴红梅，杜焕民，等，2015. 膳食模式与代谢综合征的研究进展[J]. 医学综述，12：2212-2214.

向芳，2020. 肥胖的营养性影响因素及营养干预研究进展[J]. 食品工程(1)：1-4，11.

肖毅，2016. 肥胖症患者体内脂肪及肌肉含量与肥胖并发症的相关性研究[D]. 广东：南方医科大学.

徐玲，王庆争，杜孝贵，等，2015. 牛磺酸消炎抗氧化机理及其在幼龄动物中的应用[J]. 动物营养学报，27(12)：3683-3688.

许曼音，2003. 糖尿病学[M]. 上海：上海科学技术出版社.

薛丹，2020. 地中海饮食对 2 型糖尿病糖脂代谢的影响[J]. 实用临床护理学电子杂志，5(6)：106-107.

杨思葭，赵雨晴，陈涛，等，2021. 植物褪黑素生物合成研究进展[J]. 植物科学学报，39(2)：211-220.

杨月欣，2014. 食物营养素度量法[J]. 营养健康新观察(1)：3.

杨月欣，2018. 中国食品成分表标准版：第 1 册[M]. 6 版. 北京：北京大学医学出版社.

杨月欣，2019. 中国食品成分表标准版：第 2 册[M]. 6 版. 北京：北京大学医学出版社.

姚建华，2020. 新食品加工技术对食品营养的影响[J]. 现代食品(12)：129-130，133.

叶彬清，王锡昌，陶宁萍，等，2014. 鱼类副产物利用研究进展[J]. 食品研究与开发，35(21)：15-19.

依貂，2014. 菜篮子里的"降糖药"[J]. 糖尿病新世界(3)：52-53.

荫士安，杨月欣，2009. 中国食品标签用营养素参考数值[M]. 北京：人民卫生出版社.

于跃，袁玉梅，彭先杰，等，2020. 高温肉制品风味物质的形成机理及其影响因素[J]. 保鲜与加工，20(3)：218-224.

袁长梅，贺晓云，马丽艳，等，2021. 植酸及其检测方法研究进展[J]. 食品工业，42(4)：396-400.

湛婉华，2019. 干预措施在成人肥胖患者中的应用新进展[J]. 中国实用医药，14(29)：194-195.

张斌，郁昕，栗磊，等，2015. 植物甾醇的研究进展[J]. 食品与发酵工业，41(1)：190-195.

张成国，孙国祥，杨晓，等，2021. 谷胱甘肽抑制氧化应激反应进展[J]. 科技创新与应用(11)：50-55.

张海峰，2006. 芥蓝芥子油苷组分及其醌还原酶诱导活性和抗虫性分析［D］. 杭州：浙江大学.

张坚，赵文华，陈君石，2009. 营养素度量法一个新的食物营养评价指标［J］. 营养学报，31(1)：1-5.

张锦娟，邢东民，郭雪，2010. 儿童肥胖的流行现状及危险因素研究［J］. 预防医学论坛，16(3)：260-262，264.

张莉华，陈少军，王胜南，等，2015. β-胡萝卜素制品中 β-胡萝卜素异构体的分析［J］. 中国食品添加剂 (11)：163-168.

张倩雯，丁广大，王效华，等，2016. 植物种子植酸研究进展［J］. 植物科学学报，34(5)：814-820.

张水华，余以刚，2015. 食品标准与法规［M］. 北京：中国轻工业出版社.

张微微，陈文雯，2020. 糖尿病的医学营养治疗［J］. 现代医药卫生，36(20)：3214-3216.

张晓林，刘萍，2011. 大蒜有机硫化物的研究进展［J］. 医学综述，17(3)：432-434.

张晓娜，惠伯棣，裴凌鹏，等，2017. 功能因子虾青素研究概况［J］. 中国食品添加剂(8)：208-214.

张怡评，陈晖，方华，等，2019. 类胡萝卜素类成分的生物活性与吸收代谢研究进展［J］. 海峡药学，31 (7)：17-20.

张泽生，2020. 食品营养学［M］. 3版. 北京：中国轻工业出版社.

赵鸣鸾，吴晓羽，2019. 萝卜硫素对心血管疾病的影响研究进展［J］. 疑难病杂志，18(7)：740-743，747.

郑昂，陈国芳，蔡可英，等，2016. 每日限食与隔日限食对2型糖尿病的预防作用［J］. 中华内分泌代谢杂志，32(5)：433-436.

郑建仙，2005. 植物活性成分开发［M］. 北京：中国轻工业出版社.

国际高血压学会，2020. ISH2020国际高血压实践指南［R］. (2020-05-06)[2021-11-20].

国家卫生健康委员会，2020. 中国居民营养与慢性病状况报告(2020年)［R］. (2020-12-23)[2021-11-20].

国家心血管病中心，2020. 中国心血管健康与疾病报告2019［M］. 北京：科学出版社.

中国营养学会，2022. 中国居民膳食指南(2022)［M］. 北京：人民卫生出版社.

中国营养学会，2014. 中国居民膳食营养素参考摄入量［M］. 北京：科学出版社.

中华医学会内分泌学分会，2020. 中国高尿酸血症与痛风诊疗指南(2019)［J］. 中华内分泌代谢杂志，36(1)：1-13.

周骏杰，2018. 柑橘属水果中类黄酮物质的鉴别与代谢多样性研究［D］. 武汉：华中农业大学.

周路，徐宝成，尤思聪，等，2020. 植物甾醇生理功能及安全性评估研究新进展［J］. 中国粮油学报，35 (6)：196-202.

朱照华，2016. 含硫风味化合物及其形成原理［J］. 江苏调味副食品(3)：4-8.

左丹，廖霞，李瑶，等，2017. 基于肠道吸收机制的膳食多酚代谢研究进展［J］. 食品科学，38(7)：266-271.

左玉，2012. 植物甾醇研究与应用［J］. 粮食与油脂，25(7)：1-4.

AJILA C M，BRAR S K，VERMA M，et al，2011. Extraction and analysis of polyphenols：recent trends［J］. Critical Reviews in Biotechnology，31(3)：227-249.

ALBENZIO M，SANTILLO A，CAROPRESE M，et al，2017. Bioactive Peptides in Animal Food Products［J］. Foods，6(5).

ANNA GVOZDJÁKOVÁ，TAKAHASHI T，SINGH R B，et al，2013. New Roles of Coenzyme Q10 in Cardiovascular Diseases Discovered by a Single Group［J］. World Heart Journal，5(3).

ANTON M，NAU F，GUÉRIN-DUBIARD C，et al，2011. Bioactive fractions of eggs for human and animal health［J］. Improving the Safety and Quality of Eggs and Egg Products，10(18)：321-345.

BALASUNDRAM N，SUNDRAM K，SAMMAN S，2006. Phenolic compounds in plants and agri-industrial by-products: Antioxidant activity, occurrence, and potential uses[J]. Food Chemistry, 99(1): 191-203.

BATTIN E E, BRUMAGHIM J L, 2009. Antioxidant Activity of Sulfur and Selenium: A Review of Reactive Oxygen Species Scavengin, Glutathione Peroxidase, and Metal-Binding Antioxidant Mechanisms[J]. Cell Biochemistry & Biophysics, 55(1): 1-23.

DALIRI B M, OH D H, LEE B H, 2017. Bioactive Peptides[J]. Foods, 6(5).

DEHLIN M, JACOBSSON L, RODDY E, 2020. Global epidemiology of gout: prevalence, incidence, treatment patterns and risk factors[J]. Nature Reviews Rheumatology, 16(7): 1-11.

DEL RIO D, RODRIGUEZ-MATEOS A, SPENCER J P E, et al, 2013. Dietary (poly)phenolics in human health: structures, bioavailability, and evidence of protective effects against chronic diseases[J]. Antioxid Redox Signal, 18(14): 1818-1892.

DERBYSHIRE E J, 2016. Flexitarian Diets and Health: A Review of the Evidence-Based Literature[J]. Frontiers in Nutrition, 3: 55.

DJURIC D M, 2018. Editorial: Sulfur-Containing Amino Acids in Cardiovascular and Neural Physiology, Pathophysiology and Pharmacology: An Overview and Update[J]. Current Medicinal Chemistry, 25(3).

DURAZZO A, LUCARINI M, SOUTO E B, et al, 2019. Polyphenols: A concise overview on the chemistry, occurrence, and human health[J]. Phytotherapy Research, 33(9).

ELGAZZAR U B, GHANEMA I, KALABA Z M, 2012. Effects of Dietary L-carnitine Supplementation on the Concentration of Circulating Serum Meta bolites in Growing New Zealand Rabbits[J]. Australian Journal of Basic & Applied Sciences, 6(2): 80-84.

ETXEBERRIA U, FERNANDEZ-QUINTELA A, MILAGRO F I, et al, 2013. Impact of polyphenols and polyphenol-rich dietary sources on gut microbiota composition[J]. Journal of Agricultural and Food Chemistry, 61(40): 9517-9533.

EVA B M, MAŠA K H, ŠKERGET MOJCA, et al, 2016. Polyphenols: Extraction Methods, Antioxidative Action, Bioavailability and Anticarcinogenic Effects[J]. Molecules, 21(7): 901.

FAHEY J W, HARISTOY X, DOLAN P M, et al, 2002. Sulforaphane inhibits extracellular, intracellular, and antibiotic-resistant strains of Helicobacter pylori and prevents benzo[a]pyrene-induced stomach tumors[J]. Proceedings of the National Academy of Sciences of the United States of America, 99(11): 7610-7615.

FAKA, MQ A, EF A, et al, 2020. Aquaculture and its by-products as a source of nutrients and bioactive compounds[J]. Advances in Food and Nutrition Research, 92: 1-33.

FORESTELL C A, 2018. Flexitarian Diet and Weight Control: Healthy or Risky Eating Behavior?[J]. Frontiers in Nutrition, 5: 59.

GYLLING H, PLAT J, TURLEY S, et al, 2014. Plant sterols and plant stanols in the management of dyslipidaemia and prevention of cardiovascular disease[J]. Atherosclerosis, 232(2): 346-360.

INGENBLEEK Y, KIMURA H, 2013. Nutritional essentiality of sulfur in health and disease[J]. Nutrition Reviews, 71(7): 413-432.

JAKOPOVI K L, 2019. Bioactive components derived from bovine milk[J]. Mljekarstvo, 69(3): 151-161.

JANNASCH F, KRÖGER J, SCHULZE M B, 2017. Dietary Patterns and Type 2 Diabetes: A Systematic Literature Review and Meta-Analysis of Prospective Studies[J]. The Journal of Nutrition, 147(6): 1174-1182.

JOHNSON R J, NAKAGAWA T, SANCHEZ-LOZADA L G, et al, 2013. Umami: the taste that drives purine intake[J]. Journal of Rheumatology, 40(11): 1794-1796.

JOSÉ S CMARA, ALBUQUERQUE B R, AGUIAR J, et al, 2020. Food Bioactive Compounds and Emerging Techniques for Their Extraction: Polyphenols as a Case Study[J]. Foods, 10(1): 30.

KATIDI A, VLASSOPOULOS A, KAPSOKEFALOU M, 2021. Development of the Hellenic Food Thesaurus

（HelTH），a branded food composition database: Aims, design and preliminary findings[J]. Food Chemistry, 347(3): 129010.

KOMARNISKY L A, CHRISTOPHERSON R J, BASU T K, 2003. Sulfur: its clinical and toxicologic aspects [J]. Nutrition, 19(1): 54-61.

KULCZYŃSKI B, SIDOR A, GRAMZA-MICHAOWSKA A, 2019. Characteristics of Selected Antioxidative and Bioactive Compounds in Meat and Animal Origin Products[J]. Antioxidants, 8(9): 47.

KUMAR A, SUNDARAM K, J MU, et al, 2021. High-fat diet-induced upregulation of exosomal phosphatidyl-choline contributes to insulin resistance[J]. Nature Communications, 12(1): 213.

LEFER D J, 2007. A new gaseous signaling molecule emerges: Cardioprotective role of hydrogen sulfide[J]. Proceedings of the National Academy of Sciences of the United States of America, 104(46): 17907-17908.

LI A N, LI S, ZHANG Y J, et al, 2014. Resources and Biological Activities of Natural Polyphenols[J]. Nutrients, 6(12): 6020-6047.

LIBBY P, 2021. The changing landscape of atherosclerosis[J]. Nature, 592(7855): 524-533.

LIBBY P, BURING J E, BADIMON L, et al, 2019. Atherosclerosis[J]. Nature Reviews Disease Primers, 5 (1): 56.

LU J, LU Y, WANG X, et al, 2017. Prevalence, awareness, treatment, and control of hypertension in China: data from 1. 7 million adults in a population-based screening study (China PEACE Million Persons Project) [J]. Lancet, 390(10112): 2549-2558.

LUCCI P, SAURINA J, NÚÑEZ O, 2017. Trends in LC-MS and LC-HRMS analysis and characterization of poly-phenols in food[J]. Trac Trends in Analytical Chemistry, 88: 1-24.

MARTI-QUIJAL F J, REMIZE F, MECA G, et al, 2019. Fermentation in fish and by-products processing: An overview of current research and future prospects[J]. Current Opinion in Food Science, 31: 9-16.

MD NOH M F, GUNASEGAVAN R D N, MUSTAFA KHALID N, et al, 2020. Molecules Recent Techniques in Nutrient Analysis for Food Composition Database[J]. Molecules, 25(19): 4567.

MONTSERRAT-DE LA PAZ S, FERNÁNDEZ-ARCHE M A, BERMÚDEZ B, et al, 2015. The sterols isolated from evening primrose oil inhibit human colon adenocarcinoma cell proliferation and induce cell cycle arrest through upregulation of LXR[J]. Journal of Functional Foods, 12: 64-69.

MOREAU R A, NYSTRÖM L, WHITAKER B D, et al, 2018. Phytosterols and their derivatives: Structural diversity, distribution, metabolism, analysis, and health-promoting uses[J]. Progress in Lipid Research, 70: 35-61.

MOREAU R A, WHITAKER B D, HICKS K B, et al, 2002. Phytosterols, phytostanols, and their conjugates in foods: structural diversity, quantitative analysis, and health-promoting uses[J]. Progress in Lipid Research, 41(6): 457-500.

NELSON R H, 2013. Hyperlipidemia as a Risk Factor for Cardiovascular Disease[J]. Primary care, 40(1): 195-211.

NES, DAVID W, 2011. Biosynthesis of Cholesterol and Other Sterols[J]. Chemical Reviews, 111(10): 6423-6451.

OSTLUND R E, LIN X, 2006. Regulation of cholesterol absorption by phytosterols[J]. Current Atherosclerosis Reports, 8(6): 487-491.

PAPUC C, GORAN G V, PREDESCU C N, et al, 2017. Plant Polyphenols as Antioxidant and Antibacterial Agents for Shelf-Life Extension of Meat and Meat Products: Classification, Structures, Sources, and Action Mechanisms[J]. Comprehensive Reviews in Food Science and Food Safety, 16(6): 1243-1268.

PARK Y W, NAM M S, 2015. Bioactive Peptides in Milk and Dairy Products: A Review[J]. Korean Journal for Food Science of Animal Resources, 35(6): 831-840.

POGORZELSKA-NOWICKA E, ATANASOV A, HORBAŃCZUK J, et al, 2018. Bioactive Compounds in Functional Meat Products[J]. Molecules, 23(2): 307.

QIAN F, LIU G, HU F B, et al, 2019. Association Between Plant-Based Dietary Patterns and Risk of Type 2 Diabetes[J]. JAMA Internal Medicine, 179(10): 1335-1344.

QIAN M C, FAN X, MAHATTANATAWEE K, 2011. Volatile Sulfur Compounds in Food[M]. Washington D C: American Chemical Society.

RAIVIO K O, SEEGMILLER J E, 1973. Role of glutamine in purine synthesis and in guanine nucleotide formation in normal fibroblasts and in fibroblasts deficient in hypoxanthine phosphoribosyltransferase activity[J]. Biochimica et Biophysica Acta, 299(2): 283-292.

RINGEL A E, DRIJVERS J M, BAKER G J, et al, 2020. Obesity Shapes Metabolism in the Tumor Microenvironment to Suppress Anti-Tumor Immunity[J]. Cell, 183(7): 1848-1866.

SCHMID A, 2009. Bioactive substances in meat and meat products[J]. Fleischwirtschaft, 127-133.

SCHOLEY A, CAMFIELD D, OWEN L, et al, 2011. Functional foods and cognition - Science Direct[J]. Functional Foods, 64(7): 277-308.

SELMA M V, ESPIN J C, TOMAS-BARBERAN F A, 2009. Interaction between phenolics and gut microbiota: role in human health[J]. Journal of Agricultural and Food Chemistry, 57(15): 6485-6501.

STOHS S J, BAGCHI D, 1995. Oxidative mechanisms in the toxicity of metalions[J]. Free Radical Biology Medicina, 18(2): 321-336.

SULEMAN R, WANG Z, AADIL R M, et al, 2020. Effect of cooking on the nutritive quality, sensory properties and safety of lamb meat: Current challenges and future prospects[J]. Meat Science, 167: 108-172.

TSAO R, 2010. Chemistry and Biochemistry of Dietary Polyphenols[J]. Nutrients, 2(12): 1231-1246.

TUOHY K M, CONTERNO L, GASPEROTTI M, et al, 2012. Up-regulating the Human Intestinal Microbiome Using Whole Plant Foods, Polyphenols, and / or Fiber[J]. Journal of Agricultural and Food Chemistry, 60 (36): 8776-8782.

VARLET V, FERNANDEZ X, 2010. Review. Sulfur-containing volatile compounds in seafood: occurrence, odorant properties and mechanisms of formation[J]. Food Science and Technology International, 16(6): 463-503.

VG A, NK A, MRIS A, et al, 2019. Dietary polyphenols to combat the metabolic diseases via altering gut microbiota[J]. Trends in Food Science & Technology, 93: 81-93.

WANG Z, CHEN Z, ZHANG L, et al, 2018. Status of Hypertension in China: Results from the China Hypertension Survey, 2012-2015[J]. Circulation, 137(22): 2344-2356.

WU P, TIAN J C, WALKER C E, et al, 2010. Determination of phytic acid in cereals-a brief review[J]. International Journal of Food Science & Technology, 44(9): 1671-1676.

YEUM K J, RUSSELL R M, 2002. Carotenoid Bioavailability and bioconversion[J]. Annual Review of Nutrition, 22(1): 483-504.

YU P, GU H, 2015. Bioactive Substances from Marine Fishes, Shrimps, and Algae and Their Functions: Present and Future[J]. Critical Reviews in Food Science and Nutrition, 55(8): 1114-1136.

YU X H, FU Y C, ZHANG D W, et al, 2013. Foam cells in atherosclerosis[J]. Clinica Chimica Acta, 424: 245-252.

ZHAO Z, LI M, LI C, et al, 2020. Dietary preferences and diabetic risk in China: A large-scale nationwide Internet data-based study[J]. Journal of Diabetes, 12(4): 270-278.